国家卫生健康委员会"十三五"规划教材

全国高职高专学校教材

供口腔医学专业用

口腔颌面外科学

第4版

主　编　胡砚平　张清彬

副主编　范珍明　宋恒国　安厚鹏

编　者（以姓氏笔画为序）

左金华　滨州医学院

吕　波　黑龙江护理高等专科学校

朱　鹏　苏州市华夏口腔医院

安厚鹏　漳州卫生职业学院附属口腔医院

杨　威　河北医科大学第二医院

吴昌哲　武汉大学医学职业技术学院

宋恒国　菏泽医学专科学校

张永春　赤峰学院附属医院

张清彬　广州医科大学附属口腔医院

范珍明　益阳医学高等专科学校

房洪波　开封大学医学部

胡砚平　厦门医学院

蔡　潇　厦门医学院

人民卫生出版社

·北京·

图书在版编目（CIP）数据

口腔颌面外科学/胡砚平，张清彬主编. —4版
. —北京：人民卫生出版社，2021.12（2024.4重印）
"十三五"全国高职高专口腔医学和口腔医学技术专
业规划教材
ISBN 978-7-117-29258-0

Ⅰ. ①口… Ⅱ. ①胡…②张… Ⅲ. ①口腔颌面部疾
病－口腔外科学－高等职业教育－教材 Ⅳ. ①R782

中国版本图书馆 CIP 数据核字（2019）第 252626 号

人卫智网	www.ipmph.com	医学教育、学术、考试、健康，
		购书智慧智能综合服务平台
人卫官网	www.pmph.com	人卫官方资讯发布平台

口腔颌面外科学
Kouqiang Hemian Waikexue
第 4 版

主　　编：胡砚平　　张清彬
出版发行：人民卫生出版社（中继线 010-59780011）
地　　址：北京市朝阳区潘家园南里 19 号
邮　　编：100021
E - mail：pmph @ pmph.com
购书热线：010-59787592　　010-59787584　　010-65264830
印　　刷：北京华联印刷有限公司
经　　销：新华书店
开　　本：787×1092　1/16　印张：24　插页：1
字　　数：584 千字
版　　次：2003 年 8 月第 1 版　　2021 年 12 月第 4 版
印　　次：2024 年 4 月第 7 次印刷
标准书号：ISBN 978-7-117-29258-0
定　　价：70.00 元
打击盗版举报电话：010-59787491　E-mail：WQ @ pmph.com
质量问题联系电话：010-59787234　E-mail：zhiliang @ pmph.com

出 版 说 明

为了培养合格的口腔医学和口腔医学技术专业人才,人民卫生出版社在卫生部(现国家卫生健康委员会)、教育部的领导支持下,在全国高职高专口腔医学和口腔医学技术专业教材建设评审委员会的指导组织下,2003年出版了第一轮全国高职高专口腔医学和口腔医学技术专业教材,并于2009年、2015年分别推出第二轮、第三轮本套教材,现隆重推出第四轮全国高职高专口腔医学和口腔医学技术专业教材。

本套教材出版近20年来,在我国几代具有丰富临床和教学经验、有高度责任感和敬业精神的专家学者与人民卫生出版社的共同努力下,我国高职高专口腔医学和口腔医学技术专业教材实现了从无到有、从有到精和传承创新,教材品种不断丰富,内容结构不断优化,纸数融合不断创新,形成了遵循职教规律、代表职教水平、体现职教特色、符合培养目标的立体化教材体系,在我国高职高专口腔医学和口腔医学技术专业教育中得到了广泛使用和高度认可,为人才培养做出了巨大贡献,并通过教材的创新建设和高质量发展,推动了我国高职高专口腔医学和口腔医学技术教育的改革和发展。本套教材第三轮的13种教材中有6种被评为教育部"十二五"职业教育国家规划立项教材,全套13种为国家卫生和计划生育委员会"十二五"规划教材,成为我国职业教育重要的精品教材之一。

教材建设是事关未来的战略工程、基础工程,教材体现了党和国家的意志。人民卫生出版社紧紧抓住深化医教协同全面推动医学教育综合改革的历史发展机遇期,以规划教材创新建设,全面推进国家级规划教材建设工作,服务于医改和教改。为贯彻落实《医药卫生中长期人才发展规划(2011—2020年)》《国务院关于加快发展现代职业教育的决定》等文件精神要求,人民卫生出版社于2018年就开始启动第四轮高职高专口腔医学和口腔医学技术专业教材的修订工作,通过近1年的全国范围调研、论证和研讨,形成了第四轮教材修订共识,组织了来自全国25个省(自治区、直辖市)共计52所院校及义齿加工相关企业的200余位专家于2020年完成了第四轮全国高职高专口腔医学和口腔医学技术专业教材的编写和出版工作。

本套教材在坚持教育部职业教育"五个对接"的基础上,进一步突出口腔医学和口腔医学技术专业教育和医学教育的"五个对接":和人对接,体现以人为本;和社会对接;和临床过程对接,实现"早临床、多临床、反复临床";和先进技术与手段对接;和行业准入对接。注重提高学生的职业素养和实际工作能力,使学生毕业后能独立、正确处理与专业相关的临床常见实际问题。

本套教材修订特点：

1. 国家规划 教材编写修订工作是在国家卫生健康委员会、教育部的领导和支持下，由全国高等医药教材建设研究学组规划，全国高职高专口腔医学和口腔医学技术专业教材建设评审委员会审定，全国高职高专口腔医学和口腔医学技术专业教学一线的专家学者编写，人民卫生出版社高质量出版。

2. 课程优化 教材编写修订工作着力健全课程体系、完善课程结构、优化教材门类，本轮修订首次将口腔医学专业教材和口腔医学技术专业教材分两个体系进行规划编写，并新增了《口腔基础医学概要》《口腔修复工艺材料学》《口腔疾病概要》3种教材，全套教材品种增至17种，进一步提高了教材的思想性、科学性、先进性、启发性、适用性（"五性"）。本轮2套教材目录详见附件一。

3. 体现特色 随着我国医药卫生事业和卫生职业教育事业的快速发展，高职高专医学生的培养目标、方法和内容有了新的变化，修订紧紧围绕专业培养目标，结合我国专业特点，吸收新内容，突出专业特色，注重整体优化，以"三基"（基础理论、基本知识、基本技能）为基础强调技能培养，以"五性"为重点突出适用性，以岗位为导向、以就业为目标、以技能为核心、以服务为宗旨，充分体现职业教育特色。

4. 符合规律 在教材编写体裁上注重职业教育学生的特点，内容与形式简洁、活泼；与职业岗位需求对接，鼓励教学创新和改革；兼顾我国多数地区的需求，扩大参编院校范围，推进产教融合、校企合作、工学结合，努力打造有广泛影响力的高职高专口腔医学和口腔医学技术专业精品教材，推动职业教育的发展。

5. 创新融合 为满足教学资源的多样化，实现教材系列化、立体化建设，本套教材以融合教材形式出版，纸质教材中包含实训教程。同时，将更多图片、PPT以及大量动画、习题、视频等多媒体资源，以二维码形式印在纸质教材中，扫描二维码后，老师及学生可随时在手机或电脑端观看优质的配套网络资源，紧追"互联网+"时代特点。

6. 职教精品 为体现口腔医学和口腔医学技术实践和动手特色，激发学生学习和操作兴趣，本套教材将双色线条图、流程图或彩色病例照片以活泼的版面形式精美印刷。

为进一步提高教材质量，请各位读者将您对教材的宝贵意见和建议**发至"人卫口腔"微信公众号（具体方法见附件二）**，以便我们及时勘误，同时为下一轮教材修订奠定基础。衷心感谢您对我国口腔医学高职高专教育工作的关心和支持。

人民卫生出版社

2020年5月

附件一　本轮口腔医学和口腔医学技术专业 2 套教材目录

口腔医学专业用教材（共 10 种）	口腔医学技术专业用教材（共 9 种）
《口腔设备学》（第 2 版）	《口腔设备学》（第 2 版）
《口腔医学美学》（第 4 版）	《口腔医学美学》（第 4 版）
《口腔解剖生理学》（第 4 版）	《口腔基础医学概要》
《口腔组织病理学》（第 4 版）	《口腔修复工艺材料学》
《口腔预防医学》（第 4 版）	《口腔疾病概要》
《口腔内科学》（第 4 版）	《口腔固定修复工艺技术》（第 4 版）
《口腔颌面外科学》（第 4 版）	《可摘局部义齿修复工艺技术》（第 4 版）
《口腔修复学》（第 4 版）	《全口义齿工艺技术》（第 4 版）
《口腔正畸学》（第 4 版）	《口腔工艺管理》（第 2 版）
《口腔材料学》（第 4 版）	

附件二　"人卫口腔"微信公众号

"人卫口腔"是人民卫生出版社口腔专业出版的官方公众号，将及时推出人卫口腔专培、住培、研究生、本科、高职、中职近百种规划教材、配套教材、创新教材和 200 余种学术专著、指南、诊疗常规等最新出版信息。

1. 打开微信，扫描右侧"人卫口腔"二维码并关注"人卫口腔"微信公众号。

2. 请留言反馈您的宝贵意见和建议。

注意：留言请标注"口腔教材反馈 + 教材名称 + 版次"，谢谢您的支持！

第三届全国高职高专口腔医学和口腔医学技术专业教材建设评审委员会名单

主 任 委 员　马　莉　唐山职业技术学院

副主任委员　于海洋　四川大学　　　　　　　　胡砚平　厦门医学院

口腔医学组

组　　　　长　胡砚平　厦门医学院

委　　　　员（以姓氏笔画为序）

马永臻　山东医学高等专科学校　　　　李水根　厦门医学院
马惠萍　开封大学　　　　　　　　　　李晓军　浙江大学
王　荃　昆明医科大学　　　　　　　　宋晓陵　南京医科大学
左艳萍　河北医科大学　　　　　　　　张清彬　广州医科大学
吕俊峰　苏州卫生职业技术学院　　　　赵信义　空军军医大学
杜礼安　唐山职业技术学院　　　　　　顾长明　唐山职业技术学院
李　月　深圳职业技术学院　　　　　　麻健丰　温州医科大学

口腔医学技术组

组　　　　长　于海洋　四川大学

委　　　　员（以姓氏笔画为序）

马玉宏　黑龙江护理高等专科学校　　　项　涛　四川大学
吕广辉　赤峰学院　　　　　　　　　　赵　军　日进齿科材料（昆山）
任　旭　黑龙江护理高等专科学校　　　　　　　有限公司
杜士民　开封大学　　　　　　　　　　胡荣党　温州医科大学
李长义　天津医科大学　　　　　　　　葛秋云　河南护理职业学院
李新春　开封大学　　　　　　　　　　蒋　菁　唐山职业技术学院
陈凤贞　上海医学高等专科学校　　　　潘　灏　苏州卫生职业技术学院
岳　莉　四川大学

秘 书 长　刘红霞　人民卫生出版社

秘　　书　方　毅　人民卫生出版社　　　　　　查彬煦　人民卫生出版社

前　言

高职高专《口腔颌面外科学》(第4版)是根据2018年11月在河北唐山召开的第四轮全国高职高专口腔医学和口腔医学技术专业教育部、国家卫生健康委员会"十三五"规划教材主编人会议精神，在本教材第3版的基础上修订而成，供高职高专口腔医学专业学生使用。

知识的传承和更新是推动人类进步的重要力量。本着强调三基(基本知识、基本理论、基本技能)，体现五性(思想性、科学性、先进性、启发性、实用性)，针对特定目标、特定对象、特定限制的原则，编委们明确教材定位，对第3版教材的各章节进行了认真的修订，力求内容的深度和广度适宜，既能体现学科的发展，又能适应我国高职高专口腔医学教育的特色。

本次修订对内容作了进一步的增减和完善。一方面增加了一些相对成熟的口腔颌面外科领域的新进展和新观念，另一方面对重复及高职高专阶段不需掌握的内容有所删减，希望通过教学，使学生能应用学到的口腔颌面外科理论和技能，在上级医师指导下，开展口腔颌面外科常见病、多发病的诊治工作。

本版教材是在第1版、第2版、第3版的基础上修订而成，编委也有些变动，在此我们谨向第1版、第2版、第3版的编者致以深切的谢意，同时对各参编院校的支持和口腔颌面外科界同仁的关心致以感谢。

限于水平，难免有疏漏之处，敬请广大师生和同仁提出批评和建议，以便今后改正。

编　者
2021年6月

目　录

第一章　绪论 ··· 1
　　一、口腔颌面外科学的定义、任务 ·· 1
　　二、口腔颌面外科的发展历史 ·· 1
　　三、我国口腔颌面外科的发展 ·· 2
　　四、未来的口腔颌面外科 ·· 2
　　五、如何学习口腔颌面外科 ·· 3

第二章　口腔颌面外科基础知识与基本操作 ·· 4
　第一节　口腔颌面外科病史记录 ·· 4
　　一、门诊病史记录 ·· 4
　　二、住院病史记录 ·· 6
　第二节　口腔颌面外科临床检查 ·· 8
　　一、一般检查 ··· 9
　　二、辅助检查 ·· 14
　第三节　口腔颌面外科消毒和灭菌 ·· 15
　　一、手术室和手术器材的消毒灭菌 ·· 15
　　二、手术者的消毒 ·· 17
　　三、手术区的消毒灭菌 ·· 17
　第四节　口腔颌面外科手术的基本操作 ·· 22
　　一、显露 ·· 22
　　二、止血 ·· 23
　　三、解剖分离 ··· 25
　　四、打结 ·· 25
　　五、缝合 ·· 26
　　六、引流 ·· 29
　第五节　创口的处理 ··· 31

一、创口的分类 …………………………………………………………… 31

二、创口的愈合 …………………………………………………………… 31

三、各类手术创口的处理原则 …………………………………………… 31

四、换药的基本原则 ……………………………………………………… 32

五、换药的技术 …………………………………………………………… 32

六、换药的注意事项 ……………………………………………………… 33

七、绷带的应用技术 ……………………………………………………… 34

第三章　口腔颌面外科麻醉与镇痛 …………………………………………… 38

第一节　局部麻醉 …………………………………………………………… 38

一、局麻药物 ……………………………………………………………… 39

二、常用局部麻醉方法 …………………………………………………… 40

三、局部麻醉的并发症及防治 …………………………………………… 54

第二节　全身麻醉 …………………………………………………………… 57

一、口腔颌面外科手术全麻的特点 ……………………………………… 57

二、口腔颌面外科手术的麻醉前准备 …………………………………… 58

三、口腔颌面外科常用的全麻方法 ……………………………………… 59

四、口腔颌面外科手术的全麻后处理 …………………………………… 61

第三节　镇痛 ………………………………………………………………… 62

一、疼痛的分类和机制 …………………………………………………… 62

二、疼痛的治疗 …………………………………………………………… 63

第四章　牙及牙槽外科 ………………………………………………………… 67

第一节　牙拔除术概述 ……………………………………………………… 67

一、适应证 ………………………………………………………………… 67

二、禁忌证 ………………………………………………………………… 68

三、术前准备 ……………………………………………………………… 73

四、拔牙器械 ……………………………………………………………… 74

第二节　牙拔除术的基本步骤及方法 ……………………………………… 80

一、牙拔除术的基本步骤 ………………………………………………… 80

二、牙拔除术的基本方法 ………………………………………………… 82

第三节　各类牙拔除的特点 ………………………………………………… 85

一、恒牙的拔除 …………………………………………………………… 85

二、乳牙的拔除 …………………………………………………………… 88

三、额外牙的拔除 ………………………………………………………… 88

四、错位牙的拔除 ………………………………………………………… 88

第四节　牙根拔除术 88
一、残根的拔除 88
二、断根的拔除 88
三、手术原则与术前准备 89
四、牙根拔除的方法 89
第五节　阻生牙拔除术 92
一、下颌阻生第三磨牙拔除术 92
二、上颌阻生第三磨牙拔除术 101
三、阻生尖牙拔除术 103
四、上颌前部埋伏额外牙拔除术 105
第六节　外科动力系统在拔牙术中的应用 106
一、用于牙拔除的外科动力设备和器械 106
二、牙拔除的方法 107
第七节　拔牙创的愈合 108
第八节　拔牙并发症及其预防 109
一、术中并发症 109
二、术后并发症 113
第九节　牙槽外科手术 115
一、义齿修复前手术 116
二、口腔上颌窦瘘修补术 120

第五章　种植外科 122
第一节　概论 122
一、口腔种植学的发展史 122
二、牙种植体分类 123
三、种植手术分类 125
四、种植体材料 125
五、种植体的表面处理 126
第二节　种植外科的手术器械 126
第三节　口腔种植的生物学基础 127
一、种植体与骨组织间的界面 127
二、龈界面 128
第四节　口腔种植的设计 129
一、口腔种植的检查目的和方法 129
二、口腔种植设计的生物力学原则 129
三、口腔种植体位置的设计 130

四、种植外科的导板设计制作 130

五、影响种植体设计的主要因素 131

第五节 种植外科的应用解剖 132

一、缺牙后牙槽突的改变 132

二、牙槽嵴萎缩的分类 132

三、下颌骨种植的应用解剖 133

四、上颌骨种植的应用解剖 134

第六节 口腔种植手术 134

一、种植外科的适应证和禁忌证 134

二、种植外科的基本原则 135

三、术前准备 135

四、治疗程序 135

五、牙种植术的基本步骤 136

六、植骨术 139

七、上颌窦提升术 139

第七节 种植支抗 140

第八节 种植手术并发症及种植义齿的成功标准 140

第六章 口腔颌面部损伤 143

第一节 口腔颌面部损伤的特点 143

一、血运丰富对损伤的影响 143

二、牙齿对颌面部损伤的影响 144

三、易并发颅脑损伤 144

四、易伴有颈部损伤 144

五、易发生窒息 144

六、口腔颌面部腔窦多易发生感染 144

七、面部神经唾液腺损伤 144

八、对进食和口腔卫生的影响 144

九、对面部容貌的影响 144

第二节 口腔颌面部损伤患者的急救 145

一、防止窒息 145

二、止血 149

三、抗休克原则 150

四、防止感染 150

第三节 口腔颌面部损伤患者的运送、护理和饮食 151

一、包扎和运送 151

二、护理 ··· 152

三、饮食 ··· 152

第四节 口腔颌面软组织损伤 ······································· 153

一、损伤类型 ··· 153

二、特殊部位软组织损伤的处理特点 ···················· 154

三、口腔颌面部火器伤 ··· 156

四、口腔颌面部损伤的清创术 ·································· 156

第五节 口腔颌面部硬组织损伤 ··································· 157

一、牙和牙槽骨损伤 ·· 157

二、颌骨骨折 ··· 159

三、骨折的愈合 ··· 169

第七章 口腔颌面部感染 ·· 172

第一节 概论 ··· 172

一、口腔颌面部感染的病因 ······································ 172

二、致病条件及炎症的结局 ······································ 173

三、口腔颌面部感染的临床表现 ······························ 174

四、口腔颌面部感染的诊断 ······································ 174

五、口腔颌面部感染的治疗 ······································ 175

第二节 智齿冠周炎 ··· 178

第三节 口腔颌面部间隙感染 ······································ 181

一、眶下间隙感染 ·· 181

二、颊间隙感染 ··· 182

三、咬肌间隙感染 ·· 183

四、翼下颌间隙感染 ·· 185

五、舌下间隙感染 ·· 186

六、咽旁间隙感染 ·· 187

七、颞间隙感染 ··· 188

八、颞下间隙感染 ·· 190

九、下颌下间隙感染 ·· 190

十、颏下间隙感染 ·· 191

十一、口底多间隙感染 ··· 191

第四节 颌骨骨髓炎 ··· 193

一、化脓性颌骨骨髓炎 ··· 193

二、新生儿颌骨骨髓炎 ··· 195

三、放射性颌骨坏死(骨髓炎) ·································· 196

第五节 面部疖痈 ·· 198

第六节 面颈部淋巴结炎 ·· 199

第七节 口腔颌面部特异性感染和性传播疾病 ···························· 201

一、颌面骨结核 ·· 201

二、颌面部放线菌病 ··· 202

三、颌面部梅毒 ·· 202

四、艾滋病在口腔颌面部的表现 ·· 203

第八章 口腔颌面部肿瘤 ··· 206

第一节 概论 ·· 206

一、临床流行病学 ·· 206

二、病因与发病条件 ··· 207

三、口腔颌面部肿瘤的分类和临床表现 ···································· 208

四、口腔颌面部肿瘤的诊断 ··· 210

五、口腔颌面部肿瘤的治疗 ··· 211

六、口腔颌面部肿瘤的预防 ··· 214

第二节 口腔颌面部囊肿 ·· 215

一、软组织囊肿 ·· 215

二、颌骨囊肿 ··· 219

第三节 良性肿瘤和瘤样病变 ·· 224

一、色素痣 ·· 224

二、牙龈瘤 ·· 225

三、纤维瘤 ·· 226

四、牙源性肿瘤 ·· 226

五、脉管性疾病 ·· 228

六、神经源性肿瘤 ·· 231

七、嗜酸性粒细胞增生性淋巴肉芽肿 ······································· 232

八、骨源性肿瘤 ·· 232

第四节 恶性肿瘤 ·· 233

一、癌 ·· 233

二、肉瘤 ··· 236

三、其他 ··· 237

附：有关口腔颌面部恶性肿瘤的 TNM 分类分期 ······················ 239

第九章 唾液腺疾病 ··· 243

第一节 唾液腺炎症 ··· 243

一、急性化脓性腮腺炎 243
二、慢性复发性腮腺炎 245
三、慢性阻塞性腮腺炎 246
四、唾液腺结石病和下颌下腺炎 248
第二节　唾液腺损伤和唾液腺瘘 253
第三节　舍格伦综合征 255
第四节　唾液腺瘤样病变 256
一、唾液腺黏液囊肿 256
二、唾液腺良性肥大 258
三、腮腺囊肿 258
第五节　唾液腺肿瘤 259
一、多形性腺瘤 259
二、沃辛瘤 260
三、黏液表皮样癌 260
四、腺样囊性癌 261

第十章　颞下颌关节疾病 264
第一节　颞下颌关节紊乱病 265
第二节　颞下颌关节脱位 277
一、急性前脱位 277
二、复发性脱位 279
三、陈旧性脱位 280
第三节　颞下颌关节强直 280

第十一章　口腔颌面部神经疾病 287
第一节　三叉神经痛 287
第二节　面神经麻痹 292
第三节　面肌痉挛 295

第十二章　唇裂与腭裂 298
第一节　概论 298
一、胚胎发育 298
二、唇裂和腭裂的形成 299
三、发病因素 300
四、预防与治疗 301
第二节　唇裂 301

一、唇裂的临床分类……………………………………………………………………301

二、唇裂整复术…………………………………………………………………………302

第三节　腭裂……………………………………………………………………………308

一、腭裂的临床分类……………………………………………………………………308

二、治疗…………………………………………………………………………………309

附：腭裂的手术方法……………………………………………………………………309

第十三章　牙颌面畸形………………………………………………………………316

第一节　病因及临床分类………………………………………………………………316

一、发病原因……………………………………………………………………………316

二、牙颌面畸形的分类…………………………………………………………………317

第二节　检查与诊断……………………………………………………………………317

一、病史…………………………………………………………………………………317

二、检查…………………………………………………………………………………317

三、诊断…………………………………………………………………………………320

第三节　治疗设计………………………………………………………………………320

一、治疗设计与预测……………………………………………………………………320

二、治疗程序……………………………………………………………………………321

第十四章　口腔颌面医学影像技术及诊断…………………………………………324

第一节　口腔颌面 X 线影像技术概论…………………………………………………324

一、X 线影像技术的基本原理…………………………………………………………324

二、X 线在口腔医学的应用范围………………………………………………………326

三、口腔 X 线检查的防护………………………………………………………………326

第二节　口腔颌面 X 线投照技术………………………………………………………327

一、X 线平片投照技术…………………………………………………………………327

二、曲面体层摄影………………………………………………………………………333

三、CT 检查……………………………………………………………………………335

四、唾液腺造影…………………………………………………………………………335

第三节　正常 X 线影像…………………………………………………………………336

一、牙体与牙周组织……………………………………………………………………336

二、牙的发育与萌出……………………………………………………………………336

三、颌骨区………………………………………………………………………………337

四、颞下颌关节…………………………………………………………………………338

五、唾液腺………………………………………………………………………………339

第四节　口腔常见典型病变的 X 线影像………………………………………………340

一、牙病变···340

二、根尖周病变···342

三、牙周疾病···343

四、颌骨常见疾病···344

五、颞下颌关节常见疾病···348

六、唾液腺常见疾病···348

第五节　口腔颌面部超声检查·······································349

一、基本原理···349

二、检查技术···350

三、正常图像···350

四、临床应用价值···353

第六节　口腔颌面部核素显像·······································353

一、显像剂及其临床应用···354

二、唾液腺检查···354

三、颌骨检查···354

第七节　口腔颌面部磁共振成像检查·································355

一、检查技术···355

二、正常图像···355

第八节　口腔颌面部介入放射技术···································356

一、概述···356

二、血管性介入放射学在口腔颌面部的应用·······················356

三、颌面部介入放射治疗的并发症及其防治·······················357

第九节　口腔颌面部锥形束CT检查·································357

一、基本原理···357

二、检查技术···357

三、正常图像···357

参考文献··363

第一章 绪 论

一、口腔颌面外科学的定义、任务

口腔颌面外科学（oral and maxillofacial surgery）是一门以外科治疗为手段，以研究口腔器官（牙、牙槽骨、唇、颊、舌、腭、咽等）、面部软组织、颌面诸骨（上颌骨、下颌骨、颧骨等）、颞下颌关节、唾液腺以及颈部某些疾病的防治为主要内容的学科。

口腔颌面外科学既是口腔医学的重要组成部分，也是临床医学的一个重要分支学科。一方面，口腔颌面外科学与口腔内科学、口腔正畸学、口腔修复学等有关学科密不可分；另一方面，由于它本身的外科属性，又与普通外科学、整形外科学、骨外科学、内科学和儿科学等有共同特点与关联。

目前，我国口腔颌面外科的学科领域可包含 9 个方面，即：口腔颌面部麻醉（学）、牙及牙槽外科（含修复前外科及牙种植外科等）、口腔颌面部感染、口腔颌面部损伤、口腔颌面部肿瘤、唾液腺疾病、颞下颌关节疾病、颌面部神经疾病，以及颌面整形外科（含先天性畸形、后天性缺损以及正颌外科、颅颌面外科等）。

二、口腔颌面外科的发展历史

（一）国外关于口腔颌面外科的创史

公元前 2 世纪，古印度的浮雕中就有巨人为人们拔牙的描绘。公元前 4 世纪，在古希腊著名医学家 Hippocrates 的著作中就有关于颌骨骨折、脱位牙的处理和拔牙手术的处理。11 世纪，阿拉伯著名的外科学家 Abulcasis（1050 年—1122 年）在他的著作中设计和描述了整套的牙科手术器械。但牙医外科学的正式建立和兴起是在 17—18 世纪的西方国家，法国 Pierre Fauchard（1678 年—1761 年）出版了有关牙医外科的专著（*Le chivurgien ou traite des dents*），被称为现代牙科之父。美国人 Horace Wells（1815 年—1848 年）最先使用了笑气麻醉进行拔牙。"口腔外科"（oral surgery）一词由美国人 James Edmund Garretson（1828 年—1895 年）所命名。20 世纪初出现了颌面外科（maxillofacial surgery）的概念。近代，伴随着西方产业革命和工业技术的发达，口腔颌面外科得到了更为广泛的发展。

（二）国内关于口腔颌面外科的创史

我国古代医学家在同疾病作斗争的实践中，对口腔颌面外科的发展也作出了巨大的贡献。公元前 3 世纪，我国最早的医书《内经》中就有过口腔生理、病理及其与全身关系的记述。西晋朝史书（265年—316年）就有唇裂修复术的记载，这是被公认的世界上第一例唇裂手术。唐朝孙思邈所著《备急千金要方》（652年）中关于急性颞下颌关节脱位手法复位的详细介绍及对口腔脓肿早期切开引流的记述，基本上符合现代解剖生理学的解释。宋朝医书《太平圣惠方》《圣济总录》中已有牙再植术的内容。

三、我国口腔颌面外科的发展

新中国成立前，我国没有口腔颌面外科的专业设置，有关口腔颌面外科的疾病被划分到牙科、普外科及耳鼻咽喉科中。新中国成立后，为了适应社会主义建设的需要，50年代初，我国四川、北京、上海等地有关医学院校相继成立了口腔医学系，并在临床口腔医学中正式建立了口腔颌面外科学专业，开展了口腔颌面外科疾病的防治、教学和科研工作。

从正式有口腔颌面外科建制以来，在广大医务工作者的共同努力下，我国的口腔颌面外科事业飞速发展，并取得了一些十分可喜的成就。例如：肿瘤防治工作的逐渐深入开展，使我国口腔癌治疗的5年生存率达64%左右；我国的唇腭裂手术病例数堪称世界之最；在颞下颌关节病方面我国学者也做了大量的工作并有创造性的贡献；中医学的理论和实践在感染、损伤、肿瘤等疾病的防治中被引用和发展；我国自行研制、生产的各种药物以及免疫诊断、治疗，显微外科等各种新技术、新疗法的临床应用，手术方法的不断创新等，都为我国口腔颌面外科疾病的治疗增添了新的方法。80年代以来，我国口腔颌面外科学界加强了同国外的广泛交流，已成为国际口腔颌面外科医师协会（International Association of Oral and Maxillofacial Surgeons，IAOMS）中的一员。

与其他国家相比，我国口腔颌面外科的业务内容要广一些，除传统的口腔外科内容——牙及牙槽外科、修复前外科、颞下颌关节病、颌面损伤、唾液腺疾病等外，还包括了颌面整形外科、显微外科、头颈肿瘤外科等内容。我国口腔颌面外科的水平在许多方面业已步入世界先进行列，而且我国独特的传统医学——中医学的结合及参与，被国际上为"中国式的口腔颌面外科学"。然而必须清楚地认识到，我们在基础研究及一些新兴的科学技术（分子生物学、生物医学工程学……）方面和医疗设备上与世界先进水平还有较大的差距，口腔颌面外科业务领域内还存在着一些没有解决的问题，防治水平也需进一步提高。

四、未来的口腔颌面外科

21世纪医学发展的特点是：高科技向医学领域渗透，将使医学理论与技术发生质的变化；基础医学的应用和高科技研究成果将大大提高疾病的诊断和治疗水平；微创治疗和数字化将成为医学发展的趋势。口腔颌面外科学也必将随现代医学的发展而发展。

遗传与基因将成为口腔颌面外科分子生物学的主要研究内容，基因治疗将被广泛应用，外科手术也将从单纯手术向细胞生物学及分子生物学方向发展；提高治愈率和生存率，降低死亡率和复发率仍将是口腔颌面外科治疗的首要目的；多学科（multidisciplinary）为基础的综合序列治疗（combined and sequential treatment）将成为口腔颌面外科的基本方法，以确保患者的生存质量（quality of life）；治疗模式从单纯生物医学模式转变为生物 - 心理 - 社会医学模式的进程将加速。口腔颌面外科医师除了要有高尚的医德与精湛的口腔颌面外科专业技术外，还必须懂得患者的心理和需要，必须掌握心身医学（psychosomatic medicine）及心理卫生方面的知识，以适应这一医学模式的转变；口腔预防医学和口腔老年医学将更进一步发展,以适应人口老龄化的趋势;中西医结合治疗口腔颌面外科疾病及机制的研究将获得更多的重视和发展;生物医学工程学将飞速进步和发展,生物材料,生物代用品,人工器官包括人工牙、人工骨,以及组织工程(tissue engineering)技术的应用将促进口腔颌面外科治疗技术的进一步发展,内镜和超声骨刀等设备的应用、一些新观念的推广将使微创治疗在口腔颌面外科得到更大的发展,计算机导航和 CAD/CAM 技术的成熟将使口腔颌面外科走上数字化的道路。

五、如何学习口腔颌面外科

在学习口腔颌面外科学时,必须处理好以下关系:

1. 必须从医学是一个整体的概念出发来认识口腔颌面外科在医学中的地位,处理好局部与整体的关系。口腔颌面外科学既具有外科属性,又与其他临床学科密切相关。因此,在学习口腔颌面外科学的同时,除必须掌握一般外科基础(如手术前后处理、外科基本操作、水与电解质平衡、麻醉知识等)和学习普通外科学、麻醉学、内科学、儿科学等有关临床各科知识外,还应具备一些更专业而且十分重要的分科知识,诸如眼科学、耳鼻咽喉头颈外科学、整形外科学、肿瘤学等,只有这样,才能在口腔颌面外科临床工作中适应诊治需要。

2. 必须全面学习和掌握口腔临床各专科知识,处理好分科与协作的关系。口腔颌面外科学作为口腔医学的一部分,与口腔内科学、口腔修复学和口腔正畸学等有着密切的、不可分割的关系。因此,作为口腔临床医师或口腔专业学生,在学好口腔颌面外科学的同时,也一定要学好和掌握牙体牙髓病学、牙周病学、口腔修复学以及口腔正畸学等方面的基本知识。

3. 必须将口腔医学基础理论与口腔颌面外科临床紧密结合起来,处理好理论与实践的关系。学习口腔颌面外科必须具备扎实的口腔解剖生理学、口腔生物学、口腔组织病理学、口腔临床药物学和口腔颌面医学影像诊断学等口腔医学基础理论知识,只有这样才能在学习、工作和科研中做到理论联系实际,知其然和知其所以然。

4. 必须掌握外科的基本操作,打好基本功,处理好知识与能力的关系。口腔颌面外科属临床操作科室,因此,要求每一位口腔颌面外科医生除了具备对口腔颌面外科疾病的诊断能力外,还必须具备治疗口腔颌面外科疾病的外科操作能力。打好外科操作基本功是做好口腔颌面外科的必备条件。

5. 必须同时学好和掌握口腔颌面外科疾病的诊治和预防知识,处理好预防和治疗的关系,同时要具备相当的计算机和网络知识,并将之应用到临床实践中。

总之,只有具备丰富而扎实的普通医学基础和临床医学基础知识,全面掌握口腔医学基础和各临床专科知识,并与时俱进,掌握现代信息化手段,才能成为符合现代医学要求、具有良好职业素质、更有利于本专业的提高和发展,真正做到有所发现、有所发明、有所创造、有所前进。

(胡砚平 张清彬)

第二章 口腔颌面外科基础知识与基本操作

第一节 口腔颌面外科病史记录

病史记录,或称病历或病案记录,是医务人员对临床医疗工作过程所作的全面记录,其内容主要包括患者发病、病情演变、转归及诊治情况。病史记录是临床医师通过将问诊、体格检查、实验室检查、其他检查等所获得的资料,进行归纳、分析、整合而写成。是医疗质量和学术水平的反映,也是医疗、教学、科研和预防工作的基础资料,还可作为健康保健档案和医疗保险依据。此外,病历还是涉及医疗纠纷及诉讼的重要依据。根据国家相关法律规定,公民享有生命健康权、知情权和隐私权,在医疗活动中,医疗机构及其医务人员应当将患者的病情、医疗措施、医疗风险等如实告知患者并注意保护患者的隐私,及时解答其咨询;但是应当避免对患者产生不利后果。在履行告知义务时,要讲究语言艺术,注意说话方式和态度,避免恶性刺激。书写病历基本要求包括:内容要真实,全面,描述客观、准确、及时,用词精炼恰当,格式要规范统一。

病史记录又分为门诊病史记录和住院病史记录两种形式。

一、门诊病史记录

口腔颌面外科的门诊患者量在临床工作中占据较大比例,故口腔门诊的病历书写更为常用。门诊病历书写基本要求是:内容全面,简明扼要,重点突出,文字清晰,药名拼写规范;除患者姓名、性别、年龄、籍贯、就诊时间等常规记录外,应重点记述患者主诉、现病史、既往史、初步诊断、相关的处理意见及鉴别诊断等情况,最后附以接诊医师完整签名。

（一）初诊记录

1. 主诉 促使患者就诊并要求解决的主要问题。包括患病的部位、主要症状和发病时间三个主要方面。有两种以上主诉的患者，记录其最主要者后，可选择性记述其次要主诉。

2. 病史 以现病史为主，突出主诉、发病过程、阳性症状以及有鉴别诊断意义的其他症状表现，既往与本病相关的阳性发现也应记述。

现病史包括：

（1）发病时间、发病情况和相关因素。

（2）病情演变过程，治疗经过、方法及疗效。

（3）目前的主要症状及相关鉴别诊断症状表现。

（4）全身健康情况。

（5）与现病史有关的既往史、家族史、生活史等。

3. 检查 以口腔颌面部检查为主。如有全身疾病时，应做必要的体检，如血压测量、血常规检查、血糖检查等，并应记录检查结果。

口腔颌面外科检查除常规颌面外科检查（详见本章第二节）以外，还应记录必要的口腔内科检查。主要包括：

（1）牙列情况：包括现存牙、缺失牙及牙齿咬合的情况。

（2）牙体组织疾病：应记录龋齿及龋坏程度，松动度，牙齿对探诊、叩诊和冷热刺激的反应，必要时记录牙髓活力检测的结果。

（3）牙周疾病：主要记录牙周情况，如牙齿松动度、牙周袋深度，是否有牙周溢脓及牙龈萎缩、口腔卫生状况等。

（4）黏膜疾病：检查患者口腔黏膜有无异常，必要时还应检查咽部黏膜。

（5）口腔内经过治疗的情况，如修复体和充填体的情况等。

4. 实验室检查 需详细摘录实验室检查、影像学检查或特殊检查结果，包括在其他医疗机构就诊的相关检查结果。

5. 初步诊断 根据病史和临床检查及相应的实验室检查结果，进行综合分析得出诊断。该诊断应与患者主诉相对应，如有多项诊断，按主次排列，逐一记录，力求全面完整，严格区分确定或不确定，以及尚待证实的诊断。有疑问时，可于其后用"?"标示。

6. 处理和建议 对主诉疾病的治疗或对其进一步检查治疗的意见。可包含：提出进一步检查项目，需说明理由；建议治疗用药；即时会诊或约定会诊申请或建议；其他医嘱。

7. 医师签名 签署医师完整签名。实习医师须同时有上级医师签名。

（二）复诊记录（必需项目与撰写要求原则上同初诊病史记录）

1. 目前的主诉、症状。

2. 上次治疗后病情的变化，治疗效果或反应。

3. 记录本次检查的结果，并与上次进行比较。

4. 记录上次的化验结果，X线片或其他辅助检查等。

5. 本次的处理措施及建议。

6. 医师签名。

二、住院病史记录

住院病历书写要求

要求在患者入院后 24 小时内完成,内容要系统完整。

住院病历的格式和内容:

(一)住院病历

姓名	性别
年龄	婚姻
民族	职业
籍贯	现住址
入院日期	记录日期
病史叙述者	可靠程度

1. 主诉 是患者最感痛苦的症状、迫切要求解决的问题或是疾病的主要症状和就诊目的。

2. 现病史 现病史是主诉疾病的发病情况和过程。包括以下几个方面:①发病开始的时间和当时的情况,以及相关发病因素;②疾病的发展过程;③疾病的治疗经过;④目前的主要症状和需要解决的问题;⑤有关鉴别诊断的重要阴性或阳性体征;⑥与现病史有关的口腔疾病病史及相关的全身情况表现。

3. 既往史 以往的健康情况,有无系统性疾病;应注意有无过敏史、传染病史、损伤史、手术史、出血史、输血和输血反应史,以及抗生素和其他药物应用史。

4. 系统回顾 主要是对其他系统的相关病史,作简明扼要的记述。

5. 个人史 包括出生、生长地区、生活、工作环境,有无烟酒及其他嗜好等。

6. 婚姻史 结婚年龄,配偶情况。

7. 月经及生育史 限于女性患者。包括初潮年龄,经期规律,绝经时间;妊娠及分娩次数,是否有早产、流产史等。

8. 家族史 以直系亲属为主。包括亲属的健康情况,有无类似家族病史。先天性肿瘤、畸形患者,应特别询问其家族史。

9. 体格检查

体温	脉搏	呼吸	血压

10. 一般情况 发育,营养(良好、中等、不良),面容和表情(急性或慢性面容、表情痛苦、忧虑、恐惧、安静),体位,步态,神志(清醒、模糊、昏睡、昏迷),能否与医师合作。

11. 皮肤和黏膜 颜色(潮红、苍白、发绀、黄染、色素沉着),水肿、湿度、弹性、出血、皮疹,皮下结节或肿块,蜘蛛痣,溃疡及瘢痕,并明确记述其部位、大小及形态。

12. 淋巴结 全身或局部浅表淋巴结(下颌下、耳后、颈部、腋窝、滑车上、腹股沟部、腘窝部)有无肿大、大小、数量、压痛、硬度、移动性、瘘管、瘢痕等。

13. 头部及其器官

(1)头颅:大小、形态、压痛、包块,头发(疏密、色泽、分布)。

(2)眼:眉毛(脱落),睫毛(倒睫),眼睑(水肿、运动、下垂),眼球(凸出、凹陷、运动、震颤、斜视),结膜(充血、水肿、苍白、出血、滤泡),巩膜黄染,角膜(混浊、瘢痕、反射),瞳孔

（大小、形态、对称、对光及集合反射）。

（3）耳：分泌物，乳突压痛，听力。

（4）鼻：畸形、鼻翼扇动、阻塞、鼻窦（上颌窦、额窦）区压痛、分泌物和出血。

（5）口：气味，唇（颜色、疱疹、皲裂、溃疡），牙（龋齿、缺失牙、义齿、残根、残冠等并注明其位置），牙龈（色泽、肿胀、牙周溢脓、牙龈出血、溃疡），舌（形态、舌苔、溃疡、运动、震颤、偏斜），黏膜（出血、溃疡），扁桃体（大小、充血、分泌物、假膜），咽（色泽、分泌物、反射），喉（发声）。

14. 颈部　对称性，软硬度，有无颈静脉怒张，肝颈静脉回流征，颈动脉异常搏动，气管位置，甲状腺（大小、硬度、压痛、震颤、杂音）。

15. 胸部　胸廓（对称、畸形、局部隆起、压痛），呼吸（频率、节律、深度），异常搏动，乳房（大小、包块），静脉曲张及胸腺发育情况等。

（1）肺：

视诊，呼吸运动（两侧对比），肋间隙增宽或变窄。

触诊，胸廓扩张度，语颤，胸膜摩擦音，皮下捻发感。

叩诊，叩诊音（清音、浊音、实音、鼓音），肺下界，肺下缘移动度。

听诊，呼吸音（性质、强弱、异常呼吸音），干湿性啰音，胸膜摩擦音，语音传导。

（2）心：

视诊，心前区隆起，心尖搏动或心脏搏动的位置、范围、强度。

触诊，心尖搏动的性质及位置、强度、震颤（部位、期间），摩擦感。

叩诊，心脏左右浊音界。可用左、右第2、第3、第4、第5肋间离正中线的距离（厘米）表示，并注明锁骨中线至正中线的距离。

听诊，心律，心率，心音（强度、分裂、额外心音、奔马率），杂音（部位、性质、时期、强度、传导方向），心包摩擦音。

（3）桡动脉：脉率，节律（规则、不规则、脉搏短绌），奇脉，左、右桡动脉的比较。动脉壁的性质和紧张度。

（4）周围血管征：毛细血管搏动征，射枪音，水冲脉，动脉异常搏动。

16. 腹部

视诊：对称、大小、膨隆、凹陷、呼吸运动、皮疹、色素、腹纹、瘢痕、脐、疝、腹部体毛、静脉曲张与血流方向，胃肠型及蠕动波，腹围测量（有腹水或腹部包块时测）。

触诊：腹壁紧张度，压痛，反跳痛，包块（位置、大小、形态、质地、压痛、搏动、移动度），液波震动，振水音。

叩诊：肝浊音界，肝区叩击痛，胃泡鼓音区，移动性浊音，肋脊角叩痛，膀胱叩诊。

听诊：肠鸣音（正常、增强、减弱、消失），振水音，血管杂音。

（1）肝脏：大小、质地、表面、边缘、压痛、搏动。

（2）胆囊：大小、形态、压痛。

（3）脾脏：大小、硬度、压痛、表面、边缘。

（4）肾脏：大小、形状、硬度、压痛、移动度。

（5）膀胱：膨胀、肾及输尿管压痛点。

17．肛门、直肠　根据需要检查。

18．外生殖器　根据需要检查。

19．脊柱　侧凸、前凸、后凸、压痛、活动度。

20．四肢　畸形、杵状指（趾），静脉曲张，骨折，关节（红肿、疼痛、压痛、积液、脱臼、活动度、受限、畸形、强直），水肿，肌肉萎缩，肢体瘫痪或肌张力增强。

21．神经反射　肱二、肱三头肌反射，膝腱反射，跟腱反射，腹壁反射，提睾反射，病理反射，必要时做运动、感觉及神经系统其他检查。

22．专科检查　口腔颌面外科检查见本章第二节。

23．实验室及特殊检查

（1）实验室检查：应记录与诊断有关的实验室及器械检查结果，包括患者 24 小时内应完成的三大常规及其他检查结果。

血液，红细胞计数、血红蛋白测定、白细胞计数及分类。

尿液，颜色、比重、酸碱反应、蛋白、糖、尿沉渣显微镜检查。

粪便，颜色、性状、血、黏液、脓液、涂片显微镜检查。

（2）特殊检查：根据病情需要，进行 X 线及其相关检查。

24．摘要　将病史、体格检查、实验室检查及器械检查等的主要资料摘要综合，提示诊断的依据，以便其他医师或会诊医师通过摘要了解基本的病情。

25．初步诊断

26．医师签名或盖章

（二）病程记录

病程记录的次数应视病情变化而定，慢性病患者病情变化不大，可 2～3 天记录一次，危重患者应随时记录；长期住院的患者，每月应书写阶段小结。

病程记录应有条理、有分析、避免公式化的记录。一般应包括以下几方面的内容：

1．首次病程记录　应对病史作概括性的小结，并提出诊断和治疗的步骤。

2．病情的演变　包括主诉和检查结果，诊断的改变，病情探讨的结果，换药和创口的变化，并发症的发生，其他科会诊及转科意见等。

3．治疗过程及疗效观察　包括特殊治疗的疗效反应。

4．重要的化验、X 线片、病理检查以及其他相关辅助检查的结果。

5．手术记录及术后情况。

6．上级医师查房的分析、诊断及意见；经治医师本人对病情的分析及治疗建议。

第二节　口腔颌面外科临床检查

临床检查是诊治疾病的前提和基础，是指导临床医疗实践的客观依据；临床检查方法的正确应用关系到检查结果的准确性，检查结果的正确与否将直接关系到疾病诊治的成败。口腔颌面外科与其他临床科室一样，除具有详细询问病史和临床常规检查的共性外，由于其解剖、生理的特点和疾病类型的各异，在临床检查上又具有其特殊性。因此，对口腔颌面外科的临床检查必须予以高度重视，认真细致，方法正确，客观有序，做到不漏体征，准确无误。

一、一般检查

口腔颌面外科的一般检查包括口腔检查、颌面部检查、颈部检查、颞下颌关节检查和唾液腺检查等五部分内容。

（一）口腔检查

口腔检查遵循由外及内、由前至后、由浅入深的顺序进行，并应进行两侧对比检查。

1. 口腔前庭检查　检查方法以视诊及扪诊为主。按照由外及内顺序检查唇、颊、牙龈黏膜、唇颊沟以及唇、颊系带的情况。注意有无颜色异常、质地改变及出现瘘管、窦道、溃疡、假膜、包块、组织坏死或新生物；腮腺导管乳头有无异常，分泌是否通畅。例如，重金属中毒者在牙龈的边缘可有色素沉着；慢性骨髓炎或慢性根尖炎可见窦道或瘘管；坏死性龈炎可致龈乳头消失；化脓性腮腺炎可见到腮腺导管口红肿溢脓。近年来，艾滋病感染者不断增加，应对艾滋病患者早期在口腔中的表征有所认识，重视牙龈线形红斑、坏死性牙周炎和口炎、白念珠菌（白假丝酵母菌）感染等症状，必要时当辅以血清学检查，以明确诊断。争取做到早期诊断，早期治疗。

2. 牙及咬合检查　检查时，应结合探诊和叩诊以检查牙体硬组织、牙周和根尖周等情况。如有无龋坏、缺损、探痛、叩痛、牙齿松动和牙折裂等。

检查咬合关系时，要判断咬合关系是否正常；咬合紊乱或错𬌗畸形在临床上常与骨折、颌骨畸形、颌骨肿瘤以及颞下颌关节病变有关。

开口度的检查是口腔颌面外科专科检查中一项判断咀嚼功能的重要检查，因为开口受限必然影响咀嚼功能。检查开口度以上下中切牙的切缘之间的距离为标准，正常人开口度3.7～5cm 大小约相当于示、中、无名三指合拢时三指末节的宽度。在临床上开口受限可分为 4 度：

轻度开口受限：上下中切牙切缘间距仅可置入二横指，约 2～2.5cm。

中度开口受限：上下中切牙切缘间距仅可置入一横指，约 1～2cm。

重度开口受限：上下中切牙切缘间距不到一横指，约 1cm 以内。

完全开口受限：完全不能开口，也称牙关紧闭。

3. 固有口腔和口咽检查　固有口腔是指上下颌牙列和牙槽突以内至咽门；顶部由软、硬腭和鼻腔分开；底部由舌和口底构成。主要是对腭、舌、口底和口咽的检查。

（1）腭：依次检查硬腭、软腭和腭垂，观察这些部位有无充血、肿胀、溃疡；有无缺损畸形等形状异常；如有肿块性病变应检查其位置、大小、质地、范围、颜色等，以辨别其性质。如有腭咽闭合不全的症状，应检查患者的发音、吹哨、吞咽等功能。

（2）舌：主要观察舌体、舌背、舌腹和舌根的黏膜有无异常，舌苔有无改变，舌形和舌体大小等。观察舌的运动情况，注意舌系带附着位置是否正常。舌肌内的病损主要用双指合诊法（图 2-1）进行扪诊检查，顺序为"由后向前"。必要时可用甜酸等液体对舌的味觉功能进行检查。

（3）口底：让患者舌尖上举，检查口底黏膜、下颌下腺导管及其开口的情况。对口底深部的病损主要通过双手双合诊（图 2-2）的方法扪诊检查。

（4）口咽：主要是检查舌根、软腭、扁桃体、咽侧壁、咽后壁黏膜有无改变及对软腭、咽侧壁的活动度的检查。

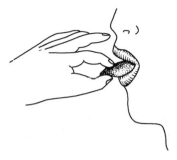

图2-1 双指合诊

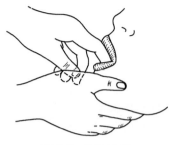

图2-2 双手合诊

（二）颌面部检查

1. 表情与意识神态检查 通过望诊观察患者颜面部的表情变化，颜面部表情变化不仅是口腔颌面外科疾病的表征，还是某些全身疾病在颜面部的反应。根据面部表情，了解患者的意识状态、体质和病情程度。

2. 外形和色泽检查 观察比较颌面部的外形，左右是否对称，比例是否协调，有无突出和凹陷等。颌面部皮肤的色泽、质地和弹性的变化对诊断某些疾病具有重要的临床意义。

3. 面部器官检查

（1）眼：瞳孔的变化是颅脑损伤的一个重要体征，对于颌面部损伤的患者特别注意瞳孔形状的改变。有畸形的患者要检查眼睑的动度，睑裂的大小。怀疑有眼部肿瘤，应检查眼球的位置和运动情况，以及视力和有无复视。

（2）鼻：颌面部损伤的患者，要特别注意有无脑脊液鼻漏，这是颅底骨折的临床体征之一。上颌窦癌早期可出现患侧鼻堵塞，鼻腔内有血性分泌物等；对畸形的患者，应注意缺损的大小和缺损的位置；必要时可进行嗅觉的检查。

（3）耳：颅中窝骨折可合并脑脊液耳漏，髁突骨折可致外耳道破裂，也可有外耳道溢血。在发现患者有外耳道流血和渗液时应注意其来源。畸形患者同样要注意缺损的部位和大小。对耳部邻近部位的炎症和肿瘤均应检查听力和耳部的情况。

4. 病变的部位和性质检查 对已发现的病变进一步明确其所在部位、形态、深度、范围、大小、移动度、触痛、波动感等，同时注意与深部组织和皮肤的关系。对骨性膨胀性病变应触诊有无乒乓球样感、压痛、异常动度等。对颌面部瘘管应检查其渗出液性质；探查其走行和深度。

5. 听诊和语音检查 语音检查对腭裂和舌根、口底部有肿物的患者有重要意义。颞下颌关节紊乱病的患者可在其关节区听及摩擦音、破碎音等。某些血管瘤局部可闻及吹风样杂音。

（三）颈部检查

颈部检查包括颈部病变和淋巴结检查

1. 一般检查 观察颈部外形、色泽、轮廓、活动度是否正常。有无肿胀、畸形、瘘管及溃疡等。对肿块性病变应明确是炎症还是肿瘤。对颈部正中的肿块应配合吞咽动作，观察其是否随吞咽上下移动。通过探诊了解颈部肿块或瘘管的走行方向和层次深浅。

2. 淋巴结检查 检查时患者取坐位，检查者在其右方，嘱患者头稍低，略偏向检查侧，使皮肤肌肉松弛便于检查。检查按一定顺序，由浅入深，滑动触诊。一般顺序为：枕部、耳后、耳前、腮、颊、下颌下、颏下；顺胸锁乳突肌前后缘、颈前后三角至锁骨上窝，逐步检查深、浅淋巴结（图2-3～图2-5）。检查淋巴结时注意淋巴结所在部位、大小、数量、活动度、有无压痛和皮肤或基底部有无粘连。面颈部淋巴结的部位、淋巴来源及引流方向见表2-1和表2-2。

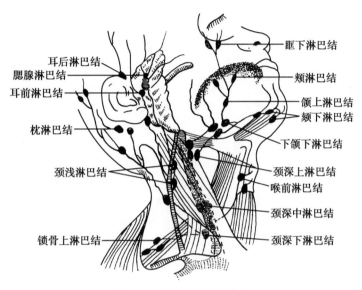

图2-3　头颈部淋巴结分布

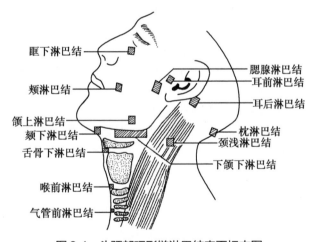

图2-4　头颈部环形链淋巴结表面标志图

（四）颞下颌关节检查

1. 面形与关节动度检查　检查面部两侧是否对称，下颌支、下颌角、下颌体、髁突两侧是否一致协调，颏部中点是否居中，面下1/3部分有无明显增长和缩短。有两种方法可检查髁突动度：①外耳道指诊法：以两手小指末端深入两侧外耳道内贴外耳道前壁触诊，嘱患者做开闭口运动和侧向运动，对比检查髁突的活动度及冲击感（图2-6）；②耳屏前扪诊法：以双手示指分置于两侧耳屏前，髁突的外侧面，请患者做开闭口运动，感触髁突的动度，有无弹响及摩擦感。

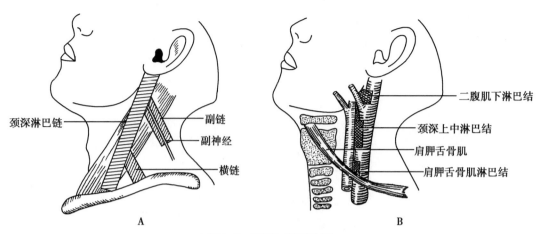

图2-5 颈淋巴结垂直链

A. 颈淋巴结垂直链及其分链的表面标志 B. 颈淋巴结垂直链各组的表面标志

表2-1 面颈部淋巴结——环形链

淋巴结	所在部位	淋巴液来源	淋巴液引流方向
枕淋巴结群	相当于项线水平，筋膜浅面和深面	枕区	颈深淋巴结上群
耳后淋巴结群（乳突淋巴结）	耳后乳突上方，胸锁乳突肌起始部的表面	耳郭后区、颞区、顶区	腮腺淋巴结，颈深淋巴结上群
耳前淋巴结（腮腺浅淋巴结的一部分）	耳屏前方、腮腺、咬肌筋膜浅面	颞区、耳郭外区	颈深淋巴结上群
腮腺淋巴结	腮腺实质（腮腺浅淋巴结的一部分）腮腺深面（腮腺深淋巴结）	鼻根、眼睑、腮腺、颞区、腭后部、外耳道、鼓室、鼻咽、颊部、鼻后部、鼻咽部等	颈深淋巴结上群
咽后淋巴结	咽后壁	咽部及附近淋巴管	颈深淋巴结上群
眶下淋巴结	眶下孔	眼睑、睑结膜	下颌下淋巴结
颊及颌上淋巴结	颊肌表面、口角、咬肌前缘、面动脉附近	鼻和颊	下颌下淋巴结
面深淋巴结	下颌支内侧，上颌动脉附近	颞区、面侧深区、腭、鼻咽部	颈深淋巴结上群
下颌下淋巴结群	下颌下三角内，部分位于颈深筋膜浅层的浅面；部分位于下颌下腺与下颌舌骨肌之间，有4～6个	颊、鼻侧、上唇、下唇外侧、舌尖、舌侧、上下颌牙（下颌切牙除外）、牙龈、面部和颏下淋巴结输出管	颈深淋巴结上群
颏下淋巴结群	颏下三角内、颈深筋膜浅层与下颌舌骨肌之间，有2～3个	下唇中部、颏部、口底、下颌切牙、舌尖	下颌下淋巴结，颈深淋巴结上群
颈前淋巴结群	颈中线或靠近中线的舌骨下区	颈部皮肤、颈部诸器官（喉、甲状腺、气管）	颈淋巴干或胸导管
颈浅淋巴结群	胸锁乳突肌浅面，沿颈外静脉排列	腮腺部、耳郭部和耳下区	颈深淋巴结

表2-2　面颈部淋巴结——垂直(纵)链

淋巴结	所在部位	淋巴液来源	淋巴液引流方向
颈深淋巴结上群	胸锁乳突肌深面沿颈内静脉前、后,呈链状。上自颅底,下至颈总动脉分叉处。约10～16个	硬腭、软腭、鼻咽、扁桃体、舌根、颏下、下颌下、腮腺、面深枕区、耳郭、颈后、甲状腺、气管、鼻腔等诸淋巴结输出管	经颈深淋巴结下群至颈淋巴干
颈深淋巴结(中)下群	颈总动脉分叉以下,沿颈内静脉至静脉角。如以甲状腺中静脉或肩胛舌骨肌横跨颈内静脉处为界,可将其再分为两组:其上组可称为颈深淋巴结中群;其下组仍称颈深淋巴结下群	颈深淋巴结上群、枕区、颈后、胸、上肢外侧等输出管	颈淋巴干、胸导管(左)
副链	系颈部深淋巴结上群向外扩展的部分,沿副神经排列		
锁骨上淋巴结(横链)	系颈深淋巴结下群向锁骨上方扩展部分,沿颈横动脉排列		

2．咀嚼肌检查　检查咀嚼肌群的收缩力,有无触压痛,两侧是否对称协调。

3．下颌运动检查　主要是通过患者做开闭口运动、下颌前伸运动和侧方运动,检查颞下颌关节的功能是否正常。主要内容有:①关节有无疼痛、弹响或杂音;②两侧关节动度是否一致,有无偏斜;③开口度、开口型是否正常;④在开闭口运动中是否有关节绞锁等现象。

4．咬合关系检查　首先要检查咬合关系是否正常,有无咬合紊乱;曲线、补偿曲线及覆𬌗覆盖的情况是否正常;牙齿磨耗是否均匀一致,程度如何;此外,还应检查牙体、牙周、缺失牙的情况,为关节病的诊断和治疗提供客观依据。

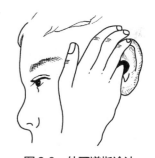

图2-6　外耳道指诊法

(五)唾液腺检查

主要是对腮腺、下颌下腺、舌下腺三对大唾液腺的检查。

1．一般检查　应采用两侧对比法进行唾液腺的检查。两侧均有病变,应与正常解剖形态比较。临床上还应注意检查导管口及其分泌物的情况,注意分泌物的性质,颜色和数量,必要时可结合实验室检查。

2．分泌功能检查

(1)定性检查:给予患者酸性物质(临床常给予2%枸橼酸、维生素C和1%柠檬酸等置于舌背或舌腹)刺激腺体分泌增加;根据患者本身变化和分泌情况,判断腺体的分泌功能和导管的通畅程度。

(2)定量检查:正常人每天唾液总量约为1 000～1 500mL,腮腺和下颌下腺分泌量占90%,舌下腺仅占3%～5%,小唾液腺分泌量更少。所以唾液腺分泌功能的定量检查,是根据在相同程度刺激的条件下,腮腺和下颌下腺唾液分泌量的多少来协助某些唾液腺疾病的诊断。

二、辅助检查

（一）化验检查

化验检查主要包括临床检验、生物化学检验、细菌学及血清学检验。随着基础研究的发展和对疾病认识的深化，逐渐加强了厌氧菌检查和免疫学检查。这些对颌面外科疾病的诊断、治疗和对全身情况的监测具有重要意义。

（二）穿刺检查

穿刺检查主要是检查有内容物的肿块，多用于囊性肿块。穿刺抽吸肿块的内容物，了解内容物的性质，可以进一步协助检查，必要时送病理检查。

穿刺应在严格消毒的条件下进行。对可疑脓性炎性肿块穿刺多选用 8 号或 9 号针头；可疑血管瘤一般用 7 号针头；如进行细胞学检查常用外径为 0.6mm 的细针。穿刺时注意穿刺点的选择，特别是进针的方向和深度，避免损伤血管、神经等重要的组织结构。

（三）活体组织检查

常用的活体组织检查有四种方法：

1. 切取或钳取活体组织检查 适用于位置表浅或有溃疡的肿瘤。可以不用麻醉或在局部阻滞麻醉下进行，一般不采用浸润麻醉。切取的部位最好在肿瘤的边缘和正常组织交界处切取 0.5～1.0cm 一块楔形组织（图 2-7），放入 4% 甲醛溶液中固定，以备病理检查。钳取时尽量减少机械损伤，不宜用染料类的消毒剂，不要在坏死部位钳取，以免影响诊断做出错误结论。血管瘤因易出血，恶性黑色素瘤易随血液发生转移，一般不应做切取或钳取活检。

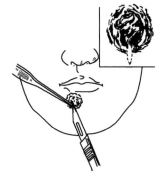

图 2-7 切取活检

2. 吸取活体组织检查 深部肿瘤或表面完整较大的肿瘤及颈部大的淋巴结可进行吸取组织检查。优点是操作简便，患者痛苦小。缺点是因吸取组织少，诊断比较困难，也可引起内出血和癌细胞转移。

吸取方法：消毒麻醉皮肤，将皮肤或黏膜切开 0.2cm 的切口，用穿刺针接上 50mL 针筒，自切口处刺入肿瘤。进针途径应避开重要的组织结构，进入肿瘤后要使穿刺针内保持负压。吸取的肿瘤组织，放在滤纸上，再进行固定送检。如吸出物为液体，应过滤后进行细胞学检查。

3. 切除活体组织检查 适用于面积较小或位置较深、上皮完整的较小肿瘤及淋巴结。切除范围应包括病变周围较宽的正常组织。此法的优点是不破坏肿瘤的完整性，不会造成肿瘤的转移和种植；整体瘤组织送检，诊断价值高。

4. 冰冻活体组织检查 优点是诊断比较迅速，可以和手术一期同时完成；缺点是因切片较厚，不易完全确定肿瘤的性质和类型。

（四）涂片检查

涂片检查是临床上常用简易的辅助检查方法。主要是检查脓液、痰液或溃疡、创面的分泌物，确定其性质和感染菌种，必要时做细菌培养和抗生素敏感试验。

（五）超声波检查

根据超声在人体内传播时产生的回波波形、曲线和图像不同来确定病变的大小、深浅和性质。其优点是无痛、无害、无创、可重复进行，操作简便，对软组织分辨力强，成像速度快。在口腔颌面适用于唾液腺、下颌下及颈部肿块的检查。主要作用：确定有无占位性病变；确定是囊性肿物还是实性肿物；确定深部肿物与周围神经血管的关系；为确定肿物的性质提供信息。

（六）X线检查

经X线照射时，正常人体组织器官和发生病理变化的器官组织对X线吸收的量不一致，在照片上形成了黑白的密度对比，以此来确定病变的部位、性质和大小。口腔颌面部X线检查可以用于牙体、牙髓、牙周及颌骨病变的诊断。主要包括X线平片检查、X线造影检查和X线体层摄影。

（七）电子计算机X线体层摄影检查

电子计算机X线体层摄影（computerized tomography，CT）是电子计算机控制的X线体层检查，即用X线束对人体某一部位按一定厚度的层面进行扫描，以探测器接受透过体层的X线，并转换成可见光后，由光电转换器转变成电流；经模拟数字转换器转为数字，再经计算机处理后形成CT图像。它可以清楚地显示颌骨骨折的立体移位、颌骨畸形骨形态改变、肿瘤的血供状态、血管畸形和病变与周围解剖结构的关系。目前CBCT（锥形束CT）已广泛用于口腔临床，其优点是投影数据是二维的，重建后可直接获得三维图像，有很高的各向同性分辨率，有效地提高了临床诊断和治疗水平。

（八）磁共振成像检查

磁共振成像（magnetic resonance image，MRI）检查属于生物磁自旋成像技术，利用磁共振产生的信号将图像进行重建，是一种无创伤的检查方法。其特点是显示的病变与解剖结构的关系明确，能使血管显影并构建三维图像，有利于疾病定位。

在口腔颌面外科，MRI主要用于肿瘤及颞下颌关节疾病的检查和诊断，而对颅内及舌根部位良、恶性肿瘤的诊断和定位，更是有深远意义。另外，MRI成像也是鉴别不明肿物为肿瘤或者炎症的直接方法之一。

（九）其他检查

除上述检查方法以外，一些其他检查方法也逐步应用于医学领域为疾病的诊断和治疗提供了重要的依据。现在较先进的检查方法有放射性核素检查、数字减影血管造影（digital subtraction angiography，DSA）检查、单光子发射计算机体层摄影（single photon emission computed tomography，SPECT）检查。

经上述各项检查仍不能确诊时，可行手术探查。其目的是了解病变的性质、范围及其与周围组织的关系。必要时可在手术台上切取小块病变组织做病理检查，以求确诊。

第三节 口腔颌面外科消毒和灭菌

口腔颌面外科手术多位于口腔和接近眼、耳、鼻、鼻窦、咽等污染区，术后发生感染的机会较多，一旦感染，不仅增加患者的痛苦和延长治疗时间，还可能导致功能障碍及增加面部畸形等不良后果。因此，口腔颌面外科医师必须严格遵循无菌原则。

一、手术室和手术器材的消毒灭菌

口腔颌面外科手术室应定期进行空气消毒，一般每天应进行1次，常用的方法有紫外线照射、电子灭菌灯消毒或化学药物加热蒸汽消毒,如过氧乙酸(0.75～1g/m³)、甲醛溶液(甲醛溶液 10mL/m³ 加高锰酸钾 5g/m³)等。口腔颌面外科手术器械的消毒与灭菌要求及原则与一般手术室基本相同,其使用的药品和方法也基本一致。

(一)手术器械、敷料的消毒方法

1. 高压蒸汽灭菌法　压力灭菌器分为下排气式和预真空压力灭菌器两种。主要用于一般器械、布类、纱布、棉花及橡胶。灭菌效果可靠,但不同物品的压力和灭菌时间要求不同。

2. 煮沸灭菌法　此法简单易行,适用于耐热、耐湿物品。消毒时间应自水沸腾后 15～20 分钟。肝炎患者污染的物品和器械应煮沸 30 分钟。

3. 干热灭菌法　利用电热或红外线烤箱高温烘烤进行灭菌。适用于玻璃、陶瓷等,以及不宜用高压蒸汽灭菌的凡士林、吸收性明胶海绵和各种粉剂等物品。不耐高温的物品,如棉织品、合成纤维、塑料及橡胶制品等不能使用此法灭菌。干热灭菌的温度和维持时间应根据消毒物品导热快慢、包装大小和安放情况而定,一般为 160℃应持续 120 分钟,170℃应持续 90 分钟,180℃应持续 60 分钟。

4. 化学消毒法　利用化学药品杀灭传播媒介上的病原微生物以达到预防感染、控制传染病的传播和流行的方法称为化学消毒法。应选择具有杀菌谱广、毒性低、无刺激性、性能稳定、无腐蚀性、作用速度快等优点的化学消毒剂。各种化学消毒剂可按其杀灭微生物作用水平分为高、中、低 3 种类型,可根据不同消毒目的选用。常用的杀菌剂有:

(1)75% 乙醇:主要用于皮肤消毒。对不进入无菌组织的医疗器械消毒应进行浸泡消毒,时间为 30 分钟。

(2)2% 碱性戊二醛:作用范围比较广,能杀灭各种细菌、芽孢、真菌及病毒。浸泡器械,2 分钟可杀灭细菌;10 分钟可杀灭真菌、结核杆菌;15～30 分钟可杀灭乙型肝炎病毒,杀灭芽孢时间比较长,需 4～12 个小时。

(3)碘伏:是碘和表面活性物的不定型结合物。消毒范围也比较广,常用 1～2mg/mL 浸泡器械,浸泡时间为 1～2 小时,也可用于术者刷手消毒。

常用的消毒药物还有 36%～40% 甲醛溶液、含氯消毒剂、过氧乙酸等,杀菌范围均比较广。

(4)甲醛:本品具有良好的杀菌作用,可杀灭细菌繁殖体与芽孢,以及真菌和病毒等。用于外科器械灭菌,使用 10% 溶液,浸泡 60～120 分钟,用时应以灭菌蒸馏水冲净残留药液。

(5)含氯消毒剂:消毒剂溶于水中可产生次氯酸者称为含氯消毒剂。目前常用的有漂白粉、三合二、次氯酸钙、二氯异氰尿酸钠、氯胺丁等 5 种。含氯消毒剂杀菌谱广,对细菌繁殖体、病毒、真菌孢子及细菌芽孢均有杀灭作用。

(6)过氧乙酸:其气体和溶液均有较强的杀菌作用。杀灭细菌芽孢用 1% 浓度,5 分钟可奏效,而杀灭繁殖体型微生物仅需 0.01%～0.5% 的浓度,时间 30 秒～10 分钟即可。对乙肝病毒也有杀灭作用。器械在消毒前应拭净表面的油脂,并打开轴节,全部浸入消毒液中。使用前须用灭菌生理盐水冲洗,消毒期间另加入物品时,要重新计时。

(二)特殊器械消毒

手机机头可用高压蒸汽或甲醛蒸汽消毒灭菌(40% 甲醛持续 40 分钟)。钻针用甲醛蒸汽或浸泡消毒法。不宜消毒的部分可套以消毒布套隔离。

二、手术者的消毒

手术者的消毒包括清洁准备（更换手术室衣、裤、鞋、帽及口罩），洗手，穿手术衣及戴橡皮手套等步骤，其原则和方法及消毒制剂与外科完全相同。

拔牙及口腔内小手术的洗手仍然要求修剪指甲，除去甲垢，用肥皂刷洗指尖至下肘部1～3遍；擦干，涂抹新型皮肤消毒剂（主要成分葡萄糖酸氯己定、乙醇）后，即可进行手术。

手污染是造成医院感染的重要传播途径。手的消毒是防止医院感染的重要环节之一。常规要求是在各项操作前后均应按科学洗手六步法洗手，术前准备时更为关键。规范六步洗手法（图2-8）：

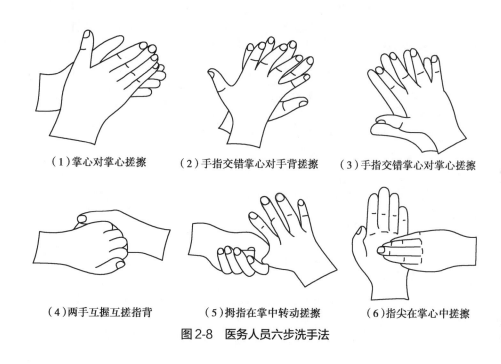

（1）掌心对掌心搓擦　　（2）手指交错掌心对手背搓擦　　（3）手指交错掌心对掌心搓擦

（4）两手互握互搓指背　　（5）拇指在掌中转动搓擦　　（6）指尖在掌心中搓擦

图2-8　医务人员六步洗手法

（1）取适量肥皂于手掌表面，双手相互摩擦；
（2）双手手指交叉摩擦，并将右手掌覆盖于左手背摩擦，然后交换；
（3）手指掌面与手掌摩擦；
（4）左手手指屈曲于右手掌中进行摩擦，然后交换；
（5）右拇指于握拳状的左手掌中摩擦，然后交换；
（6）右手指尖与左手掌摩擦，然后交换。

三、手术区的消毒灭菌

（一）术前准备

除急症手术外，患者应手术前一天理发、沐浴、剃净手术区附近的毛发；眼或鼻附近手术，须剪短睫毛或鼻毛。与口腔相通的大手术，特别是需植骨、植皮者，患者应先做口腔洁治、残根拔除等，并用3%过氧化氢液，1：3 000～1：5 000高锰酸钾液或0.1%氯己定含漱或冲洗。手术区皮肤、黏膜的消毒直接关系到手术创口的愈合,必须严格执行。消毒时,一般清洁手术从手术区中心向四周涂擦,感染手术则从四周向中心涂擦,口内黏膜消毒可用1:5 000氯己定液反复漱口3次,或用棉签蘸消毒液反复涂擦2～3次。

(二)手术区常用的消毒药物

1. 碘酊　杀菌力强,但刺激性大。在不同部位使用浓度不同:颌面、颈部为2%,口腔内为1%,头皮部为3%。使用后应予以脱碘,碘过敏者禁用。

2. 氯己定　为广谱消毒剂,刺激性小。皮肤消毒浓度为0.5%,口腔内及创口消毒浓度为0.1%。

3. 碘伏　具有消毒彻底,刺激性小,着色浅的特点。0.5%碘伏水溶液既可用于皮肤和手的消毒,也可用于口腔黏膜消毒。

4. 75%乙醇　最常应用,因其消毒力弱,常与碘酊先后使用,起脱碘作用。

(三)消毒方法和范围

1. 消毒方法　正常皮肤应从术区中心开始,逐步向四周环绕涂布,但感染创口相反。涂布药物时避免药物流入呼吸道和眼内,涂布区不能留有空白。涉及与口腔相通的多个术区的手术,应分别消毒。

2. 消毒范围　头颈部手术消毒范围应保证足够的安全范围。

常用手术的消毒范围如表2-3所示,不同手术部位的皮肤消毒范围如图2-9所示。

表2-3 口腔颌面外科常用手术消毒范围

手术区域	消毒范围
口腔内手术	(1)全部口腔 (2)面部:上界:眶上缘平线 下界:颈上线 侧界:两侧耳前线
面部手术	上界:平发际线 下界:颈上线 侧界:两侧耳前线
腮腺区手术	上界:患侧发际内8cm 下界:锁骨上线 前界:中线 后界:耳后8cm 因麻醉或手术需要显露口腔者则应消毒口内及全面部
下颌下区手术	上界:眶下平线 下界:锁骨上线 前界:过中线 后界:耳后5cm
颏下区手术	上界:上唇全部 下界:颈下线 侧界:两侧耳前线

续表

手术区域	消毒范围
颈部手术	上界:颧骨至鼻翼、上唇线 下界:胸部乳头线 前界:过中线5cm,如系双侧或在中线处手术,对侧颈部也应全部消毒 后界:颈后三角区、同侧颈部及乳突发际上5cm
胸部手术(包括取皮、取皮瓣、取肋骨等)	上界:颈上线 下界:平脐 外界:过腋后线,包括全部肩关节及腋下区 内界:过中线5cm
腹部手术(包括取皮、皮管制备等)	上界:两乳头连线 下界:耻骨联合 内界:过中线5cm
股部手术(包括取皮、取皮瓣、取骨瓣、取筋膜等)	上界:髋上8cm 下界:膝关节下 外界:后上嵴 内界:过中线5cm
上臂部手术(包括取皮瓣、皮管制备等)	上界:全肩部、腋下、前胸侧至乳头线 下界:肘关节下5cm 内外界:应包括上臂全部
足背部手术(包括取皮瓣等)	上界:小腿下2/3全部 下界:足全部
前臂部手术(取皮瓣等)	上界:肘关节以上5cm 下界:手全部

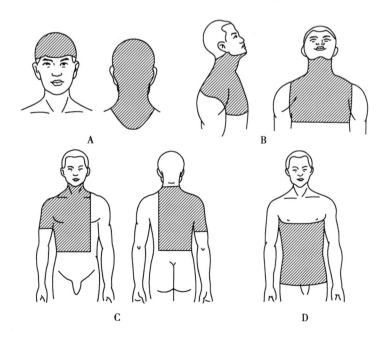

A

B

C

D

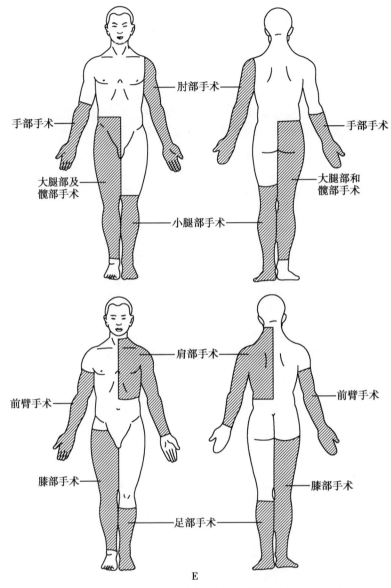

图2-9 不同手术部位的皮肤消毒范围

A.颅脑手术 B.颈部手术 C.胸部手术 D.腹部手术 E.四肢手术

（四）消毒巾铺置法

因口腔颌面部有腔道、孔裂存在，外形也不规则，而且头部有头发，手术铺巾有一定的难度。除门诊小手术外，均要求用消毒巾包头，防止污染。

常用的铺巾方法有以下几种：

1. 包头法 颌面部多数手术均需用无菌巾包头，以免头发污染手术区，手术区消毒后，患者主动或被动抬头，将两块无菌巾重叠铺于头颈下的手术台上。头部放下后，将上层消毒巾分别自两侧耳前或耳后向中央包绕，使头和面上部（除眼或额部手术外，眼须包入巾内）均包于消毒巾以内并以巾钳固定（图2-10）。

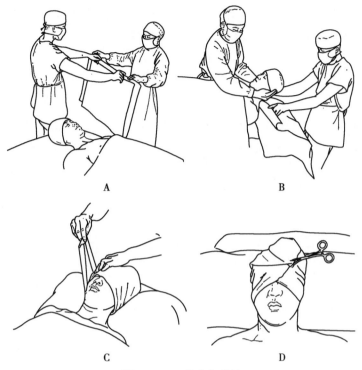

图2-10　无菌巾包头法

A. 取两块无菌巾,并将其重叠　B. 将无菌巾铺于头颈下手术台上　C. 将上层无菌巾
分别自两侧耳前或耳后向中间包绕　D. 使头、面部均包于无菌巾内,并以巾钳固定

2. 术野铺巾

（1）孔巾铺置法:用孔巾将头面部遮盖,仅在孔部显露术区,以巾钳或缚带固定。此法仅适用于门诊小手术（图2-11）。

（2）三角形术野铺巾法:用三块消毒巾分别铺置,呈三角形遮盖术区周围皮肤,以巾钳固定,适用于口腔、鼻、唇及颊部手术（图2-12）

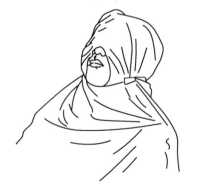

图2-11　孔巾铺置法

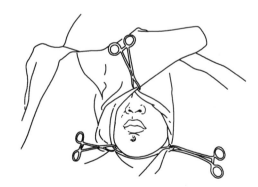

图2-12　三角形术野铺巾法

（3）四边形术野铺巾法:以四块消毒巾呈四角形遮盖术区周围皮肤,以巾钳或缝合法固定,此法适用于腮腺区、下颌下区、颈部及涉及多部位的大手术（图2-13）。

使用三角形或四边形手术铺巾法应按手术的需要,调整大小和形状,保证消毒区大于手术暴露区。如需同时在颌面部及胸腹部或大腿施行手术，则应分别消毒铺盖无菌巾，并分别铺盖有孔无菌大单。大单之孔裂需对准手术区（图2-14）。

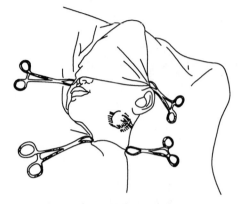
图 2-13 四边形术野铺巾法图

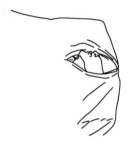
图 2-14 大单铺置法

3. 铺放无菌巾、单时注意事项

（1）铺无菌巾应由护士和手术医师共同完成。

（2）铺巾前，器械护士应穿戴无菌手术衣和手套。

（3）第一层手术铺巾应由医师刷手后完成，不需穿手术衣、戴手套，铺巾后需重新消毒手臂一遍，方可穿手术衣。

（4）第二层及其他层铺巾应由器械护士和医师穿手术衣、戴手套后共同完成。

（5）第一层手术单应距离手术切口2～3cm。

（6）第一层铺巾顺序：遵循从较干净一侧→对侧→干净一侧→近侧的原则。

（7）第二层手术单（大单，如腹单等）应悬垂至床沿30cm以下，切口周围手术单不得少于4层，外围不少于2层。

（8）打开无菌单或手术巾时，下缘不得落于腰平面以下，铺放前不得接触非无菌物体。

（9）铺巾时必须对准手术部位，无菌巾一旦放下，不得移动，必须移动时，只能由内向外，不得由外向内移动。

第四节 口腔颌面外科手术的基本操作

口腔颌面外科手术的基本操作和其他外科手术相同，包括显露、止血、解剖分离、打结、缝合和引流6个方面。在口腔颌面外科手术中，必须遵循无菌、无瘤、微创等外科原则，尽可能地减少患者的痛苦与恐惧，避免手术后的感染、肿瘤的播散与复发或不必要的组织损伤，以利患者在相对舒适的状况下顺利完成手术以及术后的康复，提高手术治疗的效果。鉴于口腔颌面部的解剖生理特点，在操作时有其特殊的要求。

一、显露

充分显露术野是保证手术顺利进行的先决条件，可清楚地展现术野内部的解剖关系，操作简便、安全。结合手术切口设计，患者的体位和照明尽量暴露术野，必要时可配合使用牵引拉钩和开口器等器械。

（一）切口设计

口腔颌面部手术切口的设计要全面、综合考虑，以保证手
术疗效，减少术中出血以及术后瘢痕畸形。

1. 解剖　手术切口要尽量与术区的神经、血管、腮腺导管
等重要组织的行径平行，以免意外损伤重要的组织器官。例
如，临床在行下颌下区切口时，为避免损伤面神经下颌缘支，切
口应设计在距下颌骨下缘 15mm 处（图 2-15）。

2. 部位　因颌面部美观和功能要求较高，切口应选择在比
较隐蔽的部位或自然的皱褶处，如下颌下、耳前、颌后区、鼻唇
沟等。切口的方向要尽量与皮纹方向一致，以期获得最小、最
轻微的瘢痕。活检手术的切口力求与再次手术的切口一致（图 2-16）。

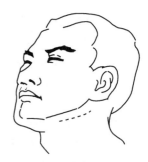

图 2-15　下颌骨死骨及病灶
清除术——下颌下切口

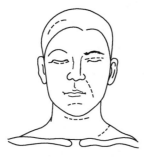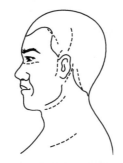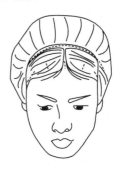

图 2-16　颌面部手术切口的常用部位

3. 长度　切口的长度原则上应以能充分暴露为宜。根据具体情况设计切口，避免过长
或过短。

（二）切开

切口设计确定后，应以甲紫画线标记，确保其准确性。长切口者尚需其两侧加以标记，
以便对位缝合。切开时，用手绷紧或固定皮肤，手术刀与组织面垂直（起刀时刀尖要与皮肤
垂直，移动时转至 45° 斜角，切完时又使刀垂直）。切开时要准确、快速，忌重复沿切口切割，
切口要整齐、深度一致。

（三）体位和照明

选择有利于术野暴露的体位。良好的照明可增加术野的清晰度，有利于准确操作，避
免不必要的损伤，在有重要组织结构和口、咽腔部位手术时尤为重要。

二、止血

止血对术中减少出血、保持术野清晰、防止不必要的损伤、保证术中安全和术后愈合等
具有重要意义。口腔颌面部血液循环丰富，手术时出血较多，止血成为手术过程中不可或
缺的环节。常用的止血方法有以下几种：

（一）钳夹、结扎止血

为术中最基本、最常用的止血方法。用止血钳将看得见的出血点进行快速、准确的钳
夹止血。表浅的微小血管可达到迅速止血的目的；对较大的出血点，需在钳夹后用丝线予
以结扎，称为结扎止血；对某些钳夹组织较多、钳夹组织游离端过短以及钳夹组织内有明显

血管者，为避免结扎线滑脱，可采用缝扎止血；而对于大块的肌束应采取先结扎，再剪断，之后进行缝扎，才能安全有效地止血。

1. 知名或较粗血管的结扎止血　手术时，处理此类血管，应沿血管的长轴，将其分离，将血管的两侧钳夹或结扎剪断，可以达到防止或减少出血的目的。

2. 颈外动脉结扎止血　颈外动脉是口腔颌面部血液供应的主要来源，结扎切断颈外动脉主干或分支，也是预防和处理口腔颌面部手术中出血的一种方法。颈外动脉结扎手术关键是分清颈外动脉和颈内动脉，以免结扎错误，造成脑缺血、偏瘫，甚至死亡。

（二）阻断止血

为达到区域止血的目的，最可靠的方法是用钳夹、结扎和缝合的方法阻断知名的血管或术区较粗大血管的血流。对血运循环十分丰富但又不宜使用止血钳钳夹结扎止血的方法的手术部位，例如舌、头皮等部位，可在创口的近心端采用圈式或栅栏式缝扎等区域阻断止血的方法（图 2-17）。

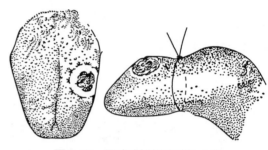

图 2-17　圈式或栅栏式缝扎止血

（三）压迫止血

利用外力压迫局部，使血管管腔闭塞达到止血的目的。有大面积的静脉渗血或切除瘢痕组织及某些肿瘤时有广泛渗血，可用温热盐水纱布压迫止血。对局限性不明显的疏松组织的出血区，可采用荷包式或多圈式缝扎压迫止血。骨髓腔和骨孔的出血用骨蜡填充止血。对腔窦内出血或颈静脉破裂出血不能缝扎时，可采用碘仿纱条填塞压迫止血，以后逐渐分期抽离。急性动脉出血时，可用手指立即压迫出血部位知名供应动脉的近心端，继而再用钳夹或其他止血方法。如在咬肌止端前缘的下颌骨面上压迫面动脉；耳屏前压迫颞浅动脉等。口腔、咽部及颈部严重出血时，可直接压迫患侧颈总动脉；用拇指在胸锁乳突肌前缘、环状软骨平面将搏动的颈总动脉压闭至第 6 颈椎横突上（图 2-18）。持续时间不超过 5 分钟，禁止同时压迫双侧，以免导致脑缺血。

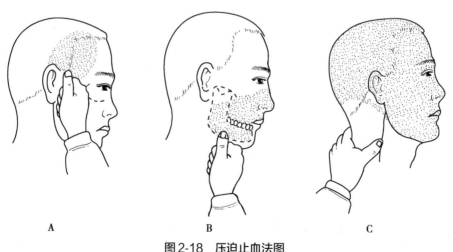

A　　　　　　　　　　B　　　　　　　　　　C

图 2-18　压迫止血法图

A. 压迫颞浅动脉　B. 压迫面动脉　C. 压迫颈总动脉

（四）药物止血

分为全身用药和局部用药两类。

1. 全身用药　目的是增强凝血机制，减少出血。常用药物有氨甲苯酸、酚磺乙胺等。

2. 局部用药　常用药物有可吸收性明胶海绵、淀粉海绵、止血粉，也可用肾上腺素纱条直接压迫止血。使用时可将药物置于出血处，然后外加干纱布加压包扎。为减少出血，可于局部注射含有 1∶1 000 肾上腺素的普鲁卡因或生理盐水，也可用肾上腺素纱条压迫止血。但用量不宜过大，以免引起心率加快、血压骤升。

（五）其他止血方法

除以上止血方法外还有电凝止血、低温止血和降压止血等。

1. 电凝止血　用高频电流凝结小血管止血，主要应用电热作用，可使小块组织炭化。优点是缩短手术时间，减少组织内线结。常用于浅表部位较广泛的小出血点，但有凝血功能障碍者，电凝止血效果较差；污染创口不宜采用此方法，易发生感染。

2. 低温止血　应用局部冷冻技术或全身低温降压麻醉，可有效地减少手术中的出血。

3. 降压止血　术中使收缩压降低，可有效减少手术中的出血。一般降至 10kPa（80mmHg）左右，30 分钟左右为宜。有心血管疾病的患者禁用。

术中应根据病员的全身和局部情况，选择相应的止血方法，也可几种止血方法联合应用。手术结束冲洗后，反复仔细检查，保证止血彻底，防止继发出血。口腔颌面部手术时可借患者的强烈咳嗽（全麻手术时由麻醉师辅助刺激气管），检查是否还有出血点，止血是否完全，有无结扎线松脱等情况。

三、解剖分离

解剖分离目的是显露组织的解剖部位、保护正常和重要的组织、切除病变组织从而完成手术。首先术者应熟悉局部解剖结构，具有明确的解剖概念，这是保证手术效果的基础；其次术者和助手要相互配合，充分暴露术野，使手术顺利进行。在有炎症、多次手术而瘢痕较多的部位，按层次分离往往有一定的困难，有时无法避免地会有较多的组织损伤，且出血较多。

解剖分离包括锐性分离和钝性分离。

1. 锐性分离　指使用锐性的手术刀或组织剪，进行精细的层次解剖或分离粘连坚实的瘢痕组织。此法对组织损伤小，动作要求精巧、准确，应在直视下进行。

2. 钝性分离　指利用血管钳、刀柄、剥离子、手指等，对正常肌肉和疏松的结缔组织、良性肿瘤等进行的分离，操作时应细致，避免暴力。此法比较安全，但对组织损伤比较大，尤其是层次不清但含有重要血管神经的部位，可在非直视下进行。

两种分离方法，在手术过程中可交替和结合使用。解剖分离过程中经常用盐水纱布覆盖和保护创面，避免在空气中长时间暴露。

四、打结

打结是外科手术中重要的基本功，主要用于结扎血管和缝合。为保证质量，避免返工和术后脱结出血，要求在手术中打方结、外科结，防止打滑结。口腔外科手术时，以单手打结和持针钳打结（图 2-19）最为常用。单手打结要求左右手均能熟练打结，在结扎和一般缝合时使用，在口内缝合及缝线过短时多用持针钳打结，比较方便。口腔内打结应打三重结，以防松脱。

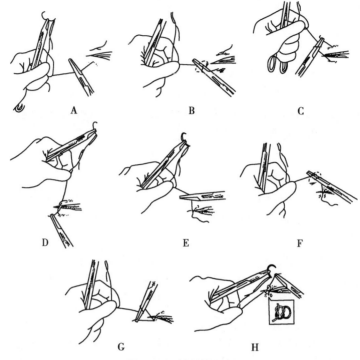

图2-19　持针钳打结

A.将持针钳置于线的上方　B.左手持针线绕持针钳两周　C.用持针钳夹住线的尾端
D.双手交叉拉紧线结　E.将持针钳置于线的下方　F.左手持针线绕持针钳一周
G.用持针钳夹住线的尾端　H.双手拉紧线结，完成方结

打结收紧结扣时，尽量使两手用力点与结扎点三点在一条直线上，使结扎组织不容易撕脱或结扎松脱。

打结时，每个结扣都应该是顺的，避免断线或结扎不紧。常使用线交叉或手交叉的方法。一般在打第1个结扣时多使用线交叉法，避免影响助手扶持血管钳的视野；第2个或第3个结扣则以手交叉法较方便。

结扎止血或缝合、打结完毕后，术者两手将线合拢，轻轻提起，助手用左手托住微微张开的线剪，"顺、滑、斜、剪"，将剪刀尖端顺缝线向下滑至线结的上缘，再将剪刀向上倾斜适当的角度，然后将线剪断。组织内结扎线头一般为1mm左右；较大的血管及大块肌束等粗线结扎，一般为3~4mm，以免滑脱；皮肤、黏膜的缝合，应至少余留5mm，以便拆线时牵引。

五、缝合

将解剖分离的组织或切除病变后的剩余组织重新对位，从深到浅逐层严密而正确地缝合，以期达到创口一期愈合的目的。除某些口内手术后的裸露骨面以及感染创口等特殊情况外，均应进行初期缝合。

（一）缝合的基本要求

1. 切口两侧组织要正确对位，接触良好，要分层进行缝合，避免留有死腔。
2. 应在无张力或最小张力下进行缝合，以免术后创口裂开或愈合后瘢痕过粗。

3. 缝合的顺序是先游离侧，后固定侧，反之易撕裂组织。在缝合口内黏膜瓣、游离皮片或皮瓣时均应遵循。

4. 缝合面颈部皮肤时，缝合应包括皮肤全层，垂直皮肤进针，并使皮肤两侧进出针间距等于或略小于皮下间距，防止创缘内卷及过度外翻。

5. 皮肤缝合进针点离创缘的距离和缝合间隔密度，应以保持创缘接触贴合而无裂隙为原则，具体要求因手术性质和部位而有所不同。一般整复手术缝合边距 2～3mm、针距 3～5mm，颈部手术缝合边距 3mm、针距 5mm 为宜，舌组织极易撕裂，缝合时边距和针距均应增至 5mm 以上。

6. 缝合的组织之间不能夹有其他组织，以免影响愈合。

7. 缝合后打结的松紧要适度，过紧会压迫创缘，影响血供，导致边缘坏死和术后遗留缝线压迹，还可造成组织撕裂。过松则使创缘接触不良，出现裂隙，易发生渗血、感染。还可致组织错位愈合，使瘢痕变粗。

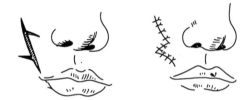

图 2-20　直线切口补充附加切口后曲线缝合

8. 在功能部位（如口角、下睑旁）要避免过长的直线缝合，否则愈合后瘢痕直线收缩，导致正常解剖结构移位。临床上对较长的切口，常以对偶三角瓣法换位呈 Z 形曲线缝合（图 2-20）。

9. 张力过大的创口，应做潜行分离和减张缝合。

10. 根据情况选用合适的缝线，口腔颌面外科常用 0、000 和 1 号线。

（二）缝合的基本方法

1. 创口原位缝合法　适用于无组织缺损、整齐、无张力的创口复位缝合。

（1）单纯缝合：包括间断缝合和连续缝合两种。

单纯缝合常用于肌层、筋膜和皮肤的缝合，一般采用结在上的正缝法。在缝合皮下时，为减少线头对组织愈合的干扰，可采用结在下的反缝法。在软腭及舌部缝合时，常使用类似一般外科的 8 字缝合法的双圈式缝合。间断缝合的优点是创缘对位整齐，如出现个别断线或松脱时不影响全局；缺点是缝合速度慢。

连续缝合分为单纯连续缝合和连续锁边缝合。优点是缝合速度较快；缺点是一旦发生断线会引起缝线松脱，而且创口对位较差。

（2）外翻缝合（褥式缝合）：适用于创缘较薄的黏膜、松弛的皮肤以及有内卷现象的创缘缝合。特点是有更多的创缘组织面外翻接触，保证创口的愈合。外翻式缝合有横式和纵式两种，应根据创缘血供的方向选择相应的缝合方式，最好为缝线方向与血供方向一致。为防止造成创缘缺血、坏死，缝合时边距不宜过大（一般不超过 3～4mm），针距应适当加大（图 2-21）。

无论纵式或横式外翻缝合，应当注意切口两侧的皮肤进针距离一定要相等，否则会造成创面不齐或小部分创面暴露。

（3）皮内缝合：指真皮层内的缝合，也分为间断和连续两种，优点是术后瘢痕小，但要求技术较高，仅用于小的整复手术。

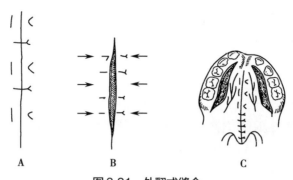

图2-21　外翻式缝合

A. 褥式＋间断缝合　B、C. 与血供方向一致

2. 张力创口缝合法　如组织缺损，在缝合时就会产生张力，若勉强缝合，势必会发生创口裂开、继发感染和愈合不良等问题。因此，对有张力的创口，应先行减张措施，再进行缝合。其方法有潜行分离、辅助减张法、附加切口减张法。

（1）潜行分离：适用于张力较小的创口，在创口两侧行锐性分离，使皮肤与深层组织分开，创缘相对靠拢，使其在无张力的状态下拉拢缝合。

（2）辅助减张法：潜行分离后仍感到有一定张力，面部可采用纽扣减张，火棉胶、松香乙醚无菌纱布等辅助减张措施（图2-22）。

（3）附加切口减张法：适用于组织缺损过多，广泛潜行分离后或用辅助减张法仍感张力很大的切口；这时可附加切口，进一步潜行分离，增加分离的面积，分散和松弛创缘张力。对于皮肤缺损的创面，也可采用局部皮瓣转移的方法减轻或消除张力，保证创口的愈合。

3. 特定情况下的缝合法

（1）组织内死腔缝合法：目的是消除死腔，避免创口内积血或积液，保证创口顺利愈合。方法是分层次地把相同组织对位缝合，必要时可带深层组织，如组织缺损过多，也可就近转移一块组织（皮下组织、肌肉组织等）。

（2）三角形皮瓣尖端缝合方法：目的避免影响尖端血运，造成组织坏死。其缝合原则是：三角前尖角大于90°者，可直接进行间断缝合；小于90°者则采用皮肤 - 皮下 - 皮肤环式缝合方法（图2-23）。

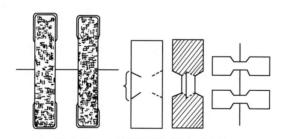

图2-22　火棉胶及蝶形胶布减张法

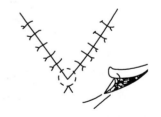

图2-23　三角形皮瓣尖端缝合法

（3）两侧创缘长度不等、厚薄不均的缝合方法：长度不等的创口缝至末端时会出现小的皮肤迭起，俗称"猫耳朵"。临床上一般采取附加切口、游离后转移、重新对位缝合等方法。也可在创缘末端向长的一侧作一斜形切口，然后剪除三角形皮肤一块，即可使创缘对齐

（图 2-24）。厚薄不均的创口缝合时，薄、低组织要多而深缝，厚、高组织要少而浅缝，缝合后的创缘即可调整到同一水平面上（图 2-25）。

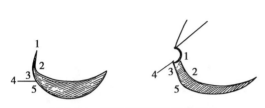 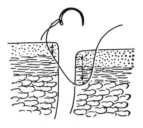

图 2-24 两侧创缘不等缝合方法　　　　　　图 2-25 两侧创缘不齐缝合方法

（4）三角形创面缝合法：较小的三角形创面，在潜行分离的基础上做 Y 形缝合；较大的三角形创面，做附加切口缝合（图 2-26）。

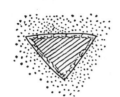

图 2-26 三角形创面缝合法

（5）圆形创面缝合法：较小的圆形创面，作附加切口，将圆形创面变为椭圆形创面或三角形创面进行缝合；较大的圆形创面，作附加切口，进行 Z 形缝合，或以分割的多菱形瓣缝合，可以避免切除过多的组织，并能形成曲线缝合。

（6）椭圆形及菱形创面缝合法：较小的椭圆形创面，在切口的两侧做皮下潜行分离后直接缝合；较大的椭圆形创面，可采取两侧切口附加切口，以免增加长轴的长度形成过长的直线瘢痕，或短轴过短造成缝合后张力过大。

知识拓展

手术后的处理

全麻患者复苏后安置于病房（除送入 ICU 患者），未完全清醒前由专人看护；全麻术后 6 小时内禁食、水，口周或口内手术后进软流饮食，口内切口长、多者应安胃管鼻饲。观察伤口有无出血和肿胀情况。敷料有无浸湿污染伤口，应保证创口干燥清洁，应注意敷料有无脱落移位或过紧、压迫组织、影响血液循环；手术后给予抗生素以预防感染；手术后医嘱包括：①哪级护理；②何种饮食；③注意事项；④所用药物及特殊处理等。

六、引流

引流的主要目的是使创口和术区组织间隙内的渗出物、血液、分泌物或脓液及时排出体外，保证创口的愈合。

引流应遵循通畅、彻底、对组织损伤小、顺应解剖和生理、病原菌确定5项基本要求。

（一）放置引流的适应证

1.感染或污染创口 感染创口必须放置引流，脓肿切开的创口和脓液尚未形成的创口均需如此；对污染创口，为防止感染，也应考虑放置引流。

2.渗液较多的创口 范围广泛的大手术及部位深在的中等手术，考虑其术后仍有渗出，也应放置引流。

3.留有死腔的创口 手术中无法消灭的死腔，应进行引流，避免形成积液。口内手术留有开放性死腔时，应放置引流物。引流物需放置于死腔的底部，才能保证彻底的引流。

4.止血不全的创口 对术中止血不彻底或凝血功能低下的患者，为防止血肿形成，也应放置引流。

（二）引流方法

口腔颌面外科常用的引流有以下几种：

1.片状引流 主要用于口外创口小量渗出的引流，有时口内创口也可使用。现常用乳胶片，引流作用比较好。其形状、长宽依据手术的性质、创口的深浅和引流物的多少而定。使用时将两侧边缘剪成锯齿形，可避免引流条从创口内滑出。

2.纱条引流 常用的引流物有油纱条和碘仿纱条，油纱条具有促进肉芽组织形成的作用，主要用于脓性引流，碘仿纱条防腐、杀菌、除臭作用强，常用于重度和混合感染的创口引流，也用于口腔内创口的引流。

3.管状引流 多用于面颈部较大创口和脓腔的引流。由普通橡皮管或导尿管剪成引流管，优点是引流作用强，便于冲洗，可注药。现在临床上亦常用半管引流，引流物系剖开的橡皮管，既保持了引流作用强的特点，又减少了对创口的刺激。

4.负压引流 和前三种开放式引流不同，负压引流是一种封闭式引流方法，主要用于颌面部、颈部较大手术的术后引流。负压引流主要是利用细塑料管或橡胶管在创口旁另戳创口引出，接吸引器、吸引球等，使创口内产生负压，达到引流的目的。其优点是引流作用强，组织间贴合紧密，不需要加压包扎伤口，患者感觉舒适，有利于创口愈合，不易继发感染。

（三）引流注意事项

1.引流的时间 引流物放置时间因手术不同而异。达到引流目的后，尽早拔除。污染创口为防止积血、积液而放置的引流物，多在24～48小时后去除；脓肿或死腔的引流物应放置至脓液和渗出液完全消除为止；负压引流去除的时间视引流量的多少而定，一般24小时内引流不超过20～30mL时，可拔除引流管。

2.引流的部位 开放式引流的引流物应放置在创口的最内端，外端应依体位放在创口的最低处。负压引流要避开大的神经血管，创口要封闭，否则不能起到负压吸引的作用。引流口的大小要适当，太小会造成引流不畅；太大易在引流部位形成粗大瘢痕。

3.引流物的固定 引流物应妥善固定，以免被推入创口深部或向外脱出。临床上最常用的方法是利用引流口附近的缝线加以缝扎固定（图2-27）。

4.负压引流的装接 患者回病房后，即应将引流管连

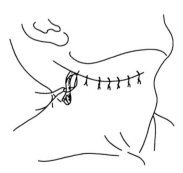

图2-27 引流物缝线固定法

接于吸引器、负压引流球或胃肠减压器上，注意是否产生负压及引流效果。特别注意管头位置不能接错，否则会造成引流物或空气压入创口，造成皮下气肿或感染。每天对引流物的色、质、量进行记录，发现问题及时处理。

第五节　创口的处理

一、创口的分类

1. 无菌创口　指未经细菌侵入的创口，多见于外科无菌切口，早期灼伤和某些化学性损伤已经及时处理者，也可认为是无菌创口。口腔颌面外科的无菌创口主要是面、颈部手术创口。

2. 污染创口　指有细菌侵入，但未引起化脓性感染的创口。在与口鼻腔相通或口腔内手术的创口，是在非无菌的条件下进行的，属于污染创口。由各种损伤引起的创口，如果受伤时间比较短，细菌未侵入深层组织引起化脓性炎症者，也可属于污染创口。

3. 感染创口　凡细菌已经侵入、繁殖并引起炎症、坏死、化脓的创口或在此情况下进行的手术，均为感染创口，如脓肿的切开引流、颌骨骨髓炎病灶清除术等均为感染创口。

二、创口的愈合

1. 一期愈合　指在7～10天内临床创口全部愈合者。这类创口多见于初期缝合的外科切口或因损伤后组织创面不大，严密缝合后未发生感染者。

2. 二期愈合　又称为延期愈合，一般时间比较长。多见于创缘不能严密对位缝合，创面较大或创面感染的创口。拔牙创愈合亦属于二期愈合。

三、各类手术创口的处理原则

（一）无菌创口的处理

1. 无菌创口均应严密缝合，有组织缺损者可用皮瓣转移或植皮等解决。对术后可能发生感染的，疑有污染或术后渗血较多的创口，应引流24～48小时；对死腔较大或渗出物较多的创口，应延长引流时间至72小时以上，必要时可更换一次引流物。

2. 无菌创口除为拔除引流物以及怀疑有感染者，一般不应打开敷料观察，以避免污染。对确实需要打开者，必须遵循无菌原则。

3. 面部严密缝合的创口可早期暴露，并及时以3%过氧化氢和4%硼酸及95%乙醇混合液清除面部的渗出物，防止渗出物凝聚、结痂、成块，造成感染或影响创口愈合。

4. 因为面部的血运丰富，生长力强，所以其无菌创口可早期拆线，一般术后5天就可开始间隔拆线。颈部缝线可在7天左右拆除；光刀手术创口，应推迟到术后2周拆线。

（二）污染创口的处理

1. 污染创口也争取作初期缝合，由损伤引起者，应在做彻底清创后进行初期缝合。创口较深大或可能会发生感染者，应进行引流，引流时间和无菌创口相同。而腭裂手术的松弛切口等不能进行缝合的，可用碘仿纱条或凡士林纱条填塞覆盖。根据不同手术的要求和创口愈合的情况，决定抽出纱条的时间。

2．已经缝合的污染创口，一般不宜打开敷料观察，除非高度怀疑或已经确诊感染。

3．面部的污染创口也可早期暴露。

4．面颈部污染创口拆线时间与无菌创口相同，而已化脓感染者及早拆除缝线，放置引流。

5．口内创口应在术后 7～10 天拆线，腭裂术后的创口缝线应延长至 10 天以上拆除。小儿患者，不合作时，口内缝线可不必拆除，任其自行脱落。

6．为预防破伤风杆菌感染，应在 24 小时内注射破伤风抗毒素血清（TAT）。口内创口给予漱口剂含漱。

（三）感染创口的处理

1．感染创口不做一期缝合，应在感染控制或病灶清除后进行，缝合时不宜过紧，并应做可靠的引流，引流物应在完全控制感染、无脓液排出后 48 小时去除。脓肿切开引流后不做缝合，但必须放置引流物。感染创口应覆盖敷料，并定时检查换药，脓多者可每天更换 2 次敷料。

2．创面有肉芽组织生长并有大量脓性分泌物的创口，应予以湿敷。湿敷药应根据细菌培养和药物敏感试验选择。一般细菌感染可用 0.1% 依沙吖啶；厌氧菌感染可用 3% 过氧化氢溶液；铜绿假单胞菌感染可用 1% 醋酸、2% 苯氧乙醇、0.2%～0.5% 庆大霉素溶液。高出创面的肉芽组织应剪除，肉芽组织水肿可用高渗盐水纱布湿敷。

3．脓腔引流宜通畅，并应进行药物冲洗。窦道和瘘管应进行刮治或烧灼。

4．对经过处理以后缝合的创口，应放置引流，为防止创口裂开，缝线应延期至 1 周拆除。

5．在感染创口处理的过程中，应酌情使用抗菌药物。对渗出比较多，全身情况差，病程比较长或年龄较大的患者应考虑支持疗法，必要时可给予输血，以促使创口的早日愈合。

四、换药的基本原则

1．换药的意义和目的 在创口周围或创口内更换药物或更换一部分敷料都称为换药，其目的是保证和促进创口的愈合。以下情况应换药：①无菌或污染创口为了撤出引流物或怀疑有感染；②敷料滑脱不能保护创口；③创口有大量脓性渗出物时；④创口有渗血或怀疑有血肿形成；⑤创口包扎过紧影响呼吸或引起疼痛；⑥观察创口愈合情况以及皮瓣营养情况；⑦创口不洁，有碍正常愈合时。其他情况应根据不同手术要求而定。

2．换药的时间和地点 换药时间以早查房前为宜，便于观察前一天创口的变化。换药应在换药室进行，有利于无菌操作的顺利进行。不能起床移动的患者，可在床边换药，时间以病室清洁之前或清洁完半小时后进行为佳，避免空气污染。

3．换药前的准备 换药前及进换药室要戴好口罩、帽子。换药前应在换药室准备好所需用品，包括换药包、消毒药碗、酒精棉球、盐水棉球、油纱布、绷带以及其他特殊需要用品。每次换药前后都应该用肥皂水洗手，并戴手套进行操作。

五、换药的技术

1．换药的一般操作过程

（1）用手先除去外部敷料，然后用镊子去除内部敷料。在去除内部敷料时，应沿创口方向，以免撕裂创口。如内层敷料与创口粘连紧密时，切勿强拉，可用盐水或过氧化氢溶液湿润后再去除。

（2）用酒精棉球自创口的内缘向外擦拭。

（3）有创面的创口，创面只能用盐水棉球或其他消毒液擦拭，不能用酒精棉球擦拭。

（4）清除创口内外的线头、坏死组织等异物。

（5）脓性分泌物过多时，应用过氧化氢溶液、盐水交替冲洗。必要时冲洗前自创面或脓腔采集标本，做细菌培养。

（6）换完药时，盖至少4层以上纱布（暴露创口除外），然后用橡皮膏或绷带固定。

2. 拆线

（1）首先消毒，用碘酊或75%乙醇涂擦缝合处。

（2）拆线一次性拆完时，宜间隔拆除，以防创口裂开及时停止拆除剩余缝线。

（3）拆线时，一手用无齿镊提起线头，一端紧贴皮肤处剪断，向被剪断侧拉出。此方法可以避免将感染带进深层组织，同时可避免创口裂开的危险。

（4）拆线完毕，再次清洁和消毒创口。

3. 置换引流条的方法

（1）橡皮条：优点是引流作用好。缺点是容易自创口脱落或潜入腔内，前者创口多在口内；后者创口多在口外。此时，可将两侧边缘剪成锯齿状，锯齿向外置入，避免自腔内滑出；避免潜入腔内的方法就是留置腔外的橡皮条足够长。

（2）碘仿纱条及油纱条：适用于口内创口或创口朝上而自然重力引流不畅者，具有虹吸及杀菌作用。引流效果不如橡皮条，但易于固定。

（3）药线：多用于小切口、瘘管及窦道引流。

引流物放置时，用探针将引流条的一端一直送到脓腔底，避免引流物堵塞于创口，影响引流；大的开放性创口，主要采用填塞方法。遇到不了解走向的脓腔、窦道时，先用探针探明方向后再放引流条。

4. 死腔的处理　无效腔有软组织死腔和骨组织死腔之分，其处理原则有所不同。软组织死腔的处理原则为加压，缩小死腔的体积，促进创口的愈合。骨组织死腔主要用敷料充填，直到长满肉芽组织为止。

5. 肉芽创面的处理　有脓性分泌物或不健康的大面积肉芽创面应湿敷；健康的肉芽创面较小时，覆盖油纱布，促进愈合，较大者争取二期植皮；肉芽组织过高时，影响上皮生长，需用剪刀、手术刀或刮匙去除，较小时可用硝酸银烧灼。

6. 坏死组织的处理　分界不明显的坏死组织，应给予湿敷，等待分离；分界已明确时，应早期剪除，避免并发感染。但表皮坏死可任其自行干燥脱落，痂下愈合。强力去除时，对创面的生长反而不利。

7. 线头感染的处理　个别缝线感染时，及时拆除该针缝线。组织内线头感染引起经久不愈的窦道者，用刮匙搔刮瘘管并刮出感染的线头，创口可自行愈合。

六、换药的注意事项

无论是无菌创口、污染创口还是感染创口，都应在严格遵守无菌操作原则下换药。

1. 操作者的动作要轻巧、细致，切忌粗暴。用棉球清洁暴露创面时是"蘸"，而不是"擦""揩"的动作。对暴露创面不应用带刺激性的药物。操作要迅速，尽量减少创口暴露时间。

2. 持镊应在上1/3处，并勿使镊子碰及非换药区。应掌握双手持镊，一镊接触创面，一镊接触弯盘和消毒敷料，保持一"脏"一"净"。使用过的棉球不可再放回消毒盘内，应严格分开。对特异性感染创口换药,如肝炎患者、铜绿假单胞菌感染,其用过的敷料要集中处理。

3. 多个患者换药,应遵循先无菌创口,后污染创口,最后感染创口的顺序。每一次换药之后,术者都要重新洗手换手套,防止交叉感染。

七、绷带的应用技术

绷带技术是手术后及换药过程中常用的一种敷料固定方法。对保证颌面、颈部手术的创口顺利愈合和损伤救治的质量具有重要意义。正确使用绷带包扎,可以达到以下效果:

(1)保护术区和创口,防止继发感染,避免再度受伤。

(2)止血、防止或减轻水肿,减轻疼痛。

(3)消除死腔。

(4)防止或减轻骨折错位。

(5)保温、止痛,固定敷料。

(一)绷带包扎的基本原则

1. 包扎绷带应力求严密、稳定、舒适、清洁、美观。

2. 压力均匀,并富有弹性。

3. 松紧适度,利于引流。

4. 要消灭死腔,防止出血。

5. 如发现绷带松动、脱落时或渗出较多时,应予加固或更换。

(二)绷带包扎的注意事项

颌面、颈部的绷带包扎,应根据创口所在部位的解剖特点,以及创口的性质和手术的要求进行包扎。

1. 要注意无菌操作,无菌纱布应有一定的范围和厚度。感染的创口要防止再感染,保证引流通畅。

2. 在包绕颌下区和颈部时,要特别注意保持呼吸道通畅,防止压迫喉头和气管。

3. 压力要均匀适度,防止组织因压力过度而坏死。

4. 腮腺区创口的包扎,要施加一定的压力,并应富于弹性,防止发生唾液腺瘘。

5. 对于切开引流创口的包扎,为保证止血,第一次包扎应加以适当的压力,以后换药包扎应保证引流通畅,不宜过紧。

6. 骨折复位后的创口包扎,要注意防止错位。

7. 整形手术后创口包扎,为避免影响血运,压力不宜过大;游离植皮术后创口包扎,创面覆盖的纱布力求平整,外加疏松纱布和棉垫,然后绷带适当加压包扎。

(三)基本包扎技术

1. 环形包扎 包扎时将绷带环形地围绕需要包扎的部位,每圈绷带都要相互重叠。

2. 螺旋形包扎 先做一圈环形包扎,使之固定,然后将绷带以前进方向继续环绕。每一圈绷带的方向都应与前一圈平行,且都覆盖在前一圈的1/2或1/3宽度。

3. 反折包扎 必要时为使绷带与包扎部位的皮肤密切贴和,在做环形或螺旋形包扎时,每圈皆可进行反折。

(四)常用绷带类型及应用

1. 四头带技术 临床上常用一段绷带将两端从中间剪开一定长度,形成四个头即可,

长度一般在70cm左右,剪开的长度视情况而定。其主要用途如下:

（1）包扎下颌、颏部创口:用四头带中份兜住颏部,上方两带头分左右绕至枕下打结,下方两带头分别向上经下颌部与前者交叉,由耳前上至头顶打结,可达到下颌骨制动和限制开口的目的。多用于临时性固定颌骨。

（2）压迫术后创口:使用时在四头带中份包入纱布,卷成圆柱状,置于创口外区,带头仍在枕下部和头顶部打结。用四头带压迫创口有减轻疼痛、止血,减轻水肿,使创口贴服的功效。

（3）包扎鼻部创口:将四头带的中份置于盖有敷料的鼻部,后方自左右分别至枕下打结,另两头亦自左右反折向上至头顶打结。

使用四头带易发生滑脱,可将顶枕两结之头再相互拴结(图2-28)。

2. 交叉十字绷带　用绷带先由额至枕部环绕两圈,继而反折经一侧耳前腮腺区向下,再经下颌下、颏部至对侧耳后向上,复经顶部绕至同侧耳后,经下颌下、颏部至对侧耳前,如此可构成十字交叉,并反复环绕,最后在额部反折再作环形包扎,胶布固定(图2-29)。注意避免压迫耳根和影响呼吸。此法广泛适用于颌面和上颈部术后和损伤的创口包扎。

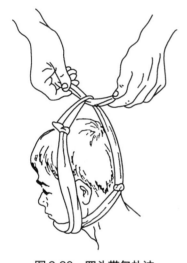

图2-28　四头带包扎法

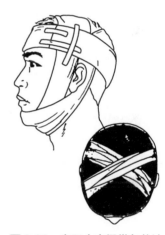

图2-29　交叉十字绷带包扎法

3. 头部绷带　此法需两人共同进行(如无助手时,可请患者协助)。开始先在额枕部作环形缠绕两圈,然后自头部中线一侧之额前反折向枕部;至枕部后再反折向前至另一侧额部。按此顺序反复向两侧额枕部来回进行。每来回一次后反折的绷带必须覆盖住前一次反折绷带的1/3～1/2宽度;每次反折处在额部或枕部应由术者本人及助手用手压住,避免松脱。也可采用两卷纱布,一卷用作额枕的来回反折,另一卷用作额枕环绕,每来回额枕绷带反折之前,用环绕绷带将前者压住后再行反折,此法更为牢固。当整个头部反折包扎完毕时,绷带可回复到额枕环形包扎,将额枕部反折头一并包扎压迫固定,最后用胶布固定(图2-30)。头部绷带主要应用于头皮部手术,皮瓣转移、游离植皮及颅颌根治术等。

4. 面部绷带　也称为单眼交叉绷带。常用于上颌骨、面、颊部手术后的创口。方法:在健侧鼻根部放置1块上下斜行的短纱布或纱布条,在患侧耳周垫以棉垫或纱布。绷带自额部开始，先环绕额枕 2 圈，继而斜经头后绕至患侧耳下并斜行向上，经同侧颊部、眶下至鼻背、健侧眶上，环绕数圈，每圈覆盖上一层绷带的 1/3～1/2，直至包扎妥善；最后再绕头部 1 圈，以胶带固定，将留置的短绷带或纱布条打结收紧，暴露健侧眼。

5. 颈部绷带　此法比较简单，对颈中、下部手术较适用，但压力稍轻。在颈部用绷带作螺旋形环绕数周即可，每一层必须覆盖部分前层。包扎时要特别注意掌握其松紧度，防止造成呼吸困难。利用胶布从颈后到颈前、胸部交叉粘贴以固定敷料，但切忌用胶布作颈部环形固定（图 2-31）。

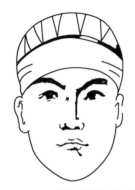

图 2-30　头部绷带包扎法

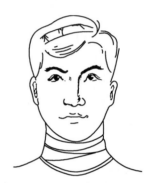

图 2-31　颈部绷带包扎法

6. 颅颌弹性绷带　有网状弹性绷带，自黏性弹性绷带，PBT 弹性绷带（poly butylene terephthalate）等，先将手术创口或需要压迫的部位包扎好后，用弹性绷带沿颏下经两侧耳前或耳部至颅顶点绕头部 1 周，并加以适当的伸展力而增加弹性压迫力，松紧适度，如普通绷带般加以重叠，用金属别针固定即完成。在使用时注意一定要将弹性绷带下部固定在颏部，上部固定在颅顶点。注意耳根不能直接压迫，可在耳前、耳后或耳上垫以纱布并用胶布固定。也可用头帽，颏兜和橡皮筋作颅颌固定。

7. 石膏绷带的应用　石膏绷带由绷带和石膏构成，主要使用形式为石膏帽和石膏交叉绷带，常用于上颌骨骨折的牵引复位。

小　结

　　本章节首先讲述了口腔颌面外科住院病历、门诊病历、急诊病历的书写规范和基本要求，对入院记录、病程记录、手术记录、出院记录等涵盖内容作了重点强调。

　　在口腔颌面部检查章节中详细讲述了检查内容和检查方法，检查内容包括口腔检查、颌面部检查、颈部检查、颞下颌关节检查、唾液腺检查五大部分临床检查内容和其他辅助检查。强调了操作规范、检查方法、检查顺序。基本知识与基本操作中主要讲述了手术环境消毒、器材消毒、术者消毒及无菌单的铺置方法，简单介绍了临床上常用的消毒剂和消毒方法；手术基本操作中重点讲述了手术过程中的基本技术，包括组织切开、止血、组织分离、结扎、缝合等；有关创口的处理，讲述了换药的基本原则、换药的基本技术及注意事项、颌面部常用的绷带包扎技术及原则。

思考题

1. 如何撰写好口腔颌面外科门诊病历？
2. 手术记录应该描写哪些内容？
3. 切取活体组织检查的适应证、方法及注意事项有哪些？
4. 口腔颌面部手术的基本操作及要求有哪些？
5. 临床创口的分类及处理原则有哪些？

（宋恒国）

第三章　口腔颌面外科麻醉与镇痛

　学习目标

1. 掌握：口腔麻醉的基本理论，各种常用麻醉药物的特点、剂量及注意事项；各项麻醉方法的操作步骤、适用范围、发生并发症的原因、临床表现及防治方法。
2. 熟悉：全身麻醉在口腔颌面外科手术中的特点、常用的全麻方法及麻醉后处理。
3. 了解：镇痛的方法。

麻醉（anesthesia、narcosis）是用药物或其他方法，使患者全部或部分机体暂时失去知觉，以达到无痛的目的，多用于外科手术。镇痛（control of pain）则是运用有关麻醉的基础理论和技术治疗患者的某些疼痛症状。麻醉学（anesthesiology）就是研究消除患者疼痛，保证患者安全，为手术创造良好条件的一门科学。随着临床医学及麻醉学的发展，现代麻醉学不仅包括麻醉、镇痛，而且涉及麻醉前后的准备与治疗，麻醉时重要生理功能的监测，以及发生意外时及时有效的抢救措施。同时，现代麻醉学还承担危重患者复苏、监护、救治等工作。

口腔颌面外科的工作与麻醉密切相关，临床上医师可以根据患者的体质、年龄、疾病性质、手术部位、手术时间等选择局部麻醉或全身麻醉。局部麻醉常用于牙及牙槽外科手术、颌面部小型手术和疼痛的治疗，多由手术医师独立操作完成。全身麻醉常用于颌面部中、大型手术及儿童的手术，应由麻醉专业人员实施。不同的麻醉方法各有其特点，而良好的麻醉效果可以保证手术及治疗工作的顺利完成。因此，口腔专业医师必须掌握局麻的基本理论和操作技术，熟悉全麻的基本知识，在临床工作中选择正确的麻醉方法，只有这样才能顺利地完成手术工作。

口腔颌面部常因手术、肿瘤、神经疾病等引起不同程度的疼痛，有些疼痛异常剧烈，必须采取一些有效措施解除疼痛。所以，镇痛也是口腔颌面外科工作的重要组成部分。

第一节　局　部　麻　醉

局部麻醉（local anesthesia）简称局麻，是应用局麻药或其他方法暂时阻断机体一定区域内神经的感觉传导功能，使该区域痛觉消失的方法。局部麻醉的目的是局部无痛（local analgesia)，即患者除痛觉消失外，其他感觉（如触觉、温度觉等）仍然存在，患者意识清醒。局部麻醉除适用口腔颌面部小手术外，还可用于牙体牙髓病的治疗、义齿修复的牙体预备等方面。

在进行口腔颌面外科局部麻醉时，医师应熟悉口腔颌面部解剖结构，掌握局麻药的特点、浓度、使用剂量以及各种局麻方法，这样才能达到既安全又无痛的目的。局麻不需特殊设备，术者可独立操作。既无需患者术前的特殊准备，又免除了术后的特别护理，具有能保持患者清醒，对生理功能干扰小，简便易行等优点。如在局麻药物中加入适量血管收缩剂，则可以减少出血，使术野清晰，延长麻醉时间，便于手术操作。但对于范围大和部位深的手术，局部麻醉往往止痛不够完善，也不适用于不合作的患者及有炎症的部位。所以，局麻的临床应用也受到一定的限制。

一、局麻药物

理想的局麻药物不仅要起效快，要求能满足不同手术所需的麻醉时间、效果，而且在有效的浓度内对局部组织或全身的毒性都很低。既可用于神经阻滞、浸润麻醉，又适用于表面麻醉，麻醉效果应是完全可逆的。

局麻药物的种类很多，按其化学结构可分为酰胺类和酯类。目前常用局麻药物有酰胺类的利多卡因（lidocaine）、阿替卡因（articaine）和盐酸丁哌卡因（marcaine），酯类的普鲁卡因（procaine）和丁卡因（tetracaine），此外，酰胺类的罗哌卡因（ropivacaine）近年来在国内也常使用，甲哌卡因（carbocaine）、丙胺卡因（prilocaine）在国外常用。

（一）常用局麻药物

1. 利多卡因　又称为赛洛卡因（xylocaine），目前是口腔科临床应用最多的局麻药物。具有起效快、作用强、维持时间较长、组织穿透性强等特点，故亦可用作表面麻醉。利多卡因还有迅速而安全的抗室性心律失常的作用，因而常作为心律失常患者首选的局部麻药。

2. 阿替卡因　阿替卡因近年来在临床上广泛使用，其制剂为阿替卡因肾上腺素注射液，该药的组织穿透性和扩散性较强，给药后 2～3 分钟出现麻醉效果，特别适用于涉及骨组织的手术。含 1∶100 000 肾上腺素的阿替卡因牙髓的麻醉时间约 60～70 分钟，软组织麻醉时间可达 3 小时以上。此种麻醉药物 4 岁以下儿童禁用。

3. 丁哌卡因　又称为麻卡因，为酰胺类长效麻醉药物，其麻醉维持时间为利多卡因的 2～3 倍，一般可达 6 小时以上；麻醉性能强，作用持久，其强度为利多卡因的 3～4 倍；毒性较大，心脏毒性明显，往往循环衰竭与惊厥同时发生。临床上常以 0.5% 的溶液与 1∶200 000 肾上腺素共用，特别适合费时较久的手术，术后镇痛时间也较长，但对运动神经阻滞作用较弱，不宜用于需肌肉松弛的手术。

4. 普鲁卡因　又称为奴佛卡因，麻醉效果较好，副作用小。其局麻时效短，一般仅能维持 45～60 分钟。扩张血管作用明显，应用时常加入少量肾上腺素，以减慢组织的吸收，从而延长麻醉时间。扩散和穿透力都较差，不易被黏膜吸收，故不适用于表面麻醉。极少数患者对普鲁卡因和其他酯类局麻药物可能产生过敏反应。曾是临床应用较为广泛的一类局麻药物。

5. 丁卡因　又称为潘托卡因，易溶于水，穿透力强。临床上主要用作黏膜表面麻醉。其作用迅速，1～3 分钟即生效，可维持 20～40 分钟。麻醉作用及毒性较普鲁卡因大 10 倍。

由于毒性大,一般不用作浸润麻醉,即使用作表面麻醉,亦应注意剂量。

上述常用的各种局麻药物列表说明如表 3-1。

表 3-1 常用局麻药物比较

口腔局麻药物	类型	效能强度	毒性强度	显效时间	维持时间 / min	浸润性	阻滞麻醉浓度 /%	一次最大剂量 / (mg·kg⁻¹)
普鲁卡因	酯类	1	1	6~10	45~60	弱	2	6.6
利多卡因	酰胺类	2	2	2~3	90~120	强	2	4.4~6.6
阿替卡因	酰胺类	1.9	1~1.5	2	120~150	最强	4	5~7
丁哌卡因	酰胺类	8	4	6~10	180~480	弱	0.5	1.3

(二)应用局麻药物的注意事项

1. 局麻药物的过敏 临床观察显示酯类局麻药物如普鲁卡因有可能发生过敏反应,而酰胺类局麻药物的过敏反应极罕见。应用普鲁卡因之前,对过敏体质的患者,建议作过敏试验。如普鲁卡因过敏试验阳性或有过敏史者,应改用利多卡因,但也应做过敏试验。同类型的局麻药物,由于结构相似而可能出现交叉性过敏反应,对普鲁卡因发生反应者,应避免使用丁卡因。

(1)利多卡因皮内试验:2% 利多卡因 0.1mL,稀释至 1mL,皮内注射 0.1mL。20 分钟后观察反应。如局部红肿,红晕直径超过 1cm 者为阳性。

(2)普鲁卡因皮内试验:1% 普鲁卡因 0.1mL 稀释至 1mL,皮内注射 0.1mL。20 分钟后观察反应。阳性标准同利多卡因。

(3)普鲁卡因黏膜试验:用上述稀释液涂布一侧鼻腔黏膜,然后每隔 2 分钟检查局部反应。黏膜充血肿胀,甚至涂布侧鼻孔完全阻塞者为阳性。

在进行药物过敏试验之前,应备好肾上腺素、氧气等急救药物及用品,以防意外。

2. 血管收缩剂的使用 临床上常在局麻药物中加用肾上腺素,可使局部血管收缩,减缓药物吸收速度,延长局麻时间,降低毒性反应,从而达到增强镇痛效果,减少注射部位出血,使术野清晰的目的。局麻药物中含微量肾上腺素不会引起血压的明显变化,由于可取得良好的镇痛效果,反而是消除患者恐惧和不安的重要措施。但用量过大时可引起心悸、头痛、紧张、恐惧、血压升高、甚至心律失常,因此使用时要严格限制麻醉药物中的肾上腺素浓度和控制好一次注射量,注射时注意回抽针栓,避免将麻醉药物注入血管。局麻药物中是否需要加入肾上腺素等血管收缩剂应根据手术时间、术中出血情况及患者的机体状况等因素决定。一般常以 1∶200 000~1∶50 000 的浓度将肾上腺素加入局麻药物中。健康人注射含 1∶100 000 肾上腺素的利多卡因,每次最大剂量为 20mL(肾上腺素 0.2mg),对于患心血管疾病或甲状腺功能亢进的患者应慎用血管收缩药,最大剂量为 4mL(肾上腺素 0.04mg)。

二、常用局部麻醉方法

口腔颌面外科常用的局麻方法主要包括冷冻麻醉法、表面麻醉法、浸润麻醉法和阻滞(传导)麻醉法。冷冻麻醉法目前已应用较少。

（一）表面麻醉

表面麻醉（superficial anesthesia）是将麻醉剂涂布或喷射于手术区表面，使该区域末梢神经麻痹，达到浅层组织痛觉消失的目的。

1. 适应证 适用于表浅的黏膜下脓肿切开引流，及松动的乳牙或恒牙拔除，以及行气管内插管前的黏膜表面麻醉。目前临床上应用较多的是 2% 的利多卡因和 2% 的丁卡因。

2. 方法 把麻醉药物涂布或喷射到手术区的表面，待 1 分钟后出现麻醉效果即可进行手术。

3. 注意事项 由于丁卡因毒性大，用于表面麻醉时应注意剂量不要超过 1mL。浸蘸局麻药物的棉片填敷于黏膜表面之前，应先挤去多余的药液，以防吸收过多产生毒性反应。现在临床上亦有采用 6%～20% 的苯佐卡因（benzocaine）或 1% 的盐酸达克罗宁（dyclonine）作表面麻醉，但作用均不及丁卡因。

（二）浸润麻醉

浸润麻醉（infiltration anesthesia）是将局麻药物注入手术区局部组织内，麻醉神经末梢，而达到无痛的目的。浸润麻醉时，药液用量大，故其浓度应相对减低，临床常用的局麻药物是 0.5%～1% 的普鲁卡因或 0.25%～0.5% 的利多卡因。

1. 软组织浸润麻醉法

（1）适应证：脓肿切开引流、外伤清创缝合以及小型肿物的切除等。

（2）方法：在注射点局部先注入少量局麻药物，然后沿手术切口线，由浅至深分层注射（图 3-1）到手术区域的软组织中，边进针边注射麻醉药物，使药物在手术区组织内均匀分布。通过药物扩散、渗透至神经末梢，产生麻醉效果；同时因局麻药物注入组织内所产生的张力，可使手术区的渗血显著减少，术野清晰，便于手术。

（3）注意事项：①需改变进针方向时，应先将注射针退至黏膜下或皮下再改变方向，以避免针头因软组织阻力而弯曲或折断；②操作要轻柔，尽可能减少进针次数，减轻患者疼痛；③每次注射麻醉药物前应回抽针栓，避免将局麻药物注入血管内；④范围较大的手术要掌握好麻醉药物用量，避免引起中毒反应；⑤注射针不可穿过感染灶或肿瘤，以免炎症的扩散和肿瘤细胞的种植。

2. 骨膜上浸润法（supraperiosteal infiltration） 是将麻醉药物注射到牙根尖部位的骨膜浅面（图 3-2）。由于这些部位的牙槽骨较薄，并且疏松多孔，所以局麻药物容易渗透入众多小孔，进入颌骨，麻醉神经丛。

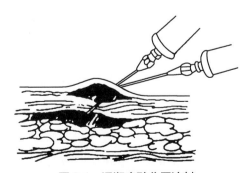

图 3-1　浸润麻醉分层注射

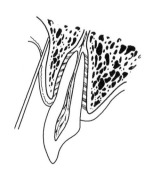

图 3-2　骨膜上浸润麻醉时注射针的位置

（1）适应证：主要用于上颌前牙、前磨牙、下颌前牙和乳牙的拔除及牙槽骨手术。

（2）方法：首先根据注射部位的要求调整好患者的椅位。将唇颊部拉开，充分显露需麻醉的部位。牵拉注射处的黏膜，使之绷紧，以利于穿刺时减少疼痛。用 1% 碘酊消毒，一般在拟麻醉牙的唇颊侧前庭沟进针，针与黏膜约成 45° 角。当注射针头刺达根尖处的骨膜上，松弛黏膜，酌量注射麻醉药物 0.5～2mL，一般 2～4 分钟内即显麻醉效果。若同时需麻醉邻近多个牙齿，可将针退至黏膜下再进针至各牙的根尖处。

上颌腭侧刺入点是距牙龈缘 0.5～1cm 处，相当于所拔牙腭侧的根尖处，注入麻醉药物 0.5mL。下颌舌侧刺入点是在舌侧近根尖处或舌下黏膜皱襞处。

（3）注意事项：为了避免骨膜下浸润所致的骨膜分离（图 3-3）、疼痛和手术后的局部反应，当注射针头抵触骨面后，应退针 2mm 左右，然后注入麻醉药物于骨膜上。

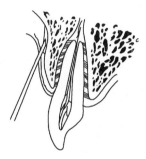

图 3-3　骨膜下浸润麻醉时致骨膜分离示意图

3. 牙周膜注射法（periodontal membrane injection）　又称为牙周韧带内注射法（intraligamentary injection），是用金属注射器及短而细的注射针头，自牙的近中侧和远中侧刺入牙周膜（图 3-4），深约 0.5cm，分别注入局麻药物 0.2mL，即可麻醉牙及牙周组织。

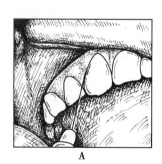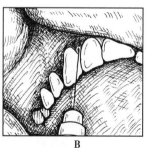

图 3-4　上颌尖牙牙周膜浸润注射法
A. 远中侧注射　B. 近中侧注射

这种麻醉方法的缺点是注射时较痛，但因注射所致的损伤很小，所以适用于血友病和其他有出血倾向的患者；亦可以避免因其他浸润麻醉或神经干阻滞麻醉时容易产生的深部血肿，特别是上牙槽后神经阻滞麻醉时容易发生的颞下间隙严重出血。对单纯用黏膜下浸润或阻滞麻醉镇痛效果不全时，加用牙周膜注射，常可取得较好的镇痛效果。

4. 计算机控制局部麻醉（computer controlled local anesthesia）　是通过电动且带有预设程序的局麻输注设备来完成的麻醉，主要特点是可以精确控制注药速率。

知识拓展

计算机控制局部麻醉系统

手执部件重量很轻,采用握笔式,相对于传统注射器增加了手感和可控性。局麻药物的传送由计算机控制,在致密组织注射时,如腭黏膜、附着龈或牙周膜,能够保证特定的注药速率和可控压力,从而减少患者疼痛感和组织反应。第二代的计算机控制局部麻醉注射装置,即STA单颗牙麻醉系统现已在临床上广泛应用(图3-5)。

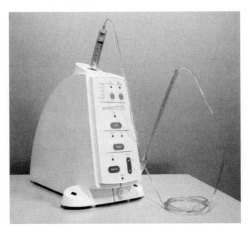

图3-5 STA单颗牙麻醉系统

(三)阻滞麻醉

阻滞麻醉(block anesthesia)是将局麻药物注射到神经干或其主要分支附近,以阻断神经末梢传入的刺激,使被阻滞的神经分布区域产生麻醉效果。

对于颌面部深层致密骨组织的手术,局部浸润麻醉的渗透作用差,难以达到理想的麻醉效果;在有广泛的瘢痕组织或炎症感染的颌面部进行手术时,浸润麻醉亦不适用。采用阻滞麻醉,不但能取得很好的麻醉效果,还可减少麻醉药物的用量和注射次数,可远离病变部位注射,不使术区变形,也有减少疼痛和避免感染扩散等优点。

口腔颌面部的感觉神经主要是三叉神经,在阻滞麻醉时,必须掌握三叉神经的走行和分布,注射标志与有关解剖结构的关系。操作时,应严格遵守无菌原则,以防并发感染。因神经干周围有伴行的血管,所以注射麻醉药物之前,必须将注射器的针栓微向后抽,检查有无回血;若见回血,应将注射针头后退少许,改变方向后再行刺入,直到回抽无血时,才可注射麻醉药物。阻滞麻醉分为口外注射法和口内注射法。由于口内法操作简便,所以临床上应用最为普遍。

1. 上颌神经阻滞麻醉(block anesthesia of maxillary nerve) 上颌神经出圆孔在翼腭窝内分支前行(图3-6),将麻醉药物注入此区的上颌神经阻滞麻醉亦称圆孔注射法或翼腭窝注射法。这是一种深部注射麻醉,难度较大,除非必需,一般少用。

(1)适应证:手术范围涉及上颌窦,高位埋伏的第三磨牙拔除术,上颌骨部分切除术,上颌骨骨折复位或上颌骨畸形矫治手术等;因局部炎症而不宜进行眶下神经阻滞或浸润麻醉时;为了诊断的需要,特别是鉴别第二支三叉神经痛时。

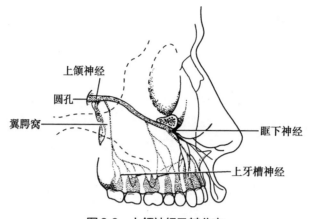

图 3-6　上颌神经及其分支

（2）方法：上颌神经阻滞麻醉常用方法有翼腭管注射法及口外注射法两种。

1）翼腭管注射法（pterygopalatine canal injection）：表面标志为腭大孔。腭大孔位于上颌第三磨牙腭侧龈缘至腭中线弓形凹面连线的中点，覆盖其上的黏膜可见一小凹陷，即为进针的标志。如上颌第三磨牙尚未萌出，则应在第二磨牙的腭侧。如从平面观，则腭大孔的位置应在腭侧龈缘至腭中线连线的中外 1/3 交界处（图 3-7）。注射时选用 25 号长细而坚韧的针头，自对侧斜刺入腭大孔投影的表面标志黏膜凹陷处，注入少量麻醉药物，待显效后将注射器移至同侧，再仔细探刺进入翼腭管，并与上颌牙面成 45° 角，向上向后缓慢进针约3cm（图 3-8），回抽无血时注入麻醉药物 2～3mL。有时很难将注射针推到应有的深度，此时可借渗透作用使麻醉药物渗出翼腭管而麻醉上颌神经。若进针少许即感受阻，切勿强力推进，以防断针。在注射之前，应向患者解释清楚：进行局麻操作时，要保持头位稳定，不能突然摆动头部，否则容易断针。

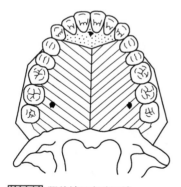

▨ 腭前神经麻醉区域
⋰ 鼻腭前神经麻醉区域

图 3-7　腭大孔及腭前孔的位置

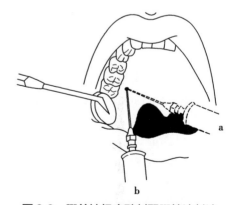

图 3-8　腭前神经麻醉剂翼腭管注射法

a. 注射针自对侧往上、后、外方向刺入腭大孔稍前方的腭黏膜；b. 转移注射器至同侧，并延翼腭管深入。

2）口外注射法（extraoral injection）：是避开下颌骨冠突，在其前方或后方的颧弓下方进针直达翼腭窝以麻醉上颌神经的方法。常用冠突后注射法（posterior coronoid process injection）。

选用 7.5cm 长的 25 号针头，置一消毒橡皮片于距针尖 5cm 处，作为进针的限制深度。首先标出颧弓与下颌支下颌切迹之间的中点作为进针点。于皮下注入少量麻醉药物，再自皮肤垂直进针直抵翼外板。此时，调整橡皮片的位置使之距皮肤约 1cm，即欲进针至翼腭窝的深度，一般总深度不超过 5cm。然后退针到皮下，针尖重新向上 10°、向前 15°进针，直到橡皮片标志处即到达翼腭窝（图 3-9），此时患者可有上唇、上牙龈等处异感。由于此处血管丰富，注射麻醉药物前必须回抽无血，才能注药。

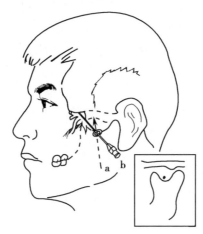

图 3-9 上颌神经圆孔阻滞麻醉口外注射法

（右下图为进针部位）

a. 进针方向直达翼板；b. 向前偏斜 15°，向上方斜 10°达圆孔。

（3）麻醉区域及效果：可麻醉整个上颌神经支分布区，包括同侧上颌骨及同侧鼻、下睑、上唇和软、硬腭。但在接近中线部分，因有对侧同名神经交叉分布，不能获得完全的麻醉效果（图 3-10）。

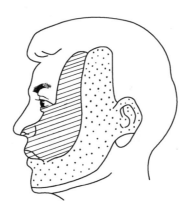

▨ 上颌神经麻醉区
⁚⁚ 下颌神经麻醉区

图 3-10 上、下颌神经麻醉区域

同侧上唇、腭部和下睑有麻木、肿胀感，同侧鼻腔有干燥、阻塞感。由于腭中、腭后神经被麻醉，还可有恶心、呕吐。注射麻醉药物后 5~10 分钟，可以发生完全的麻醉效果。

（4）注意事项：①口外注射时进针深，应严格掌握注射标志和进针角度，才能达到准确的部位；②翼腭窝处血管丰富，有时可因损伤血管而造成深部血肿；③未严格消毒，可引起深部感染，后果严重，应予特别注意；④翼腭管阻滞麻醉容易损伤管内的血管组织，有时有断针的危险；⑤上颌神经阻滞麻醉可产生较明显的注射疼痛。

鉴于以上问题，临床上采用上颌神经阻滞麻醉时应当慎重。

2. 上牙槽后神经阻滞麻醉（block anesthesia of posterior superior alveolar nerve） 将局麻药物注射于上颌结节处，以麻醉上牙槽后神经，因此又称上颌结节注射法（tuberosity injection）。

（1）适应证：适用于上颌磨牙的拔除以及相应的颊侧牙龈、黏膜和上颌结节部的手术。

（2）方法：可从口内或口外进针注射，口内注射法常用。

1）口内注射法：患者采取坐位，头后仰，上颌牙平面与地平面成45°，半开口，术者用口镜将唇颊向后上方牵开，显露注射部位。一般以上颌第二磨牙远中颊侧根部口腔前庭沟作为进针点；在上颌第二磨牙尚未萌出的儿童，则以第一磨牙的远中颊侧根部的前庭沟作为进针点；如上颌磨牙已缺失，则以颧牙槽嵴部的前庭沟为进针点。注射针与上颌牙的长轴成45°，向上、后、内方向推进，进针时针尖沿着上颌结节弧形表面滑动，深约2cm（图3-11）。回抽无血，即可注入麻醉药物1.5～2mL。

2）口外注射法：用手指在颊部扪出颧牙槽嵴，指示颧骨下缘与上颌骨颧突形成的交角，选用4～5cm长的注射针，刺入皮肤直达骨面，然后向上、后、内方向推进约2cm，即可注射麻醉药物2～3mL（图3-12）。

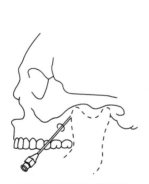

图3-11 上牙槽后神经阻滞麻醉口内注射法

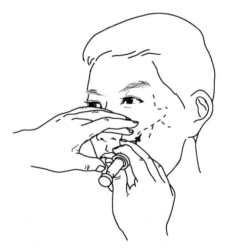

图3-12 上牙槽后神经阻滞麻醉口外注射法

（3）麻醉区域及效果：麻醉区域为除第一磨牙颊侧近中根外的同侧磨牙、牙槽突及其颊侧的软组织。一般5～10分钟后显示麻醉效果，患者感觉局部麻木，此时用探针刺龈组织应无痛觉。

（4）注意事项：①针尖刺入不宜过深，以免刺破上颌结节后方的翼静脉丛引起血肿；②第一磨牙的颊侧近中根为上牙槽中神经支配，因此，在拔除上颌第一磨牙时，尚需在第一磨牙颊侧近中根相应部位的口腔前庭沟补充浸润麻醉，否则还会有疼痛感。

3. 眶下神经阻滞麻醉（block anesthesia of infraorbital nerve） 眶下神经出眶下孔，故又

称眶下孔或眶下管注射法（infraorbital foramen or canal injection）。将麻醉药物注入眶下孔或眶下管，以麻醉眶下神经及其分支，包括上牙槽前、中神经。

（1）适应证：适用于同侧上颌切牙至前磨牙的拔除，牙槽突修整及上颌骨囊肿、唇裂等手术。

（2）方法

1）口外注射法：眶下孔位于眶下缘中点下方 0.5～1cm 处。注射时用左手示指扪出眶下缘，右手持注射器，注射针自同侧鼻翼旁约 1cm 处刺入皮肤后先注入少量麻醉药物；然后使注射针与皮肤成 45°，向上、后、外进针约 1.5cm，即可达眶下孔处。有时可直接进入眶下孔，有时针尖抵触骨面不能进入管孔，可注射少量麻醉药物，使局部无痛，然后移动针尖探寻眶下孔，直到感觉阻力消失，表明已经进入孔内（图 3-13）。回抽无血随即注射麻醉药物 1～1.5mL。

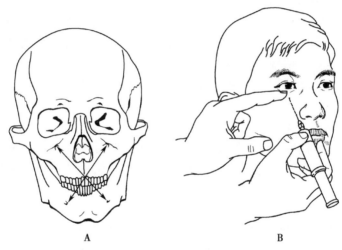

图 3-13　眶下神经阻滞麻醉口外注射法
A. 示进针方向　B. 示口外注射位置

2）口内注射法：患者头稍后仰，术者以左手示指扪出眶下孔，牵引上唇向前向上，注射针与上颌中线成 45°，从侧切牙根尖相应部位的口腔前庭沟处刺入，向上、后、外进针，即可到达眶下孔，但不易进入眶下管（图 3-14）。

（3）麻醉区域及效果：可以麻醉同侧下睑、鼻、眶下区、上唇、上颌前牙、前磨牙，以及这些牙的唇侧或颊侧的牙槽骨、骨膜、牙龈和黏膜等组织。一般 3～5 分钟后即显麻醉效果。

（4）注意事项：①注射针进入眶下管不可过深（<1cm），以防损伤眼球；②针尖寻探眶下孔时，动作要轻柔，以免划伤眶下静脉形成血肿。

4. 腭前神经阻滞麻醉（block anesthesia of anterior

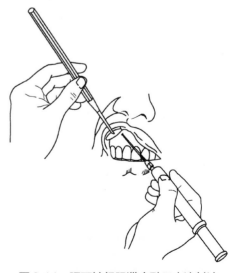

图 3-14　眶下神经阻滞麻醉口内注射法

palatine nerve）　将麻醉药物注射入腭大孔或其附近以麻醉腭前神经，故又称腭大孔注射法（greater palatine foramen injection）。

（1）适应证：适用于上颌前磨牙、磨牙拔除术的腭侧麻醉，腭隆突切除及腭裂整复术等，但同时尚需配以其他阻滞麻醉或浸润麻醉。

（2）方法：患者头后仰，大开口，上颌牙平面与地平面成60°。注射器置于对侧口角相当于对侧下颌尖牙与第一前磨牙之间，注射针在腭大孔的表面标志稍前处刺入腭黏膜，往上后方推进至腭大孔，大约进针0.3～0.5cm，回抽无血，注入麻醉药物0.3～0.5mL。

（3）麻醉区域及效果：同侧上颌前磨牙、磨牙腭侧的黏骨膜、牙龈及牙槽骨等组织被麻醉，3～5分钟后显示麻醉效果。

（4）注意事项：行腭大孔注射时，注射麻醉药物量不可过多，注射点不可偏后，以免同时麻醉腭中、腭后神经，引起软腭、腭垂麻痹不适而致恶心或呕吐。

5. 鼻腭神经阻滞麻醉（block anesthesia of nasopalatine nerve）　将麻醉药物注入腭前孔（切牙孔），以麻醉鼻腭神经，故又称为腭前孔注射法（anterior palatine foramen injection）。腭前孔的解剖位置在左右尖牙连线与腭中线的交点上，表面有梭形的腭乳头覆盖。前牙缺失者，以唇系带为准，越过牙槽嵴往后0.5cm即为腭乳头。

（1）适应证：上颌前牙拔除（需配合其他麻醉）、上腭前部的手术。

（2）方法：患者头向后仰，大开口，注射器置于一侧尖牙处，使针尖斜面向着骨面，注射针自腭乳头侧缘刺入黏膜，然后将针摆向中线，使之与中切牙的长轴平行，向后上方推进约0.5cm，可进入腭前孔（图3-15），回抽无血，一般注入麻醉药物量为0.3～0.5mL。

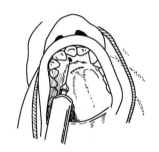

图3-15　鼻腭神经阻滞麻醉

（3）麻醉区域及效果：两侧尖牙腭侧连线前方的牙龈、腭侧黏骨膜和牙槽骨。一般1～3分钟后显效。

（4）注意事项：①切牙乳头神经丰富，进针时应避免直接从切牙乳头刺入以减轻疼痛；②该处组织致密，注射麻醉药物时需用较大压力；③尖牙腭侧远中的组织因有腭前神经交叉分布，所以该处不能获得完全的麻醉效果，必要时应辅以局部浸润麻醉或腭前神经阻滞麻醉。

6. 下颌神经阻滞麻醉（block anesthesia of mandibular nerve）　将麻醉药物注入卵圆孔附近，故又称卵圆孔注射法（oval foramen injection）。

（1）适应证：适用于面部疼痛的诊断、鉴别诊断和射频治疗，如非典型面痛、三叉神经痛等。

（2）方法：用21号长注射针套上消毒橡皮片，以颧弓下缘与下颌切迹中点为刺入点，与皮肤垂直进针，直抵翼外板。将橡皮片固定于距皮肤1cm处，标记深度。然后退针至皮下，重新使注射针向后、上、内偏斜15°，推进至标记深度，针尖即达颞下窝上壁后内份卵圆孔附近（图3-16），回抽无血，注射麻醉药物3～4mL。

（3）麻醉区域及效果：同侧下颌牙、舌前2/3、口底、下颌骨及颌周组织，升颌肌群和颞部皮肤等被麻醉（图3-17）。5～10分钟后，同侧下唇、口角、舌尖出现麻木、肿胀和烧灼感，表示麻醉显效。一般可维持2小时左右。

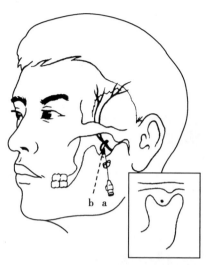

图3-16　下颌神经卵圆孔阻滞麻醉法
（右下图示进针方向）

a. 进针方向直达翼板；b. 向后上方偏斜15°达卵圆孔。

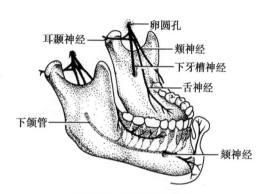

图3-17　下颌神经分支

7. 下牙槽神经阻滞麻醉（block anesthesia of inferior alveolar nerve）　是将麻醉药物注射到翼下颌间隙内，故亦称翼下颌注射法（pterygomandibular injection）。针尖一般应达到下颌小舌平面以上的下颌神经沟附近，麻醉药物扩散后可麻醉下牙槽神经。

（1）适应证：适用于同侧下颌牙齿的拔除、下颌骨、下唇的手术。

（2）方法：下牙槽神经阻滞麻醉有口内、口外两种注射方法，临床常用口内注射法。

1）口内注射法：进针标志为磨牙后方的翼下颌皱襞中点外侧3～4mm处，也即颊部脂肪垫尖的位置。该处为下牙槽神经注射的重要标志。若遇颊脂体尖不明显或磨牙缺失的患者，可在大开口时，上下颌牙槽嵴相距的中点线即翼下颌皱襞外侧3mm处，作为注射标志（图3-18）。

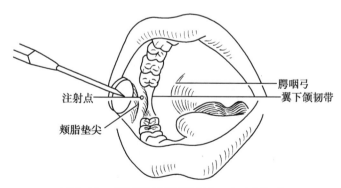

图3-18　下牙槽神经阻滞麻醉口内注射标志

方法：患者大开口，下颌平面与地面平行。将注射器放在对侧口角，即第一、第二前磨牙之间，与中线成45°，注射针应高于下颌牙面1cm并与之平行刺入进针点，推进2～2.5cm左右，触及骨壁可达下颌升支骨内侧面的下颌神经沟，退针少许（图3-19），回抽无血注入麻醉药物 1～1.5mL。注射麻醉药物前如回抽有血,应稍退针,改变方向重新刺入,直至回抽无血后方可注射麻醉药物。

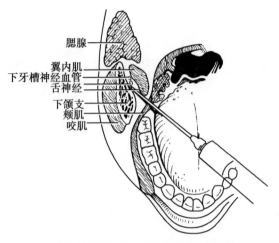

图3-19　下牙槽神经阻滞麻醉口内注射进针位置及毗邻关系

2）口外注射法:开口受限,或口内进针区有化脓性炎症及肿瘤的患者,可采用本法。自耳屏前至咬肌前缘与下颌骨下缘相交点作连线,连线的中点即大致为下牙槽神经沟的投影位置,亦即麻醉药物的注射点。在下颌下缘内侧,自下颌角至咬肌前缘的中点为刺入点。在刺入点至注射点之间的连线,即指示针刺入后的行径和深度(图3-20)。用消毒橡皮片,按刺入点至注射点的长度作标记。由刺入点进针,紧贴下颌骨升支内侧,沿指示线推进至标记的深度。回抽无血即注射麻醉药物 2～4mL。

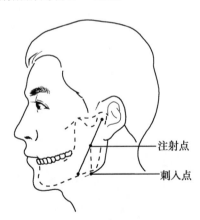

图3-20　下牙槽神经阻滞麻醉口外注射标志

(3)麻醉区域及效果:麻醉同侧下颌骨、下颌牙、牙周膜、前磨牙至中切牙唇(颊)侧牙龈、黏骨膜及下唇部。约5分钟后,患者即感同侧下唇口角麻木、肿胀,探刺无痛;如超过10分钟仍不出现麻醉征,可能是注射部位不准确,应重新注射。

(4)注意事项:注射麻醉药物时消毒要严格,以免引起翼下颌间隙的感染。

8. 舌神经阻滞麻醉(block anesthesia of lingual nerve)　舌神经自下颌神经分出后与下

牙槽神经向前下方并行；经过翼内肌与翼外肌之间，在相当于下颌神经沟的平面，舌神经位于下牙槽神经的前内方约 1cm 处，位置恒定且表浅。

（1）适应证：适用于舌前 2/3 和口底软组织的手术及下颌牙齿的拔除。

（2）方法：在行下牙槽神经阻滞口内法注射后，将注射针退出 1cm，注射麻醉药物 0.5～1mL，即可麻醉舌神经；或在退针时，边退边注射麻醉药物，直到针尖退至黏膜下为止。

（3）麻醉区域及效果：可麻醉同侧下颌舌侧牙龈、黏骨膜、口底黏膜及舌前 2/3 部分。舌有烧灼、肿胀、麻木感，尤以舌尖部更为明显。同时行下牙槽神经麻醉者，一般舌神经出现麻醉征较下牙槽神经为早。

9. 颊（颊长）神经阻滞麻醉（block anesthesia of buccal nerve）　颊神经自下颌神经分出后往下前行，在颞肌止端上份进入颞肌鞘膜；在下颌支前缘内侧，与颞肌腱纤维平行往下。大约在相当于下颌第二磨牙𬌗面远中，颊神经离开鞘膜，即呈终末支分布于颊部及下颌磨牙、第二前磨牙颊侧牙龈、骨膜及附近的黏膜组织（图 3-21）。

（1）注射标志和方法：由于行下牙槽神经麻醉的针刺点在翼下颌韧带中点外侧 3mm 处，此进针点周围正是颊神经分布的区域，并接近颊神经干。故可在下牙槽神经阻滞麻醉过程中，针尖退至肌层、黏膜下时注射麻醉药物 0.5～1mL，即能麻醉颊神经；亦可以下颌磨牙𬌗面的水平线与下颌支前缘交界点的颊黏膜（大致在腮腺导管口下、后约 1cm 处）作为注射标志，进针约 0.5cm 在黏膜下注射麻醉药物 0.5～1mL；还可以在拟拔除磨牙的远中根口腔前庭沟处行局部浸润麻醉。

（2）麻醉区域及效果：同侧下颌磨牙的颊侧牙龈、黏骨膜、颊部黏膜、肌和皮肤可被麻醉。局部有肿胀、麻木感。

10. 咬肌神经阻滞麻醉（block anesthesia of masseteric nerve）　三叉神经第三支的运动神经分支，分别分布于咬肌、颞肌、翼外肌和翼内肌，因而又叫咀嚼肌神经。

（1）适应证：暂时解除或减轻某些炎症，如冠周炎、牙源性感染等引起的牙关紧闭，增大开口度，以利病灶牙的早期拔除，缩短病程；治疗颞下颌关节紊乱病。

（2）方法：按下颌神经阻滞麻醉的注射标志，用 21 号长针垂直刺入，进针 2.5～3.5cm 深，回抽无血，注射麻醉药物 2～6mL（图 3-22）。如行封闭疗法，宜注射 0.25%～0.5% 利多卡因。

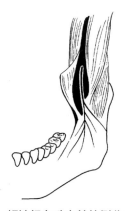

图 3-21　颊神经在升支前外侧分布的位置

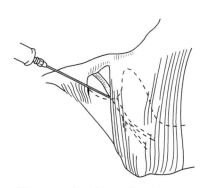

图 3-22　咬肌神经阻滞麻醉注射法

（3）麻醉效果：一般注射后 5～10 分钟，患者有同侧面部灼热、麻木感。开口度有不同程度改善，下颌活动度加大。

11. 下牙槽、舌、颊神经一次阻滞麻醉　本法亦称下颌支内侧隆突阻滞麻醉（block anesthesia of internal ramus prominence）。下颌支内侧隆突位于下颌小舌的前上方，是由髁突向前下和冠突向后下汇合成的骨嵴。当大开口时，下颌支内侧隆突可随下颌骨的运动移向下前，不致被上颌骨后缘所遮挡。在此区域内由前往后有颊神经、舌神经、下牙槽神经通过（图 3-23）。

方法：患者大开口，注射器置于对侧口角处，并尽量后推，使针体与患侧颊黏膜面接近垂直，在翼下颌皱襞外侧，相当于上颌第三磨牙平面下 0.5cm 处为针刺点；若上颌无牙，则在相当于第三磨牙槽嵴下 1.5cm 处作为刺入点。于刺入点进针深约 1.5cm 左右，针尖触及骨面，回抽无血时，注入麻醉药物 1.5～2mL；然后，将注射针退回少许，再注入麻醉药物 0.5mL；应用本法，只注射一针，即可同时麻醉下牙槽、舌、颊三条神经。

12. 颏神经、切牙神经阻滞麻醉（block anesthesia of mental and incisive nerves）　本法亦称颏孔注射法（mental foramen injection）。颏神经、切牙神经是下牙槽神经的终末支，出颏孔后颏神经分布到下唇黏膜、皮肤和颏部；口内分布至第一前磨牙、尖牙和切牙的颊、唇侧牙龈及黏骨膜。切牙神经分布到第一前磨牙、尖牙和切牙的牙髓、牙槽突和牙周膜。颏孔位于下颌第一前磨牙和第二前磨牙根尖的下方，下颌骨下缘上方约 1cm 处（图 3-24）。

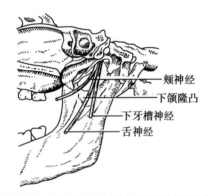

图 3-23　下颌升支内侧隆突处的神经分布

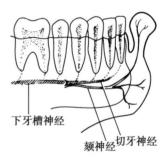

图 3-24　颏神经和切牙神经的分布

（1）适应证：配合其他麻醉方法拔除下颌前磨牙及切牙。

（2）方法

1）口内法：用口镜向外拉开口角，在下颌第二前磨牙根尖相应的口腔前庭沟进针，向前、下、内方寻找颏孔，刺入孔内后如回抽无血，注入麻醉药物 0.5～1mL。

2）口外法：从下颌第二前磨牙根尖部稍后处皮肤进针，先注入少量麻醉药物，然后推进到骨面，再用针尖向前、下、内方寻找颏孔，感到阻力消失时，即表示进入颏孔，回抽无血，注入麻醉药物 0.5～1mL。

（3）麻醉区域及效果：麻醉同侧下唇、颏部皮肤和黏膜、下颌第一前磨牙至中切牙的牙髓、牙周膜、唇颊侧牙龈、牙槽黏骨膜及此段下颌骨，注射麻醉药物 1～3 分钟后，患者感觉局部麻木、肿胀，刺探局部牙龈无痛。

13. 颈丛神经阻滞麻醉（block anesthesia of cervical plexus）　颈丛神经由第 1～4 颈神经

前支所构成，其皮支在胸锁乳突肌后缘中点附近，自颈深筋膜浅层穿出，呈放射状走行于颈浅筋膜内。颈丛皮支分别为枕小神经、耳大神经、颈横神经和锁骨上神经。分布于颈部皮肤，上达枕部、腮腺咬肌区和耳郭，下达肩部皮肤。

（1）适应证：颈丛神经麻醉主要应用于颈部手术。如手术区限于皮肤和皮下，仅做浅支阻滞；涉及颈深部肌、血管的手术还需辅以深支阻滞。手术需要同时行浅丛和深丛阻滞时，应先阻滞深丛而后浅丛。

（2）方法

1）颈浅神经丛阻滞麻醉：患者仰卧位，头偏健侧。在胸锁乳突肌后缘颈外静脉交叉点的后下方，用7号注射针垂直刺入皮肤，达胸锁乳突肌后缘，分别向上、中、下三个方向注射麻醉药物，即可阻滞颈丛浅支（图3-25）。

2）颈深神经丛阻滞麻醉：患者体位同上，表面标志可自乳突至第6颈椎横突前结节（相当于环状软骨水平）成一直线。在该线上确定相当于颈2（乳突下面1.5～1.6cm，后面0.7～1cm，即下颌角水平）、颈3（第4颈椎横突上1.5cm，相当于舌骨体水平）、颈4（胸锁乳突肌后缘与颈外静脉交叉点之上1.5cm处，相当于甲状软骨的上缘）平面的三点，分别注射麻醉药物作小皮丘。用4～5cm长的7号针头自皮肤刺入，向后内方向推进，约2cm左右可触及横突侧缘；然后沿其前缘再向中线推进少许，便是脊椎前结节外侧所在。分别注射局麻药物6～8mL（图3-26）。注意在注射麻醉药物的过程中，保持针尖接触骨质，注射麻醉药物前回抽无脑脊液或血液，以保证或提高颈深神经注射的安全性。

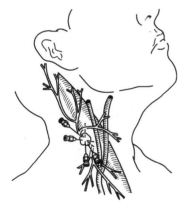

图3-25 颈浅神经丛阻滞注射法

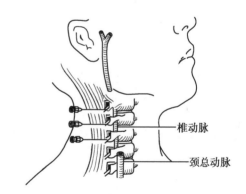

图3-26 颈深神经丛阻滞注射法

（3）麻醉区域及效果：注入麻醉药物后5～10分钟，患者颈部出现麻木、肿胀感，针刺无痛。半侧颈部（除三叉神经第三支支配区以外）及枕部皮肤、肌、血管、甲状腺等均被麻醉。

各牙拔除的麻醉选择见表3-2。

（四）冷冻麻醉

冷冻麻醉（frozen anesthesia）是将药物喷到手术区的表面，使局部组织表面温度骤然降低至 −20～−15℃，以至于局部感觉特别是痛觉消失，从而达到暂时性麻醉的效果。临床上常用的药物是氯乙烷（ethyl chloride）。

1. 适应证 由于麻醉区域表浅，只适用于黏膜下和皮下浅表脓肿的切开引流，以及松动乳牙的拔除。

表 3-2　各牙拔除的麻醉选择

牙位	唇(颊)侧		舌(腭)侧	
	麻醉神经	方法	麻醉神经	方法
21|12	上牙槽前神经	浸润麻醉或眶下孔注射	鼻腭神经	浸润麻醉或切牙孔注射
3|3	上牙槽前神经	浸润麻醉或眶下孔注射	鼻腭神经、腭前神经	浸润麻醉
54|45	上牙槽中神经	浸润麻醉或眶下孔注射	腭前神经	浸润麻醉或腭大孔注射
6|6	上牙槽中、后神经	浸润麻醉和上颌结节注射	腭前神经	浸润麻醉或腭大孔注射
87|78	上牙槽后神经	上颌结节注射或浸润麻醉	腭前神经	浸润麻醉或腭大孔注射
21|12	下牙槽神经	浸润麻醉或下牙槽神经阻滞麻醉	舌神经	浸润麻醉或舌神经阻滞麻醉
43|34	下牙槽神经	下牙槽神经阻滞麻醉	舌神经	舌神经阻滞麻醉
8765|5678	下牙槽神经、颊神经	下牙槽神经、颊神经阻滞麻醉	舌神经	舌神经阻滞麻醉

2. 方法　用氯乙烷向手术区表面喷射,当表面颜色变白时即可手术。麻醉持续时间约3~5分钟。

3. 注意事项　氯乙烷对组织的刺激性强,特别是黏膜。因此,使用氯乙烷时,麻醉区周围的皮肤、黏膜应涂布凡士林或覆盖纱布加以保护。

三、局部麻醉的并发症及防治

(一)晕厥

晕厥(syncope)是由于一过性脑缺血所致的暂时性、突发性意识丧失过程。一般是由于患者精神紧张恐惧、饥饿低血糖、疼痛或疲劳、出血、体质虚弱、气候闷热以及体位不良等因素所引起。

临床表现:在注射麻醉剂的过程中,患者出现头晕、心慌、胸闷、面色及口唇苍白、出冷汗、恶心、四肢厥冷无力、脉搏快而弱、呼吸困难,进而出现心率减慢,血压急剧下降,最终出现短暂意识丧失。

防治原则:在麻醉前要做好解释工作和心理护理,消除患者的紧张情绪,避免在空腹时进行手术。一旦发生晕厥,应立即停止注射,放平座椅,使患者处于平卧头低位;解开衣领,保持呼吸通畅,同时安慰患者情绪,嘱其放松;采用芳香胺乙醇或氨水刺激呼吸,或刺激人中穴帮助苏醒;吸氧和静脉注射高渗葡萄糖。经以上处理后大多可短时间内恢复正常。

(二)过敏反应

过敏反应(allergic reaction)是指患者曾使用过某种麻醉剂,无不良反应,但再次使用时出现不同程度的毒性反应,主要表现在酯类局麻药物,但并不多见。过敏反应分为延迟反应和即刻反应:延迟反应常见血管神经性水肿和皮疹,偶见荨麻疹、哮喘和过敏性紫癜;即刻反应是用极少量药后,立即发生极严重的类似中毒的症状,突然出现惊厥、昏迷、呼吸心搏骤停而死亡。

防治原则:术前详细询问有无酯类局麻药物如普鲁卡因过敏史,对酯类局麻药物过敏及过敏体质的患者,均改用酰胺类药物,如利多卡因、阿替卡因,并预先作皮内过敏试验。

对轻度过敏反应患者,可肌肉或静脉注射抗过敏药物,如钙剂、异丙嗪、糖皮质激素等。严重过敏反应者应立即注射肾上腺素,同时给予吸氧;出现抽搐或惊厥时,应迅速静注地西泮 10～20mg,或分次静注 2.5% 硫喷妥钠,每次 3～5mL,直到惊厥停止;如呼吸、心跳停止,则按心肺复苏方法迅速抢救。

(三)中毒

单位时间内血液中局麻药物浓度超过了机体的耐受程度而出现各种程度的毒性反应(overdose reaction)。临床上发生麻醉药物中毒(toxicosis),主要是因为单位时间内注射药量过大、局麻药物误入血管以及患者的机体耐受力差而造成。

中毒反应的表现可归纳为兴奋型与抑制型两类:兴奋型表现为烦躁不安、多语、颤抖、恶心、呕吐、气急、多汗、血压上升,严重者出现全身抽搐、缺氧、发绀;抑制型上述症状不明显,迅速出现脉搏细弱、血压下降、神志不清,随即呼吸、心跳停止。其早期典型症状之一是口周麻木。

防治原则:用药前应了解所用麻醉药物的毒性,掌握其一次最大用药量。口腔颌面部的血管丰富,吸收药物较快,一般要使用含适量肾上腺素的局麻药物,使血管收缩,减缓吸收。要坚持回抽无血后再缓慢注射麻醉药物,避免麻醉药物误入血管内。老年、小儿、体质衰弱及有心脏病、肾病、糖尿病、严重贫血、维生素缺乏等病的患者对麻醉药物的耐受力均低,应适当控制用药量。麻醉前应用地西泮或苯巴比妥钠,可增加患者对局麻药物的耐受性,减少中毒反应的发生。一旦发生中毒反应,应立即停止注射麻醉药物。中毒轻者,可让患者平卧休息,解开衣领,保持呼吸畅通,待麻醉药物在体内分解后症状可自行缓解。重者可给予吸氧、补液、抗惊厥、应用激素及升压药等抢救措施。

上述晕厥、过敏、中毒反应,临床上有时应与肾上腺素反应、癔症等相鉴别,并应警惕脑、心血管意外发生的可能。

肾上腺素反应的常见症状是头昏、头痛、心悸、口唇苍白、血压升高,脉搏快而有力,清醒,无意识障碍。癔症可以出现晕厥、过敏样症状,但其发作时血压正常,无阳性体征,易受暗示,有反复发作史。临床上在排除其他反应之前,切勿轻率作出癔症的诊断。心血管意外是指在局麻时发生心绞痛、心肌梗死,甚至心跳停止;脑血管意外是指脑出血或脑血管痉挛。有效的抢救方法包括舌下含服硝酸甘油,吸入亚硝酸异戊酯,静脉注射氨茶碱,迅速给氧,以及人工呼吸、胸外心脏按压等。

(四)注射区疼痛和水肿

常见原因是麻醉药物过期变质或混入杂质;注射针头钝而弯曲,或有倒钩,这些均容易损伤组织或神经,导致注射区疼痛和水肿。

防治原则:注射前认真检查麻醉剂和器械,注射过程中注意消毒隔离,并避免同一部位反复注射。如已发生疼痛、水肿、炎症时,可局部热敷理疗、封闭或给予消炎、止痛药物。

(五)血肿

注射过程中针尖刺破血管所致的血肿(hematoma)较常见于上牙槽后神经、眶下神经阻滞麻醉时;特别是在刺伤静脉丛后,可发生组织内出血而迅速肿胀,在黏膜下或皮下出现紫红色瘀斑或肿块。数天后,血肿处颜色逐渐变浅呈黄绿色,并缓慢吸收消失。

防治原则:注射针尖不能有倒钩。注射时动作轻柔,正确掌握进针深度与方向,不要反复穿刺，以免增加刺破血管的机会。注射过程中若发现局部突然肿胀出现血肿，应立即压迫止血，并给予冷敷；48小时之后，则改用热敷或理疗，以促使血肿吸收消散。并可酌情给予抗生素及止血药物。

（六）感染

注射针或注射麻醉药物被污染，局部组织消毒不严格，或注射针穿过感染病灶，均可将感染带入深层组织，引起口腔颌面部各个间隙的感染。主要表现为注射后1～5天注射区疼痛、肿胀、充血发红，重者出现开口受限、吞咽困难及体温升高等症状。

防治原则：严格消毒注射器械及注射区，注射时防止注射针污染，不要穿过或直接在炎症区注射。已发生感染者应按炎症的治疗原则处理。

（七）注射针折断

注射针的质量差（如锈蚀、缺乏弹性等），均可造成断针（needle breakage）。折断常位于针头与针体连接处。当行上牙槽后神经、下牙槽神经阻滞麻醉时，常因进针较深，注射针刺入组织后骤然移动；或操作不当，使针过度弯曲而折断；或注射针刺入韧带、骨孔、骨管时用力不当；或患者躁动等均可使针折断。

防治原则：注射前一定要检查注射针的质量，不用有问题的注射针。注射时，按照注射的深度选用适当长度的注射针，不应使注射针全部刺入，至少应有1cm长度保留在组织之外。注意操作技术，改变注射方向时不可过度弯曲注射针，在有阻力时不应强力推进。

如发生断针，立即嘱患者保持开口状态，不要做下颌运动，若有部分针体显露在组织外，可用有齿钳或镊夹取之；若针已完全进入组织内，可将另一针在同一部位刺入作为标志，拍摄X线片，明确断针部位后，再行手术取出。切勿盲目探查，以免使断针向深部移位，更加难于取出。

（八）暂时性面瘫

多见于下牙槽神经口内阻滞麻醉时，由于注射针偏向内后不能触及骨面，或偏上超过下颌切迹，而致麻醉药物注入腮腺内麻醉面神经而发生暂时性面瘫（transient facial nerve paralysis）；也偶见于咀嚼肌神经阻滞注射过浅。这种情况待麻醉药物作用消失后，神经功能即可恢复，故不需特殊处理，但需向患者解释清楚。

（九）神经损伤

注射针刺入神经，或注入混有乙醇的溶液，都能造成神经损伤（nerve injury），出现感觉异常、神经痛或麻木。容易发生感觉异常的是下牙槽神经和舌神经。临床上，多数神经损伤是暂时性、可逆性的病变，轻者数天后即可恢复，不需治疗；严重的神经损伤则恢复较慢，甚至完全不能恢复。由于难以完全确定神经损伤的程度，因此，凡出现术后麻木症状仍未恢复者，应早期给予积极处理，促进神经功能的完全恢复。可以采用针刺、理疗，给予激素（损伤早期）、扩张血管药物（后期）、维生素 B_1 或 B_{12} 等。

（十）暂时性牙关紧闭

下牙槽神经口内阻滞麻醉时，由于注射不准确，麻醉药物注入翼内肌或咬肌内，使肌肉失去收缩与舒张的功能，并停滞于收缩状态，出现牙关紧闭（trismus）或开口受限，比较罕见。除感染所致牙关紧闭外，一般都是暂时性的，大多在2～3小时内自行恢复。

（十一）暂时性复视或失明

下牙槽神经口内阻滞麻醉时，由于注射针误入下牙槽动脉且未回抽，推注的局麻药可逆行,经脑膜中动脉、眼动脉或其主要分支入眶,引起眼肌、视神经麻痹而出现暂时性复视或失明。这种并发症待局麻药作用消失后,眼运动和视力即可恢复。推注局麻药前坚持回抽是预防这种并发症的有效方法。

(十二)颈丛神经阻滞麻醉的并发症

1. 颈交感神经综合征 又称为霍纳(horner)征。是由于颈深神经阻滞麻醉时,麻醉药物浸润使交感神经麻痹所致。临床表现为同侧瞳孔缩小、上睑下垂、眼裂变小、结膜充血、面色潮红、耳郭红润、面部皮肤干燥无汗、鼻黏膜充血、鼻塞等。本组症状随麻醉作用的消失而消失,无需处理。

2. 声带麻痹 由于迷走神经被浸润麻醉使喉返神经传导受阻所致。一般不需处理,麻醉作用消失后,即可自行恢复。临床上切不可同时行两侧颈深神经丛麻醉,以防双侧迷走神经皆被麻醉药物浸润,声带完全麻痹,而导致急性上呼吸道梗阻的严重并发症。

3. 全脊髓麻醉 穿刺针向上并过深,使麻醉药物误入颈椎椎管蛛网膜下腔所引起的严重并发症,临床上较罕见。患者表现为血压下降或无血压、皮肤厥冷、发绀、呼吸困难、意识消失等,严重者可致死亡。

防治原则:掌握好注射标志和方法,勿使麻醉药物进入椎管。如脊髓被麻醉已引起血压下降,或血压有下降趋势时,迅速静脉输液和调节体位常可纠正。出现心动过缓时,给予阿托品 0.3~0.5mg 静脉注射。必要时可考虑应用血管收缩剂麻黄碱 10~15mg 静脉注射,以纠正低血压。

第二节 全身麻醉

全身麻醉(general anesthesia)是指由麻醉药物产生的可逆性全身痛觉消失和意识消失,同时存在反射抑制和肌松弛的一种状态。为了更好地在全麻下施行口腔颌面外科手术,口腔颌面外科医师应熟悉全身麻醉理论知识。

一、口腔颌面外科手术全麻的特点

(一)手术与麻醉均位于口腔颌面部

口腔颌面外科手术在头面部施行操作,手术涉及口底、口咽部、舌、颌骨、颈部等区域,而麻醉操作和观察也在口、鼻部位,因此,手术与麻醉可能互相干扰。为避免对术野的干扰,麻醉师要远离头面部进行操作,看不到瞳孔变化,只能根据血压、脉搏、呼吸及肌肉松弛的程度来判断麻醉深度,不利于对患者的麻醉管理;各种麻醉仪器也应远离手术区,紧急情况的处理常较普通外科手术的全麻更为困难。这就要求手术者掌握麻醉有关基础知识,并在手术中主动观察病情,与麻醉医师共同协作,完成麻醉和手术。

(二)特别要注意保持气道通畅

1. 术前 有些口腔颌面部疾病常给麻醉诱导和气管内插管造成一定的困难,如颌面部肿瘤、颌骨骨折、瘢痕挛缩、关节强直等因素导致开口受限甚至完全不能开口者,对此类患者,麻醉诱导用药及方法的选择必须谨慎,可行清醒、半清醒盲探气管内插管、纤维光导喉镜插管或逆行引导法插管。

2. 术中 由于气管插管在手术区内,异物、分泌物和血液有误入气道的危险,为了避免上述情况发生,除气囊充气外,也多采用纱布填塞的方法,以防止血液、冲洗液、骨渣或异物误入气管,但纱布填塞不要过紧过深,否则术后可能出现咽喉水肿。术中患者头部位置常需要变动,可造成气管插管脱出、扭曲或插入过深,出现窒息或通气不畅,并且麻醉医师远距离操作,不利于气管插管的管理,因此气管内插管的固定一定要牢固,经口腔的气管内插管可将其固定在非手术侧的口周皮肤上,避免其脱出。

3. 术后 术后因口咽部组织肿胀、血液或分泌物堵塞、软组织失去颌骨支撑、颌间结扎固定以及多层敷料包扎等因素影响,易在拔管后发生气道梗阻,应注意加强管理。

(三)手术失血多

口腔颌面部血运丰富,出血及渗血较多,止血困难,常造成手术过程中失血量多。特别是行动静脉血管畸形及神经纤维瘤切除术、恶性肿瘤根治术、正颌手术等,手术时间长、创伤大、出血多,所以应注意精确估计其失血量,重视血容量的补充。术中要注意加强循环监测和管理,必要时采取控制性低血压,减少失血,而对估计失血量大的手术,还需实施低温,以增加患者组织、器官对缺血、缺氧的耐受性,以防发生休克。

(四)儿童与老年患者多见

口腔颌面外科手术的患者中,儿童、老年患者占较大的比例。儿童患者先天性畸形居多,且容易有其他疾病并存,如唇腭裂合并呼吸道慢性感染、营养不良、先天性心脏病等,先天性畸形多主张实施早期手术,以改善外形和功能,减少并发症,获得正常发育的条件。年龄越小,手术麻醉的风险越大。因此麻醉前必须熟悉儿童的解剖生理特点,选用适宜的麻醉方法和监测手段,避免发生麻醉意外。

老年患者多因恶性肿瘤而需施行根治和修复手术,手术范围大、时间长。伴随年龄增长,全身各器官的生理功能发生退行性变化,麻醉期体内药物的生物转化和排泄也将发生改变,且常并发高血压、冠心病、脑血管病及糖尿病等,所有这些因素均可降低老年患者对麻醉的耐受力。麻醉前应对患者进行认真检查和必要的治疗,使其生理功能调节至较佳状态,提高对麻醉的耐受力。

(五)麻醉恢复期多发呼吸道并发症

口腔颌面外科手术后,因局部组织肿胀,或手术切除颌骨造成颌周肌失去正常附着,或头颈部的包扎固定,这些均易造成呼吸道的不通畅,需在麻醉完全清醒后拔除气管内插管,必要时留置口咽或鼻咽通气道。如估计术后呼吸功能会受到明显影响,或可能发生上呼吸道梗阻者,应在术后做预防性气管切开。

(六)对麻醉深度的要求不高

口腔颌面外科手术要求麻醉平稳、镇静镇痛完全,对麻醉深度的要求一般维持在三期一级即可,不需要有很深的肌肉松弛效果。较浅的麻醉维持对机体循环、呼吸等生理功能的干扰较轻,手术后患者清醒快,可减少麻醉并发症。

二、口腔颌面外科手术的麻醉前准备

(一)麻醉前准备

1. 麻醉科医师应在麻醉前1~2天访视患者,详细了解患者的个人史、既往史、过敏史和全身生理功能状况,估计患者对手术麻醉的耐受能力,并根据病情及手术需要选定相适应的麻醉药物、麻醉方法,拟订麻醉具体实施方案。

2. 麻醉前要检查患者是否存在部分呼吸道梗阻，估计有无气管内插管困难。准确预测气管插管是否存在困难十分重要，有助于选择合适的诱导方法和插管技术。

3. 全麻患者术前常规禁饮食，成人术前 12 小时禁食、水，婴幼儿术前 4～6 小时禁食、水，防止术中或术后反流、呕吐，避免误吸、肺部感染或窒息等意外。

4. 麻醉前除了身体方面的准备外，心理问题也不容忽视。对于患者术前不同程度的思想顾虑，如紧张、恐惧、着急等心理问题，麻醉医师均应在麻醉前做好耐心细致的解释工作，尽可能取得患者和家属的合作。

实践证明，充分的麻醉前估计和准备，能提高麻醉安全性，减少并发症，加速患者的康复。

（二）麻醉前给药

麻醉前给药主要包括镇静安定药、抗胆碱能药等，目的是解除患者的焦虑、恐惧情绪，预防麻醉期间的不良反应。常用的药物有苯巴比妥、地西泮、阿托品和异丙嗪等。多在麻醉诱导前 1～2 小时经肌内注射给予。用药时，麻醉医师需结合患者年龄、身体和心理状况、药物反应以及手术麻醉史等作综合考虑。已有明显气道梗阻的患者，应慎用镇痛或镇静药物，需要用时可在手术室给药，以防止加重呼吸道梗阻，发生严重意外。对于高龄、有呼吸道受损、伴严重肺病、休克或颅内压增高的患者，为安全起见，可不使用麻醉前用药。

三、口腔颌面外科常用的全麻方法

根据给药途径的不同，口腔颌面外科手术的全麻方法可分为：吸入麻醉、静脉麻醉、基础麻醉和复合麻醉。特殊麻醉术包括控制性低血压和低温。不同麻醉药物或麻醉术各有其优缺点、适应证和禁忌证，应酌情决定取舍或相互配合应用。与麻醉有关的操作还有气管内插管和各种监测等。

（一）吸入麻醉

吸入麻醉是将气体或挥发性液体麻醉剂经呼吸道吸入肺内，进入血液，通过肺 - 脑循环抑制中枢神经，而产生全身麻醉的方法。吸入麻醉是麻醉史上应用最早的麻醉方法，而现在吸入麻醉已经发展成为实施全身麻醉的主要方法，一般用于全麻维持。吸入麻醉药物在体内代谢、分解少，大部分以原形从肺排出体外，因此吸入麻醉具有较高的可控性、安全性及有效性。按照流量大小和使用的回路不同，吸入麻醉有不同的分类方式。

 知识拓展

吸入麻醉药物

吸入麻醉药物据自身最低肺泡有效浓度、气／血分配系数等的不同而麻醉效能不同。常用的吸入麻醉药物有以下几种：

（1）氟烷（halothane）：为无色透明、带苹果香味的挥发性强效麻醉药物。对呼吸道无刺激性，不燃烧，不爆炸。麻醉诱导和苏醒快。

（2）恩氟烷（安氟醚，enflurane）：化学性能稳定，麻醉效能强，对呼吸道、胃肠道无刺激性，麻醉诱导快，苏醒快而且平稳，一般不出现心律失常。但对呼吸有抑制作用，还可致颅内压升高。

（3）异氟烷（异氟醚，isoflurane）：性能稳定，麻醉效能强，与氟烷、安氟醚相比，诱导和苏醒更为迅速，不增高颅内压，但对呼吸道有刺激作用，可引发咳嗽、呃逆和支气管痉挛。

（4）七氟烷（七氟醚，sevoflurane）：有较弱的颅内压增高作用。对呼吸的抑制作用随麻醉加深而明显，同时可松弛气管平滑肌，因而可用于支气管哮喘患者。起效与苏醒快，可用于麻醉诱导，特别适合于儿童全麻诱导，还适用于冠心病患者施行口腔颌面手术。

（5）氧化亚氮（笑气，nitrous oxide）：为麻醉作用较弱，但镇痛作用好的气体麻醉剂。对呼吸道无刺激作用，常用于麻醉的诱导与维持。可用于肝肾功能障碍、危重患者以及门诊小手术的麻醉和口腔门诊舒适化治疗方面。严重肺疾病、体内存在封闭腔如气胸和肠梗阻者不宜使用氧化亚氮。

1. 开放式吸入麻醉　有两种操作方法，一种方法是面罩点滴吸入药物，将纱布钢丝网罩覆盖于患者口鼻部，用盛有麻药的点滴瓶将麻药滴于面罩上，嘱患者深呼吸，约数分钟后，患者意识消失，痛觉迟钝；另一种方法是将氧和麻醉剂挥发的气体混合送入口咽部或气管内的麻醉方法。开放式吸入麻醉的缺点是麻醉效果差、药量消耗大、污染空气，现已基本不用。

2. 半紧闭和半开放式吸入麻醉　该吸入麻醉的麻醉机无二氧化碳吸收器，有与大气相通的活瓣装置。当气体流量大于成人每分通气量（8L）时，多余的气体将 CO_2 带入大气为开放式，否则为半封闭式。呼出和吸入的气体部分受麻醉机的控制，呼出气体部分进入呼吸囊，再吸气时随之重复吸入。重复吸入的二氧化碳高于 1% 容积称为半紧闭式，低于 1% 容积称为半开放式。麻醉期间应保留自主呼吸。

3. 紧闭式吸入麻醉　紧闭式吸入麻醉环路中有二氧化碳吸收装置，多为循环禁闭式。能保证患者吸气与呼气和大气完全隔绝，呼出气中二氧化碳被麻醉呼吸机中二氧化碳吸收机吸收，患者可重复吸入呼吸回路内氧气与麻醉气体。优点是呼吸气完全受麻醉装置的控制，患者被动呼吸麻醉机回路内的氧气和麻醉药物，便于呼吸管理。

（二）静脉麻醉

静脉麻醉（intravenous anesthesia）是指将麻醉药物经静脉输入，通过血液循环作用于中枢神经系统而产生全身麻醉的方法。临床麻醉中单独使用某一种麻醉药物时常有镇痛不全，容易超量，以及产生不良反应等缺点，故静脉麻醉实际上多用两种以上的药物进行联合用药。常用的药物有硫喷妥钠（thiopental sodium）、氯胺酮（ketamine）、异丙酚（disoprofol）、羟丁酸钠（sodium hydroxybutyrate，γ-OH）、咪达唑仑（midazolam）和依托咪酯（etomidate）等。静脉麻醉的优点有诱导迅速、对呼吸道无刺激、患者舒适、苏醒较快等。

（三）基础麻醉

基础麻醉是进手术室前预先使患者意识消失的麻醉方法。主要用于不合作小儿的麻醉处理，使之能进一步接受局部麻醉或全身麻醉。基础麻醉常用的药物为硫喷妥钠和氯胺酮，实施的方式主要为肌内注射，有时也行直肠灌注和口服。

（四）复合麻醉

复合麻醉是指几种麻醉方法或药物的联合使用。口腔颌面外科手术常用的复合麻醉有：静脉 - 吸入复合麻醉、全凭静脉复合麻醉等。

1. 静脉 - 吸入复合麻醉　以吸入麻醉药物和静脉麻醉药物复合应用。或以静脉麻醉为主，麻醉深度不够时辅助吸入麻醉；或者以吸入麻醉为主，加用小剂量静脉麻醉。静脉吸入复合麻醉的优点是可避免某一种药用量过大所致的不良反应，且麻醉效果较佳。常用于时间较长的口腔癌联合根治术、上下颌骨切除术、正颌手术和微血管吻合手术等。

2. 全凭静脉复合麻醉　又称全部静脉复合麻醉。是指几种麻醉药物完全经静脉途径给药达到麻醉的方法。麻醉药物选择配伍时要考虑具备以下几种作用：镇痛、催眠、松弛肌肉及抑制不良神经反射等。此方法诱导迅速、麻醉过程平稳，呼吸道分泌物不增加，无污染、苏醒也较快，术后肺部并发症少。此法的缺点是麻醉不易加深，有时需加大辅助用药或肌松剂用量。

（五）控制性降压和低温麻醉

1. 控制性降压麻醉　控制性降压（controlled hypotension）是指麻醉期间主动地将患者血压作有限度地降低的一种方法。目的在于减少术中出血，避免输血和大量输液。主要用于口腔颌面部预计有大量失血的手术、精细的显微外科手术、避免麻醉期间血压急剧增高的手术。采用控制性降压麻醉能有效地降低大动脉张力，减少手术失血量，避免大出血对患者造成的生命威胁，方便显微外科操作。适用于颌面部血管瘤切除术、正颌手术和颅颌根治术等。但对于超高龄、全身情况不佳或伴有脑、心、肺、肝、肾等重要脏器功能严重损害的患者，应禁忌使用。常用控制性降压药物有：硝普钠（sodium nitroprusside）、硝酸甘油（nitroglycerine）、三磷酸腺苷（ATP）、酚妥拉明（phentolamine）、拉贝洛尔（labetalol）等。

2. 低温麻醉　低温（hypothermia）是在全麻的基础上，用物理降温法将体温下降到一定程度，降低体内重要器官尤其是脑的代谢，使耗氧量减少，从而显著延长机体耐受缺血缺氧的时间，以利复杂手术的进行。在口腔颌面外科中，低温麻醉常被应用在创伤大、出血多和涉及颅脑部的手术，例如巨大的颌面神经纤维瘤、双侧颈内静脉结扎、颈动脉体瘤和颅面扩大根治等手术。低温实施中降温的程度应视手术或治疗的具体情况而定。大多口腔颌面手术中，不需阻断全身或大血管血运，仅以降低代谢、减少氧耗为主要目的，较多采用的是浅低温（30～34℃）。

四、口腔颌面外科手术的全麻后处理

手术结束时，虽然全身麻醉已停止，但患者仍处于麻醉药物的残余作用下，或刚从麻醉状态下逐渐复苏，各种并发症发生的概率仍然很高，容易遇到一些危急并发症，因此严密观察患者，特别是呼吸系统并发症。及时发现和处理出现的问题，对保证患者安全十分重要。

（一）严格掌握拔管指征

没有单一的指征能保证可以成功地拔除气管插管，要综合观察患者的清醒程度、吞咽、咳嗽反射情况、肌张力是否完全恢复来决定拔管时机。手术后颌面部解剖位置改变的患者多需留置口咽或鼻咽通气道。对口底、咽旁广泛创伤，苏醒延迟和全身情况差的可适当延长拔管时间。

（二）保持呼吸道通畅

虽然患者的咳嗽反射逐渐恢复，但其神志尚未清醒，机体的正常保护功能反应迟钝，故应密切注意拔管后有无呼吸道梗阻、呕吐误吸、通气不足等情况。仔细观察并及时清除口腔内异物、渗血或分泌物。术后积极排痰，预防感染。术中对气管内插管的移动可造成喉头损伤，或因手术需要留置插管的时间较长及咽后壁、舌根等部位手术，均可引起组织移位、肿胀，导致呼吸困难。因此拔管后吸氧、尽早喉咽部雾化蒸汽吸入，有利于预防喉水肿。复苏期床旁应备有气管切开或环甲膜穿刺器械、氧气、钢丝剪、吸引器及复苏设施，以便必要时气管切开或穿刺。估计拔管后难以维持气道通畅者，则需预先作气管切开术。

（三）监测生命体征

口腔颌面部手术出血较多，应根据血压、脉搏、尿量、中心静脉压来指导血容量的补充。对较大手术的全麻后患者和重症患者，应术后送入麻醉恢复室或重症监测治疗室（intensive care unit, ICU）进行呼吸频率、幅度、潮气量、心电图、吸氧饱和度等方面的监测，为患者救治和平安度过术后危险期创造良好条件。

（四）注意药物的不良反应

某些麻醉剂和辅助麻醉剂对中枢及外周神经可产生抑制作用，如芬太尼、哌替啶和肌松剂可致术后的呼吸抑制；氯胺酮、吩噻嗪类药物则可引起小儿全麻后的躁动不安、肌僵和抽搐等。所以术后应严密观察，酌情处理，必要时应用对抗剂或利尿剂以加快药物排泄。

第三节　镇　　痛

疼痛是一种人人都有过的、与组织损伤或潜在的组织损伤相关的不愉快的感觉和体验，是临床医师最常听到的就诊患者的主诉，是许多疾病的常见症状和体征。口腔颌面部的炎症、外伤、神经疾病、晚期恶性肿瘤以及手术后均可出现剧烈疼痛，需要采用一定的措施，既减轻或消除疼痛，又最大限度地减轻不良反应。急性疼痛是一种保护信号，提醒人们避免进一步损伤，具有明显的生物学意义。而慢性疼痛常常损害患者的生理功能和行为。

一、疼痛的分类和机制

（一）疼痛的分类

疼痛是由于机体受到其内、外伤害性刺激所产生的一种临床症状，分为生理性痛（急性痛）和病理性痛（慢性痛）两种。

1. 生理性痛　是由于明确的组织损伤所致，是给机体发出危险信号的一种保护性反应，具有以下特点：①突发性、自限性；②有特定过程，炎症去除或损伤愈合后疼痛停止；③非甾体抗炎药止痛有效。根据疼痛位置分可为浅表痛和深部痛。浅表痛定位明确，由强刺激皮肤引起；深部痛定位模糊，源于肌肉、肌腱、骨膜和关节。

2. 病理性痛　分为炎症性痛和神经病理性痛。炎症性痛是由创伤、细菌或病毒感染以及外科手术等引起的外周组织损伤导致的疼痛；神经病理性痛是由创伤、感染或代谢病引起的神经损伤所造成的疼痛。均表现为痛觉过敏、触诱发痛和自发痛。常具有以下特点：①疼痛持续 3～6 个月以上；②疼痛持久，无特定过程，外周往往无特定的器质性病变；③常伴有精神症状，如抑郁、睡眠差、性欲低下等；④非甾体抗炎药止痛常无效果。

（二）疼痛的机制

痛觉传递系统包括三个主要成分：外周感觉神经、脊髓到脑干和丘脑的神经元网络，以及丘脑和大脑皮质的相互联系。

疼痛的信息是由一种周围神经感受器——伤害感受器（nociceptor）接纳和传入。伤害感受器分布于皮肤、皮下组织、骨膜、关节、肌肉以及内脏，位于有髓 A-δ 纤维和无髓 C 纤维的游离神经末梢。伤害性感受器传入的冲动，在中枢第一站脊髓背角神经元初步整合后，由脊髓白质的腹外侧索、背外侧索和背柱，传递到丘脑进行加工，伤害性信息最后到大脑皮质产生痛觉。

二、疼痛的治疗

一般认为疼痛治疗的范围主要有以下几个方面：①慢性疼痛性疾病，如腰背痛、颈肩痛等；②神经痛与神经炎，如灼痛、三叉神经痛、带状疱疹后神经痛等；③自主神经功能障碍引起疼痛，如交感神经营养不良、雷诺病等；④血运不良引起的疼痛，如血栓闭塞性脉管炎、肌肉痉挛性疼痛；⑤创伤后疼痛，如手术后疼痛、骨折引起疼痛等；⑥癌性疼痛，包括良、恶性肿瘤引起的疼痛；⑦内脏性疼痛，如泌尿系与胆系结石、心绞痛等；⑧其他，如头痛和原因不明性疼痛等。

疼痛的治疗首先应确定疼痛的原因、性质及部位，尽可能直接治疗原发病，对临床上原发病原因不明或不能彻底治疗者，只能采用减轻或消除疼痛的措施。

（一）药物治疗

常用镇痛药物包括非甾体抗炎药、麻醉性镇痛药，辅助性药物有抗抑郁、抗焦虑与镇静催眠药，糖皮质激素等。在用药前必须熟悉药物的作用、不良反应，合理选择药物，以达到镇痛疗效高，副作用小，患者易于接受的目的。

1. 非麻醉性镇痛药　指解热镇痛抗炎药，有中等程度镇痛作用，对头痛、牙痛、神经痛、肌肉痛和关节痛均有较好的镇痛效果，也可用于术后镇痛和癌性疼痛治疗。长期应用无耐受性和成瘾性。镇痛作用机制主要在外周，是通过抑制局部的前列腺素合成而实现的。常用剂量：阿司匹林 0.3～0.6g/ 次，3 次 /d，口服；布洛芬 0.2～0.4g/ 次，3 次 /d，口服。这类药物的主要副作用是胃肠道反应，对消化道溃疡或食管炎患者不宜应用。由于抑制血小板聚集，患出血性疾病的患者应慎用，择期手术的患者至少应于术前 1 周停止用药。

2. 麻醉性镇痛药　指阿片碱类及其合成代用品，是疼痛治疗的主要药物。主要适用于严重创伤、手术后疼痛和癌性疼痛。不良反应包括便秘、恶心、呕吐等，长期使用具有耐受、依赖、成瘾和呼吸抑制等副作用。因此，在临床使用中必须在专科医师的严格指导下进行镇痛治疗，特别是慢性疼痛患者。常用剂量：吗啡（morphine）单次给药（5～10mg，皮下注射）可维持 4～5 小时；临床上常用作用时间较长的吗啡缓（控）释片（M-Tab）20mg/ 次，每天 2 次，以治疗慢性顽固性剧痛，如晚期癌患者。哌替啶（pethidine）又称为唛啶（meperidine）、杜冷丁（dolantin），是临床上应用最广泛的强效阿片类药，与吗啡相比，镇痛效果较弱和作用时间较短（2～4 小时），主要用于创伤和手术后镇痛，常用剂量为 50～100mg/ 次，肌内注射。其他的麻醉性镇痛药有芬太尼（fentanyl）、美沙酮（methadone）和丁丙诺啡（buprenorphine）等。

癌痛的治疗属长期治疗计划，应用镇痛药治疗癌痛，应按世界卫生组织（WHO）的三阶梯治疗方案来指导使用镇痛药。对于尚未接受疼痛治疗的轻、中度疼痛患者，首先应给予第一阶梯的非麻醉性镇痛药；如果已经使用了第一阶梯药物仍有疼痛，则采用第二阶梯的弱麻醉性镇痛药；若疼痛仍不能缓解，再考虑选用第三阶段的强效麻醉性镇痛药。三阶梯疗法的三种主要药物是阿司匹林、可待因和吗啡，可配合辅助性药物治疗。

3. 辅助性药物

（1）抗抑郁药：抗抑郁药除了抗抑郁效应外还有镇痛作用，可用于治疗各种慢性疼痛综合征。三环类抗抑郁药如阿米替林（amitriptyline）和多塞平（doxepin）的镇痛机制是通过抑制去甲肾上腺素和 5- 羟色胺（5-HT）的再摄取，而去甲肾上腺素和 5- 羟色胺（5-HT）可以作用于中枢和脊髓水平，影响内啡肽介导的疼痛调节通路产生镇痛作用。没有耐药性或成瘾性。阿米替林和多塞平均为 25mg/ 次，3 次 /d，口服。不良反应包括口干、尿潴留、直立性低血压、心动过速等。

（2）镇静催眠、抗焦虑药：疼痛患者大都伴有抑郁、焦虑、失眠等症状，所以在疼痛治疗中，要适时增加抗抑郁、抗焦虑，镇静催眠药物的治疗，改善患者的精神症状，以达到镇痛目的。司可巴比妥（secobarbital）0.1～0.2g/ 次，苯巴比妥（phenobarbital）0.03～0.06g/ 次，地西泮 2.5～5mg/ 次，口服。

（3）糖皮质激素类药物：在疼痛治疗方面应用的糖皮质激素主要有泼尼松、泼尼松龙、地塞米松、倍他米松、曲安松龙等。这类药物的抗炎作用有助于消除肿瘤周围的炎症，缓解对神经的压迫，可口服泼尼松龙（prednisolone）10mg/ 次，3 次 /d。对颞下颌关节炎性疾病等引起的疼痛，可在 2% 的普鲁卡因 1mL 中加 0.5mL（12.5mg）泼尼松龙混悬液行局部封闭。

（4）B 族维生素类药物：维生素是维持机体正常代谢的必要物质，特别是疼痛患者常处于应激状态，使机体对维生素的消耗和需求都相应增多。维生素 B_1、B_{12} 有维持神经功能的作用。临床上可将维生素 B_1 100mg 或维生素 B_{12} 500μg 加入局麻药物中混匀后行神经阻滞治疗神经痛。亦可采用维生素 B_1 100mg，维生素 B_{12} 500～1 000μg/ 隔天 1 次，肌注。

（5）中草药：许多中药具有抗炎、镇痛作用，可酌情选用。

除了前述药物外，卡马西平（carbamazepine）、苯妥英钠（sod.phenytoin）等抗癫痫药也是治疗三叉神经痛的常用药物。

（二）神经阻滞疗法

在末梢神经内或附近注入药物而阻断神经传导功能，达到解除疼痛、治疗疼痛性疾病的方法称神经阻滞（nerve block）疗法。采用的药物有局麻药物和神经破坏性药物两类。需要短期或可逆性的阻断神经功能时使用局麻药物；需要长期或不可逆性的阻断神经功能时使用神经破坏性药物。如可采用局麻药物单独阻滞三叉神经上颌支或下颌支，作为诊断性措施明确三叉神经痛定位；采用神经破坏性药物无水乙醇或 8%～12% 的酚甘油进行神经阻滞，可较长时间甚或永久性（不可逆性）阻断神经传导功能，可用于治疗癌痛和三叉神经痛等顽固性疼痛。

（三）针灸疗法

针灸几乎可以治疗各种疼痛，在我国历史悠久，它是利用金属的毫针、三棱针等在体表的腧穴上进行针刺而达到缓解疼痛的目的。有关针灸镇痛机制的研究很多，一般认为中枢神经系统除了存在一些对伤害性刺激非常敏感的痛觉中枢外，在中枢各级水平还存有"痛觉调制系统"，针灸疗法可能通过抑制或调制痛觉冲动向中枢的传递，使伤害性疼痛刺激引起的感觉和反应受到抑制，从而产生镇痛效应。此外，针灸的镇痛效应还有体液因素的参与。

采用针灸治疗疼痛时，可选取有疼痛或压疼点的局部腧穴，即"以痛为腧"。亦可按经络循行部位选远处腧穴，即"循经取穴"。治疗急性、剧烈疼痛时，循经取四肢穴位在临床实践中最常用，如颌面部手术后疼痛、神经痛、牙痛，取手阳明大肠经的迎香穴，远端循本经取合谷穴。针刺"得气"后医师捻转针柄时有紧、沉感；患者有酸、胀、麻、沉重感，疼痛减轻。为了维持镇痛和加强镇痛效果，得气后可留针 15～30 分钟或将电针仪的导线连接至针柄上作为刺激源。

针刺镇痛较安全，效果较好，但有时可出现晕针、滞针、血肿等不良反应。

（四）射频温控热凝术

射频温控热凝术（radiofrequency coagulation）可用于治疗三叉神经痛和舌咽神经痛，其具体方法见第十章。

（五）电刺激疗法

电刺激镇痛技术的理论和实践依据是在脊髓闸门控制学说（spinal gate control theory）以及针麻原理研究的基础上发展形成的，该理论认为脊髓后角调节感受信息的传递，较大的有髓纤维（即机械性刺激感受纤维）的活动将抑制较小纤维（即感受伤害的 C 纤维）的活动，减少疼痛。该方法具有既能减少患者对麻醉性药物的依赖性，又能避免损伤性手术的后遗症等优点。

经皮神经电刺激疗法（transcutaneous electrical nerve stimulation，TENS）是采用电脉冲波刺激仪，通过放置在身体疼痛区域皮肤上的双电极，使低压电流透过皮肤对机体粗神经末梢进行温和的刺激，以达到提高痛阈、缓解疼痛的一种方法。经皮神经电刺激疗法常用于缓解手术后疼痛、神经痛、关节痛等。

（六）放疗和化疗

放疗和手术可使口腔颌面部癌达到治愈效果，也可用于减轻或缓解因肿瘤引起的疼痛。考虑放疗时，必须鉴别引起疼痛的原因是否为恶性肿瘤。放疗对肿瘤侵犯骨质引起的疼痛通常有效，对神经受累引起的疼痛疗效较差，对软组织肿块所致的疼痛疗效最差。疼痛缓解的可能性还取决于能够应用的有效照射量和肿瘤的放疗敏感性。肿瘤的组织学类型及部位对放疗效果有影响。骨的转移癌采用局部治疗时，姑息性放疗可有效地缓解疼痛。因脑转移引起的头痛，如配合应用皮质类固醇治疗，20～30Gy 常有较好镇痛效果。

化疗药物也可用于治疗癌痛。不同类型的肿瘤对化疗的反应不同。对放疗不敏感的肿瘤，如腺癌、恶性黑色素瘤、骨和软组织肉瘤，采用化疗同样不易获得使肿瘤缩小、缓解疼痛的效果。从理论上讲，对肿瘤引起的多个部位疼痛，化疗较为有效。颌面、口咽及颈部的复发癌常累及神经结构，采用抗癌药物化疗难以控制疼痛，应选用镇痛药、神经阻滞或手术镇痛。大多数头颈部恶性肿瘤化疗仅起姑息性作用。化疗过程中必须注意药物的毒性反应和其他不良反应。

（七）手术疗法

对其他疗法反应差的三叉神经痛或癌痛，可经颞部入路或枕下入路行三叉神经感觉根切断术。对发作频繁、疼痛剧烈、非手术疗法无效的舌咽神经痛可行颅内或颅外舌咽神经切断术。治疗三叉神经痛的三叉神经周围支撕脱术详见第十一章。

（八）心理疗法

口腔颌面部痛，尤其是慢性疼痛，还可采用心理疗法。心理疗法种类繁多，在疼痛治疗中常选择行为疗法、精神分析法、支持疗法、催眠和暗示疗法、放松疗法等。不论患者的这种疼痛是由什么原因所导致的，一种心理疗法只要能使患者的主观状态得到改善，都可以减轻疼痛。

小 结

　　局部麻醉是应用局麻药或其他方法暂时阻断机体一定区域内神经的感觉传导功能，使该区域痛觉消失的方法。目前常用的局麻药有酰胺类的利多卡因、丁哌卡因；脂类的普鲁卡因、丁卡因。口腔颌面外科常用的麻醉方法包括：表面麻醉、浸润麻醉、阻滞麻醉和冷冻麻醉，冷冻麻醉现已应用较少。局部麻醉可能出现的并发症有：晕厥、过敏反应、中毒、注射区疼痛和水肿、血肿、感染、注射针折断、暂时性面瘫、神经损伤、暂时性牙关紧闭、暂时性复视或失明、颈丛神经阻滞麻醉的并发症。

　　全身麻醉是指由麻醉药物产生的可逆性全身痛觉消失和意识消失，同时存在反射抑制和肌松弛的一种状态。

　　疼痛的治疗首先应确定疼痛的原因、性质及部位，尽可能直接治疗原发病，常用的方法有：药物治疗、神经阻滞疗法、针灸疗法、射频温控热凝术、电刺激疗法、放疗和化疗、手术疗法、心理疗法等。

思考题

1. 局麻药物中加用肾上腺素的作用是什么？应注意哪些问题？
2. 下牙槽神经阻滞麻醉口内注射法如何操作？麻醉区域与注意事项有哪些？
3. 常见的局麻并发症有哪些？如何防治？

（吕　波）

第四章 牙及牙槽外科

　学习目标

　　1. 掌握：牙拔除术的适应证、禁忌证；牙拔除术的基本手术步骤、操作方法及各类牙拔除的特点；牙拔除术的术中、术后的并发症及其防治。

　　2. 熟悉：拔牙器械及其使用方法。

　　3. 了解：牙槽外科手术的方法。

第一节　牙拔除术概述

　　牙拔除术（exodontia）是口腔颌面外科门诊最常规的手术，常作为某些牙病的终末治疗手段，也是治疗口腔颌面部牙源性疾病或某些相关全身疾病的外科措施。

　　牙拔除术作为一种外科手术，不可避免地造成术区软、硬组织不同程度的损伤，产生出血、肿胀和疼痛等局部反应，同时也会引发不同程度的全身反应，如血压、心率、体温、精神、心理等变化。牙拔除术的准备和操作应遵循无痛、无菌、微创等外科原则。尽管手术是在口腔特定环境下进行，唾液和口腔宿留微生物使手术不可能在无菌条件下进行，但无菌操作的原则仍应坚决执行。疼痛控制应当作为成功完成手术的先决条件，医师应以最小的损伤换取手术的成功。因此，口腔医师只有全面掌握了口腔及相关临床各科的知识、熟练的技术和完美的技巧，才能取得拔牙手术的成功。

一、适应证

　　牙拔除术的适应证是相对的。随着口腔医学的发展，口腔治疗技术的提高，口腔微生物学和药物学的发展，口腔材料和口腔修复手段的不断改进，拔牙适应证正在不断变化，过去很多认为应当拔除的患牙现已可以治疗、修复并保留下来。必须强调的是：口腔医师的职责，首先应考虑患牙能否保留，应最大限度地保持功能及美观。故考虑牙是否应拔除时，要持慎重态度，既应遵守一定原则，又要灵活掌握运用。

　　1. 牙体病　牙体组织龋坏或破坏严重、用现有的修复手段已无法恢复和利用者可拔除。如牙冠破坏严重而牙根经治疗后可用桩核、根帽等方式修复者应尽量保留。一些牙隐裂经一定治疗后可考虑保留。

2. 根尖周病 严重的根尖周病变，不能用根管治疗、根尖切除等方法治愈者可拔除。

3. 牙周病 晚期牙周病，牙周骨组织支持大部丧失，采用常规和手术治疗已无法取得牙的稳固和功能。

4. 牙外伤 牙外伤冠折通常经过治疗处理是可以保留的，冠根折应依据断面位于龈下的位置、松动度、牙周组织状况、修复条件等综合考虑是否保留，也可经冠延长等手术改善条件后留存患牙。根中 1/3 折断一般为拔牙适应证。根尖 1/3 折断可经治疗后观察。脱位或半脱位的牙，如牙体组织基本完整，均应复位保留。

5. 移位、错位牙 影响功能、美观、造成邻近组织病变或邻牙龋坏，不能用正畸等方法恢复正常位置者均可考虑拔除。

6. 埋伏牙、阻生牙 引起邻牙牙根吸收、冠周炎、牙列不齐、邻牙龋坏的埋伏牙、阻生牙均应拔除。

7. 额外牙 额外牙常会引起正常牙的萌出障碍或错位，造成错𬌗畸形，常为拔牙适应证。

8. 融合牙及双生牙 发生于乳牙列延缓其牙根的生理吸收，阻碍其继承恒牙的萌出者应拔除。

9. 滞留乳牙 影响恒牙正常萌出者应拔除；乳牙慢性根尖周炎反复急性发作、乳牙根尖外露刺伤周围软组织者应予拔除；乳牙滞留，如继承恒牙先天缺失或埋伏阻生时可予以保留。

10. 治疗需要 因正畸治疗需要进行减数的牙；因义齿修复需要拔除的牙；囊肿或良性肿瘤累及的牙，可能影响治疗效果者均为拔牙适应证。恶性肿瘤放疗前，为减少其并发症的发生，拔牙适应证可适当放宽。

11. 病灶牙 引起颌骨骨髓炎、牙源性上颌窦炎等局部病变的病灶牙为拔除适应证。内科疾病的病灶感染学说认为在极少数情况下，口腔内患牙的局部病变可能会成为远隔组织、器官疾病的致病因素，可能引发亚急性心内膜炎、某些肾炎、虹膜睫状体炎、视神经炎、视网膜炎等。在相关专科医师的要求下可慎重考虑拔除。

12. 骨折累及的牙 颌骨骨折或牙槽骨骨折所累及的牙，应根据牙本身的情况决定，尽可能保留。

二、禁忌证

牙拔除术的禁忌证亦具有相对性。禁忌证受全身系统状况、口腔局部情况、患者精神心理状况、医师水平、设备药物条件等因素的综合影响。在一定程度上，拔牙的禁忌证是可以转化的。某些疾病经综合治疗后，在一定的监控条件下也可实施拔牙手术。

（一）高血压

WHO 定义，血压低于 120/85mmHg 为正常血压；血压高于 140/90mmHg 为异常血压；介于两者之间为临界血压。如为单纯性高血压病，在无心、脑、肾并发症的情况下，一般对拔牙有良好的耐受性。如血压高于 180/100mmHg，则应先控制血压后再行拔牙。手术的激惹必然造成血压的骤然升高，如术前血压较高，可能导致高血压脑病或脑血管意外等危象。如患者有头痛头晕症状、血压既往水平较高、近来血压波动较大，应暂缓拔牙。

如为异常血压,最好在心电监护下行牙拔除术。术前可给予硝苯地平、地西泮类药物控制较高血压,减少血压波动。应采用缓解焦虑的措施,术前也可给予适量的镇静剂。手术应在无痛的条件下进行,局麻药物以使用 2% 利多卡因为宜,如使用含有肾上腺素的局麻药物,肾上腺素一次剂量不能超过 0.04mg。术后应继续控制血压,防止拔牙后出血。

(二)心脏病

术前应了解患者患有哪类心脏病,及其患病程度如何、治疗情况、目前心功能状况等。一般而言,心脏病患者如心功能代偿尚好,为Ⅰ级或Ⅱ级,可以耐受拔牙及其他口腔小手术。但必须保证镇痛完全;保证患者安静、不激动,避免患者恐惧或紧张。局麻药物以 2% 利多卡因为宜,但如有二度以上的传导阻滞不宜应用。去甲肾上腺素作为血管收缩剂使用对提高局麻麻醉效果,延长麻醉时间,减少术中出血起到关键的作用,但也存在加快心率、升高血压、减少心肌供血等不良反应。近期的研究普遍认为,加用血管收缩剂对于心血管病患者的局部麻醉是利大于弊,但应控制剂量,主张成人每 30min 周期内,注入含 1:100 000 去甲肾上腺素的局麻药物不要超过 4mL,即去甲肾上腺素的总剂量应控制在 0.04mg 以内。

冠心病患者可因拔牙而发生急性心肌梗死、房颤和室颤等严重并发症,应注意预防。术前应给予扩张冠状动脉的药物(口服硝酸异山梨酯 5～10mg;或含服硝酸甘油 0.3～0.6mg;或口服阿替洛尔 25～50mg),有助于预防并发症的发生。

心血管瓣膜受损类疾病是常见的心脏病。口腔是一种污染的手术环境,并且所要拔除的患牙周围通常有慢性感染存在,拔牙操作可能使细菌进入血液循环,引起一过性的菌血症。菌血症的发生与牙周组织感染的程度、拔牙的数目、手术持续时间和口腔卫生状况有关。风湿性心脏病、获得性瓣膜功能不全、多数先天性心脏畸形、人工心脏瓣膜和瓣膜手术后、有细菌性心内膜炎病史的患者是细菌性心内膜炎的易感人群。细菌性心内膜炎的病死率很高,预防其发生极为重要。

预防性使用抗生素是心瓣膜病患者接受口腔手术处理前所必需的,心瓣膜病患者在改善口腔卫生情况后,术前按药物血浆浓度峰值产生时间使用青霉素族抗菌药物(无过敏史者)。但近 14 天内使用过青霉素者,则不得使用青霉素预防心内膜炎。

高血压性心脏病者多有左心室心肌肥厚、扩张,晚期则心脏扩大,左心衰竭。也可并发冠心病,同时有心绞痛或心肌梗死。拔牙时的防治措施与高血压病及冠心病相同。

肺心病则因肺动脉压增高而有右心室肥大、右心衰竭。早期症状为咳嗽、哮喘、呼吸困难、肺啰音、桶状胸,晚期则有颈静脉怒张、肝大、腹水、下肢水肿等。拔牙时应预防发生心肺功能衰竭,可用抗生素预防肺部感染。必要时给予氧气吸入。

先天性心脏病多为心房或心室间隔缺损,或动脉导管未闭、肺动脉口狭窄、法洛四联症等。患者多有发绀、心悸、气急、咳嗽、胸痛、头晕、易乏等症状。拔牙时应注意预防细菌性心内膜炎的发生。

心肌炎多为病毒性,重者有心脏扩大、心律失常、心力衰竭等症状。拔牙时应注意预防心脏意外。

心律失常者,如为偶见的期前收缩,不增加手术危险性。频发性室性期前收缩者在麻醉和手术时易增多,有发生室性心动过速的可能性,应及时控制。无症状的一度或二度房室传导阻滞一般可耐受手术。三度者不宜拔牙。右束支传导阻滞而心功能良好者可拔牙。完全性左束支传导阻滞常发生于严重心脏病,需注意,双侧阻滞者危险性大,不可拔牙。

有下述情况应视为拔牙禁忌证或暂缓拔牙：

1. 有近期心肌梗死病史者。在经治疗好转后 6 个月，临床症状及心电图变化皆已稳定后方可考虑拔牙。疼痛、恐惧、紧张等可诱使再次发生心梗，极为危险。如必须拔牙，需经专科医师全面检查并密切合作。

2. 近期心绞痛频繁发作。

3. 心功能Ⅲ～Ⅳ级，或有端坐呼吸、发绀、颈静脉怒张和下肢水肿等症状。

4. 心脏病合并高血压，应先治疗后拔牙。

5. 有三度或二度Ⅱ型房室传导阻滞、双束支阻滞或阿斯综合征（突然神志丧失合并心传导阻滞）史者。

心脏病患者监测拔牙应在安静宽敞的专用诊室，配备心电图仪、多导生理监测仪、氧气传输设备、气管插管器械、心脏除颤仪等监测和抢救器材及配齐各类急救药品。心血管病拔牙门诊配备的医护人员应是：操作熟练的牙槽外科医师；具有临床急救实践经验的心内科医师或麻醉师；操作娴熟的护士。

（三）血液病

1. 贫血 指外周血液血红蛋白量低于正常值的下限，一般伴有红细胞数量或比容减少。WHO 诊断贫血的血红蛋白标准（氰高铁血红蛋白法测定）为：成年男性低于 130g/L，成年女性为低于 120g/L，孕妇低于 110g/L。

贫血患者最常见的体征是皮肤和黏膜苍白，观察指甲、手掌、皮肤皱纹处、口唇黏膜和睑结膜等处较为可靠。头晕、疲倦、乏力、耳鸣、记忆力减退和思想不集中等皆为常见的症状。如血红蛋白在 80g/L 以上，红细胞比容在 30% 以上，一般可以拔牙。但老年或动脉硬化者，血红蛋白应维持在 100g/L 左右才能拔牙，以防止术中出血。

（1）再生障碍性贫血：口腔门诊一般多见为慢性再生障碍性贫血，皮肤及黏膜可有出血瘀斑。血液检查血红蛋白及红细胞、白细胞、血小板均减少，出血时间及血块收缩时间也延长。如经治疗已缓解且血红蛋白在 80g/L 以上者，可以拔牙。但应预防术后出血及感染。急性再生障碍性贫血可因拔牙而发生严重的出血和感染，应禁忌拔牙。

（2）巨幼细胞性贫血：主要由体内缺乏维生素 B_{12} 或叶酸所致。临床上有三种主要类型，即营养性巨幼细胞性贫血，以叶酸缺乏为主，恶性贫血，以及药物性巨幼细胞性贫血。如贫血不严重，对拔牙耐受性良好者，可以拔牙。

（3）缺铁性贫血：是体内缺铁的发展结果。最早是贮存铁耗尽；继之为缺铁性红细胞生成；最后才发生缺铁性贫血。以上三阶段总称为铁缺乏症。贫血不严重者可耐受拔牙。

（4）溶血性贫血：多属慢性、起病缓慢，症状轻，有贫血、黄疸、肝脾大三大特征。溶血性贫血，尤其是自身免疫性者（抗人球蛋白试验阳性）和阵发性睡眠性血红蛋白尿者，术中或术后有发生溶血危象或肾上腺皮质危象的可能，应与有关专家合作拔牙。

2. 白细胞减少症和粒细胞缺乏症 外周血白细胞低于 $4×10^9/L$，称为白细胞减少症。粒细胞绝对计数持续低于 $2×10^9/L$，称为粒细胞减少症；如低于 $1×10^9/L$，称为粒细胞缺乏症。中性粒细胞如低于 $1×10^9/L$ 时，易引起严重感染和影响创口愈合，应避免拔牙及手术。如中性粒细胞在 $(2～2.5)×10^9/L$ 或白细胞总数在 $4×10^9/L$ 以上，患者可以耐受手术及拔牙。

3. 白血病 为造血组织的恶性疾病，约占癌症总发病率的5%。

（1）急性白血病常有发热和感染，以咽峡炎及口腔炎多见。约 1/3 以上患者起病时伴出血倾向，2/3 患者有贫血。白血病细胞浸润口腔黏膜可引起牙龈及舌肿胀，牙龈出血并继发感染。急性白血病应禁忌拔牙。

（2）慢性白血病国内以慢性粒细胞白血病（慢粒）多见，主要见于中年人，慢性淋巴细胞白血病（简称慢淋）多见于 50~60 岁的中、老年人，起病较缓慢，早期多无明显症状，常因发现脾大或白细胞异常而确诊。如需拔牙，应经内科治疗病情处于稳定期时进行，并应预防感染及出血。

4. 出血性疾病 为止血功能缺陷引起，表现为自发性出血或损伤后出血不止。

（1）原发性血小板减少性紫癜：或称自身免疫性血小板减少性紫癜。为较常见的一种出血性疾病。无特殊原因引起的血小板减少，发病机制与免疫有关。本病特点为血小板寿命缩短，脾无明显肿大，骨髓巨细胞增多。

急性型常见于儿童，突然发生广泛、严重的皮肤及黏膜出血。此时不可拔牙。慢性型较常见，约 80% 为青年女性。起病慢，可有持续性出血或反复发作。主要表现为皮肤出血点、瘀斑、牙龈及口腔黏膜出血。女性有经血过多的现象。血液检查血小板减少并有形态异常，出血时间延长，但凝血时间正常，血块收缩不佳。拔牙应选择血小板计数在 50×10^9/L 以上进行，并在手术时注意止血，手术后继续预防出血。拔牙或手术最好在血小板计数高于 100×10^9/L 时进行。

（2）血友病：为一组遗传性凝血功能障碍的出血性疾病。共同特征为活性凝血活酶生成障碍，终身皆有轻微创伤后出血倾向。凝血时间延长为本病的特征，拔牙可引起严重出血。应注意询问患者及其家族中有无出血史。血友病必须拔牙时，应补充凝血因子Ⅷ。当凝血因子Ⅷ浓度提高到正常的 30% 时，可进行拔牙或小手术。拔牙时应收住院输鲜血，术中尽量减少创伤，术后拉拢缝合牙龈，缩小创口，拔牙创内填塞止血药物。口腔清洁并合理使用抗生素预防术后感染的发生。

（四）肝病

急性肝炎期间应暂缓拔牙。慢性肝炎肝功能有明显损害者，患者可因凝血酶原及其他凝血因子的合成障碍，拔牙后易出血。故术前应作凝血功能检查。异常者应于术前 2~3 天开始，给予足量维生素 K 及 C，并给予其他保肝药物；术后继续。术中还应加用局部止血药物。对肝炎患者实施手术应注意病毒防护，避免院内感染。

肝硬化患者如处于肝功能代偿期，肝功能检查在正常范围内或仅有轻度异常，可以拔牙，但应注意出血的可能性。

（五）肾病

慢性肾功能不全是临床上较常见的疾病，如处于肾功能代偿期，即内生肌酐清除率 > 50%，血肌酐 < 132.6μmol/L（1.5mg/dL）临床无症状，可以拔牙，但在手术前后应注意预防感染，以预防术后发生暂时性菌血症，导致肾病恶化。

急性肾炎和慢性肾炎重症者，不应拔牙。严重肾病或肾功能衰竭者，禁忌拔牙。

（六）糖尿病

糖尿病是一种常见的代谢内分泌疾病，有 1 型及 2 型之分。绝大多数为原发性，1 型患者的遗传倾向明显；2 型多见于中老年。其临床特征为多食、多饮、多尿和体重减轻，尿糖试验阳性，血糖增高等症状，并可伴发心血管、肾、眼及神经等器官病变。患者对感染抵抗力较差，而感染又会加重糖尿病病情。因此，未控制且严重的糖尿病患者应延缓拔牙。如需拔牙，空腹血糖应控制在 8.88mmol/L（160mg/dL）以下，手术前后应给予足量抗生素预防感染。

接受胰岛素治疗的糖尿病患者，拔牙最好在早餐后 1～2h 进行，因此时药物作用最佳。术后应注意进食情况、继续控制血糖，可考虑预防性使用抗生素。

（七）甲状腺功能亢进

本病为甲状腺呈高功能状态，其特征为甲状腺肿大、基础代谢率增加和自主神经系统失常。主要有甲状腺肿大、眼球突出、平举伸手时有细震颤、失眠、紧张、焦虑、多汗、易激动、心动过速等症状。手术的精神刺激及感染可能引起甲状腺危象，有危及生命的可能。如需拔牙应在本病控制后，静息脉搏在 100 次 /min 以下，基础代谢率在 +20% 以下方可进行。术前应消除患者紧张、焦虑情绪，麻醉药物中勿加肾上腺素，术前、术中、术后应监测脉搏和血压，注意预防术后感染。

（八）月经期

月经期拔牙，有可能发生代偿性出血，应暂缓拔牙。但急需的简单拔牙仍可进行，应注意防止出血。对较复杂、需时较久、创伤较大的拔牙手术，仍以暂缓为好。

（九）妊娠

对于引起极大痛苦，必须拔除的牙，在正常健康者的妊娠期间皆可进行。但对选择性手术则应全面衡量。在怀孕的第 4～6 个月期间，进行拔牙或手术较为安全。妊娠期的前 3 个月易发生流产，且前 3 个月时，孕妇可能仍有恶心、呕吐等反应，使口腔内的操作困难；后 3 个月时，则有可能早产。对有流产、早产史者，更应注意。拔牙时应解除患者顾虑及恐惧，选择不加肾上腺素的麻醉药物。术中应手法轻巧，避免带来不必要的创伤。

（十）口腔恶性肿瘤

口腔恶性肿瘤患者，如位于恶性肿瘤区内或已被恶性肿瘤累及的牙，禁忌拔除，应与肿瘤一并行根治性手术治疗。

放射治疗前，位于照射区内的患牙拔除，应持慎重态度。一般认为，应在放射治疗 2 周前拔除。放疗期间和放疗后的 3～5 年内，不应拔牙，否则可引起放射性骨坏死。如必须拔牙时，术中要力求减少创伤，手术前后应给予大量抗生素控制感染。

（十一）急性炎症期

在感染的急性期拔牙应根据感染的部位、波及的范围、病程的发展阶段、细菌的种类和毒力、拔牙创伤的大小、医师所能使用的抗生素水平、患者的全身状况、有无并发症等因素综合考虑。如感染是牙源性的，拔牙有利于去除病灶和引流，未发生全身并发症，且易于拔除的牙，可在有效的抗生素控制下拔除，术后应严密观察。例如，急性蜂窝织炎，应首先控制炎症，一旦炎症有所控制则应及时拔除患牙。急性颌骨骨髓炎当牙已高度松动，拔牙有助于引流及炎症局限时，在抗生素控制下亦可拔牙。复杂阻生牙拔除，由于创伤大，有可能使炎症扩散，则应先控制炎症。但容易拔除的阻生牙，拔除有利于冠周炎的控制，可在抗生素控制下拔牙。腐败坏死性龈炎、急性传染性口炎应暂缓拔牙。

（十二）长期肾上腺皮质激素治疗

长期使用肾上腺皮质激素类药物者，可导致肾上腺皮质萎缩。这类患者的机体应激反应能力及抵抗力均降低，如发生感染、创伤、手术等应激情况时，可导致危象的发生，必须及时抢救。患者出现高热、恶心呕吐、腹泻、失水和烦躁不安，最终发生循环衰竭，血压下降、脉细弱而速等，必须及时抢救。术后 20 小时左右是发生危象最危险的时期。术者拔牙前应与专科医师合作,术前迅速加大皮质激素用量,术中需注意减少创伤、消除病员顾虑及恐惧、保证无痛和预防术后感染的发生。

（十三）长期抗凝药物治疗者

陈旧性心肌梗死、冠心病合并高血脂、血黏滞性增高、持续性房颤、或有脑血栓病史的患者现多采用抗凝剂降低血液黏滞度、防止血栓形成,以预防复发。对长期服用小剂量阿司匹林者,如考虑停药的风险比拔牙后出血的危害更大,拔牙前通常可以不停药,如需停药应在术前 3～5 天开始,术后拔牙创内可置入碘仿海绵等止血,并密切观察 30 分钟后,无活动性出血即可离开。术后次日无活动性出血,即可恢复血小板抑制类药物的服用。对心瓣膜置换术、冠状动脉搭桥或成形术后的患者,可使用巴曲酶预防术后出血。对长期使用肝素的患者,如停药,药效需在五个半衰期后方可解除,通常肝素静脉注射 6 小时后、皮下注射 24 小时后,方可进行手术。

（十四）神经精神疾病

神经精神疾病,不是拔牙禁忌证,是相对禁忌的因素。因精神与肉体的刺激容易引起情绪激动,这类患者主要为合作问题。如帕金森病患者,经常有不随意的活动;大脑性瘫痪,有痉挛状态;这些患者皆不能合作,除非使用全麻,方可进行手术。

三、术前准备

术前准备就是依据手术目的制订计划,在手术前对患者的身体状态作出必要的调整,对手术人员、手术器械、手术场地进行必要准备和检查,对术野进行必要的清洁和预备,以保证手术安全顺利完成。

（一）患者术前的思想准备

患者对自己所患疾病普遍存在忧虑和焦急心理,对拔牙有紧张恐惧心理。根据国内的统计,拔牙患者口腔科焦虑症患病率为 38%,精神心理状态的变化可导致机体生理功能的变化,对于有全身系统性疾病的患者其影响尤为明显。术前心理准备的目的是:增强患者对治疗的信心,取得与医师的配合;减少情绪波动对生理功能的影响,使手术顺利平稳地完成。

为达到调整患者心理状态的目的,术前的思想准备包括:①应与患者建立良好的沟通。通过适当的解释,安慰性的语言取得患者的信赖;②避免使用刺激性的字眼。③对于恐惧严重的患者可以使用分散注意力、呼吸放松疗法等椅旁调整缓解方法。

（二）术前检查

术前检查的内容有病史采集,局部检查和全身检查,以及必要的辅助检查。应将患牙咀嚼系统、口腔颌面部与全身作为相互密切关联的整体加以全面关注。

1. 全身检查　在全面了解现病史的同时,既往史的追溯要高度重视,特别是有全身其他系统性疾病时。对于拔牙术可诱发或加重的重要器官疾病(如心脏病、高血压)、易发生术后感染的疾病(糖尿病、开放性肺结核)、可能引起拔牙后出血的疾病(如血液病、肝病)、可能造成伤口愈合延迟的疾病(如糖尿病、消耗性疾病、放射治疗)等情况应着重了解。

2. 局部检查　首先对口腔情况做全面细致的检查,然后检查将要拔除的牙,确定所要拔除的牙是否属于拔牙适应证的范围。

(1)牙体情况:检查患牙的病损程度。有无充填物或修复体,是否为死髓牙,有无隐裂或纵折。

（2）牙周情况：有无炎症、肿胀。有无牙石、牙龈炎、牙周萎缩、牙周袋形成等。

（3）口腔黏膜情况：有无充血、水肿、溃疡、糜烂、出血、增生瘘管与窦道等。

（4）其他情况：还需检查邻牙有无龋坏或充填物和修复体，牙槽骨吸收和牙松动程度等，都要在病史中记录。X线片对判断牙根的数量和形态可提供直观的资料；可以用来判定阻生牙和埋伏牙在颌骨中的位置、与邻牙的关系以及重要解剖结构的相对位置；可以了解根尖周病变和骨质状况。

术前检查的目的是要明确：拔哪个牙？为什么拔？现在能否拔？选用哪种麻醉药物和方法？术中可能出现的情况及对策？准备用什么器械？用什么方法拔？如果有多个牙需要拔除，应在术前全面考虑，制订全面计划，分次拔除不能保留的患牙。

（三）手术医师的准备

手术医师根据患者的检查情况制订恰当的手术预案，应以冷静、平和、自信的心态进行手术。手术医师严格按照无菌操作的原则，穿好手术衣，戴好手术帽和口罩；按照标准洗手法进行洗手、戴手套，完成对术者的准备。

（四）患者与术者体位

拔牙时患者多采用坐位或半卧位。要充分利用手术椅的可调节性，使术区直接暴露在光线和术者的视野中。拔上颌牙时，患者头部应稍后仰，高度居术者肩、肘关节之间，使开口时上颌牙的平面约与地平面成45°。拔除下颌牙时，患者头部平术者肘关节高度或更低，使开口时下颌牙平面与地面平行。

术者应位于患者的右前方，拔下前牙时，应位于患者的右后方。使患者与术者都能处于舒适、自然、稳定和便于操作的体位。

（五）手术区准备

口腔为有菌环境，难以达到无菌程度，但术者不能因此而降低消毒与灭菌的要求，所用的手术器械与敷料等均需严格消毒灭菌。在准备术野前，应嘱患者取下所配戴的可摘义齿和眼镜等，以免妨碍手术或造成破坏。如牙石较多，应先行洁治。如为拔除阻生牙、埋伏牙，或需翻瓣去骨的手术，则口周与面部的皮肤常规消毒铺无菌巾。口腔术区及麻醉刺入区多用0.5%碘伏消毒。

（六）器械准备

根据患牙位于牙列中的位置、牙冠大小、牙根的数量和形态、牙体组织破坏程度、周围骨质状况选择合理、适用、效率高的拔牙器械。

1. 一般拔牙手术，应选择相应牙钳及牙挺，并准备牙龈分离器，刮匙。

2. 准备作翻瓣、去骨并修正牙槽突时，应准备手术刀、骨膜分离器、骨凿、骨钳、骨锉、持针器、组织镊、剪及缝针缝线等。

四、拔牙器械

（一）牙钳（dental forceps）

1. 牙钳的结构 由钳喙、关节、钳柄构成。

钳喙是用以夹持牙齿的部分，钳喙有多种形态。多数牙钳采用通用型钳喙，其形态是对称的。钳喙为外凸内凹。内凹面使牙钳与牙根成面与面的接触；非锐利的喙缘与牙面成线面形接触；锐利喙缘还可使牙龈附着进一步分离，并增进牙钳更广泛地夹住牙根。

　　钳柄是手术者握持的部分，它有各种形态，以适应牙钳避让邻近组织而探入口腔内患牙部位的要求，并能舒适牢固地握持。钳柄的长度可增加人力的机械效能。

　　关节是连接钳喙与钳柄的结构，并能使其活动灵活、便于启闭。

　　2. 牙钳的类型

　　（1）按形态分可分为直钳、反角式钳、刺枪式钳、直角鹰嘴式钳。

　　（2）按钳喙形态分可分为对称型，即通用型；非对称型是为拔上颌磨牙设计的，左、右各一。特点是颊侧钳喙中部有一角形突起，以伸入上颌磨牙两颊根分叉处更紧密地夹持磨牙。

　　（3）牙钳按牙位分为前牙钳、上颌前磨牙钳、上颌根钳、第三磨牙钳、牛角钳等。此分类有利于初学者识别牙钳，待熟练掌握后，选择使用牙钳时则不必拘泥于其名称的限制（图4-1）。

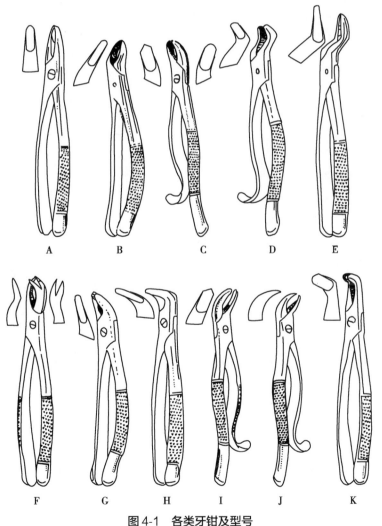

图4-1　各类牙钳及型号

A. 上颌前牙钳　B. 上颌前磨牙钳　C. 上颌第一、二磨牙钳　D. 上颌第三磨牙钳

E. 上颌根钳　F. 上颌牛角钳　G. 下颌前磨牙钳　H. 下颌前牙钳与根钳

I. 下颌磨牙钳　J. 下颌牛角钳　K. 下颌第三磨牙钳

3. 牙钳的使用　牙钳用右手握持，将钳柄置于手掌，一侧钳柄紧贴掌心，另一侧钳柄以示指和中指把握，无名指与小指伸入钳柄之间，以便张开钳柄与钳喙。当夹稳患牙后，退出无名指、小指，与示指、中指同在一侧，紧握钳柄，拇指按在关节处，即可进行拔牙手术。

安放牙钳时，牙钳的钳喙一般应与患牙的长轴平行，以防断根及伤及邻牙。在拔牙的全过程应始终夹紧患牙，以完成各种拔牙动作，并向根方推进。

使用牙钳时应注意保护。拔上颌牙，术者可用左手两指捏触患牙和邻牙；拔下颌牙用左手拇指扶于钳喙与钳柄交界区，起到辅助加力和防止伤及对牙的作用，其他手指托住下颌下缘，起固定颌骨及减小对颞下颌关节损伤的作用（图 4-2，图 4-3）。

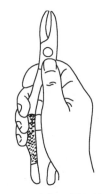

图 4-2　上颌牙钳握持法

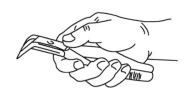

图 4-3　下颌牙钳握持法

（二）牙挺（elevators）

对牢固的或无法直接夹持的患牙，牙挺常为首选使用的器械。牙挺对牙槽突的创伤较大，术中要与牙钳配合使用。

1. 牙挺的构成　由挺刃、挺杆、挺柄构成。

挺刃是作用于患牙的部分，它的形状及大小随使用目的而有所不同。挺刃多数中间有稍倾斜的纵行凹槽，刃端为圆弧状锐利边缘。也有的末端成尖状者。

挺柄是术者握持的部分。有直柄和横柄两种。直柄的牙挺，柄与中轴在一条直线上。

挺杆是挺刃和挺柄的连接部分。多为直型，也有因功能不同而成曲折状的，其角度因功能要求而不同。

牙挺用右手握持，挺柄置于掌心，用中指、无名指和小指握持挺柄的一侧，平伸拇指，把握住挺柄的另一侧，示指固定在挺杆上。根尖挺挺柄细长，常采用执笔式握持，小指或无名指常在所拔牙附近硬组织处作为支点，以控制所用力大小和方向。

2. 牙挺的类型　按形状分直挺、弯挺、三角挺。按挺刃的宽窄和功能分牙挺、根挺、根尖挺。

3. 牙挺使用的基本原理　是力学中杠杆、轮轴与楔原理。

（1）杠杆原理：根据杠杆原理公式，力×力臂＝重×重臂。挺刃的凸面与牙槽嵴的接触点为支点，挺刃的凹面与所拔牙牙根的接触点为重点，手握持的挺柄的部位为力点。力臂越长，支点距重点越近，用力越省，所获得机械效能越大（图 4-4）。

（2）轮轴原理：根据轮轴原理公式，力×轮的半径＝重×轴的半径。挺柄的半径相当于轮的半径，而挺刃的半径相当于轴的半径，尤其是三角挺，其轮轴半径相差悬殊，轮的半径越大使用时就越省力(图4-5)。

　　(3) 楔的原理: 根据楔原理公式, 力×斜面长度＝重×斜面高度。根挺或根尖挺的挺刃薄而斜面较长, 所获利益较大。当挺刃插入牙根与牙槽窝骨壁间, 并与根的长轴平行, 借助手的压力或锤轻敲击的力量, 将产生楔力的作用, 则牙或牙根将能沿斜面方向由牙槽窝内楔出(图4-6)。

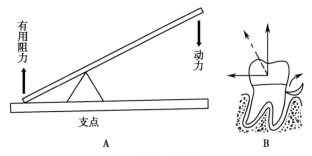

图4-4　牙挺使用的杠杆原理

A. 一类杠杆原理示意图　B. 用于拔牙时力的分布情况

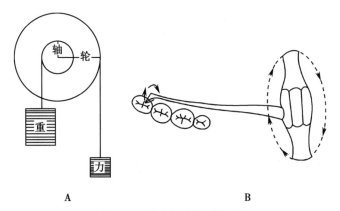

图4-5　牙挺使用的轮轴原理

A. 轮轴原理示意图　B. 用于拔牙时力的分布情况

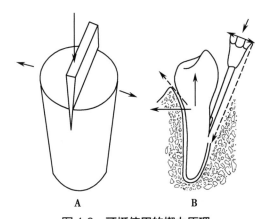

图4-6　牙挺使用的楔力原理

A. 楔力原理示意图　B. 用于拔牙时力的分布情况

4. 牙挺使用　牙挺的握法有两种：以掌握持及以指握持。掌握法所产生的力量较大；指握法的感觉更为敏锐。

（1）水平插入法：牙挺使用时，挑选挺刃宽窄及弧度与牙根相适应的牙挺，先选择一个切入点，继而寻求支点。通常完整牙可由患牙的近、远中轴角切入，以牙槽突顶为支点；残根、断根可从断面高的一侧切入。将牙挺插入牙周间隙，旋转牙挺，结合小幅度的撬动，扩大牙槽窝并撕裂牙周膜；同时向根尖方向推进，利用楔的原理，辅助牙向冠方脱位。

（2）垂直插入法：将直牙挺与牙长轴一致方向插入。插入点在所拔牙的近中，其支点在牙槽中隔，挺刃凹面向远中；向𬌗面方向旋转，同时推进结合撬动，牙的脱位方向是𬌗面远中。此法常用于拔除阻生第三磨牙。本法因力量大和支点落于邻牙的可能性大，可用于邻牙也需同时拔除时。

术者左手同时扶触患牙和邻牙，即可感知患牙的松动进展，也可发现邻牙是否受到影响，并可为右手作辅助支点，同时限制了牙挺的活动范围（图4-7，图4-8）。

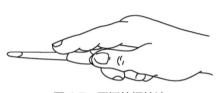

图4-7　牙挺的握持法

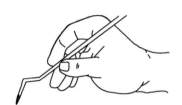

图4-8　根尖挺的握持法

5. 牙挺使用时的注意事项　使用牙挺时可能伤及甚至将邻牙挺松。在拔除下颌阻生第三磨牙时，有发生意外骨折的可能。如保护或牙挺使用不当，易突然滑脱，刺伤软组织，或使用牙挺时安放的位置不当，可将牙根推入上颌窦或下颌管；或穿过舌侧骨板，将牙根推入舌侧软组织间隙。故使用时，必须遵循下列原则：

（1）绝不能以邻牙作支点，除非邻牙亦需同时拔除。

（2）除拔除阻生牙或颊侧需去骨者外，龈缘水平处的颊侧骨板一般不应作为支点。

（3）龈缘水平处的舌侧骨板，也不应作为支点。

（4）操作中应注意保护。必须以手指保护，以防牙挺滑脱伤及邻近组织。

（5）必须控制用力，不得使用暴力，挺刃的用力方向必须准确。

（三）辅助器械

1. 牙龈分离器　用于拔牙前分离牙龈，用时将其凹面紧贴牙的颊、舌面，自龈沟插入至牙槽嵴顶部，向近远中方向移动，离断牙颈部的牙龈附着。

2. 刮匙　刮匙的首要作用是探查。牙拔除后，一部分牙周膜保留在牙槽窝的骨壁上，这对拔牙创的愈合是有利的，不应盲目将其刮除或进一步破坏。

持握刮匙应为持笔式，轻握，以敏锐的手感进行探查，如确认有残余的肉芽组织、根尖肉芽肿或根端囊肿再用力刮净。对遗留的残片不要用力搔刮，只需清理出即可。

有急性炎症如根尖炎时，一般不使用刮匙；有脓时，亦不宜使用。乳牙拔除后不要搔刮牙槽窝，以免伤及恒牙胚。

上颌磨牙根尖上方因生理（低位上颌窦）或病理因素（根端囊肿），可能出现牙槽窝与上颌窦底之间的骨质间隔菲薄或缺如,探查和搔刮要仔细,不使用过大向上的力,避免造成上颌窦穿孔。

3. 手术刀　用于切开牙龈及黏骨膜。

4. 骨膜分离器　用于分离牙龈及黏骨膜瓣。将其凹面向着骨面自切口处插入骨膜下,在骨面上滑行撬动,使骨膜逐渐与骨面分离。

5. 骨凿与骨锤　用于凿除牙槽骨或劈分牙及增隙等。

6. 咬骨钳　用于修整牙槽骨突起的骨质和突出牙槽窝过高的牙槽间隔或牙根间隔。

7. 骨锉　用于锉平细小的骨尖和锐利的骨缘。

8. 高速手机　用于钻除骨质或分牙。阻生牙手机的机头与机柄成45°角,钻针长度25mm。

（四）微创拔牙器械

随着口腔修复理念的变化、技术和材料的提高,对维护牙槽突骨量、保持牙龈丰满度提出了新的要求。特别是近年来口腔种植修复的发展,为使种植体可以在更理想的位置和状态下植入也要求拔牙后的牙槽突吸收应尽量减小。目前减小拔牙后牙槽突吸收最基本也是行之有效的临床环节就是减轻拔牙术中的创伤,尽力做到不去骨,减少微小骨折,不使骨膜与骨面分离,为此已有系列微创拔牙器械诞生。

微创拔牙器械中的牙挺是以原有牙挺为雏形,其挺刃部分薄且有锐利刃端;宽度为适应不同直径的牙根而成系列,并有不同的弯角;其握持手柄部分更符合人体工学要求,握持舒适,易于操控,并最大限度地发挥杠杆省力作用(4-9)。微创拔牙器械中的牙钳是以原有牙钳为雏形,钳喙薄、有锐利的刃端,能与牙齿颈部更好地贴合,夹持牢固,拔牙时发挥了创伤小、稳定、效率高的作用(4-10)。

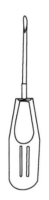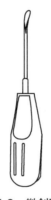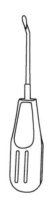

图 4-9　微创牙挺

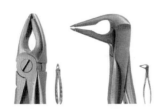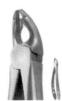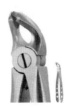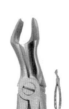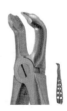

图 4-10　微创牙钳

另一类微创拔牙器械是将薄刀牙周纤维剥离刀与螺栓牵引器相结合。先使用牙周膜剥离刀尽量多和深入地剥离牙周纤维,然后将螺栓打入根管,使用滑轮牵引器将牙根拉出。

第二节　牙拔除术的基本步骤及方法

一、牙拔除术的基本步骤

做完术前各项准备工作后,医师应常规核对牙位,术野消毒,进行局部麻醉。注射麻醉药物后,医师应注意观察患者的反应,不可离开。麻醉显效后,按下列步骤及方法操作:

(一)分离牙龈

拔牙时,必须将紧密附着于牙颈部的牙龈仔细分离,以免安放牙钳时夹住并损伤牙龈。用牙龈分离器分离牙龈时,器械应紧贴牙面,沿牙槽嵴顶分别分离唇(颊)侧和舌(腭)侧,将牙龈与根面分离。

(二)挺松患牙

对坚固无松动的牙,或死髓牙,或冠部有大的充填物或较大破坏者,应先用牙挺。将患牙挺松到一定程度,然后改用牙钳。

(三)安放牙钳

将牙钳的钳喙张开,从患牙的颊舌侧插入到已分离的牙龈间隙内,将钳喙沿牙体长轴向根方推压直到根颈部下方后,握紧钳柄,夹紧牙体。置放牙钳时应注意:①再次核对牙位;②确定没损伤牙龈;③确定未侵及邻牙;④钳喙应与所拔牙的长轴方向一致(图4-11)。

(四)拔除患牙

牙钳夹紧牙体后,使患牙脱位运动的力包括摇动、扭转、牵引。

1. 摇动　术者紧握夹住患牙的牙钳,向牙的唇(颊)侧舌(腭)侧方向缓慢反复摇动,以逐渐扩大牙槽窝并撕裂牙周膜纤维。摇动的方向应向弹性大阻力小的一侧进行,并逐渐加大摇动的幅度,直至牙根已在牙槽窝中完全松动(图4-12)。

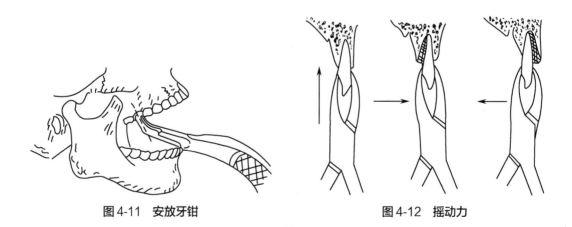

图4-11　安放牙钳　　　　　图4-12　摇动力

2. 扭转　术者紧握牙钳循牙根纵轴反复旋转,旋转的幅度应由小到大,以逐渐撕断牙周膜纤维并扩大牙槽窝,而使患牙松动(适用于圆锥形根的上颌前牙)(图4-13)。

3. 牵引　使患牙脱出牙槽窝的力量。牵引应与摇动或扭转力相结合，向阻力最小和牙根弯曲弧度的方向，将牙牵引脱位。如多根牙应循诸根共同的最小阻力方向牵引，以免断根（图4-14）。

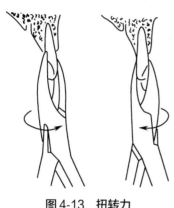

图4-13　扭转力

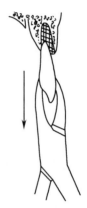

图4-14　牵引力

（五）拔除牙的检查

患牙拔除后应立即检查拔除的牙根是否完整。如发生断根遗留时，可行 X 线片检查。发现断根应及时取出。对多根牙及多个残根拔除时，应检查牙根数量是否符合。检查牙龈有无撕裂，如有撕裂应缝合，以避免术后出血。

（六）创口处理

牙拔除后，应用刮匙搔刮牙槽窝，清除创口内的牙碎片、骨屑、牙石及炎性肉芽组织等，使新鲜血液充盈，以免引起术后出血、疼痛、感染和影响拔牙创口的正常愈合。

由于拔牙脱位运动的影响，牙槽窝骨壁都有不同程度扩大变形，术后应用手指垫以纱布或棉球，挤压颊舌侧牙槽窝骨壁，使其复位并缩小牙槽窝。

创口内过高的骨尖、骨嵴、牙根间隔或牙槽间隔可妨碍创口愈合并引起疼痛，或妨碍义齿修复，应及时修整。

对有化脓性根尖周感染的创口应以生理盐水冲洗，并置碘仿纱条引流。

牙龈撕裂、同时拔除多个相邻牙者，应缝合牙龈，以防术后出血。

（七）术后医嘱

1. 压迫止血的敷料于30分钟后吐出，2小时后可进温、软的食物，当日不用拔牙侧咀嚼。

2. 术后当日不要反复吐唾及吮吸伤口，不要用舌尖舔伤口或用手指触摸伤口，亦不宜反复漱口或刷牙。次日可刷牙，但勿伤及伤口，以便保护拔牙创口的血凝块，有利于创口的愈合，防止术后出血和感染。

3. 手术后当日或次日，唾液内有少量血丝或唾液呈淡红色属正常现象；如出血较多，应及时就诊。术后当日适当休息，不宜剧烈活动。

4. 对手术创伤大、时间较长或炎症期拔牙，以及全身抵抗力较差者，可酌情给予抗菌药物、镇痛及止血药物，必要时，可予以输液等。

5. 留置碘仿纱条引流的在术后24～48小时撤除或更换。术后5～7天拆线。

二、牙拔除术的基本方法

临床上常根据患牙的形态特点、所处的位置、萌出或病损的程度、牙根与牙槽骨的解剖特点,选用不同的手术方法进行拔牙。

(一) 钳拔法

为拔牙手术中最常用的方法之一。适用于位置正常,牙冠无严重破损的牙。

使用牙钳时的注意事项:

1. 体位与姿势　拔牙时应使患者的头部与躯干成一直线,枕部稳靠在头托上,使患者的体位较舒适,能在较自然的姿势下进行拔牙手术操作。应避免在弯腰、屈背、颠足、耸肩等体态下操作,这不仅可降低手术并发症的发生,而且还可减轻术者疲劳,预防职业病的发生。

2. 左手的配合　术者的左手,在术中除可帮助固定患者的头部,牵引唇颊部暴露术野外,还可感知所拔牙和邻牙受力后的动度(图4-15)。

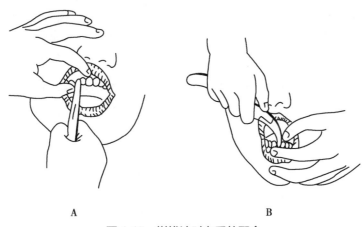

A　　　　　　　　　　　　　　　　**B**

图4-15　钳拔法时左手的配合
A. 拔上颌牙时　B. 拔下颌牙时

(二) 挺拔法

适用于患牙特别稳固,或难于直接用钳拔法拔除的牙(如死髓牙、纵折牙、阻生牙、埋伏牙、错位牙、残根、断根)。

1. 牙挺使用的基本手法

(1) 挺法:将挺刃插在所拔牙牙根的近中面与牙槽骨之间,使挺刃的凹面朝向根面,凸面支靠在颊侧近中牙槽嵴上作为支点。向远中面方向旋动牙挺时,使紧贴颈部根面的挺刃向所拔牙施力,使其受力后被挺向远中并向面方向移动。再逐渐加大牙挺旋动的幅度,并将挺刃逐渐向牙槽内插入,牙的松动度也随之增大。最后,该牙将向面与远中的合力方向松动脱位。

使用牙挺时,应严防以邻牙作支点,否则将造成邻牙损伤(图4-16)。

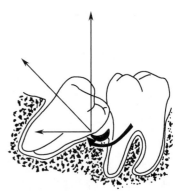

图4-16　挺法

（2）推法：推法插挺的方法与挺法相同，不同的是在向远中方向旋动牙挺时，使紧贴牙颈部根面的挺刃依靠在颊侧近中牙槽嵴上作为支点，用靠近冠部的挺刃推动所拔牙，使该牙受力后被推向远中而松动。常用于拔除远中邻牙缺失或位于牙列末端、远中游离有较大空间的牙（图4-17）。

（3）楔法：置挺时，应注意使挺刃长轴与牙的长轴方向相一致，插入牙根与牙槽骨之间，然后施力，边旋动，边楔入，使牙在牙槽窝内逐渐松动，直至楔出脱位。

（4）撬法：常用于残根或断根拔除术。将挺刃插入残根或断根根面较高一侧的牙根与牙槽骨之间，以牙槽嵴或牙槽骨壁为支点撬动残根或断根使之松动（图4-18）。

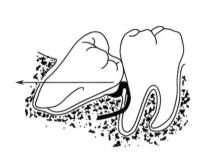

图4-17 推法

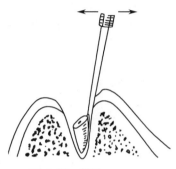

图4-18 撬法

在挺拔法中，上述手法常需结合使用。

2. 使用牙挺时的注意事项

（1）体位与姿势：患者的体位与钳拔法基本相同，但术者的位置可因用挺的便利而进行调整。

（2）左手的配合：使用牙挺时，必须强调左手的配合或保护。术者应将左手拇指、示指放在所拔牙与邻牙的颊、舌侧或面上，以便感知他们在受力时的动度，随时调整用力的大小和方向，严防损伤邻牙。同时，左手还可防止牙挺滑脱，以免刺伤腭、咽、口底部等软组织。

（三）分牙法

是指利用骨凿或高速手机等器械，采用劈分或截分的手段，将难以完整拔除的牙或牙根分成若干部分后，分别拔除的方法。适用于拔除阻生牙、嵌顿在邻牙间的错位牙、牙根分叉过大或异向弯曲的多根牙及残冠、残根或断根（称分根法）等。

骨凿分牙时如手法熟练、使用得当，常在一击之下即可达到目的，是一种简便、迅速的分牙手段。

高速手机分牙时，因无骨凿分牙时的锤击震动与不适感，创伤小，是近些年来较常用的分牙手段。使用时，机头和钻针必须严格消毒灭菌，防止交叉感染。

（四）增隙法

用自制的增隙凿或凹面骨凿或涡轮钻，插入牙冠或牙根与牙槽骨之间，压缩或钻除骨质而达到扩大牙槽窝，创造挺刃插入的空间或便于钳喙夹持患牙。适用于拔除阻生牙、残冠、残根及断根等。

（五）冲击法

用小骨凿放置在舌（腭）侧错位牙或舌向阻生牙的唇（颊）侧牙颈部，使凿刃朝向牙面，顺牙长轴的方向锤击凿尾，使牙受冲击力而松动脱出牙槽窝。

（六）翻瓣去骨法

是指用外科手术切开部分黏骨膜而形成的带蒂的软组织瓣，并在掀起黏骨膜瓣后暴露下方骨壁，凿除适量的牙槽骨、显露牙或牙根后，再将牙或牙根拔除的方法。适用于阻生牙、某些拔除困难的牙、畸形根、残根、断根等的拔除。

1. 切口　切口设计应遵循以下原则。

（1）切口的范围应大于去骨的范围，以便缝合后的切口下方有足够的骨组织支持，有利于创口愈合。

（2）较常用的切口有梯形切口、角形切口（适用于牙列末端或去骨仅在牙槽骨边缘时）和弧形切口（适用于手术只要求去除根尖部骨质时）（图4-19）。

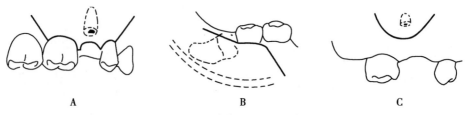

图4-19　翻瓣去骨法手术切口
A. 梯形切口　B. 角形切口　C. 弧形切口

（3）切开后所形成的黏骨膜瓣，蒂部应较游离缘宽，使整个瓣皆有良好的血液供应。

（4）纵向的切口不要超过前庭沟黏膜皱襞处，因此处组织松软易出血和形成血肿，或术后引起广泛的水肿或皮下气肿。

2. 翻瓣　在全层切开黏骨膜后，用骨膜分离器自切口边缘插入，并紧贴骨面向黏膜皱襞方向剥离。使黏骨膜瓣从骨面上完整掀起而不致撕裂。

3. 去骨　用骨凿或高速手机去骨，用凿去骨时，选单斜面凿。按去骨的范围在骨面上先凿出一痕迹。凿的斜面应朝向欲去除的骨质，再换凹面凿，即可将整个骨质除去。去骨时，凿应有良好的支持，以防滑脱。用高速手机去骨时，应连续用水冷却，否则骨组织可因高热而坏死。去骨范围以能满足手术的实际需要为度，切勿暴露或伤及邻牙牙根（图4-20）。

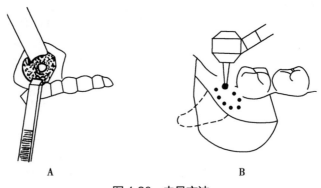

图4-20　去骨方法
A. 骨凿去骨　B. 高速手机去骨

在上颌去骨时应避免损伤上颌窦及鼻底的骨质,在下颌去骨时则应注意勿损伤下颌管及出颏孔的神经血管束。

4. 拔牙　经去骨显露牙冠和牙根后,用牙挺或牙钳将牙拔除。然后按牙拔除术基本步骤中介绍的方法进行创口处理。

5. 缝合　缝合前用生理盐水冲洗,以清除细小的骨屑,修正黏骨膜瓣后复位缝合。术后5~7天拆线。

第三节　各类牙拔除的特点

在拔除不同部位的患牙时,除按照一般牙拔除术的基本方法和步骤外,还要结合各类牙的牙体解剖形态和周围牙槽突的解剖特点灵活应用各种手法。

一、恒牙的拔除

1. 上颌中切牙　其牙根较直,近圆锥形单根,牙根横剖面近于圆形。唇侧牙槽骨弹性较腭侧大且壁薄。钳拔时应先向唇腭侧摇动,向唇侧的力量应较大(以扩大牙槽窝),待牙松动时,再略施扭转力(以撕裂牙周膜),最后向下牵引脱位(图4-21)。

2. 上颌侧切牙　牙根稍细,两侧面略扁平,根尖微弯向远中。拔除以摇动为主,扭转幅度要小于中切牙,牵引方向宜向下前并逐渐偏向远中。

3. 上颌尖牙　其牙根形态为锥形,根粗而长,根尖1/3常向远中弯曲,牙根横剖面为圆三角形。该牙十分稳固,拔除时常需要较大的力量。而向腭侧摇动时力量应较小,反复摇动以扩大牙槽窝,并可向远中侧稍施旋转力,待牙松动后再向下牵引,从唇侧脱位拔除。由于唇侧骨壁较薄,拔除时要注意防止唇侧牙槽骨折断(图4-22)。

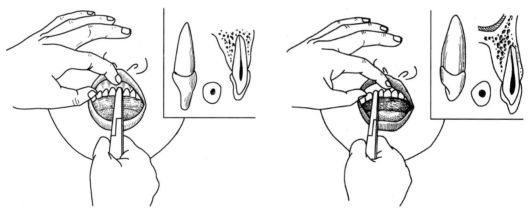

图4-21　上颌中切牙拔除法　　　　　图4-22　上颌尖牙拔除法

4. 上颌前磨牙　上颌前磨牙是扁根,断面呈颊腭径宽的哑铃状。上颌第一前磨牙常在根尖1/3或1/2处分为颊、腭两个较细易断的根;第二前磨牙多为单根,颊侧骨壁较腭侧薄。拔除时先向颊侧小幅度摇动,感到阻力较大后,转向腭侧,逐渐增大幅度,同时向颊侧远中牵引。该牙拔除不宜使用扭转力,以免断根(图4-23)。

5. 上颌第一、第二磨牙　此两牙均有三个根,颊侧两根,腭侧一个根。上颌第一磨牙三根分叉较大，颊侧两根较短，横剖面呈扁圆形，腭侧根较长，横剖面为圆形。颊侧上方因有颧牙槽嵴而增厚，所以拔除时阻力较大。上颌第二磨牙三根较细，分叉角度小，有时两个颊根融合或三根完全融合。

　　拔除上颌第一、第二磨牙时，如遇牙稳固者，可用牙挺先将牙挺松。再用牙钳向根端方向施于推压力后做颊腭侧反复缓慢的摇动，并逐渐增大向颊侧的摇动力，扩大牙槽窝，待牙相当松动后，向下、向颊侧循阻力小的方向牵引脱位（图4-24）。

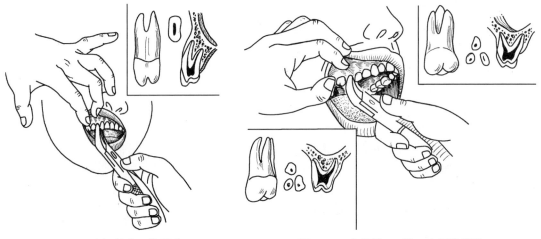

图4-23　上颌前磨牙拔除法　　　　　　　　图4-24　上颌第一、第二磨牙拔除法

　　6. 上颌第三磨牙　上颌第三磨牙牙根变异较大，但多数为单根或颊、腭两根，一般向远中弯曲，周围的骨质疏松，远中为上颌结节，拔除相对较易。可用牙挺向后、下外方施力，多可拔出；用牙钳在摇动的基础上，向下、远中颊侧牵引。应注意防止断根及上颌结节骨折（图4-25）。

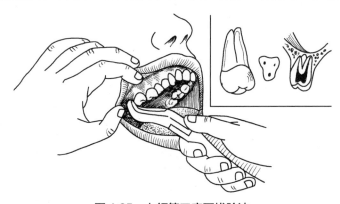

图4-25　上颌第三磨牙拔除法

　　7. 下颌切牙　下颌切牙牙冠窄小，牙根细直而扁平。牙槽骨唇及舌侧骨板均较薄，牙根较细薄，易折断。钳拔法时，牙钳应唇舌侧摇动，在充分摇松后使用牵引力，向唇侧上方牵引脱位（图4-26）。

　　8. 下颌尖牙　为单根，牙根长而粗壮，根尖稍向远中弯曲，牙根横剖面近似三角形。拔牙阻力较上颌尖牙小，因其唇侧骨板较薄，拔除时先向唇侧，后向舌侧反复摇动，可配合小幅度的扭转，最后向上、向唇侧牵引脱位（图4-27）。

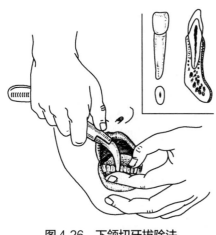

图 4-26　下颌切牙拔除法

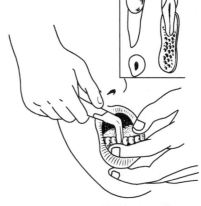

图 4-27　下颌尖牙拔除法

9. 下颌前磨牙　下颌第一、第二前磨牙的牙根形态相似，均为细而长的锥形单根，根尖有时略向远中弯曲，根的横剖面为扁圆形。

下颌前磨牙因其颊侧牙槽骨壁较薄，拔牙的动作主要为颊舌向缓慢摇动，辅以小幅度的扭转，最后向上、颊侧、远中牵引脱位（图 4-28）。

10. 下颌第一磨牙　多数为近中及远中两个扁形牙根，根尖弯向远中，有时有三根型，其远中根又分成远中颊根和远中舌根，远中颊根扁平而稍小，远中舌根短而细小，常呈弯钩状，术中易折断。

因其颊舌向牙槽骨板均较厚，骨壁坚实而致密，拔除较难。如为三根者，术中易断根。术中宜观察 X 线片后决定。可先用牙挺将牙松，再用牙钳做颊舌侧反复摇动，不可使用扭转力，向上、向颊侧牵引脱位（图 4-29）。

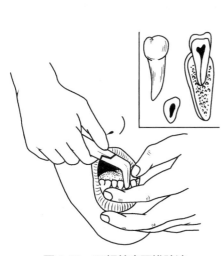

图 4-28　下颌前磨牙拔除法

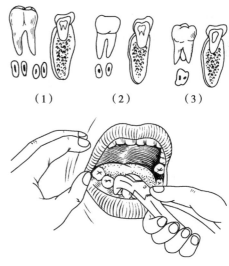

（1）　　　　（2）　　　　（3）

图 4-29　下颌磨牙拔除法

在拔除牢固的死髓牙、牙冠破坏较大或有大充填物者，可用下颌牛角钳，将两个尖锥形钳喙伸入根分叉之下，紧握钳柄向颊舌侧施力，将牙从牙槽中楔出。

11. 下颌第二磨牙　牙根形态与第一磨牙相似，多为两较细的牙根，但牙根分叉度小，有时两根融合，根尖常向远中方向弯曲。

颊侧骨壁因有外斜线而增厚，使颊侧阻力增大。下颌第二磨牙的长轴在牙列上向舌侧倾斜，故舌侧骨壁较薄，阻力较小。可先用牙挺将牙挺松，再用牙钳向舌颊侧摇动，待牙松动后向上、向舌侧牵引脱位。

12. 下颌第三磨牙　此牙的牙槽骨在颊侧因有外斜线而使骨壁更为坚实，且牙的位置和冠根形态变异较大，牙根多融合成锥形单根或是 2～3 个以上的牙根，且常有异向弯曲，术中易发生断根。

下颌第三磨牙因其位置在最后，舌侧骨板相对较薄，拔除前应观察 X 线片，可先用牙挺将牙挺松，再用牙钳施以颊舌向的摇动力，当牙明显松动后，循阻力较小的方向牵引脱位。

二、乳牙的拔除

对恒牙已经萌出，但仍滞留的乳牙应拔除。乳恒牙替换期，乳牙根已被吸收，牙根常仅与牙龈相连而极为松动，用表面麻醉即可拔除。对稳固的乳牙或乳牙根拔除，仍需选用浸润麻醉或阻滞麻醉，选择合适的乳牙钳或血管钳，操作要轻巧、敏捷，使患儿顺利配合手术。乳牙拔除后，为避免损伤根方的恒牙或牙胚，不宜搔刮牙槽窝。

三、额外牙的拔除

额外牙的牙冠形态多数呈锥体形，常不规则，多见于上颌前牙区或硬腭前部。在用牙钳或牙挺拔出时，均应注意防止损伤邻牙。如为埋伏额外牙，需用翻瓣去骨法拔除。

四、错位牙的拔除

牙排列在正常牙列之外，错位于颊侧或舌侧而出现牙列的重叠和拥挤。拔除此类牙齿时应选用钳喙宽窄适当的牙钳，当不能从唇舌向置钳时，可从其近、远中向夹持牙。施摇动力和扭转力时的幅度均要小，常需用牵引力拔除。

第四节　牙根拔除术

牙根拔除术是指将牙冠已破坏遗留于牙槽骨内的残根和牙拔除术中折断的断根取出的方法。

一、残根的拔除

遗留于牙槽骨内较长时间的残根，根周多存在慢性炎症和肉芽组织，牙根、牙周膜、牙槽骨常伴有不同程度的吸收，一般拔除较易。亦有少数残根，因牙体、牙周组织的慢性增生性病变造成牙周膜间隙极度狭窄，甚至根骨粘连，使拔除手术难度增加。

二、断根的拔除

断根是指外伤或拔牙手术中所造成的牙根折断而存留于牙槽内的牙根。断根部分与根周组织基本未分离时，拔除难度较大。

拔牙术中造成牙根折断的因素：

1. 技术上的因素　常见钳喙安放位置不正，未与牙长轴平行，未夹住牙根仅夹住牙冠。器械选用不当，钳喙不能紧贴牙面。拔牙时用力不当，用力方向错误、误用扭转力、突然使用暴力等。

2. 病理上的因素　常见牙冠有广泛的龋坏，或有较大的充填物，牙齿的脆性增加。如老年人的牙、死髓牙、做过根充的牙等。

3. 解剖上的因素　常见牙根外形变异，如弯根、牙骨质增生、额外根或牙根周围骨质过度致密，牙根与骨质粘连、老年人骨质失去弹性等。

顺利取出断根的前提是清晰辨别断面，切忌盲目操作。要求光源明、术野清，光线必须照入牙槽窝底。术区应止血充分，可使用干棉球或含血管收缩剂（如肾上腺素）的棉球压迫，要压至牙槽窝的底部。术中应避免急躁情绪，忌用暴力，防止出现断根的进一步移位。

三、手术原则与术前准备

1. 手术原则　对于残根、断根尤其是根尖周围有炎性病变者，原则上皆应在进行拔牙术时同时取出。以免由于牙根遗留骨内，引起炎症和疼痛或成为慢性病灶引起感染，影响拔牙创口愈合。在某些情况下，如患者体质较弱或有其他系统性疾病，而取根手术时间长、创伤大，有的断根较短，仅为根尖 1/3 折断，且本身无炎症存在，断根接近上颌窦或下颌管部位时，为避免手术所造成的过大创伤或引起并发症，此种断根可长期存留体内而不影响拔牙创的愈合，可延期拔除。

2. 术前准备　首先应仔细检查要拔除的牙，并结合 X 线片、CBCT 检查，作详细的术前分析，了解断根的数量、位置、深度、断根的长度及弯曲程度、手术时的阻力部位、断根斜面情况、与上颌窦、下颌管的关系等。有助于判断取根的难易程度及选择手术方法。

四、牙根拔除的方法

（一）根钳拔根法

适用于高出牙槽嵴平面的残根、牙颈部折断的断根、或牙根折断部位略低于牙槽嵴，经增隙法或去除少量牙槽骨质后，仍能用根钳夹住的根。

根钳的钳喙薄而窄长，与牙根可更紧密的贴合，夹持牙根时，根钳应尽可能地向根端方向推进，使之能夹住较多的牙根，避免用力时引起牙钳滑脱或将牙根夹碎（图 4-30）。

（二）牙挺拔根法

适用于根的折断部位较低，不能用根钳夹住或特别稳固的牙根。

1. 器械的选择　应选用挺刃宽窄、厚薄合适能插入断根根面与牙槽骨板之间，并能达到一定深度，与牙根表面外形相适应的牙挺、根挺或根尖挺等。直挺用于拔除高出牙槽嵴平面以上的牙根；弯挺常用于后牙牙根；根尖挺适用于拔除根尖 1/3 折断的牙根；三角挺可用于下颌的磨牙已有一根拔除而另一根存留者。

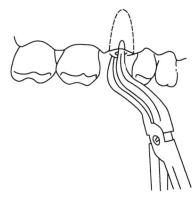

图 4-30　根钳拔根法

2.支点的选择　使用牙挺或根挺最常选用的支点部位后牙是颊侧近中、牙槽间隔和牙根间隔，或腭侧骨壁。上下前牙的唇侧骨板均较薄，不可作为支点，以避免损伤骨板及牙龈。

3.器械的使用　牙挺首先应从牙根断面的边缘与牙槽骨壁之间顺根面插入，插挺的方向与牙根长轴平行。如断根位于牙槽深部，根断面不平整，根挺或根尖挺应从断面较高的一侧插入（图4-31）；对稳固的位于牙槽深部的根尖1/3折断，可将根尖挺或小骨凿的刃部置于根断面高侧的骨壁上，轻轻锤击挺柄的末端，使挺刃或凿刃在牙槽内壁的骨质被去除一小块，形成一骨凹，以利于根尖挺的插入及用力（图4-32）。

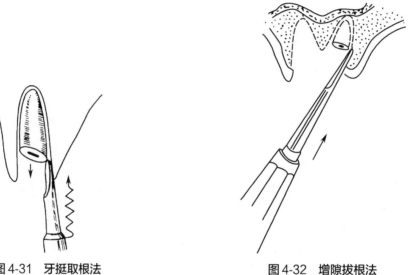

图4-31　牙挺取根法　　　　　　图4-32　增隙拔根法

插挺成功后，使用楔力及旋转力，旋转的频率要多，角度要小，逐渐使挺深入并使牙根松动。

（三）分根法

适用于多根牙。如根分叉已外露，可将牙挺的挺刃插入颊侧根分叉处，左右旋动后常能分开牙根；亦可用骨凿、高速手机或牛角钳将牙根分开，再用根钳或根挺拔出（图4-33）。

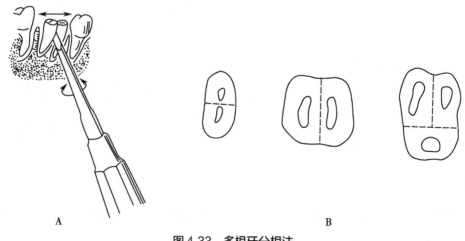

A　　　　　　　　　　　　　　B

图4-33　多根牙分根法

A.牙挺分根法　B.对根牙骨凿或涡轮钻分根法

（四）去根间中隔法

适用于多根牙仅有一个根的 1/3 折断的牙根。可用骨凿或高速手机去除根间中隔，然后再取出断根。如下颌磨牙仅有一个根折断，或一个根已拔除者，可用三角挺将挺刃深入到牙根已被拔除的牙槽底部，挺尖朝向根间中隔，以牙槽为支点，向上旋动牙挺，即可将断根与根尖中隔一起挺出（图 4-34）。

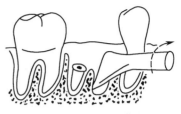

图 4-34 去根间中隔法

（五）翻瓣去骨法

翻瓣术除用于取根外，还广泛用于阻生牙、埋伏牙的拔除、牙槽突修整、颌骨囊肿刮治等手术中。翻瓣去骨法可用于任何用根钳和牙挺取根法无法拔出的牙根。对牙根粗大或弯曲，根端肥大，牙体组织脆而易碎，牙根与牙槽骨病理性粘连，根尖深在，断根距上颌窦等重要组织过近，或断根已发生移位的情况均可采用。但此方法对组织创伤大，且去除牙槽骨会导致牙槽突变窄、变低，不利于义齿的修复，故不应滥用。

1. 切口 切口设计时，首先要考虑好手术需暴露的部位和范围，以决定切口位置和长度，瓣要有足够的大小，才能有效暴露下方的术野，便于器械的进入和使用。为保证瓣能够正常愈合，要注意确保血液供应，瓣的基底必须比游离缘宽大；应事先预测可能的去骨范围，切口的位置要保证瓣复位缝合后下方有骨支持，切口距术后骨创缘至少 6～8mm，否则创口可能因塌陷、裂开而延迟愈合。

下颌前磨牙区设计瓣时，应避免伤及颏神经。下颌磨牙后区的切口，也应注意勿太偏舌侧，以免损伤舌神经。上颌者应注意由腭大孔及切牙孔穿行之血管神经束，后者必要时可切断，因出血不多，且神经再生迅速。

常用的切口有梯形、角形和弧形。各种瓣的蒂都要放在龈颊沟侧。一般不要超过龈颊沟底，否则易出血，术后肿胀重。

2. 翻瓣 牙槽突的软组织瓣应为全厚黏骨膜瓣。这是由于骨膜是牙槽骨创区愈合的有利条件；同时口腔内黏膜与骨膜之间连接紧密，强行分离会造成出血和过大创伤。所以切开时必须切透骨膜，从骨膜下，紧贴骨面掀起。

翻瓣要从两切口相交处开始，先剥离附着龈，然后向移行沟推进。骨膜分离器应有良好支点，应贴骨面向前推动，而不可强行揭起黏骨膜瓣。在下颌前磨牙区翻瓣要注意避开颏神经。

3. 去骨 去骨可使用骨凿、牙钻、高速手机和其他外科动力系统。去骨量不宜过多，以暴露牙根，能插入牙挺或根钳可以夹持为度，去骨宽度应达牙根的整个宽度，切不可暴露或伤及邻牙牙根。

骨凿去骨应有良好支点，防止滑脱。锤击时，应先告知患者。敲击方法为连续两击，第一击轻，是凿刃进入骨内，第二击稍重，反复进行至完成。敲击下颌时，助手必须用手托住下颌骨，减小对颞下颌关节的刺激和损伤。使用钻去骨，必须注意充分的局部冷却，防止出现骨烧灼。去骨时，上颌要避免损伤鼻底和上颌窦壁，下颌防止损伤下颌管和颏孔。

4. 拔出牙根 暴露牙根后，用根钳和牙挺取出。牙根取出后，应去除锐利不规则的骨缘、骨突和过高的牙槽中隔，并使之光滑移行。彻底清理、冲洗创口（图 4-35）。

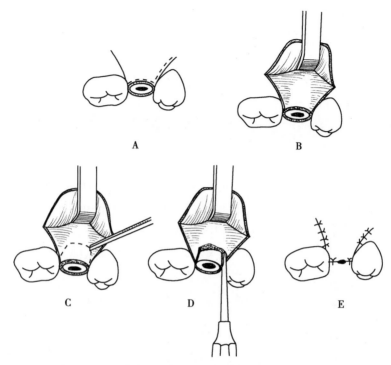

图 4-35　翻瓣去骨牙根拔除术

A. 切口（虚线为角形切口）　B. 翻瓣　C. 凿骨　D. 撬出牙根　E. 缝合

第五节　阻生牙拔除术

阻生牙（impacted tooth）是指由于邻牙、骨或软组织的影响而造成牙萌出受阻，只能部分萌出或完全不能萌出，且以后也不能萌出的牙。阻生牙最常见于下颌第三磨牙，其次是上颌第三磨牙、上颌尖牙。

由于阻生牙发生位置特殊、常邻近重要解剖结构、与邻牙关系密切，因而造成手术难度较大。术者应对阻生牙的形态和位置、与邻牙的关系、阻生牙周围的局部解剖环境，术前通过详细的临床检查和必要的 X 线检查作出准确地判断，并在术中根据实际情况及时调整。

一、下颌阻生第三磨牙拔除术

下颌阻生第三磨牙阻生的原因，主要为人类的不断进化，食物日趋精细，颌骨发育所需要的生理刺激减弱，使颌骨发育不足，缺乏足够的间隙以容纳全部萌出牙而造成。

（一）应用解剖

下颌阻生第三磨牙位于下颌体后部与下颌支交界处。此区域颌骨骨质由厚变薄；且下颌体和下颌支的方向不同，应力向周边的传递受阻；加之牙体深入骨体内，使骨的连接更加薄弱；拔牙时，如使用暴力，有可能引起下颌角骨折。

下颌阻生第三磨牙位于下颌支前下缘内侧。在下颌支前下缘与第三磨牙之间形成一骨性颊沟，下颌支前下缘向前与外斜线相延续，外斜嵴的上面常为凹槽状，此区域还有颊肌附着。拔牙后的渗出物、出血及冠周炎的炎症产物或脓液,会沿这一路径向前下引流至第一、第二磨牙的颊侧,形成肿胀、血肿或脓肿。

下颌阻生第三磨牙颊侧骨板较厚,并有外斜线的加强,成为骨阻力产生的重要部位,而且去骨困难。然而这也使之成为用牙挺时的有利支点。

下颌第三磨牙的颊侧骨皮质的纹理与下颌体平行,呈层状排列,去骨时,凿骨线可能沿纹理向前延伸,导致邻牙颊侧骨板缺损。为避免这一问题的发生,水平凿骨前,应在邻牙的远中凿纵痕,中断骨纹理。用凿去骨时,可利用层状结构,顺纹理凿行,去除板层状骨片,提高去骨效率。

下颌阻生第三磨牙舌侧骨板薄,自牙根的下方突出于下颌体的舌面,一方面其弹让性较大,牙多向舌侧脱位;另一方面,容易导致舌侧骨板骨折,引起出血、肿胀等反应。有人提出利用这一特点,用劈开舌侧骨板的方法拔除低位阻生第三磨牙。

舌神经在下颌第三磨牙处常位于黏膜下,有的位置较高。术中切口和累及舌侧的操作应谨慎。下颌阻生第三磨牙是距离下颌管最近的牙,牙根可在下颌管的上方、侧方甚至直接接触。拔牙取根时,应避免损伤下牙槽神经血管束。

下颌阻生第三磨牙的远中是磨牙后区,磨牙后区内有一下颌血管分支经过,如远中切口延及下颌支前缘且较偏舌侧时,可导致术中出血多而影响术野,应予以注意。

(二)下颌阻生第三磨牙拔除适应证与禁忌证

对于有症状或引起病变的阻生下颌第三磨牙均主张拔除,包括:

1. 下颌阻生第三磨牙反复引起冠周炎者。

2. 下颌阻生第三磨牙本身有龋坏,或引起第二磨牙龋坏。

3. 引起第二磨牙与第三磨牙之间食物嵌塞。

4. 因压迫导致第二磨牙牙根或远中骨吸收。

5. 已引起牙源性囊肿或肿瘤。

6. 因正畸需要保证正畸治疗的效果。

7. 可能为颞下颌关节紊乱病诱因的下颌阻生第三磨牙。

8. 因完全骨阻生而被疑为某些原因不明的神经痛病因者,或可疑为病灶牙者,亦应拔除。

由于下颌阻生第三磨牙可以引起局部感染、邻牙损害、颞下颌关节紊乱病,并成为牙源性囊肿及肿瘤的潜在病源,且本身无法建立正常的咬合关系而行使功能,故有人提出对无症状的下颌阻生第三磨牙应考虑早期预防性拔除。预防性拔除下颌阻生第三磨牙的目的是:

1. 预防第二磨牙牙周破坏 下颌阻生第三磨牙的存在,特别是在近中和前倾阻生时,使下颌第二磨牙远中骨质丧失。由于牙弓中最后一个牙之远中面最不易保持清洁,故易导致炎症,使上皮附着退缩,形成牙周炎。

2. 预防龋病 阻生牙的本身及第二磨牙的远中面皆易产生龋病。

3. 预防冠周炎 当部分萌出时,阻生牙的面常为软组织覆盖,形成盲袋,成为细菌滋生的良好场所而引起冠周炎。如不拔除阻生牙,冠周炎可反复发作,且有逐渐加重并引起一系列并发症的可能。

4. 预防邻牙牙根吸收 有时阻生牙的压力会引起第二磨牙牙根吸收,早期发现及早期处理有助于保存邻牙。

5. 预防牙源性囊肿及肿瘤发生 如阻生牙存在,则滤泡囊亦存在。虽然在大多情况下不发生变化,但也有发生囊性变而成为牙源性囊肿及牙源性肿瘤的可能性。

6. 预防发生疼痛 完全骨阻生有时也会引起某些不明原因的疼痛。

7. 预防牙列拥挤 第三磨牙与牙列拥挤之间的关系,有两种不同的观点:一种认为第三磨牙与牙列拥挤的发生、发展无关;也有不少学者认为第三磨牙对前面的牙有挤压作用,引起和加重前牙拥挤。在这些情况下,是否应拔除下颌阻生第三磨牙,应与正畸科专家共同研究决定。

当下颌第三磨牙处在下列情况时可考虑保留:

1. 正位萌出达邻牙平面,经切除远中覆盖的龈瓣后,可暴露远中冠面,并与对牙可建立正常咬合关系者。

2. 当第二磨牙已缺失或因病损无法保留时,如下颌阻生第三磨牙近中倾斜角度不超过45°,可保留做修复的基牙,避免游离端缺失。

3. 虽邻牙龋坏可以治疗,但因牙间骨质吸收过多,拔除阻生第三磨牙后邻牙可能松动者,可同时姑且保留阻生第三磨牙和第二磨牙。

4. 完全埋伏于骨内,与邻牙牙周无相通,无压迫神经引起疼痛症状者,可暂时保留。

5. 下颌第三磨牙根尖未形成,下颌其他磨牙因病损无法保留时,可将其拔出后移植于其他磨牙处。

6. 第二磨牙拔除后,如下颌第三磨牙牙根未完全形成,可以自行前移替代第二磨牙,与上颌磨牙建立咬合,如配合正畸治疗,可建立良好的关系。

7. 8~10 岁的儿童第一恒磨牙龋坏无法保留,如第三磨牙前倾位阻生,拔除第一磨牙后的间隙可能因第二、第三磨牙的自然调整而消失,配合正畸治疗,可获得更好的关系。

下颌阻生第三磨牙拔除的禁忌证与一般牙拔除术禁忌证相同。

(三)下颌阻生第三磨牙临床分类

1. 根据阻生牙与第二磨牙及下颌升支前缘的关系分类 分为以下 3 类:

(1)第 I 类阻生:第二磨牙远中面与下颌升支前缘之间的距离,能容纳阻生牙牙冠的近远中径。

(2)第 II 类阻生:第二磨牙远中面与下颌升支前缘之间的距离,不能容纳阻生牙牙冠的近远中径。

(3)第 III 类阻生:阻生牙牙冠的大部分或全部位于下颌升支内。

2. 根据阻生牙在颌骨内的深度分类 分为高位(position A)、中位(position B)和低位(position C)阻生(图 4-36)。

(1)高位阻生:牙的最高部位平行或高于牙弓平面;

(2)中位阻生:牙的最高部位低于平面,但高于第二磨牙的牙颈部;

(3)低位阻生:牙的最高部位低于第二磨牙的牙颈部(如骨埋伏阻生)。

3. 根据阻生牙的长轴与第二磨牙长轴的关系分类 分成下列各类:垂直阻生、水平阻生、近中阻生、远中阻生、颊向阻生、舌向阻生和倒置阻生(图 4-37)。

4. 根据阻生牙与下颌牙列中线的位置分类 分为颊侧移位、舌侧移位和正中位(图 4-38)。

为准确描述阻生牙的位置,应将各项分类结合,这样才能将牙的三维位置表述出来。在阻生的下颌第三磨牙中,垂直阻生最常见(43.8%),拔除的难易有很大差距,I 类易于拔除,III 类甚难。近中阻生较多(28.5%),水平阻生少(15.4%),但拔除难度大于近中阻生。

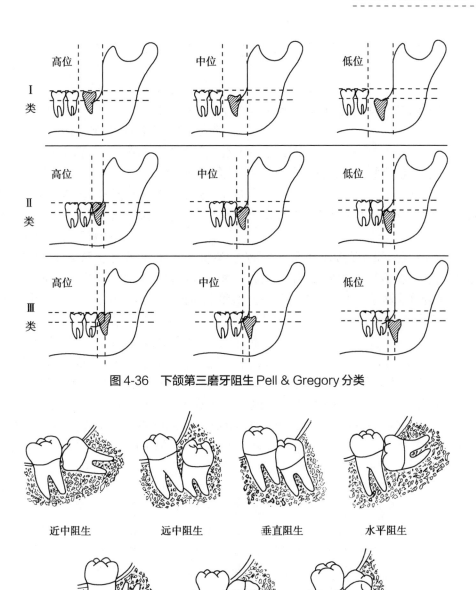

图 4-36 下颌第三磨牙阻生 Pell & Gregory 分类

近中阻生　　远中阻生　　垂直阻生　　水平阻生

倒置阻生　　颊向阻生　　舌向阻生

图 4-37 下颌第三磨牙阻生 Winter 分类

（四）术前检查

术前应常规询问病史及做详细检查。

1. 检查患者的全身情况，有否手术禁忌证。了解患者的年龄，年轻者骨质富有弹性，去骨、分牙与拔除都较容易，手术难度较小。

2. 局部检查应详细周全，决定手术的最佳时机。

（1）口外检查：注意颌面部软组织有无红肿、硬结、瘘管、下颌下及颈部淋巴结有无肿大、触痛，触试下唇有无麻木或感觉异常。有无开口受限及受限程度。

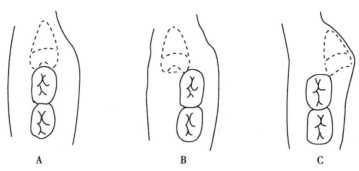

图4-38 下颌阻生第三磨牙与牙列中线的关系分类

A. 正中位 B. 颊侧移位 C. 舌侧移位

（2）口内检查：注意下颌阻生第三磨牙的萌出情况及阻生类型，牙冠发育沟是否明显，有无龋坏，冠周龈组织炎症情况及龈袋有无溢脓。第二磨牙远中面有无龋坏，牙有无松动及叩痛，周围软组织有无炎症，第二磨牙远中面与下颌升支前缘的距离能否容纳下颌第三磨牙。

3. X线片检查 应常规作X线片检查。注意观察阻生牙萌出的程度、位置、类型；牙根的数目（单根、融合根、多根）与形态（长度、分叉大小、弯曲方向）；牙根与下颌管的关系，周围骨组织的情况；阻生牙与邻牙的关系，特别注意邻牙有无远中龋坏，远中牙槽骨吸收程度，并注意阻生牙与邻牙的牙根情况（如短根、融合根等）；注意阻生牙周围的骨质有无硬化致密等。术前的X线检查对阻力分析、手术设计、术中注意要点等方面有重要的参考价值。

X线片虽能提供很多的信息，但应注意投照造成的重叠和失真。下颌管与牙根重叠时，易误认为根尖已突入管内，此时，应观察牙根的牙周膜和骨硬板是否连续，重叠部分的下颌管是否比牙根密度高、有无变窄等，以判断牙根是否已进入管内。下颌阻生第三磨牙常位于下颌支前下缘内侧，在下颌体侧位片和第三磨牙根尖片上，牙冠常不同程度地与下颌前缘重叠，形成骨质压盖的假象，造成设计用去骨法拔牙。故判断冠部骨阻力时，主要应根据临床检查，尤其是术中所见牙位的高低和探查。

CBCT可以避免根尖片因影像重叠和投照角度偏差而造成的假象，直观并量化下颌管在不同层面和方位上与下颌第三磨牙的距离关系，现已广泛应用。

（五）阻力分析

下颌第三磨牙情况复杂，拔除前必须对拔牙时可能遇到的各种阻力进行仔细分析。一般来说，可有三种阻力影响其脱位，即软组织阻力、骨组织阻力、邻牙阻力。

1. 软组织阻力 指下颌第三磨牙的牙冠已从颌骨内萌出，仅部分或全部被软组织覆盖，阻碍对该牙拔除的阻力。拔牙时，需要作松弛切口，分离覆盖的软组织来解除阻力。

2. 骨组织阻力

（1）冠部骨阻力：是下颌第三磨牙的牙冠周围被部分或全部牙槽骨质覆盖，阻碍对该牙拔除的阻力。拔牙时，需去除部分骨组织，暴露牙冠后才能解除。可采用减少牙冠的近远中径或颊舌径（分牙法），或扩大牙槽窝（增隙法或去骨法），或两法合用来解除阻力。

（2）根部骨阻力：指下颌第三磨牙牙根本身的解剖形态所产生的阻碍该牙拔除的阻力（如根异常弯曲、根肥大、长根、多根、根分叉过大），术前必须充分了解牙根的情况，结合X线检查及其他阻力情况分析，采用分牙法或去骨法，或两法皆用，以解除之。

3. **邻牙阻力** 指下颌第二磨牙牙冠远中面所产生的阻碍第三磨牙拔除的阻力。拔牙时，需根据下颌阻生牙与邻牙的紧密程度和阻生的位置而定。该阻力解除的方法与解除冠部和根部骨阻力的方法相同。

X 线片的阻力分析：是指在 X 线根尖片上，根据阻生牙脱位运动中可能出现的阻力进行分析。虽然它不能完全等同于手术的实际情况，但可作为阻生牙拔除术手术设计时的参考。在根尖片上定出 O、A、B 三点，O 点定在下颌阻生牙远中牙槽嵴的顶点，手术中 O 点的位置越高，术中阻力越大；A 点定在下颌第二磨牙牙冠的远中最突点，OA 连线代表阻生牙拔除术中可自牙槽脱位的近远中径，但不是该牙实际牙槽窝直径；B 点定在下颌第二磨牙与阻生牙接触的最低点，OB 连线代表阻生牙脱位时以 O 点为圆心而转动时的最大半径（图 4-39）。

如果 OA 的长度等于或大于 OB 的长度，手术时阻力一般不大。如果 OA 长度小于 OB，则在脱位运动中将会受到邻牙阻力或骨的阻力。解除这两种阻力的方法，可用增隙法或去骨法降低 O 点的位置，以增大 OA 的长度；或采用分牙

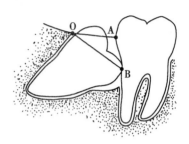

图 4-39 X 线片的阻力分析

法减小转动半径将阻力解除。应当指出 X 线根尖片阻力分析仅为垂直、近中、水平、远中阻生的手术设计提供参考，而不能作颊向、舌向及倒置阻生牙的阻力分析。

（六）手术设计

拔牙设计是根据阻力分析、器械设备条件和个人操作经验，设计合适的拔牙手术方案。手术方案应包括：麻醉方法和麻醉药物的选择；设计黏骨膜瓣，此瓣应能充分暴露术野，本身有充足的血运，缝合时，切口下方有骨支持；确定解除阻力的方法，估计去骨量和劈开部位；估计牙脱出的方向。由于阻力分析不是绝对可靠的，会出现不符合实际情况的推断，因此拔牙术前设计的方案，不应机械的执行，要根据术中出现的问题及时调整。

1. **各类低位阻生牙** 由于各种阻力都大，常须作附加切口、翻瓣、去骨、解除冠部骨阻力和显露牙冠的沟裂。然后，用去骨法、分牙法、增隙法来解除各种阻力，使阻生牙能顺利拔除。去骨范围不宜过多，可减少手术创伤及术后出血、水肿等反应。

2. **各类中位阻生牙** 因有一定程度的软组织及骨组织阻力，有时需做切开、翻瓣后去骨解除冠部骨阻力，根据邻牙及根部阻力的程度，可采用分牙、增隙或适量去骨等方法，使阻生牙顺利拔除。

3. **各类高位阻生牙** 常无软组织、邻牙及冠部骨阻力，如有阻力也较小。故在无根部骨阻力的垂直或近中阻生牙，拔除时可配合增隙法解除阻力，常不需切开、分牙或去骨即可拔除。但水平阻生因脱位时需转动的角度较大，为减小转动半径，有时仍需采用分牙法，甚至还需少量去骨后方能顺利拔除。

（七）拔牙步骤和方法

下颌阻生第三磨牙拔除术是一项较为复杂的手术。手术本身包含对软组织和骨组织的处理。该区位于口腔后部，进路及术野显露均较困难。术野中的血液及唾液亦增加手术的难度。拔除时应严格遵守无菌原则。

手术方案应包括以下各项：麻醉方法及麻醉药物选择；黏骨膜瓣的设计；选用解除阻力的方法；预估需去除骨质的量和分开牙体的部位；设计牙脱位的方向（图 4-40）。

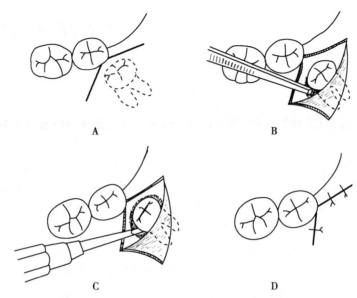

图4-40 下颌阻生第三磨牙拔除基本步骤
A. 切口　B. 翻瓣凿骨　C. 挺出阻生牙　D. 缝合

　　根据手术方案选择器械。目前各级医院使用最多的解除阻力的器械是锤、凿,但这方法易造成因掌控不当引发较严重并发症,且缺乏人文关怀,对患者的心理影响较大。已逐步被取代。可选择高速手机、超声骨刀等动力系统去骨及分开牙体。这些方法迅速且无用凿及锤击时震动的痛苦,术后并发症明显减少,是一种值得推广应用的方法。

　　具体拔牙步骤:

　　1. 麻醉　通常选择下牙槽、舌、颊神经一次阻滞麻醉。为减少术中出血,保证术野的清晰,以利操作,应在第三磨牙的颊侧近中、颊侧远中角及远中,三点注射含血管收缩剂(肾上腺素)的药液。对于局部有感染存在的病例,切开前,应彻底冲洗盲袋。切开后还应进一步冲洗。

　　2. 切开、翻瓣　高位阻生一般不需翻瓣,或以能挺出牙冠为度,仅在远中切开分离龈瓣。常用的是角形切口。其近中颊侧切口自邻牙的远中或近中颊面轴角处,与龈缘约成45°角,向前下勿超过移行沟底;远中切口从远中龈缘正中斜向外后方,勿偏舌侧。切口长度以翻瓣后能适当暴露颊侧和远中的骨面为度。切开时应直达骨面,全层切开黏骨膜。

　　如用高速手机拔牙,近中切口与上述切口位置相同,远中切口宜从远中龈缘的舌侧角开始,向外后方成弧形切开。这样翻瓣后,面及远中近舌侧部分暴露较多,视野清楚,可避免操作中舌侧软组织被卷入钻针而造成撕裂伤(图4-41)。

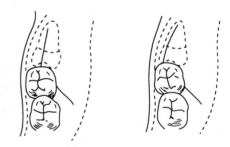

图4-41 下颌阻生第三磨牙拔除术切口

　　翻瓣由近中切口开始,沿骨面翻起,不可将骨膜与黏膜强力分离,否则出血多、术野不清。如遇组织因反复炎症而粘连,亦应锐剥离,避免组织撕裂。颊侧瓣掀起一般不要超过外斜嵴,以免引起过重的术后肿胀。切口舌侧黏骨膜也应稍加分离,使器械可顺利插入,避免因与牙面粘连导致在牙脱位的同时软组织撕裂。

3. 去骨 翻瓣后应检查骨质覆盖牙面的状况，决定去骨量和部位。一般垂直阻生去骨要达牙各面外形高点以下；水平和近中阻生颊侧去骨，应达近中颊沟之下，远中至牙颈部以下。

去骨最好用高速手机或其他外科动力系统，用钻针去骨速度快，震动小。使用骨凿去骨，应在第二磨牙的远中颊侧骨皮质凿一纵向切痕，形成应力中断线，防止去骨线沿骨纹理前移。凿骨应利用骨纹理，按去骨量的需要，力求大块，凿次少，以减少创伤。为减小去骨量，减轻术后反应，可以结合分层去骨，用潜挖法凿除深部的骨松质。如需去除舌侧骨板，将凿置于牙远中面后，凿刃向下前方，抵舌侧骨板内侧面，与舌侧板上缘成45°，以锤轻击。由于舌侧骨板的解剖关系，即可将舌侧板去除，解除阻力。

4. 分牙 分牙的主要目的是解除邻牙阻力，减小骨阻力。分牙有劈（截）冠和分根。分牙的优点是创伤小，时间短，并发症少。缺点为用凿劈开时，如发育沟不明显或牙已松动，则不易劈开，但如使用高速手机等动力系统就不存在这样的问题。

骨凿分牙的注意要点：①被劈分牙的牙冠最大周径必须暴露；②要利用牙冠的沟裂解剖弱点作为骨凿的作用点；③选择凿刃较薄，宽度合适的劈凿为宜；④注意掌握劈分线的方向；⑤被劈分牙在牙槽内必须稳固，否则不仅不易劈分，还易造成舌侧骨壁折裂或牙被击入颌周间隙内；⑥术者握持骨凿，必须在阻生牙附近有稳定的支点，防止骨凿滑脱；⑦应托扶患者下颌，以免锤击时造成颞下颌关节损伤；⑧分牙时的锤击动作，应准确的敲击在凿柄末端，击凿的方向必须与凿的长轴方向一致（图4-42）；⑨X线片示牙根分叉明显且分叉处较高。

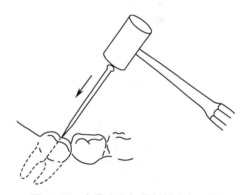

图 4-42　击凿方向与凿长轴方向一致

常用的劈开方法有正中劈开（纵劈）和近中劈开（斜劈）。正中劈开的劈开线与牙长轴一致，但持凿方向应比预计劈开线稍直立；正中劈开将牙一分为二，在解除邻牙阻力的同时，减小了根部骨阻力。近中劈开是将第三磨牙的近中冠劈下，解除了邻牙阻力（图4-43）。

是否采用劈开法分牙应在术前准确判断，如术中牙已松动，再使用劈开法常常失败，且易发生牙移位或舌侧骨板骨折。劈开方向掌握不好，常将第三磨牙的远中冠劈去，而增大拔牙难度，此时可试用薄而窄的双面凿或矛状凿从髓室底将牙根分开，再分别取出，或用去骨法拔除，也可用钻分牙后拔除。如用钻针分牙，多采用横断截开，并可分多块断开取出。

5. 增隙 所谓增隙是指将骨凿紧贴根面凿入，利用骨松质的可压缩性，以扩大牙周间隙，解除根周骨阻力的方法。增隙法是锤凿拔牙的重要手段。使用圆凿（峨眉凿）凿入根长的1/2或2/3即可，过深既无必要，还会增大损伤下颌管的危险。水平位或近中位阻生牙的远中骨覆盖常较薄，不需凿除，通过增隙法可非常容易的将该处骨质推开解除阻力，术后只需将其压回复位即可。

6. 拔出阻生牙 当邻牙阻力解除，骨阻力在一定程度上解除后，根据临床的情况，选择适用的牙挺，插入牙周间隙，将患牙挺松或基本挺出，最后用牙钳使牙完全脱位。

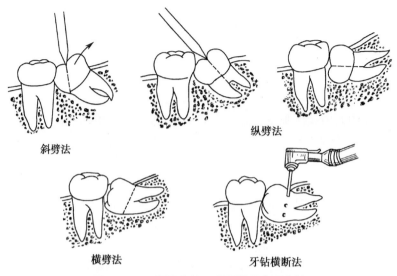

斜劈法　　　　纵劈法

横劈法　　　　牙钻横断法

图4-43　下颌阻生第三磨牙劈开分牙方法

挺牙时，应注意保护。完成保护动作的手指要接触邻牙、第三磨牙，感知两牙的动度，同时要抵压于舌侧，控制舌侧骨板的扩开幅度，避免舌侧骨板折断及牙移位。牙拔除亦可使用牛角钳和冲出法。牙的最终脱位一般用牙钳完成，以减少牙挺滑脱和牙被误吸、误吞的可能。

对分牙后拔出的牙，应将牙体组织的其他部分取出，并拼对检查是否完整。如有较大缺损，应仔细检查拔牙创，取出残片。

7. 拔牙创处理　使用劈开法或去骨法拔牙，会产生碎片或碎屑，应认真清理。但不可用刮匙过度搔刮牙槽窝，以免损伤残留牙槽骨壁上的牙周膜而影响愈合。

在垂直阻生牙的远中、水平阻生或近中阻生牙冠部的下方常存在肉芽组织，X线片显示为月牙形的低密度区。如探查为脆弱松软、易出血的炎性肉芽组织，应予以刮除；如已形成较致密的纤维结缔组织，探查有韧性感则对愈合有利，不必刮除。

低位阻生牙的牙冠常有牙囊包绕，拔牙后多与牙龈相连，为防止形成残余囊肿，应将其去除。

对扩大的牙槽窝应压迫复位。锐利的骨边缘应加以修整，避免刺激黏膜而产生疼痛。大部游离的折断骨片应取出，骨膜附着多的骨片予以复位。

应避免过多的唾液进入拔牙窝与血液混合，唾液和血液混合后会形成质量不佳血凝块，影响拔牙创的愈合。封闭拔牙窝前，用生理盐水冲洗，去除各种残渣，以棉球拭干，使血液充满牙槽窝。

8. 缝合　缝合的目的是将组织复位以利愈合；防止术后出血；缩小拔牙创、避免食物进入，以保护血凝块。缝合不宜过于严密，通常第二磨牙远中、切口转折处可以不缝，这样既可达到缝合目的，又可使伤口内的出血和反应性产物得以引流，减轻术后周围软组织的肿胀，减少血肿的形成。

缝合时，先缝近中再缝远中。近中颊侧切口的缝合不便操作，应斜向夹针，使针与切口呈垂直交叉。先从切口近中未翻瓣侧膜龈联合稍下位置刺入，使针按其弧度贴骨面自然顺畅推进，不可强行使针穿出而造成牙龈撕裂。针前部穿出后，如继续推进困难，可用持针器夹住针前段拔出，再缝向切口远中侧。线结不要过紧，以免撕脱。一般近中颊侧切口缝合一针即可。

9. 压迫止血　缝合完成后，压迫止血方法同一般牙拔除术。为预防干槽症，可放入碘仿海绵1~2小块。

10. 术后注意事项

（1）术后可嘱局部冷敷，以减轻肿胀、疼痛、开口受限等。

（2）酌情给予抗生素、激素、镇痛药物，需要时可给予止血药物。

（3）术后1~2天嘱患者减少体力活动。注意口腔卫生，保持口腔清洁。

（4）术后如出现创口渗血，应及时复诊处理。并按医嘱来撤换引流及拆线。

（八）各类阻生牙的拔除

下颌阻生牙阻生类型复杂多样，故手术方法亦因牙而异。现分别讨论较常见的拔除方法。

1. 垂直阻生　高位垂直阻生多数牙根为融合锥形根，故根部阻力不大，拔除不难。可将牙挺从近中插入，以牙槽嵴为支点，用牙挺的推力和挺力将牙向远中挺出或挺松后用牙钳拔除。低位垂直阻生，冠及根部阻力都较大时，拔除较困难，需要解除颊侧及远中骨阻力，显露牙颈部后再试挺，如根部仍存在阻力（根分叉大，根端肥大等）还需结合去骨法、分根法，才可拔除。如𬌗面有软组织覆盖者，应先作切口。

2. 近中阻生　高位近中阻生如邻牙及牙根阻力不大，多数可用牙挺从近中插挺将牙挺出。如邻牙阻力较大而根部阻力不大，可用斜分法，解除邻牙阻力后分别拔除。如邻牙及牙根阻力均较大者，且根分叉较高，可用纵分法后分别拔除。中位及低位近中阻生，如冠部、根部、邻牙阻力均较大，需用去骨法结合分牙法拔除。

3. 水平阻生　高位水平阻生有根部阻力或邻牙阻力，解除方法为去除颊侧及远中骨质，邻牙阻力可用斜分法解除，如根部阻力也较大、且根分叉较大时，可用纵分法解除阻力后，再分别拔除。中位及低位水平阻生，因其三种阻力都较大，常需将去骨法和分牙法两者结合使用。有时需在去骨显露牙冠及牙颈部后，用高速手机在牙颈部将牙截断，先将牙冠挺出后，再去除根部骨质或分根或去除牙根间隔，最终将牙根拔除。

二、上颌阻生第三磨牙拔除术

上颌阻生第三磨牙较下颌阻生第三磨牙少见。由于上颌第三磨牙的牙槽远中为游离端，上颌结节区的骨质较疏松，手术一般不难。

（一）上颌阻生第三磨牙的分类

1. 根据在颌骨内的深度分类

（1）低位（Pell & Gregory A 类）：阻生牙牙冠的最低部位与第二磨牙𬌗面平行。

（2）中位（Pell & Gregory B 类）：阻生牙牙冠的最低部位在第二磨牙𬌗面与颈部之间。

（3）高位（Pell & Gregory C 类）：阻生牙牙冠的最低部位高于第二磨牙的颈部或与之平行。

2. 根据阻生牙长轴与第二磨牙长轴之间的关系分类　可分为：①垂直阻生；②水平阻生；③近中阻生；④远中阻生；⑤倒置阻生；⑥颊向阻生；⑦舌向阻生。

3. 根据阻生牙与牙弓之间的关系分类　可分为：①颊侧错位；②舌侧错位；③正中错位。

4. 根据阻生牙与上颌窦的关系分类 可分为：①与窦底接近（SA）：阻生牙与上颌窦之间无骨质或仅有一薄层组织；②不与窦接近（NSA）：阻生牙与上颌窦之间有 2mm 以上的骨质（图4-44）。

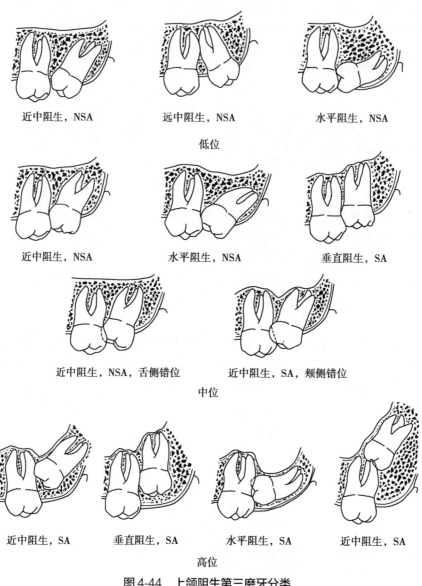

近中阻生，NSA　　　　　远中阻生，NSA　　　　　水平阻生，NSA

低位

近中阻生，NSA　　　　　水平阻生，NSA　　　　　垂直阻生，SA

近中阻生，NSA，舌侧错位　　　　近中阻生，SA，颊侧错位

中位

近中阻生，SA　　　垂直阻生，SA　　　水平阻生，SA　　　近中阻生，SA

高位

图 4-44 上颌阻生第三磨牙分类

NSA：不与窦接近　　SA：与窦底接近

（二）手术适应证

1. 阻生上颌第三磨牙本身龋坏。
2. 阻生上颌第三磨牙与邻牙之间有食物嵌塞。
3. 阻生上颌第三磨牙引起邻牙龋坏、压迫邻牙牙根吸收或牙槽骨明显吸收者。
4. 阻生上颌第三磨牙因无对颌牙而伸长。
5. 阻生上颌第三磨牙反复引起冠周炎者。

6. 上颌第三磨牙埋伏阻生，引起神经痛症状或形成颌骨囊肿者。

7. 阻生上颌第三磨牙，常咬伤颊部或摩擦颊黏膜者。

8. 阻生上颌第三磨牙影响义齿的制作及戴入。

9. 妨碍下颌冠（喙）突运动。

（三）手术方法

上颌第三磨牙阻生垂直位占 63%，远中阻生占 25%，近中阻生占 12%，其他位置极少；并且颊侧错位及颊向阻生，或两者均有的情况甚为常见；加之上颌结节的骨质疏松，易于挺出。但由于术区狭窄，操作不易，直视困难，光线不易进入等，亦增加手术困难。

1. 术前 X 线检查　需注意上颌阻生第三磨牙与邻牙的关系；注意邻牙本身的情况；注意上颌阻生第三磨牙与上颌窦之间的关系。除以上检查外，应做口内检查，注意用手指触诊软组织、硬组织及邻牙情况。

2. 切开及翻瓣　手术多从颊侧进路，可自上颌结节后部开始作远中和颊侧的三角瓣切口。翻瓣同下颌阻生第三磨牙拔除术，并稍向腭侧分离显露上颌结节骨面。

3. 去骨　去除阻生牙颊侧或覆盖牙冠的骨质。去骨范围以能显露牙冠颊侧及牙冠最大周径，能插入牙挺为度。在去骨时，应注意勿将上颌阻生第三磨牙推入上颌窦。

4. 拔牙　用牙挺从近中颊角处插入，将牙向颊侧远中方向挺出，术中在去骨或挺拔时，注意避免挺伤邻牙（图 4-45）。

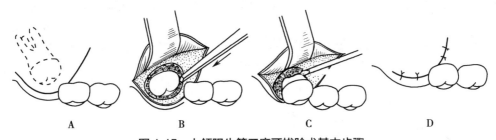

图 4-45　上颌阻生第三磨牙拔除术基本步骤
A. 切口　B. 翻瓣及凿骨　C. 挺出阻生牙　D. 缝合

5. 创口处理及缝合　按常规处理拔牙创后缝合创口。

三、阻生尖牙拔除术

尖牙对牙颌系统的功能和美观甚为重要，故对其拔除应持慎重态度。术前应与口腔正畸医师商讨。

尖牙阻生好发于上颌，现以阻生上颌尖牙为主要讨论内容。阻生下颌尖牙的处理，其原则基本相似。

（一）阻生原因

除引起阻生牙的一般因素之外，尖牙阻生还可能有下列一些因素：

1. 发育和萌出过程的影响　在发育过程中，恒尖牙的牙冠位于乳尖牙牙根舌（腭）侧，故乳尖牙的位置改变、龋坏、早失等，皆能影响恒尖牙牙胚的生长发育并使其位置或萌出路线发生改变。尖牙在萌出时，牙根发育的程度较其他牙更接近于完成，其萌出的距离长，偏离正常萌出轨道的可能性越大,易发生阻生。

2. 解剖因素的影响 上颌尖牙错位于腭侧者是错位于唇侧者的3倍。因恒尖牙牙冠在发育过程中位于乳尖牙牙根腭侧之故;而腭侧骨组织密度大,将受其所阻而不能萌出。硬腭前1/3的黏骨膜瓣由于反复承受咀嚼力的作用,故较致密,较厚而有抵抗力,其与骨的附着也较其他部位紧密,常起到阻碍萌出的作用。尖牙萌出时,是在其他牙已建立关系的情况下,故间隙多不足。乳尖牙的近远中径远较恒尖牙小,故所占据的间隙亦小,一般前磨牙萌出时,因其近远中径小于乳磨牙,使尖牙的间隙得以调整而能将其容纳;但如果此调整过程受到影响,则尖牙萌出的间隙不足,也会导致其阻生。

(二)上颌阻生尖牙的分类

第Ⅰ类:阻生尖牙位于腭侧,可呈水平位、垂直位或半垂直位;

第Ⅱ类:阻生尖牙位于唇侧,亦可呈水平位、垂直位或半垂直位;

第Ⅲ类:阻生尖牙位于腭及唇侧,如牙冠在腭侧而牙根在唇侧;

第Ⅳ类:阻生尖牙位于牙槽突,多为垂直位,在侧切牙和第一前磨牙之间;

第Ⅴ类:无牙颌之阻生尖牙。

(三)术前准备

术前应详细检查,确定阻生牙的位置,能否保留。临床检查常可触及黏膜下骨质的隆起,可投照X线根尖片、定位片、CBCT等,对确定阻生尖牙位于唇侧或腭侧,了解阻生牙与邻牙的关系和与上颌窦或鼻腔的关系都很有帮助。

(四)手术方法

1. 腭侧进路法 Ⅰ类阻生尖牙拔除的切口自中切牙至第二前磨牙的远中腭侧龈缘,并沿腭中线向后延约1.5cm;双侧阻生可将双侧第二前磨牙之间腭侧的龈缘切开;如阻生位置高可距龈缘5mm切开。翻瓣后去骨暴露牙冠或牙体,用牙挺或牙钳拔出;水平位可将牙在牙颈部横断或分段截断,而后分别挺出(图4-46)。

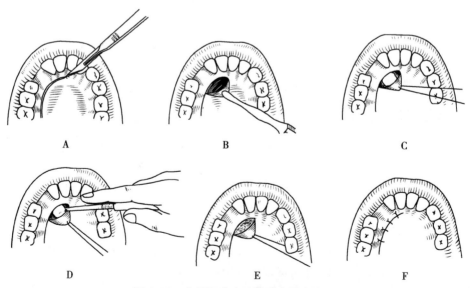

图4-46 上颌阻生尖牙拔除术基本步骤

A. 切口 B. 翻瓣 C. 凿骨显露阻生牙 D. 挺出阻生牙 E. 清创后牙槽窝 F. 缝合

2．唇侧进路法　适用于Ⅱ类阻生的上颌尖牙，在上颌前牙唇侧牙龈相当于阻生尖牙的牙冠部作弧形切口。翻瓣、去骨、拔牙、创口处理及缝合同腭向进路手术（图4-47）。

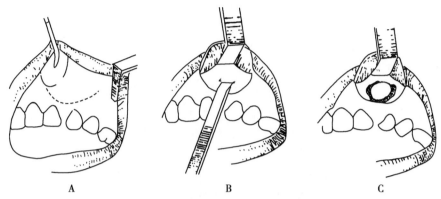

图4-47　上颌阻生尖牙拔除术唇向进路法
A．弧形切口　　B．翻瓣、去骨　　C．去骨范围

3．唇腭侧进路法　适用于Ⅲ类阻生的上颌尖牙。牙冠在腭侧，牙根在唇侧者。先从腭侧作弧形切口、翻瓣、去骨、显露牙冠至颈部以下后以钳试夹，如能夹住，则旋转可将其拔除。如试夹失败，将冠根截断，先拔除牙冠，再从唇侧进入取出牙根。牙冠在唇侧，牙根在腭侧者，先从唇侧进入，去骨，显露牙冠后，以钳夹住反复旋转，常可顺利拔除。否则可横断冠根后分别拔除，或再从腭侧进入拔除牙根。

四、上颌前部埋伏额外牙拔除术

上颌前部是额外牙的好发部位，萌出的额外牙因大多为畸形牙比较好鉴别，埋伏额外牙在替牙期常因为恒牙迟萌或错位而发现，也有相当数量的病例是在前牙区X线检查时发现。埋伏额外牙除造成错畸形、邻牙牙根吸收、影响正畸治疗外，还是引发牙源性囊肿和肿瘤的原因。上颌前部额外牙埋伏多偏于腭侧。

（一）额外牙的定位

埋伏额外牙的定位是决定手术成败的关键。X线片检查是必须进行的，不同的投照方式和技术所得到信息可以从不同的方位确定额外牙在颌骨的位置。

1．根尖片　额外牙常在根尖片时发现。可以用来判定额外牙的基本位置，确定与邻牙牙根近远中及上下的关系。投照角度好的根尖片通常显示的比例关系为1∶1，可据此按照邻牙冠根比例确定打开骨窗的位置。单一根尖片不能确定唇腭方向的位置。

2．定位根尖片　通过不同的水平投照角度得到的影像，依据投影移动相对距离判定额外牙与对照牙的唇腭方向位置。

3．全口牙位曲面体层X线片　提供的位置信息与根尖片相似，但有放大效应，上颌前部重叠影像较多。

4．上颌前部横断𬌗片　可以用来判定唇腭侧的位置关系。但投照角度要正确。

5．CBCT　是目前比较理想的判定埋伏牙位置的技术。可以在不同的轴向观察埋伏牙与邻牙的位置，还可以判断距唇腭侧骨表面的距离。但临床上仍要求医师具有三维定向的能力，因为CT得到的影像仍是二维图像，额外牙在颌骨内的三维位置必须由医师确定。

（二）手术要点

1. 麻醉　可选用局部浸润麻醉,对埋伏较深、位置较高的额外牙可采用眶下神经阻滞麻醉和鼻腭神经阻滞麻醉。儿童患者可以配合镇静术或全麻。

2. 手术入路　位于邻牙唇侧或邻牙牙根之间,可以选择牙槽突唇侧弧形切口或龈缘梯形切口。如位于邻牙腭侧,通常选用腭侧龈缘切口。对于埋伏位置较高、大部分位于邻牙根尖上方、且偏腭侧的额外牙,唇侧入路可能比腭侧更易于暴露,易于操作。

3. 打开骨窗　除非对额外牙位置和深度有较高把握,建议初始开窗时选用骨凿,如用钻去骨,深度掌握易发生偏差,磨过牙骨界面时可造成进一步手术的困难。骨凿可以在牙骨界面处形成清晰边界,待发现额外牙后再使用骨钻扩大骨窗比较安全(图4-48)。

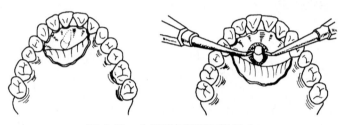

图4-48　上颌前部额外牙拔除术

4. 保护邻牙　开窗位置应尽量远离邻牙,术中应随时感觉邻牙是否有关联性动度,距邻牙较近的去骨使用骨凿较骨钻安全。

（杨　威）

第六节　外科动力系统在拔牙术中的应用

20世纪90年代,国外将外科动力系统用于牙的拔除,该方法不仅避免了传统的阻生第三磨牙拔除时,凿骨劈冠造成的创伤大,并发症多的不足,也可克服用涡轮机拔除阻生牙时易造成皮下气肿的缺点,还提高了牙拔除的效率,极大地减少了并发症的发生,因而现已被广泛使用。

一、用于牙拔除的外科动力设备和器械

用于牙拔除的外科动力设备包括动力源、手机和切割钻,在操作时还需颊拉钩、吸引器、分离器、开口器械等辅助设备。

（一）外科动力设备

1. 动力源有气动和电动两类。

2. 手机　手机也包括气动和电动两类,目前临床上常用的是气动式外科专用切割手机,因该手机冷却水呈柱状直接喷在切割钻上,气体向四周或向后分散,避免污物和碎屑进入伤口深部,防止皮下气肿的发生。此外还具备以下特点:①手机头部呈45°仰角,可更加适合口腔深部手术的操作,即使是位置较深的下颌阻生第三磨牙,也很容易达到所需位置进行操作。②手机头部体积更小,减少了视线的阻挡。③该手机与普通综合治疗椅上的手机接口相匹配,因而极大地方便了临床操作,降低了购置价格。

3. 切割钻 气动式外科专用切割钻较传统的裂钻更长，方便对低位埋伏牙的切割；钻的纹理与传统的裂钻不同，传统的裂钻的钻孔能力强，该钻的切割能力强，而切割力的加强对于缩短手术时间、减少手术创伤都有好处。

（二）辅助器械

1. 颊拉钩 颊拉钩与传统牵拉工具口镜比较有以下优点：①可以更好地暴露术野，有利于手术顺利、快速地完成。②可以更好地保护软组织。③方便术者操作，减少术者疲劳。

2. 分离器 用骨膜分离器代替牙龈分离器翻瓣。传统的牙龈分离器尖部较窄，翻瓣时，不容易将黏骨膜组织瓣全层翻起，而且很容易将组织瓣撕裂。而骨膜分离器尖部宽大，使用骨膜分离器时，从切口的前端开始翻瓣，要确保将骨膜分离器置于骨膜与牙槽骨之间，且刃缘朝向骨面，轻微旋转向后推进，确保组织瓣全层分离，就可以最大限度地避免组织瓣的撕裂。

3. 金属吸唾器 用金属吸唾器代替一次性塑料吸唾器有以下优点：①金属吸唾器为全金属制造，操作时可以用来牵拉组织。②金属吸唾器头部较小，可以伸入牙槽窝将血液、唾液吸出，使术野更加清晰，尤其是在拔除断根时尤为重要。③金属吸唾器吸力较大，在清除牙碎片或松动牙根时，也可以用吸唾器将其吸出，减少不必要的去骨，从而减少创伤，减少术者更换器械的次数，从而节省手术时间。

4. 开口器械 开口器械包括主动开口器械和被动开口器械，主动开口器械主要是金属开口器，用于开口受限或不能配合开口患者，通过后方的撑开装置，可强力撑开增加患者的开口度；被动开口器械主要是不同型号的开口颌垫，主要用于手术时间较长，或因镇静及全麻等原因不能主动开口，或是患有颞下颌关节脱位及癫痫等疾病的患者。

二、牙拔除的方法

采用外科微动力系统拔牙主要用于拔牙过程中需使用切开软组织、翻瓣、去骨、增隙、分牙，然后再进行拔牙等的外科技术和方法。

1. 切口 手术多采用龈缘连续切口，如拔除位置比较低的上颌阻生第三磨牙时，可选用三角瓣，以达到充分暴露视野的目的。

2. 翻瓣 用骨膜分离器翻瓣，翻瓣后应将颊拉钩或骨膜分离器头部始终紧紧抵在黏骨膜瓣与手术区域间的骨面，避免前后滑动，以保证翻起的软组织瓣远离术区，以免在使用切割工具时损伤软组织。助手用吸引器及时清除血液、唾液，保持术野清晰。

3. 去骨 术者首先可根据 X 线片确定最小的去骨量，一般来说，只需用钻将覆盖牙冠面的骨质去除即可。

4. 增隙 拔除下颌阻生第三磨牙时用钻在患牙的颊侧和远中骨壁磨出沟槽即可，切割针的方向与牙体长轴平行，深度可达根分叉，注意不可过深以免损伤下颌管。

对于前牙区埋伏牙的拔除，术前最好拍摄 CBCT 片以确定牙齿位置及毗邻结构。若埋伏牙是正位阻生，仅在牙冠两侧磨出沟槽即可。若埋伏牙是倒置阻生则去骨量较大，应暴露至牙中部，为下一步分牙做准备。去骨时，一定要避开邻牙牙根及上颌窦等重要结构。

拔除牙根时，一般从牙根一侧磨出间隙，深度达牙根的一半即可。

5. 分牙 大多数情况下只需将牙挺插入磨好的沟槽间隙即可将牙挺出。当患牙骨阻力较大、牙齿体积较大或根分叉较大时，就需要进行分牙后将牙齿分块拔除。分牙时，要保证钻在患牙范围内进行切割,不需将牙齿磨透。用牙挺将患牙分片、分块挺出。

 知识拓展

微创拔牙

微创拔牙是微创技术在口腔颌面外科的应用之一,在拔牙过程中通过使用专门器械,既减轻病人对牙槽外科的焦虑,又减少对牙槽骨和牙龈的损伤,减轻术后不良反应,促进拔牙创的愈合。

超声骨刀是一种新型骨科微动力设备。可实现高效的超声骨切割和精密切、钻、刨、磨、刮等动作。在临床应用中具备四大优势:超声切骨,刀头无高速旋转,无旁振,只切骨不伤软组织,有效保护神经和血管;提供冷超声模式,低温切割,无热损伤;独特的超声止血功能;骨渣吸引功能,术野清晰。

微创拔牙刀是利用薄而锐利的刀头切割牙周膜并压缩牙槽骨,将牙根中上2/3的牙周膜切割后,使用微创拔牙钳拔除。不需要杠杆的"撬动",对牙槽骨的损伤最小。

第七节　拔牙创的愈合

根据动物实验和临床观察的结果,可将拔牙创的正常愈合分为5个主要阶段。

(一)拔牙创出血和血凝块形成

牙拔除后创口内充盈的血液约15~30分钟即可形成血凝块,并将创口封闭,一般不易被破坏和脱落。血凝块的存在可以保护伤口,防止感染,促进创口的正常愈合。如果牙槽窝内的血凝块脱落、形成不良或无血凝块形成,则创口的愈合延缓或出现牙槽感染、疼痛等并发症。

(二)血块机化、肉芽组织形成

牙拔除后数小时,牙龈组织逐渐收缩使创口缩小。在24小时左右,有毛细血管及成纤维细胞自牙槽骨壁向血凝块内延伸生长,此即血凝块开始机化的最早表现。血凝块从边缘开始出现肉芽组织增生过程,约7~8天以后牙槽窝内被肉芽组织所充满。

(三)结缔组织和上皮组织替代肉芽组织

拔牙后3~4天更成熟的结缔组织开始替代肉芽组织,至20天左右基本完成。术后5~8天开始形成新骨,不成熟的纤维状骨逐渐充填拔牙窝。在牙槽突的尖锐边缘骨吸收继续进行,当拔牙窝充填骨质时,牙槽突的高度将降低。

拔牙后3~4天,上皮自牙龈缘开始向血凝块表面生长,但在24~35天,乃至更长的时间内,上皮组织的生长仍未完成。

(四)原始的纤维样骨替代结缔组织

大约38天后,拔牙窝的2/3被纤维样骨质充填,3个月后才能完全形成骨组织。这时骨质的密度较低,X线检查仍可看到牙槽窝的影像。

(五)成熟的骨组织替代不成熟骨质、牙槽突功能性改建

尽管人为将拔牙创的愈合分为5个阶段,但实际上其中许多变化是同时交织进行的。

牙槽突的改建早在术后3天就开始了。40天后愈合区内逐渐形成多层骨小梁一致的成熟骨,并有一层密致骨覆盖这一区域。牙槽骨受到功能性压力后,骨小梁的数目和排列顺应变化而重新改造。3~6个月后重建过程基本完成,出现正常骨结构。

第八节 拔牙并发症及其预防

牙拔除术可能在术中和术后发生一些并发症,预防并发症的发生是手术医师必须充分考虑的问题。这要求手术者在术前完善检查,对可能出现的问题全面评估,并以此为依据制定详尽的手术方案。术前应赋予患者和家属充分的知情权,详尽地解释手术的过程、可能发生的问题。对术中出现的变化也应及时通报,对已发生的并发症应本着积极诚恳的态度告知患者,最终取得患者及家属的理解和配合。术中在坚持外科原则的基础上,尽量减少可能造成并发症的操作。如已发生并发症,应及时处理。

一、术中并发症

(一)晕厥

晕厥是一种突发性、暂时性意识丧失。拔牙术中由于恐惧、疼痛等原因有时会发生晕厥。其发生原因、临床表现和防止原则与局部麻醉时发生者相同。手术中,特别是孔巾遮盖面部的情况下,要注意及早发现,及时处理。经适当处理恢复后,一般仍可继续手术。

(二)牙及牙根折断

是拔牙术中最常见的并发症。造成牙和牙根折断的原因有:

1. 技术因素 即术者经验不足,器械选择或使用不当(如钳喙过宽,钳喙与牙体呈点接触,钳夹压力集中一点,仅夹住牙冠未及牙根;钳喙不与牙长轴方向相一致等),术中用力过大,造成夹碎牙冠或牙根折断。

2. 病理因素 牙有广泛的龋坏或有较大的充填物或牙体的脆性增大(如死髓牙,做过根管治疗的无髓牙等)。

3. 解剖因素 牙根形态变异(如牙根分叉大、过于弯曲、根端肥大、有额外根等)或牙根周围的骨质过度致密与其粘连等均可引起术中牙根折断。

预防及处理:掌握各类牙及周围骨质的解剖特点,准确地检查和判断其病变情况,熟练掌握正确的操作手法,不断总结临床经验,可以尽量减少技术原因造成的断根。

断根发生后,原则上均应取出。但经综合分析患者状况、断根大小及根尖周情况、创伤程度、可能的并发症等多个因素后,如对患者有利,可以不取。

(三)邻牙或对颌牙损伤

常见为松动、疼痛,甚至折断。造成邻牙损伤的原因有:

1. 在拔除牙列拥挤、错位牙过程中摇动或旋转幅度过大。

2. 使用牙挺时邻牙被作为支点而受力。

3. 用钳时,牙钳选择不当,钳喙过宽,钳喙与牙长轴方向不一致等。

4. 在拔除阻生牙时,邻牙阻力未解除。

5. 缺乏左手的配合及保护等。

对颌牙损伤易发生在拔下颌前牙时。拔下颌前牙最终脱位力是向上,如使用过大的垂直向上的牵引力，而未加保护，牙钳在牙脱位的瞬间可能击伤对颌牙。因此拔下颌牙时，要待牙齿充分松动后再牵引，并注意左手的保护位置。

预防及处理：选择合适牙钳，置钳时钳喙与牙长轴方向一致。使用牙挺时不以邻牙作支点。用钳或用挺时都需要加强左手的配合和保护。在拔除牙列拥挤或错位的牙时，控制用力的大小和幅度。行阻生牙拔除术时，应彻底解除邻牙阻力。在拔除下前牙时，选用窄而长的钳喙，拔牙尽量多使用唇、舌向摇动力量。用左手拇指协助固定牙钳，不使用过大的力量强行牵引。如已造成邻牙或对颌牙损伤，应降低咬合接触，对松动或半脱位的牙，应予结扎固定。

（四）软组织损伤

1. 牙龈损伤　牙龈损伤多为撕裂伤。主要发生于拔牙安放牙钳时，将牙龈夹入钳喙与牙之间；牙龈分离不彻底，牙与牙龈仍有连接的状况下，随牙拔出而发生牙龈撕裂；使用牙铤时动作幅度过大。

2. 邻近软组织损伤　患者在局部麻醉状况下，下唇感觉迟钝，被牙钳柄夹住造成损伤。骨凿、牙铤使用时，支点不牢、用力过大、保护不到位导致器械滑脱，会刺伤腭、口底等邻近组织。黏骨膜瓣设计过小，术野暴露不充分，强行牵拉可导致黏骨膜瓣的撕裂。使用钻，尤其是高速手机，如保护隔离不力，会将软组织缠卷损伤。

预防及处理：拔牙术中分离牙龈应彻底，正确安放牙钳避免夹伤牙龈。使用牙挺时，应有稳固的支点，控制好用挺的力量和注意左手的保护，严防牙挺滑脱刺伤软组织。对软组织意外损伤的创口，应予缝合，术后用抗菌药物预防感染。

（五）骨组织损伤

1. 牙槽突骨折　牙槽突骨折多因牙根与牙槽骨粘连或牙根形态异常所致。拔除上颌第三磨牙时，易发生上颌结节折断。拔除下颌第三磨牙时，可发生舌侧骨板骨折。上颌尖牙拔除时，容易发生唇侧骨板骨折。

预防及处理：预防牙槽突骨折的方法在于术前充分估计拔牙的困难程度，操作中逐步加力扩大牙槽窝。发现牙槽突骨折后，如骨折片与牙根粘连，不可强行将牙拔出，应用分离器仔细分离黏骨膜后再取出，避免牙龈撕裂。如牙已拔出，骨片一半以上无骨膜附着，应取出骨片，修正锐利边缘后缝合。若骨片大部有骨膜附着，可将其复位，牙龈拉拢缝合。

2. 下颌骨骨折　作为拔牙的并发症，下颌骨骨折较少见，且几乎皆在拔除下颌第三磨牙时。埋伏位置极深的阻生牙或诸如骨质疏松症、囊肿、甲状旁腺功能亢进等病理情况下更易发生。术前仔细地分析阻生牙的位置和骨质情况，避免在凿、挺时的不当操作，以防止骨折的发生。

预防及处理：术前综合地分析阻生牙的位置和骨质情况，尽量防止骨折的发生。一旦发生下颌骨骨折，应按颌骨骨折的处理原则处置。

（六）上颌窦损伤

上颌前磨牙及磨牙的牙根与上颌窦下壁邻近，有时根尖与上颌窦间无骨壁相隔，可直接位于窦黏膜下，或因慢性根尖周感染使根尖与上颌窦黏膜发生粘连。拔牙时，有时可撕破窦黏膜，或在搔刮牙槽窝时穿通。尤其是取断根时，易将断根推入上颌窦。口腔上颌窦交通可使上颌窦感染，或形成口腔上颌窦瘘。上颌窦穿孔的症状为：嘱患者捏鼻鼓气，空气可由牙槽窝内排除。X线片检查，有时可显示窦内有断根。

　　预防及处理：在搔刮牙槽窝时应沿骨壁轻轻往外刮除，勿向根尖方向用力。取断根时不可盲目从事，以免将断根推入上颌窦内。术前应仔细观察 X 线片、注意牙根与上颌窦的关系，如两者关系密切，根分叉大，拔除困难时，应从颊侧作梯形切口，去除颊侧骨壁，显露牙根断端，将根挺插入牙根断端的根方，用向牙冠方的力将其挺出；如为腭侧根折断，还须去除牙根间隔，显露牙根将其取出。

　　断根如在窦黏膜下方，可小心将其取出。如已进入上颌窦内者，可扩大牙槽窝，以大量生理盐水反复冲洗，有时断根可从已扩大的牙槽窝排除，或将碘仿纱条整条填入，在纱条抽出时可将断根带出。当用以上各种方法无效时，可在上颌窦前壁开窗，取出断根。

　　如发生口腔上颌窦穿孔，处理方法决定于穿孔的大小，如小的穿孔（直径 2mm 左右），可按拔牙后常规处理，使牙槽窝内形成高质量的血凝块，待其自然愈合。术后特别注意保护血凝块，除常规注意事项外，嘱患者切忌鼻腔鼓气、吸食饮料、吸烟，避免强力喷嚏，并预防感染。

　　中等大小穿孔（直径 2～6mm）也可按上述方法处理，如将两侧牙龈拉拢缝合，进一步固定保护血凝块，更利于自然愈合。滴鼻剂的使用能降低上颌窦炎的发生，避免发生口腔上颌窦瘘。

　　穿孔直径大于 7mm，需用邻位组织瓣关闭创口。可将颊侧牙槽突适当降低后，利用颊侧梯形组织瓣关闭（图 4-49）。也可使用腭侧黏骨膜舌形瓣转移封闭创口（图 4-50）。组织瓣封闭穿孔的关键是组织缝合区与新鲜创面接触，且下方有骨支持，必须做到无张力缝合。

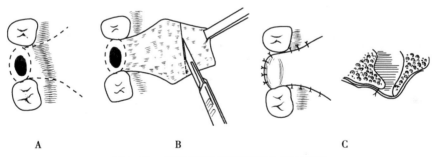

图 4-49　颊侧梯形瓣关闭口腔上颌窦交通

A. 切口　B. 横断骨膜　C. 缝合后

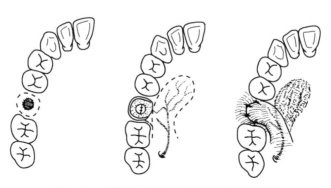

图 4-50　腭侧黏骨膜瓣关闭口腔上额窦交通

（七）神经损伤

拔牙时可能损伤的神经有颏神经、舌神经、鼻腭神经、颊神经和下牙槽神经。鼻腭神经和颊神经常在翻瓣手术时被切断，但它们可迅速恢复，一般不产生影响。颏神经损伤发生在下颌前磨牙区手术时，多由于切开翻瓣或器械滑脱造成，如为牵拉或触压造成，可能在数月后恢复功能。舌神经损伤的发生率约为 1%～3%，易发生于舌侧骨板折断或器械滑脱的情况下。

下牙槽神经损伤 90% 是由拔下颌阻生第三磨牙引起，特别是低位阻生第三磨牙，根尖与下颌管邻近，用骨凿劈开阻生牙，牙向后下方被压，能压碎薄弱的下颌管壁而损伤神经，取断根时，受根的压迫或受器械的直接创伤，容易损伤下牙槽神经或将牙根推入下颌管，使神经受压，造成下唇长期麻木或感觉异常等后遗症。

预防及处理：阻生牙拔除术前应拍摄 X 线片，了解牙根与下颌管的关系，必要时做进一步检查，避免术中损伤。如发现断根已入下颌管，应及时扩大牙槽窝后取出，不可盲目用器械强取。如神经已受损伤，术后应给予减轻水肿的药物，如地塞米松、地巴唑及促进神经恢复的药物，如维生素 B_1、B_6、B_{12}，同时可配合理疗等。

（八）术中出血

拔牙术中出血，常使视野模糊，手术难以进行。术中出血原因有：急性炎症期拔牙；术中损伤牙龈、骨膜、牙槽骨；术中牙槽内的小血管断裂等。有出血性疾病的患者也可发生术中出血的现象。

预防和处理：术前应仔细询问患者既往有无全身出血性疾病或拔牙与手术出血的病史，如果疑有血液系统性疾病，必须做全面检查。有些药物具有潜在引起持续性出血的作用（阿司匹林、抗凝血药、抗癌药物、广谱抗生素）。如因局部因素所致的术中出血，可随时用小棉球拭去积血或用温热盐水纱布压迫止血。软组织有较大血管出血时，应结扎止血。牙槽内的出血，可用吸收性明胶海绵、碘仿纱条或骨蜡填塞止血。如有既往术后出血史者，一次拔牙数不宜多，并且将创口两侧的牙龈做水平褥式缝合，观察半小时创口无出血后再让患者离去。

（九）颞下颌关节损伤

较常见的有颞下颌关节脱位和颞下颌关节紊乱病。多因在拔牙，尤其是拔除阻生牙时，大开口时间过长及分牙、去骨、增隙等操作所引起。

预防及处理：在拔牙过程中应控制开口度，托扶下颌骨，尽量缩短手术时间，对有习惯性关节脱位史者，尤其应该注意。在分牙、去骨、增隙时，必须托扶下颌骨，避免颞下颌关节和咀嚼肌损伤。如发生脱位，应及时复位并做暂时制动。如有关节病史者，可行局部热敷或理疗及咀嚼肌神经封闭、关节封闭等治疗。

（十）误吞、误吸

在拔牙术中，由牙脱位后滑脱未能及时取出，或患者头位突然变动而引起。

预防及处理：手术中注意将拔除的牙立即由口腔取出，以防牙、牙根或碎骨片误吞入消化道或吸入呼吸道。如果误吞入消化道，一般都能通过胃肠道排出体外。如果被误吸或滑入呼吸道内，则较严重和危险，一旦发生，应立即请有关科室医师处理。

（十一）牙或断根移位

断根移位通常是由于取根过程盲目操作，器械顶在断根的断面上，并向根尖方向施力造成的。易发生断根移位的部位多有解剖上的薄弱点。上颌磨牙区的上方有上颌窦，如上颌窦底位置低或根尖病变破坏了窦底骨质即易发生断根移入上颌窦。下牙槽突舌侧骨板越向后越薄弱，故下颌磨牙的断根甚至整个牙（多为阻生之第三磨牙）会因操作不当被推向舌侧，进入下颌骨舌侧骨膜下，或穿破骨膜进入舌下间隙、下颌下间隙乃至咽旁间隙。拔除上颌阻生前牙时，偶可发生牙或根进入鼻腔。

预防及处理：术前应拍摄 X 线片，有利于全面了解阻生牙周围的解剖关系。选择锋利的骨凿和掌握骨凿方向及锤击骨凿的方法与力量大小；术中在分牙、去骨、增隙时，要充分注意牙或断根一旦推入颌周间隙，不应盲目探查，应以纱布覆盖创面，嘱患者咬住暂时止血，再进一步作 X 线片定位。移位后的牙或断根成为组织内的异物，原则上均应取出。

二、术后并发症

（一）出血

拔牙后出血可分为原发性出血和继发性出血。原发性出血为拔牙后当日，取出压迫棉卷后，牙槽窝出血未止，仍有活动性出血。继发性出血是拔牙出血当时已停止，以后因创口感染等其他原因引起的出血。

术后出血绝大多数为局部原因所致。常见的有：①急性炎症期拔牙；②牙龈及黏骨膜撕裂未行缝合或缝合不当；③牙槽窝内残留炎性肉芽组织；④牙槽骨内小血管破裂；⑤手术创伤大，牙槽骨折裂未行复位；⑥创口护理不当（术后反复漱口、吐唾、吸吮、进食过热过硬、剧烈活动等）；⑦局麻药物中肾上腺素含量过高或术中用肾上腺素棉球压迫止血，引起局部小血管暂时性收缩，当其作用消失后，血管扩张所致。对全身因素所致的拔牙后出血（如高血压、血液疾病、肝脏疾病等）应以预防为主。

预防及处理：首先注意出血患者的全身情况，了解出血情况，估计出血量。严重者可有血压降低，甚至虚脱，应注意脉搏与血压的变化。在了解全身情况后，应向患者细心解释。先安慰患者消除恐惧紧张状态，使其情绪稳定。局部检查，常见有高出牙槽窝松软的血凝块，并渗血不断，用棉球清除高出的血凝块后，仔细查明出血原因和部位。

针对不同情况采取相应的止血措施。

1. 轻微出血，可填塞止血海绵压迫止血。

2. 牙槽窝内的出血，在局麻下彻底刮出不良的血凝块或残留的炎性肉芽组织及碎骨片，用碘仿纱条填塞止血。

3. 对牙龈及黏骨膜撕裂后的出血，应在局麻下将两侧牙龈做水平褥式缝合。

对疑有全身出血性疾病的患者，术前应询问病史并做必要的检查及准备。术中应减少损伤，术后应妥善处理好拔牙创。不论何种因素引起的出血，经上述方法处理后，宜观察患者半小时，待其完全不出血后方能离去。

对严重的难以查明原因而有反复出血的患者，在局部处理的同时，应根据患者的具体情况给予止血药物和抗菌药物预防感染。必要时，应住院观察治疗或转内科处理。

（二）拔牙后反应性疼痛

牙拔除时，骨组织和软组织皆受到不同程度的损伤，创伤造成的代谢分解产物和组织应激反应产生的活化物质刺激神经末梢，引起疼痛。除创伤外，过大的拔牙创血块易分解脱落，使牙槽骨壁上的神经末梢暴露，受到外界刺激，也可引起疼痛。

一般牙拔除术后，常无疼痛或仅有轻微疼痛，通常可不使用镇痛药物。创伤较大的拔牙术后，特别是下颌阻生第三磨牙拔除后，常会出现疼痛。

预防和处理：预防术后疼痛在于规范的操作，术中应尽量减少损伤，术后妥善处理创口，并在48小时内局部冷敷及给予镇痛药物等，可减轻疼痛的程度。

（三）感染

常规拔牙术后急性感染少见，多为牙片、骨片、牙石等异物和残余肉芽组织引起的慢性感染。

急性感染常由于拔牙适应证掌握不恰当，特别是在急性浆液性炎症期拔牙，术中处理不当可引起急性感染向周围或全身扩散。慢性感染较多见，常与术前有根尖周围慢性感染及术后有碎牙片、碎骨片、牙石及炎性肉芽组织等残留有关。临床表现常为患者感觉创口不适，检查发现创口愈合不良，局部充血明显、可有淤血和水肿，拔牙创充血鲜红、松软的炎性肉芽组织，触及易出血，或有脓液溢出。X线片显示有残留的碎牙片或碎骨片。

预防及处理：预防急性感染应严格掌握拔牙适应证，做好术前准备，尽量减少手术创伤，注意无菌操作，术后应给予有效的抗菌药物。如在急性炎症期拔牙，禁忌搔刮牙槽窝，创口不应严密缝合。术前有慢性感染者，切勿遗留炎性肉芽组织、碎牙片与碎骨片等。术后拔牙创的感染，在局麻下彻底刮治后，用生理盐水冲洗创口，然后放置碘仿纱条引流。

（四）干槽症（dry socket）

干槽症是以疼痛和拔牙创愈合障碍为主要特征的拔牙术后并发症。干槽症的病因有多种学说，目前均不能全面解释干槽症的发病及临床表现。

1. 病因

（1）感染学说：感染学说是基于干槽症实际上表现为骨创感染，它是较早提出的病因。但迄今为止，单一的病原体尚未发现。多数学者认为干槽症是一种混合感染，厌氧菌起重要作用。感染的作用可以是直接的，也可以是间接的，即引起血凝块的纤维蛋白溶解。基于感染学说，全身或局部使用抗菌药物可预防及治疗干槽症。针对厌氧菌的药物预防干槽症也取得了满意的效果。但也有作者报道不支持感染学说。

（2）创伤学说：许多研究认为创伤为干槽症的主要发病因素之一。创伤引起发病的机制有不同解释：创伤使骨组织易发生继发感染；创伤使骨壁的血管栓塞，导致牙槽窝内血凝块形成障碍；创伤产生的组胺影响伤口愈合；创伤骨组织使组织活化剂释放，导致纤维蛋白溶解。确切机制有待进一步研究。

（3）解剖因素学说：此学说认为下颌磨牙区有较厚的骨密质，致使该部位血液供应不良。下颌第三磨牙拔除后，骨腔大，血凝块不易附着。同时食物及唾液易进入拔牙创而引发感染。

（4）纤维蛋白溶解学说：此学说认为拔牙的创伤或感染，引起骨髓的炎症，使组织活化剂释放，将血凝块中的纤溶酶原转化为纤溶酶，使血凝块中的纤维蛋白溶解导致血凝块脱落，出现干槽现象；同时产生激肽，引发疼痛。

除上述因素以外，还有许多病因被提出，如全身因素、吸烟等。目前认为干槽症的病因是综合性的，起作用的不是单一因素，而是多因素的综合作用结果。

2. 临床表现　干槽症多数发生于拔除下颌阻生第三磨牙后，也可在其他复杂拔牙术后。一般在术后2～3天起，主要表现为创口持续性剧烈疼痛，并向耳颞部、下颌后区、头顶部放射，一般镇痛药不能止痛。检查可见牙槽窝内残留腐败变性的血凝块或血凝块脱落，牙槽窝内空虚,牙槽骨壁暴露或有灰白色假膜覆盖,骨壁有明显的探痛。创口周围牙龈红肿,口臭明显,局部淋巴结肿大、压痛。偶有开口受限、低热和全身不适等症状。如治疗不起效果,疼痛可持续1～2周。

3. 治疗　干槽症的治疗原则是消炎止痛,清创(清除牙槽窝内的坏死组织),隔离外界对牙槽的刺激,保护骨面,促进牙槽窝内肉芽组织生长。干槽症的治疗目前仍以局部处理后碘仿纱条填塞法最为常用。在局麻下,用3%过氧化氢溶液的棉球反复擦拭,彻底清除牙槽窝内的坏死腐败组织直至骨壁清洁,再以生理盐水反复冲洗后吸干,自牙槽底部起紧密填入碘仿纱条。也可将创口缝合,以防碘仿纱条脱落而再度疼痛。经此处理后,多数患者的疼痛可逐日缓解直至完全消失。一般7～10天后取出纱条,可见在空虚的拔牙创口内已有一薄层肉芽组织覆盖。一般愈合过程为1～2周。

4. 预防　尽量减少创伤及预防感染,创口内置入碘仿海绵,按压牙槽骨壁后缝合牙龈缩小创口,术后注意血凝块的保护和口腔卫生等。有学者提出在拔牙创内置入柱形羟基磷灰石来预防干槽症。

(五)术后肿胀反应

术后肿胀反应多在创伤大时,特别是翻瓣术后出现。易发生于下颌阻生牙拔除术后,出现在前颊部,可能是组织渗出物沿外斜线向前扩散所致。

术后肿胀开始于术后12～24小时,3～5天内逐渐消退。肿胀松软而有弹性,手指可捏起皮肤,因而可与感染浸润鉴别。此外,要与麻醉药物的局部过敏反应、血肿相鉴别。

为防止术后肿胀,黏骨膜瓣的切口尽量不要越过移行沟底;切口缝合不要过紧,以利渗出物的排出;术后冷敷、加压包扎。也可使用肾上腺皮质激素(如地塞米松 5mg)与麻醉药物混合后术区局部注射,其预防、减轻肿胀的效果明显。

(六)术后开口困难

术后的单纯反应性开口困难主要是由于拔除下颌阻生牙时,颞肌深部肌腱下段和翼内肌前部受创伤及创伤性炎症激惹,产生反射性肌痉挛造成的。

应注意与术后感染、手术致颞下颌关节紊乱病发作鉴别。用去骨法拔牙时,切口及翻瓣大小应适度,尽量减轻磨牙后区的创伤。明显的开口受限可用热含漱或理疗帮助恢复正常开口度。

(七)皮下气肿

皮下气肿的发生可能由于:在拔牙过程中,反复牵拉已翻开的组织瓣,使气体进入组织中;使用高速手机时,喷射的气流导致气体进入组织;术后患者反复漱口、咳嗽或吹奏乐器,使口腔内部不断发生正负气压变化,使气体进入创口,导致气肿的发生。皮下气肿主要表现为局部肿胀,无压痛,可有捻发音。发生在颊部、下颌下、颏部较多。为预防其发生,应避免过大翻瓣。使用高速手机时,应使组织瓣敞开。术后嘱患者避免做鼓气等造成口腔压力加大的动作。

第九节　牙槽外科手术

牙槽外科手术是指在口腔内进行的一些为修整或矫治牙槽骨和周围组织畸形的手术。其中主要是义齿修复前手术和口腔上颌窦瘘修补术。

一、义齿修复前手术

义齿修复前手术，是因义齿修复需要，对妨碍义齿固位和承受力的畸形组织进行外科修整手术。义齿修复对口腔骨组织和软组织的要求应具备以下条件：骨组织有足够的软组织覆盖；无倒凹、无悬突、无锐利的嵴突或骨尖；舌、颊侧有足够的深度；上下颌牙槽突关系良好；无妨碍义齿就位的肌纤维、系带、瘢痕、软组织皱襞或增生。

（一）牙槽突修整术（alveoloplasty）

牙槽突修整术的目的是：矫治牙槽突各种妨碍义齿戴入和就位的畸形，去除牙槽突上突出的尖或嵴，防止引起局部疼痛；去除突出的骨结节或倒凹，矫治上颌前牙区牙槽突的前突。手术应在拔牙后 2～3 个月、拔牙创基本愈合、牙槽突改建趋于稳定时进行。对拔牙时即发现有明显骨突者，亦可拔牙同时加以修正。

1. 适应证　凡用手指触诊牙槽骨能感到明显压痛的骨尖、骨突、锐利的骨缘、骨嵴、倒凹或隆起，应予修整。

2. 手术方法与步骤　根据手术范围，选用局部麻醉或阻滞麻醉。孤立的小骨尖，可用钝器垫以纱布，直接锤击将其挤压平复。

小范围的修复术，作蒂在牙槽底部的弧形切口；较大范围的修整可选用梯形或 L 形切口，无牙颌大范围牙槽突修整术的切口沿牙槽突顶作长弧形切口，在两侧磨牙区颊侧作纵行附加切口。切口顶部应位于牙槽突顶偏唇颊侧，既有利于暴露骨突，又可避免修剪软组织时去除过多的承托区角化黏膜。

翻瓣时，由于牙槽突顶多有瘢痕组织粘连，故应从唇颊侧骨板光滑处开始，尽量少暴露正常骨面，更勿越过移行沟底，以减少术后水肿。

去除骨尖、骨突、骨嵴时，可使用咬骨钳、单面骨凿、钻针。去骨量应适度，仅去除过高尖的骨质，在尽量不降低牙槽突高度的基础上，必须保持牙槽突顶的圆弧状外形。去骨后，应锉平骨面，清理碎屑，将软组织瓣复位，触摸检查骨面是否平整。过多的软组织应修剪，然后缝合伤口。术后 1 周拆线（图 4-51）。

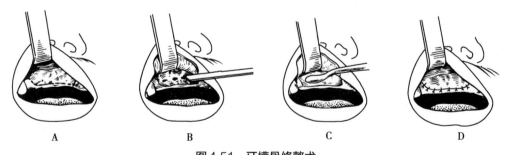

图 4-51　牙槽骨修整术
A. 切口　B. 翻瓣、去骨　C. 修正骨面　D. 缝合

（二）骨隆突修整术（excision of torus）

骨隆突（torus）是颌骨局部的发育畸形。表现为颌骨局限性的圆形凸起，质地坚硬，表面光滑，生长缓慢，无任何自觉症状。常见于硬腭正中部的腭隆突（palatal torus）及下颌尖牙或前磨牙区舌侧的下颌隆突（mandibular torus）。一般不需要手术处理，如妨碍义齿的就

位与稳定时,则需做修整术。

1. 腭隆突修整术　腭隆突位于硬腭正中,表面覆有较薄的黏膜。过高、过大的腭隆突会造成义齿就位困难、翘动、压痛等问题,应予平整。术前应拍摄上颌正位体层片,了解腭隆突至鼻腔的距离,避免造成口腔鼻腔瘘。

手术切口自中线切开,前后两侧均作松弛切口。因为腭隆突处黏骨膜很薄,翻瓣时要小心,以免撕裂黏膜瓣。整块凿除腭隆突易穿通鼻腔,应先将整块腭隆突用钻呈十字纵形分割成多个小块后,再用单面骨凿分次去除小块骨质(最好用钻磨除),使用骨凿时斜面应与腭板平行相贴。去骨后,用较大的球钻平整骨创面。修剪缝合黏膜瓣。可用碘仿纱布打包压迫或使用腭托压迫,防止血肿(图4-52)。

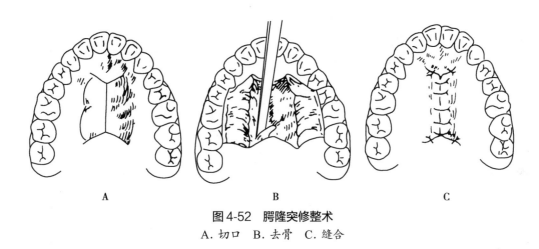

图4-52　腭隆突修整术
A. 切口　B. 去骨　C. 缝合

2. 下颌隆突修整术　下颌隆突位于下颌尖牙及前磨牙的舌侧,大小不一,可为单个或多个。

在阻滞麻醉下作蒂在口底侧的弧形或梯形切口;翻黏骨膜瓣,翻瓣范围尽量不向口底延伸,以减少术后肿胀;可选用宽而薄的骨凿,置于隆突的根部,沿颌骨体的方向凿去骨隆突,由于该处骨质为层叠排列,较易整块凿除。也可用钻磨一浅槽,再用骨凿去除(图4-53)。

(三)牙槽嵴增高术

通过植骨或植入其他材料,以增加因萎缩而低平的牙槽嵴的高度。目前的方法有骨移植和羟基磷灰石植入两种。羟基磷灰石是一种磷酸钙材料,与人骨的无机成分相似,是一种具有良好组织相容性的人工骨移植代用材料。生物机械性能良好,有较高的抗压强度,稳定性好,不降解,并有一定的骨诱导作用。

1. 自体骨牙槽突加高术　自体骨移植是较早应用于牙槽突重建的方法,采用自体髂骨移植较多,但远期吸收率较高。近来提出采用颅骨外板移植,愈合能力强,远期骨吸收少,但不易被患者接受。

自体骨牙槽突加高术的适应证是:上颌牙槽突完全吸收,口腔前庭与腭呈水平状;下颌体高度不足10mm,尤其是因颌骨肿瘤、创伤致下颌下缘以上部分缺损者。

自体骨移植时应将骨块固定,用螺钉固定使移植骨块稳定是骨移植成功的关键。保证有足够的软组织在无张力状况下严密缝合,应严格消毒,选择适宜的抗菌药物,及时进行

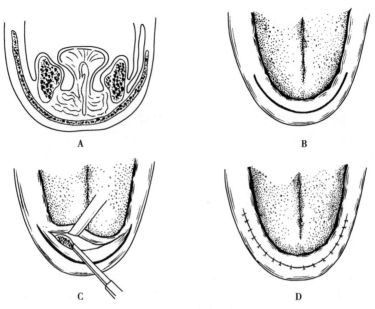

图 4-53　下颌隆突修整术

A. 下颌隆突　B. 手术切口　C. 翻瓣去骨　D. 缝合

（一般为术后 4 个月）唇颊沟成形及义齿修复，使植入骨表面生成骨皮质，以减少骨吸收，取得良好效果。

2. 生物材料人工骨植入牙槽突重建术　人工骨植入，不需取自体骨，创伤小，患者易接受。具体方法亦有两种：一是将颗粒状生物材料植入骨膜下；二是块状生物材料植入。后者既可做贴覆式植入亦可做夹层植入。植入的材料种类很多，但一般使用羟基磷灰石为基础物质的材料（图 4-54）。

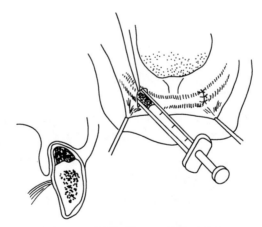

图 4-54　羟基磷灰石牙槽嵴重建术

（四）唇颊沟加深术（labio-buccal sulcus extension）

　　唇颊沟加深术或称牙槽突延伸术。目的是改变黏膜及肌的附着位置，使之向牙槽突基底方向移动，加深唇颊沟，相对增加牙槽突的高度。这种手术在存有相当量的牙槽骨时，才能实施。否则，在下颌骨由于颏神经的位置、颊肌和下颌舌骨肌的位置改变，将使手术难以完成；而在上颌骨由于前鼻棘、鼻软骨、颧牙槽嵴等移位也会影响手术结果。

（五）唇系带矫治术

唇系带矫治术常用 V 形切除术。在局部浸润麻醉下，用一直止血钳平行贴于牙槽骨唇面，并推进至前庭沟夹住系带。将上唇向上拉开，使之与牙槽突成直角，用另一直止血钳平贴上唇，与已夹住系带的止血钳成直角相抵夹住系带。在两止血钳外侧面切除系带，潜行游离创口后，拉拢缝合，也可用 Z 成形术或 V-Y 成形术（图 4-55）。

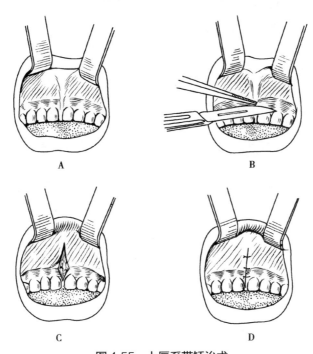

图 4-55 上唇系带矫治术

A. 唇系带附着过低　B. 切开唇系带及切除中切牙间软组织　C. 形成菱形创面　D. 缝合后

（六）舌系带矫治术

舌系带过短或其附着点前移，有时颏舌肌过短，两者可同时或单独存在，导致舌运动受限。先天性舌系带过短主要表现为舌不能自由前伸运动，勉强前伸时舌尖呈 W 形；同时舌尖上抬困难；出现卷舌音和舌腭音发音障碍。在婴幼儿期可因舌前伸时系带与下切牙切缘经常摩擦，发生压疮性溃疡。在婴儿期乳牙未萌出前，系带前部附着可接近于下牙槽突顶，随着年龄增大和牙的萌出，系带会逐渐相对下降移至近口底，并逐渐松弛。因此，先天性舌系带异常的矫治术在 2 岁时进行为宜。

无牙颌患者下颌牙槽突的吸收和萎缩，舌系带或颏舌肌的附着接近牙槽突顶，常妨碍义齿的就位和固位。

手术可在局麻或全麻下进行，以缝线通过舌中央距舌尖约 1.5cm 处，作牵引用，向上牵拉舌尖，使舌系带保持紧张，在舌系带中央横行剪开。剪开线从前向后，与口底平行，长度约 2～3cm，或剪开至舌尖在开口时能接触到上颌前牙的舌面为止，如有必要可剪断颏舌肌。拉拢缝合菱形创面。使之成为纵行线状的缝合创口。术中应注意避免损伤下颌下腺导管和开口处的乳头（图 4-56）。

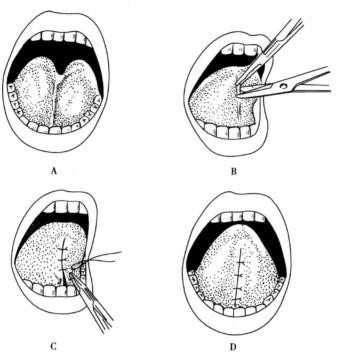

图4-56 舌系带矫治术

A. 示舌系带过短　B. 剪开舌系带　C. 缝合　D. 缝合后

二、口腔上颌窦瘘修补术

口腔上颌窦瘘多是因拔牙术中牙根移位造成，或在即刻修补口腔上颌窦交通后创口裂开；也可能出现于上颌囊肿术后。

新发生的口腔上颌窦交通已有前述。

如口腔上颌窦交通形成慢性瘘管，即口腔上颌窦瘘，应首先控制上颌窦感染。可经瘘口行上颌窦冲洗，同时给以滴鼻剂和抗菌药物。选用抗菌药物时，应考虑有厌氧菌感染的可能。

治疗后瘘口常缩小，可用硝酸银或三氯醋酸液烧灼瘘管上皮，也可用器械削刮去除上皮，重复进行可使其自然愈合。仍不愈合者，可用前述颊或腭瓣关闭瘘口。术中应先确定骨缘位置，距骨缘2～3mm切开软组织，形成新鲜创面，转移瓣缝合后，下方应有骨支持。如切开的瘘口周围软组织能翻转相对缝合则成为衬里，与转移瓣相贴合；不易拉拢时也可切除。行单层修补。转移瓣必须无张力缝合。

术后注意事项同口腔上颌窦交通。

 小　结

本章介绍了牙拔除术的适应证、禁忌证，术前准备，拔牙器械及使用方法。讲述了牙拔除术的基本步骤，各类牙的拔除特点；阻生牙的应用解剖，分类，拔除前的准备，阻力分析，具体方法；拔牙创的愈合。强调了拔牙术中、术后并发症及其预防。

牙槽外科手术讲解了义齿修复前手术，包括：牙槽突修整术、骨隆突修整术、牙槽嵴增高术、唇颊沟加深术、唇系带矫治术和舌系带矫治术。还介绍了口腔上颌窦瘘修补术。

以上内容是口腔科医师临床工作中应用最多、应掌握的基本技术。

思考题

1. 简述牙拔除术的适应证和禁忌证。
2. 简述牙拔除术的基本步骤。
3. 下颌阻生第三磨牙的分类有哪几种？
4. 试对下颌阻生第三磨牙进行阻力分析。
5. 简述拔牙创的愈合过程。
6. 拔牙术中及术后并发症有哪些？如何处理？
7. 简述舌系带矫治术的手术步骤。

（杨　威　吴昌哲）

第五章 种植外科

学习目标

1. 掌握：种植牙的适应证和禁忌证。
2. 熟悉：种植体位置的设计方法。
3. 了解：种植牙的手术过程。

第一节 概 论

一、口腔种植学的发展史

种植义齿是在牙种植体支持、固位的基础上完成的一类口腔修复体。与传统义齿相比，种植义齿减小或免除基托，具有良好的固位效果，咀嚼效率能高，种植体还能将咀嚼力直接传导到颌骨上，对植入部位的骨组织形成功能刺激，延缓牙槽骨的萎缩吸收过程，使患者在咀嚼、发音、外观和心理等方面的生活质量得到改善。口腔种植技术不断改进，临床效果不断提高，形成了一门新的分支学科——口腔种植学（oral implantology）。口腔种植学主要包括种植外科、种植义齿修复、种植材料、种植力学及种植生物学等，其中涉及外科的内容称为种植外科（implant surgery）。

现代牙种植的发展始于 20 世纪 30 年代，但由于缺乏基础理论的支持，不可避免地在临床上出现了高失败率。直到 20 世纪 50 年代中期瑞典哥德堡大学 P. Brånemark 提出了骨结合理论，将骨结合定义为"负载的种植体表面与周围发育良好的骨组织之间在结构和功能上的直接结合"并得到公认。在骨结合理论的指导下，口腔种植学得到了突飞猛进的发展，形成了独立的种植外科理论及体系。

知识拓展

Brånemark 教授——世界现代种植牙发明之父

Brånemark 教授是一位生理学家，1952 年他在瑞典伦德大学对各类组织机械创伤后愈合重建的机制进行研究。为了观察骨髓腔的微循环情况，他使用钛构件将显微镜头固定于兔的胫骨，实验结束回收显微镜头时，意外发现钛构件与骨组织牢固地结合在一起，在显微镜下看到钛金属表面的微观金相结构与骨细胞紧密嵌合。他随后研究证实，如果植入材料的生物相容性好，种植手术中能将骨的切削量控制在适当的水平，并保证骨细胞活力不降低，种植体植入后与骨组织间紧密贴合，间隙很小，在手术后缝合封闭创口，使种植体在基本不受外力的状态下度过数个月的"愈合期"，骨与种植体便可长在一起，形成没有软组织间隙的骨愈合界面。在此基础上他提出了骨结合理论并得到公认，开启了现代种植学研究的大门。1965年，第一个螺钉状的"Brånemark种植体"被植入患者口腔。1977年，他所领导的小组报道了植入后随访10年的效果，1981年报道了15年的随访观察分析。Brånemark教授报道的口腔种植病例数量之多，观察时间之长，成功率之高，都对当时的口腔医学界产生了强烈的冲击。Brånemark教授成为世界现代种植牙之父。

我国口腔种植学起步较晚，1984年起由四川大学华西口腔医学院（原华西医科大学口腔医学院）、中国科学院、四川大学生物材料工程研究中心（原四川大学生物材料研究所）组成口腔种植协作组，从种植材料、基础理论和临床应用等不同角度对人工骨和人工种植牙作了全面系统的研究，1995年成立了全国口腔种植协作组，为我国口腔种植健康发展奠定了基础。

二、牙种植体分类

牙种植体可从多方面特征进行分类。按所用材料可分为金属种植体、陶瓷类种植体、碳素类种植体、高分子聚合物种植体和复合材料种植体等。按种植体穿黏膜颈部与种植体位于骨内体部的连接方式可分为一体式种植体和分体式种植体。一般以种植体深入机体组织层次将其分为黏膜内种植体、骨膜下种植体、根管内种植体和骨内种植体。临床上应用最多的是骨内种植体。

（一）骨内种植体

目前临床上应用最广，数量最大的一类种植体。将种植体植入颌骨体内以支持义齿，效果比前三类种植体都好，按形状可分为以下几种类型（图5-1）：

1. 螺旋形种植体　以Brånemark种植系统为主要代表的一类骨内牙种植体，利用种植体的表面螺纹来提高骨界面的结合强度，分自攻型与非自攻型两种，为分体式。自攻型以Astra-Tech系统为代表，将螺钉状种植体旋入就位，操作时较费力但与骨组织密和程度好，增加种植体固位力。

2. 柱状种植体　此类种植体一般较螺旋形种植体粗，为提高种植体骨界面的结合强度，表面多采用各种涂层技术形成粗糙面，同时设计成中空，多个柱状复合体，带有侧孔或一端带有几圈粗螺纹等形式。

3. 叶状种植体、锚状种植体、穿下颌种植体、下颌支支架种植体目前在临床上应用极少。

（二）根管内种植体

又称根管内固定器，也有人称牙内骨内种植。以针状种植体穿过已经治疗过的根管，

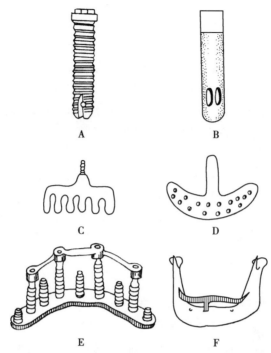

图5-1　临床上常见的骨内牙种植体类型

A. 螺旋形种植体　B. 柱状种植体　C. 叶片状种植体

D. 锚状种植体　E. 穿下颌种植体　F. 下颌支支架种植体

出根尖孔延伸至颌骨内一定深度（一般在10mm以上），相当于增加了牙根长度，改善了牙的稳定性。根管内种植体主要适用于牙周病、牙槽骨吸收、短根畸形等，可减少拔牙。由于该种植体不存在龈界面，远期效果较好（图5-2）。

（三）骨膜下种植体

为支架状种植体。植于牙槽黏膜下，周缘伸展并吻合于骨面以获稳定，支架伸出，种植桩露在外面支持义齿，其最大的优势是对骨的高度没有严格的要求。种植体多采用钴铬合金（图5-3）。

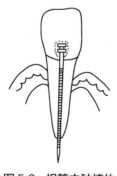

图5-2　根管内种植体

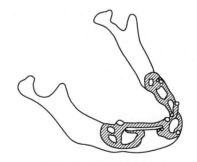

图5-3　骨膜下种植体

由于种植体周围以纤维包裹形式愈合，长期压迫可致牙槽骨吸收，麻木，下颌骨骨折及软组织炎症，远期临床效果不理想，现趋于淘汰。

（四）黏膜内种植体

又称子母扣种植体，曾被应用于总义齿和游离义齿的固位，但远期效果不好，现已淘汰。

三、种植手术分类

现代种植外科术式已经相当规范，根据种植体的结构，愈合方式，手术目的和手术时间的不同，可以分别分为一段式种植和两段式种植，潜入式种植和非潜入式种植，延期种植和即刻种植。

（一）一段式种植和两段式种植

根据种植体与基台的连接方式及负重方式将种植分为一段式种植和两段式种植。一段式种植（one-stage implant）的种植体和基台为连体式，植入牙槽骨后立刻负重，结构简单。两段式种植（two-stage implant）的种植体和基台为分体式，既可以即刻负重，也可以延期负重。

（二）潜入式种植和非潜入式种植

潜入式种植是指种植体在愈合期完全埋置于软组织内，与口腔环境相隔离，需要二期手术来安装愈合基台并完成种植体的植入。非潜入式种植指种植体在愈合期与口腔环境相通，手术将种植体植入牙槽骨后，将愈合基台直接暴露在口腔内，不需要再行二期手术。潜入式种植和非潜入式种植的另一个重要区别是种植体的植入深度不同，潜入式种植的种植体顶部低于或平齐于牙槽嵴平面，而非潜入式种植的种植体顶部位于骨平面之上。

（三）延期种植和即刻种植

延期种植是在拔牙创完全愈合之后再进行种植体的植入，一般在拔牙后3个月进行，该技术成熟，容易获得良好的初期稳定性，成功率高。即刻种植是在拔牙后立刻进行种植体的植入，具有缺牙时间短，骨吸收少和美学效果好的特点。常需配合微创拔牙、引导骨再生等技术。

四、种植体材料

由于种植体材料长时间埋入机体组织中，与体液广泛密切接触，因此对其生物学性能和理化性能都有很高的要求，既应满足基本的生物相容性也应具有良好的生物力学相容性。目前种植体材料可分为以下几大类：

1. 金属类　金属类种植材料中目前应用最多的是钛及其合金，有比重轻、耐高温、抗腐蚀和生物惰性等特点，具有良好的生物学性能和理想的力学性能。钛本身是一种具有高度活性的金属，但其表面极易氧化而形成惰性的氧化膜（这层氧化钛膜中以 TiO_2 分子结构为主，兼有 TiO，Ti_2O_3 等）能有效地防止进一步的氧化和腐蚀，确保了良好的生物相容性。在机械强度方面，钛的密度低，机械强度高，弹性模量与其他金属相比更接近骨组织，这就使钛具有较理想的生物力学相容性，同时钛还具有良好的机械加工性能。因此目前种植产品中90%以上以钛或钛合金为主要材料，还有一些稀有金属如钽、锆，也具有良好的生物相容性，但价格昂贵很少使用。

2. 陶瓷类　陶瓷类材料生物相容性好，多数具有引导成骨作用；色泽与自然牙接近。但也存在机械强度差，脆性大，加工性能不好等缺点。

3. 碳素材料　碳素主要是一种玻璃碳，具有良好的化学性能和生物学性能，但机械性能差，脆性大，易折断。

4. 高分子材料 高分子材料弹性模量低，有较好的骨适应性，但强度低，此外存在降解老化的问题。目前极少用作种植材料。

5. 复合材料 以上各类材料往往不能同时满足生物学性能和机械性能，因此出现了复合材料。复合材料主要是利用涂层技术，将生物活性材料复合于金属材料表面，弥补各自材料不足，使形成的新材料理想化。但由于涂层方法的缺陷，复合材料远未发挥其理想优势，随着涂层技术的改进复合材料将成为未来的发展方向。

五、种植体的表面处理

骨 - 种植体的骨结合是代谢活跃的骨组织和具有良好生物相容性的金属这两种不同材料的结合，除了宿主因素和医源性因素以外，最主要的影响因素是种植体的表面处理。

种植体的表面处理是指用机械和化学方法使种植体表面疏松、粗糙化，从而具有更好的生物黏附力、表面张力、表面亲水性、骨组织亲和力和适宜的电势能。由于疏松粗糙的种植体表面显著地扩大了骨与种植体的接触面积，能产生更加稳固的骨结合，所以目前使用的种植体表面处理更趋向于表面的疏松、粗糙化。经过表面处理的种植体在愈合过程中的成骨能力、负重能力和抗扭力等方面均有明显提高。目前常用的种植体表面处理方法有以下几种：

1. 羟基磷灰石（hydroxyapatite，HA）涂层表面处理 羟基磷灰石属生物活性陶瓷类材料，具有良好的生物相容性。将羟基磷灰石结晶在 15 000℃熔融后雾化，高速均匀地喷射在种植体表面，形成厚度为 50μm 的涂层，既维持了种植体 - 羟基磷灰石 - 骨之间的机械和化学性结合，又增强了种植体的生物 - 机械结合能力。在骨组织穿透并与涂层结晶结合的同时，涂层逐渐开始消解并被吸收，不会对机体产生不良影响。

2. 钛浆等离子喷涂涂层（titanium plasm sprayed，TPS） 稳定在 15 000℃的高温氢气流以 600m/s 的速度将部分熔融状态下直径为 0.05～0.1mm 的钛浆喷射到种植体表面，融合固化后形成 0.04～0.05mm 厚度的钛浆喷涂层。钛浆涂层后的种植体表面积可增加数倍，增加了骨和种植体的接触面积，促进骨生成。

3. 喷砂和酸蚀表面处理（sandblasted，large-grit.acid-etched，SLA） 喷砂和酸蚀表面处理是在特定的压力和时间控制下通过高速气流将研磨材料喷射在种植体表面，产生凹陷，然后用酸性液体清洗，形成不规则的粗糙表面。喷砂后往往形成坑较大的粗糙表面，酸蚀后可使其变得细微而不规则，增加了种植体的表面积，增强了骨与种植体的机械黏合性，而且使成骨细胞的黏附增强。

4. 电化学氧化表面处理 电化学氧化表面处理是以酸性溶液为电解质，以种植体作为电极阳极并加载不同强度和频率的电流，通过电解作用和氧化作用改变钛表面的形态、成分和晶体结构，使种植体表面粗糙，并形成 600～1 000nm 厚度的氧化膜。经电化学氧化表面处理获得的粗糙增厚的氧化层，有利于骨的生长和钙盐沉积。

第二节 种植外科的手术器械

为了实现种植体与骨组织的良好结合，对种植手术过程要求非常严格，种植窝制备过程要创伤小，产热少，种植窝的方向、大小精确，种植体植入后固位良好，避免种植体异种元

素的污染等,因此形成了系统严格的种植专用器械。现以常用的两段式种植使用器械为例进行介绍:

（一）一期种植体植入术器械

1. 种植机　主要由主机、马达和机头三部分组成,输出转速可切换,高速为 2 000r/min,低速为 20r/min。

2. 钛质种植工具　包括种植体钛架、钛盒、钛钳、钛镊、定向杆、长度测量尺等。主要用于手术过程中抓取,连接种植体以及测量种植窝的长度,标明种植窝的方向等。均由钛或钛合金制成,以防止异种金属的污染而由此造成的对种植体生物相容性的影响。

3. 钻头　包括大中小号球钻、先锋钻、一级扩孔钻、二级扩孔钻、三级扩孔钻、肩台钻、攻丝锥。钻头的直径逐级增大,保证种植窝制备的过程中产热小,对周围骨组织无明显的热灼伤,结合定向杆的作用,使种植窝的制备方向精确,确保良好固位。

4. 种植体连接器及螺丝扳手　包括机用对角连接器、手动对角连接器、种植体四方扳手、种植体固定扳手、各种大小的螺丝扳手及棘轮扳手等。

（二）二期种植手术器械

二期种植手术专用器械包括:牙龈环切刀、基台钳、小骨膜剥离器、小骨凿、牙龈测量尺以及各种螺丝扳手等。

（三）常用的外科辅助器械

种植手术常用的外科辅助器械有:口镜、口腔镊、拉钩、压舌板、手术刀、蚊式血管钳、组织剪、线剪、持针器、缝合针线等。

第三节　口腔种植的生物学基础

牙齿由于牙周组织的支持才得以发挥功能,牙龈结合上皮紧密附着于牙表面;牙周膜支持牙齿,并富含神经感受器,以调节和缓冲咀嚼力。牙周丰富的血供不仅营养牙周膜,也营养牙骨质和牙槽骨;牙周膜还不断地更新和改建。种植义齿与周围组织的关系和自然牙有较大差异,但种植体与周围牙龈及牙槽骨也应有良好的结合,骨 - 种植体界面的状态决定了种植体在骨内的稳定程度。

一、种植体与骨组织间的界面

（一）纤维 - 骨性结合界面

纤维 - 骨性结合界面是指种植体与骨组织间存在未钙化的纤维结缔组织。较早期的种植体如骨膜下的支架种植体与骨组织之间常形成一种软组织界面,被称为植入体牙周膜,又称"拟牙周膜",实际上这是一种非矿化组织。人们曾希望它发挥牙周膜的生理作用,但从病理学的角度看,这是一种异物反应。临床观察表明,纤维 - 骨性结合界面使种植体产生一定动度,受力时局部形成挤压,最后松动感染导致失败。

（二）骨结合界面

这一概念由 Brånemark 教授首先提出。如果植入的材料如纯钛等具有良好的生物相容性,种植手术中能将骨的切削量控制在恰当的水平,并保证骨组织的活力不降低,种植体植入后与骨组织间紧密贴合,间隙很小,手术封闭创口,使种植体在基本不受外力的情况下度过数个月的愈合期,同时在义齿修复时应保证种植体合理的受力方向和大小,就能形成骨结合(osseointegration)的界面状态。骨结合是种植体表面和周围健康骨组织之间没有纤维结缔组织间隔的直接连接,具有分散功能性负重的能力,而且不会对邻近组织产生不良影响。种植体的骨结合界面是种植成功最关键的因素。

根据动物学试验,组织学研究及临床观察,种植体在骨内的组织反应分为三个阶段:

第一阶段:种植体植入后表面被血块包绕,随之,由于骨髓内蛋白质、脂质、糖蛋白等生物高分子吸附,形成适应层,骨髓内细胞则在其外侧散在。

第二阶段:术后 1 个月,由于骨切削引起的骨损伤,植入时对骨组织过分的压力,而使骨组织部分吸收,多成为种植体松动的原因,组织学观察骨破坏与增生同时发生在修复期。

第三阶段:植入后 3 个月,在种植体周围开始有胶原纤维形成,以后形成网状纤维结构,逐步完成骨结合。

二、龈界面

龈界面即牙龈软组织与种植体形成的界面。种植体周围的上皮组织类似于天然牙周围的牙龈组织,分为牙龈上皮、沟内上皮和结合上皮,上皮细胞黏附在种植体表面而形成生物学封闭,称为袖口。结合上皮与植入体的交界处,上皮细胞以半桥粒构造与植入体相吻接(图5-4)。

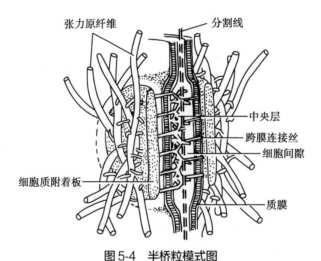

图5-4 半桥粒模式图

图中所示为桥粒结构,由中央虚线将其分割成的左右半侧
即为半桥粒

其深部血管供应丰富,成纤维细胞周围可见骨胶原纤维形成的网状结构,起到袖口样的抽紧作用,再向深部则是骨组织与种植体间的界面。龈界面被认为是种植体的大门,同时也是结合较薄弱的部位。细菌异物易由此侵入,外力也可使此处的附着剥离,龈界面出现感染、炎症,上皮组织向深部潜行,是种植失败的开端。

种植体表面形态对龈界面起着至关重要的作用。在相应龈沟部分,种植体表面应尽量光滑,以避免细菌附着。而在相应于结合上皮附着部分则最好粗糙多孔,以利于半桥粒附着。

第四节 口腔种植的设计

一、口腔种植的检查目的和方法

种植修复的口腔检查是在常规口腔检查基础上的进一步检查。检查的目的除了确定缺失牙的位置、数量、间隙大小和咬合关系外，还要评价可用骨的骨量、骨密度以及软组织的质和量。上颌应估计尖牙窝的位置和凹陷程度、切牙孔的位置、梨状孔的下缘及上颌窦底的位置和形状等。下颌应估计颏孔和下颌管的位置。无牙颌要注意上、下颌牙槽嵴的相对位置和倾斜程度。对软组织的评价包括软组织的厚度、龈缘高度、龈乳头形状和牙龈的质量等。检查方法包括临床检查和影像学检查。

（一）临床检查

临床检查应首先了解患者主诉、相关的系统病史、服药史、有无种植手术的禁忌证，并详细了解口腔疾病史和有无特殊影响因素如外伤、车祸等。然后检查患者口腔外情况，包括观察患者面型是否对称、开口度和开口型、颞下颌关节的活动度、颞下颌关节的弹响及杂音、咀嚼肌功能检查等。再进行口腔内局部检查，主要包括缺牙的部位、缺失牙的数量、缺牙间隙的大小、缺牙区的咬合关系、余留牙的健康情况、前庭沟的深度、牙槽嵴的高度、骨凹陷程度、缺牙区周围软组织情况、口腔卫生条件等。

（二）影像学检查

影像学检查方法包括根尖片、曲面体层摄影片、侧位头影测量片、CT、锥形束 CT（cone beam CT，CBCT）等。应根据不同的目的和治疗阶段，选择相应的检查方法。

二、口腔种植设计的生物力学原则

口腔种植的主要目的是恢复咀嚼功能和保持牙列完整，咀嚼运动使种植体和种植体周围的骨组织承担很大的机械力。在咀嚼过程中产生的作用于种植体上的机械力主要有三种类型：压应力、张应力和剪切力。压应力是将物体压缩的机械力，张应力是将物体分开的机械力，剪切力是引起物体滑动的机械力。从种植的角度来比较这三种不同类型的力，压应力的趋势是维持骨-种植体界面的完整性，而张应力和剪切力的趋势是使骨-种植体界面分离和破坏，而且剪切力对种植体和骨的破坏性最大。骨-种植体结合界面，种植体周围的骨组织，以及种植体的各连接部位，如种植体-基台连接，基台-修复体连接，对压应力的宽容性要比对张应力和剪切力的宽容性大得多。

种植体外形设计的重点是要将咬合力向周围骨组织分散。将某种单一的力转化为三种不同类型的力，完全受种植体几何形状的控制。严密的种植体螺纹设计可减轻张应力和剪切力带来的危害，剪切力则对柱状种植体的骨-种植体界面具有高度危害性。种植修复的偏心负重所产生的力矩将增加张应力和剪切力，轴向压应力为最理想的咬合负重。实际上在咬合负重时，只产生沿种植体长轴的垂直压力是很难实现的，除了这种垂直向的力外，至少还会产生近远中向和颊舌向的水平力，这三个方向上的力构成了整个力。尽量减少张应力和剪切力，避免侧向力，是种植设计时必须遵循的生物力学原则。

三、口腔种植体位置的设计

高质量种植的第一步是选择合适的种植部位，种植体只有在正确的位置植入，才能与天然牙及颌弓协调，取得美容与功能兼顾的效果。种植体位置的设计要考虑以下因素：

1. 种植体的垂直位置 种植体的垂直位置即种植体的植入深度，是指种植体顶部到牙槽嵴表面的垂直距离。由于牙槽嵴常有明显的吸收，故建议以邻牙的釉牙骨质界作为标准。垂直位置应在邻牙釉牙骨质界5mm以下。

2. 种植体的颊舌向位置 骨的颊舌向宽度决定了种植体的颊舌向位置，将种植体合适的放置在颊侧而不累及颊侧骨板是美观修复的基础，颊侧骨板最少要有1mm的厚度，要想获得好的美学修复效果，颊侧骨板要有2mm的厚度。

3. 种植体的近远中位置 种植体在牙弓中的近远中位置对种植修复的功能和美学极其重要。种植体中心之间的最小距离可用公式计算：

种植体1的半径+种植体2的半径+2mm＝种植体中心之间的最小距离

2mm的距离是为了保持软组织的健康。

种植体的半径+1.5mm＝种植体中心与天然牙之间的最小距离

种植体中心之间的理想距离则用以下公式计算：

牙齿1宽度的一半+牙齿2宽度的一半＝种植体中心之间的理想距离

牙齿的宽度可根据牙齿近远中向解剖的平均值得到。

4. 种植体植入的角度 种植体植入的角度最好与咬合平面垂直，但上下颌骨与咬合面并不总是垂直的，特别是上颌前部，此时应参考邻牙的角度。多个种植体做固定桥修复时应保持平行，以获得共同的就位道。

四、种植外科的导板设计制作

为了保证种植体植入位置和方向的精确性，牙种植手术前应设计制作种植外科导板，尤其是同时植入多颗种植体时，除单颗种植体的位置外，还要求各种植体之间相互平行以利修复。种植外科导板的应用，可以对修复效果进行预测，并提高种植手术的准确性。种植外科导板可以分为两类，一类是基于模型分析的传统种植导板，一类是基于CBCT数据分析的数字化种植导板。

知识拓展

传统导板和数字化导板的制作

一、传统导板

1. 拍摄患者CT，制取患者口内印模，灌注石膏模型备用。

2. 分析患者CT数据，明确是否可进行种植手术。

3. 在石膏模型上，用铅笔分析种植点位，用球状车针做定位。

4. 使用长杆（直径2.3mm）插入定位洞后，根据邻牙长轴和对𬌗咬合确定杆的长轴，可以使用502胶水固定长杆。

5. 使用光固化托盘材料包绕长杆(可做半开窗式设计或全包绕式设计)托盘前后包绕至少1~2颗牙位,需要有一定固位力,注意不要进入倒凹区。

6. 手术刀修整边缘,光固化。

7. 打磨抛光。

8. 口内试戴,就位顺利后进行种植手术(此类导板只引导第一根钻)。

二、数字化导板

1. 首先采集患者的CT数据(包含上下颌的数据,拍摄时上下颌可以轻度分开,方便后期匹配,CT格式为dcom格式)。

2. 获取患者上下颌的口内数据(可以进行口内光学印模或者物理印模石膏模型扫描转成.stl文件备用)。

3. 进入导板设计软件(市面上有不同品牌,大同小异)建档(患者姓名、性别年龄、定义需要种植的位置)。

4. 将事先准备的CT数据和口内.stl文件导入。

5. 一般通过三点进行软组织和硬组织的匹配。

6. 在下颌绘制下颌神经的走向,上颌注意上颌窦底的位置。

7. 在缺牙区根据咬合安放后期需要修复的修复体。

8. 以未来修复体为导向根据种植医师的要求合理安放种植体的位置(种植体的品牌、直径和长度、和邻牙的距离等)。

9. 选择手术套装以及合理设计套圈的位置(后牙要注意患者的开口度,开口度过小,钻针将无法进入)。

10. 生成数据(这个数据包含空间上套环和模型的三维距离的数据)。

11. 将上述数据导入相应的CAD软件设计种植手术导板的边界,并生成。

12. 利用计算机辅助制作切割或者3D打印生成导板。

13. 安放手术套圈于打印或切割完成的导板上。

14. 口内检查就位情况。

15. 进行种植手术(术中应以临床实际情况为准)。

五、影响种植体设计的主要因素

影响种植体设计的因素很多,除了经治医师在设计上的喜好外,还受到如下因素的影响:

1. 种植体的表面积　骨-种植体之间为骨结合,种植体的表面积越大,其与骨之间的机械黏合力越强。直径4.0mm、长度为12mm的螺旋状种植体的表面积已基本类似于除磨牙外的天然牙牙周膜面积,随着直径和长度的增加,种植体的表面积增大。

2. 受植区骨的质量　受植区骨的质量可决定种植体数目的多少。

3. 牙弓形态　无牙颌修复时牙弓的形态对种植体数目的影响很大。尖形的牙弓,种植体的排列较为适合应力分散的原则,可减少种植体的数目;方形的牙弓,应力分散能力差,要植入较多的种植体;卵圆形牙弓的种植体数介于两者之间。

4. 对𬌗牙的状态　对𬌗牙状况不同,其咬合力差别很大。设计时即要考虑上下颌的𬌗力平衡因素,又要根据对殆牙的咬合力大小考虑种植体的数目。

5. 缺牙间隙 过大的缺牙间隙会因为相应的过大咬合力造成种植体周围的骨吸收,除了考虑种植体的直径和长度外,还应增加种植体数目。

6. 牙槽骨的倾斜 当牙槽骨过分倾斜时,应增加种植体的数目以降低咀嚼时所产生的剪切力,或者先手术矫治倾斜的牙槽骨后再植入种植体。

第五节 种植外科的应用解剖

一、缺牙后牙槽突的改变

牙列缺失后,牙槽突都有一定程度的萎缩或吸收,这主要是因为牙缺失后,正常的咬合力不能通过牙周膜传导到牙槽骨,生理刺激消失,调节骨吸收与再生的平衡被打破。一些全身因素,如更年期或老年妇女雌激素水平降低导致骨质疏松等也是导致牙槽嵴萎缩的原因。

由于牙槽骨萎缩上颌牙槽骨弓逐渐变小,下颌牙槽骨弓逐渐变大,下颌神经管相对上移。所以牙槽骨形态学改变对种植体植入手术及种植义齿的设计制作带来困难,有必要从解剖学、组织学的角度对缺牙后的牙槽嵴作一分类评估。

二、牙槽嵴萎缩的分类

(一)形态学分类

现介绍有代表性的 Lekholm 和 Zarb 提出的分类(图 5-5):

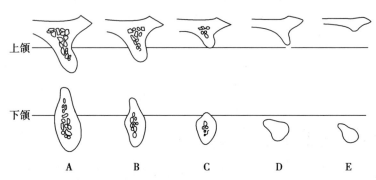

图 5-5 牙槽嵴萎缩的 Lekholm 和 Zarb 分类

A. 大部分牙槽嵴尚存 B. 发生中等程度的牙槽嵴吸收
C. 发生明显的牙槽嵴吸收,仅基底骨(basal bone)尚存
D. 基底骨已开始吸收 E. 基底骨已发生重度骨吸收

(二)骨的质量分类

根据骨皮质和骨松质之间的比例关系及骨松质内的密度程度,评价牙槽骨的质量分为四个级别(图 5-6):

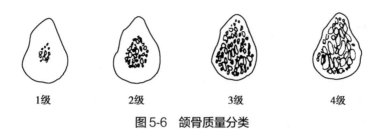

图 5-6　颌骨质量分类

1 级：颌骨几乎完全由均质的骨密质构成。
2 级：厚层的骨密质包绕骨小梁密集排列的骨松质。
3 级：薄层的骨密质包绕骨小梁密集排列的骨松质
4 级：薄层的骨密质包绕骨小梁疏松排列的骨松质。

对严重骨萎缩的患者行种植术时要慎重或考虑同期植骨，从种植体骨结合的角度来看，骨密质有利于种植体的稳定，骨松质有利于血供。骨密质与骨松质的骨量相当为最理想的植入床。

三、下颌骨种植的应用解剖

下颌骨由两侧垂直的下颌支和中央水平的下颌体组成。在绝大多数情况下，下颌的种植术于下颌体部施行。下颌支是与下颌体几乎垂直的长方形骨板，上端有两突，两突之间为下颌切迹，切迹内有咬肌血管和神经通过。下颌支的内侧面中央偏后上方有一呈漏斗的下颌孔，开口朝后上方。下牙槽神经血管进入下颌孔向前下通入下颌管，该管是位于下颌骨的骨松质之间由骨密质包绕的管道。

下颌体呈弓形，具有内、外两面及上、下两缘，内面正中线有两突起即上、下颏棘，自颏棘斜向后上方的骨棘称内斜线。下颌体的外面正中有直棘称为正中联合，近下颌骨下缘处两侧各有一隆起称颏结节，由此伸向后上方与下颌支前缘相连的骨棘，称为外斜线或外斜嵴。在相当于下颌第一、第二前磨牙，下颌体上下缘之间，外斜线上方有颏孔，为下颌管另一端开口，朝向后上外方，孔内有颏神经血管通行。在下前牙区唇侧牙槽骨板比舌侧薄，下颌磨牙的牙槽窝骨壁坚实致密，颊侧尚有外斜线加固，下颌骨下缘是下颌骨最坚实处。

不管是上颌还是下颌，植入的种植体在唇、颊侧都需有 1.5mm 以上的骨质存在，种植体与邻牙需有 3mm 以上的距离，下颌磨牙因接近下颌管，容易损伤下牙槽神经，骨量充足时，种植体底部应距下颌管上缘 2～3mm。第二磨牙以后难以操作，故不宜种植。两颏孔之间骨质较多，不会损伤颏神经，此处为种植有利区（图 5-7）。颏孔与种植体应有 2～3mm 的间隔以免伤及颏神经。

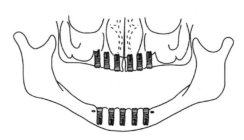

图 5-7　上下颌种植的有利区

四、上颌骨种植的应用解剖

上颌骨的解剖形态不规则,大致可分为一体(上颌体)四突(额突、颧突、腭突和牙槽突),实行种植手术的主要区域涉及牙槽突及上颌体。

上颌体的内腔宽大,四面由较薄的骨板构成拱形结构。上颌体的内腔称上颌窦,形似一底朝下的锥状,其底部盖过上颌前磨牙、第一、第二磨牙的根尖,上颌第一磨牙根尖距上颌窦下壁最近,第二、第三磨牙逐渐次之。

上颌牙槽突厚而质松,前部较窄、后部较宽,内外骨板均由骨密质构成,中间夹以骨松质。唇颊侧骨板较腭侧略薄,但上颌第一磨牙处因有颧牙槽嵴而增厚,上颌切牙及尖牙的根尖上方为鼻底,再向上为鼻腔。两中切牙腭侧中间为切牙孔,内有血管神经束走行。在上颌行种植手术时应注意这些解剖形态,避免种植体穿入鼻腔及上颌窦。

第六节　口腔种植手术

种植外科手术的目的是将适宜的种植体植入到组织内,使其与周围组织产生骨结合,在此基础上进行义齿修复。从种植设计、手术过程、种植材料等无疑都是手术成功的关键,但患者是否适宜种植,应根据其全身及局部检查情况而定,否则容易导致种植失败。

一、种植外科的适应证和禁忌证

(一)适应证

1. 上下颌部分或个别缺牙,邻牙不宜作基牙或为避免邻牙受损伤者。

2. 磨牙缺失或游离端缺牙的修复。

3. 全口缺牙尤其是下颌骨牙槽严重萎缩者,由于牙槽形态的改变,传统的义齿修复固位不良。

4. 活动义齿固位差、无功能、黏膜不能耐受者。

5. 对义齿的修复要求较高,而常规义齿修复又无法满足者。

6. 种植区应有足够高度及宽度的健康骨质。

7. 口腔黏膜健康,种植区有足够厚度的附着龈。

8. 肿瘤或外伤所致单侧或双侧颌骨缺损需功能性修复者。

9. 耳、鼻、眼、眶内容物及颅面缺损的颌面赝复体固位。

(二)禁忌证

1. 全身情况差或严重系统性疾病不能承受手术者。

2. 严重糖尿病,因术后易造成感染,故应在糖尿病得到控制时方可手术。

3. 口腔内有急慢性炎症者,如牙龈、黏膜、上颌窦炎症等,应在治愈后手术。

4. 口腔或颌骨内有良、恶性肿瘤者。

5. 某些骨疾病,如骨质疏松症、骨软化症及骨硬化症等。

6. 严重习惯性磨牙症。

7. 口腔卫生差者。

8. 精神病患者。

二、种植外科的基本原则

现代口腔种植技术发展快,手术步骤已经规范,手术时应遵循以下外科原则:

1. 无菌原则 无菌是外科手术的一项基本原则。手术应在专门的手术室内进行,保证术区和种植体表面不受污染。生理盐水冲洗可达到清洗种植窝和防止骨屑及异物残留的目的,是解决污染环境和要求种植窝无污染这一矛盾的有效手段。

2. 种植体表面无污染原则 种植体表面污染会导致种植体表面氧化层的破坏,因此要尽量减少种植体暴露在空气中的时间,降低受污染的风险,术中要防止器械和手套与种植体表面的接触。

3. 种植手术的微创原则 出于种植体愈合的需要,种植手术要求手术微创。实现种植手术的微创,应防止过度损伤软硬组织、避免种植窝过热、避免采用不正确的预备方式和保护神经及邻牙等。

4. 初期稳定性原则 良好的初期稳定性被视为未来骨结合形成的基础,因此种植体植入时,应采用各种措施来保证其初期稳定性,尤其要保证备洞的精准度,级差备洞。

5. 无干扰愈合原则 种植体无干扰愈合是骨结合的重要条件,它受种植体材料和表面处理、种植窝污染、负重等因素的影响。

三、术前准备

患者术前应全面查体,如血常规、血压、脉搏、呼吸、心电图、胸透及肝、肾功能等,还应重点检查颌骨、牙合堤形态、牙合间距离、咬合关系等。通过 X 线片了解骨松质、骨皮质的比例及下颌神经管和上颌窦的情况。还应取上下颌模型将患者关系转移到牙合架上,并在石膏模型上设计确定种植体植入的方向、位置、数目及分布等,制作种植导板,术前常规清洁口腔,治疗患牙,口腔内消毒应使用 2% 碘酊或 0.2% 碘伏,但必须用 75% 乙醇脱碘,防止碘对种植体的损害。

种植手术一般在局部麻醉下进行。当使用的局麻药物是 2% 普鲁卡因、2% 利多卡因时,下颌用下牙槽神经、舌神经及颊神经阻滞麻醉;上颌用上牙槽前、中、后神经,腭大神经及鼻腭神经阻滞麻醉,局部切口也应作浸润麻醉,可按 1:500 000 比例加入肾上腺素。随着一些新型局麻药物如复方盐酸阿替卡因和盐酸甲哌卡因的应用,种植手术主要采用口内局部浸润麻醉。患者一般取仰卧位。

四、治疗程序

以两段式种植为例,患者通过检查后,应由口腔颌面外科、口腔修复科、放射科等医师共同会诊,确定治疗方案,通过先后两次手术植入牙种植体及其上部结构,最后完成种植义齿修复(图 5-8)。

1. 第一期手术 将牙种植体(fixture)植入缺牙部位的牙槽骨内。术后 7 天拆线,待创口愈合后,原来的活动义齿基托组织面经调整缓冲后,可继续佩戴。

2. 第二期手术 待第一期手术后 3~4 个月(上颌 4 个月,下颌 3 个月)种植体完成骨结合后,即可安装与牙龈衔接的基台(abutment)。第二期手术后 14~30 天即可取模,制作桥架及义齿。

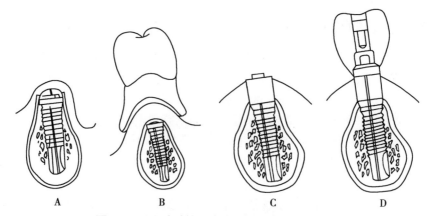

图 5-8 两段式种植义齿修复的治疗过程示意图

A. 第一期术后 B. 第一期术后的骨愈合期 C. 第二期术后 D. 完成种植义齿修复

3. 复诊 种植义齿修复后,第 1 年每隔 3 个月复查一次,以后每年复查两次。

五、牙种植术的基本步骤

各品牌的种植体形态和结构略有不同,因而植入方法也有区别。但形态和结构类似的种植体,植入方法具有共性。以两段式种植体单颗牙为例。

1. 种植体植入

(1)切口、翻瓣:麻醉起效后在牙槽嵴顶作横切口,如末端游离或无牙颌种植可增加附加切口,全层切开黏骨膜,翻开黏骨膜瓣,暴露手术区及颊舌侧骨缘,用刮匙去除骨面软组织并作必要的骨修整(图 5-9)。

(2)种植窝预备:首先戴入术前制作的外科导板,生理盐水冲洗降温,按导板预留孔道先用快速手机(<2 000r/min)接球钻打一定位孔道,仅钻穿骨皮质(图 5-10);第二步用先锋钻扩大至设定深度(图 5-11),并用测量杆检查种植窝外延的方向与对殆牙的咬合关系;第三步用定向钻扩大上半部分(图 5-12);第四步用二级裂钻扩大全程(图 5-13);第五步用肩台钻扩大种植窝上口(图 5-14)。以上所有钻骨过程,均需不间断地用等渗生理盐水在钻孔局部冲洗降温。钻骨在定向杆指示下进行,采用提拉式手法,以防钻头被锁卡及局部过热(图 5-15)。

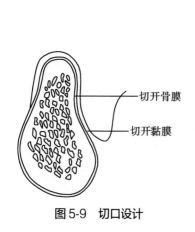

切开骨膜
切开黏膜

图 5-9 切口设计

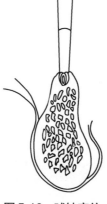

图 5-10 球钻定位

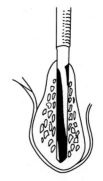

图 5-11 一级裂钻制备种植窝

（3）制备螺纹：改用慢速，以15～20r/min的速度用攻丝钻制备种植窝骨壁上的螺纹（图5-16）。

（4）植入种植体：将种植体安装在慢速手机上对准种植窝，使种植体与种植窝的长轴保持一致（图5-17），以15～25r/min速度缓缓植入至种植体固位钉上端位于骨缘下2mm。

（5）安装覆盖螺丝：确认种植体就位良好后，拧入顶部的覆盖螺丝，彻底冲洗术区。

（6）缝合创口：褥式加间断缝合黏骨膜，在无张力的情况下，将种植体严密覆盖，术毕。

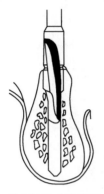

图5-12 定向钻扩大种植窝上半部分

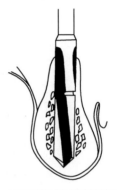

图5-13 二级裂钻扩大种植窝下半部分

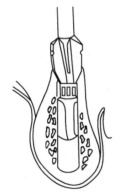

图5-14 肩台钻扩大种植窝上口

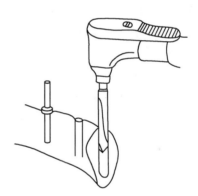

图5-15 定向杆指导种植方向

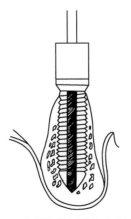

图5-16 以丝锥进行种植窝内壁螺纹

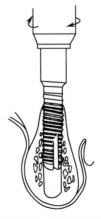

图5-17 旋入种植体

2. 二期手术——种植体基台（abutment）连接术 第一期手术后 3～4 个月待种植体与颌骨完成骨结合后，行二期手术安装基台。

（1）切开、剥离：局麻下环切或横行切开覆盖螺丝表面的龈黏膜及骨膜，显露覆盖螺丝（图 5-18）。

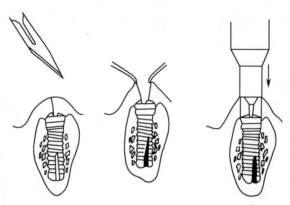

图 5-18　切开黏膜显露种植体覆盖螺丝

（2）安装基台：用螺丝刀小心旋、拧卸下覆盖螺帽，在螺帽与种植体中间常有薄层纤维组织插入，应彻底清除，以免影响基台就位。测量牙龈厚度（图 5-19），选择适宜长度的种植体基台，使其应超出牙龈 1～2mm，通常牙龈的厚度为 1mm，上牙龈略厚，将选好的基台，用特制的基台扳手将中心螺丝拧紧固位（图 5-20），用金属杆状器械轻轻叩击基台，听到清脆的声响，证明衔接固位良好。

（3）安装愈合螺帽：旋入愈合螺帽（图 5-21），不要过紧，防止卸除时影响中心螺丝的固位。

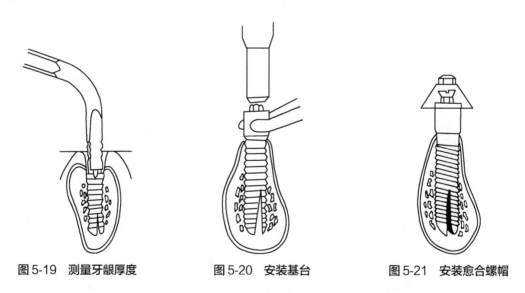

图 5-19　测量牙龈厚度　　　　图 5-20　安装基台　　　　图 5-21　安装愈合螺帽

（4）缝合创口：基台两侧牙龈创口做环抱式缝合。

（5）术后处理：5～7 天拆线，随后即可取牙颌石膏模型，制作种植义齿。

六、植骨术

上下颌牙弓牙槽骨的功能是支持牙齿,牙齿缺失后牙槽骨会减少或吸收并随时间丧失,当缺失达到一定程度后必须在口腔种植前通过植骨以重建自然牙赖以生存的硬组织环境。骨移植材料通常分为自体骨、异体骨和骨代用品。其中自体骨由于没有抗原性而被广泛接受并认为是骨移植的金标准,自体骨可用块状皮质骨,骨松质或块状骨制成的碎屑,并可与骨代用品混合使用。自体骨的供区包括髂骨、肋骨、颌骨等。骨移植成功的关键是植骨材料及方法选择适当、植骨材料固定良好、无张力关闭创口、伤口无感染。

（一）植骨解决骨高度不足的常用方法

1. onlay 植骨　即外置式植骨,在骨高度降低较多,颌间距离大于正常时采用。常用带皮质骨的块状骨,修整后固定在牙槽嵴顶表面。

2. inlay 植骨　即内置式植骨。多用于上颌后牙区骨高度不足,采用上颌窦底提升术增加可用骨高度时。可选用骨松质或块状骨制成的碎骨屑,或者是块状骨。

（二）植骨解决骨宽度不足的常用方法

1. onlay 植骨　在种植区的唇颊侧植入骨松质碎屑或皮质骨以增加骨宽度。

2. 三明治植骨　即夹层式植骨。牙槽嵴较薄时,从中间劈开分为颊舌侧骨板,向颊舌侧骨板的间隙内植入碎骨屑以增加骨宽度。

七、上颌窦提升术

上颌后牙区由于上颌窦的存在、牙槽嵴的吸收,常导致牙槽嵴顶与上颌窦底距离过近,垂直骨量不足加之上颌后牙区牙槽骨骨质疏松,导致种植失败。上颌窦提升术解决了上颌后牙区牙槽嵴高度不足的问题,为上颌后牙区的牙种植术提供了可能。上颌窦提升术的方式有两种,一种是在上颌窦侧壁开窗,在直视下植入骨移植材料,这种方式称为开放式上颌窦提升术;另一种方式是从种植窝内将上颌窦底黏膜推向上与窦底骨分离后,送入骨移植材料提升上颌窦底,这种方式称为冲顶式上颌窦提升术。

上颌窦提升术的原则如下:

1. 可用骨高度大于 12mm,不需要行上颌窦提升术。

2. 可用骨高度在 8～12mm,行上颌窦冲顶术将上颌窦底轻微抬高。

3. 可用骨高度在 5～8mm,行上颌窦底提升术,同期植入种植体。

4. 可用骨高度少于 3～5mm 或仅有蛋壳厚度。第一次植骨是为了获得最大量的新生骨,6～8 个月后,再植入种植体。

开放式上颌窦提升术的外科程序如下:

1. 常规术前检查,消毒,局麻或全麻。

2. 切开翻瓣　作横过牙槽嵴顶的角形切口或梯形切口,切开黏骨膜达骨面,剥离颊侧黏骨膜瓣,暴露上颌窦外侧骨壁。

3. 开窗　以小球钻或超声骨刀磨削颊侧骨面,形成一近似于椭圆形或圆形的骨窗,直到暴露粉灰色或浅蓝的黏膜,轻敲击骨窗,露出上颌窦底。用剥离子仔细分离上颌窦黏膜,先底壁,后近远中壁,将开窗骨块连同黏膜完整推向窦内上方,形成新的上颌窦底。

4. 预备种植窝和植入移植物　同期种植者,戴用外科模板后按程序钻孔,钻孔过程中注意保护上颌窦黏膜，植入种植体后根据窦底黏膜抬高后的空间大小，植入适量的骨移植材料（彩图5-22，见书末彩插）。延期种植者则直接植入骨移植材料。

5. 缝合　黏骨膜瓣完全复位后严密缝合。

冲顶式上颌窦提升术的外科程序如下（彩图5-23，见书末彩插）：冲顶术最多可顶起4mm左右。术前常规准备。以先锋钻预备深度至低于上颌窦约2mm处，扩孔钻逐级扩大到设计直径后，选择合适的冲顶器械，使局部上颌窦底黏膜及骨块在敲击力量下提升到合适深度，植入种植体。

第七节　种植支抗

支抗种植体是指口腔正畸治疗中用于移动牙齿的支抗单位的种植体。20世纪80年代，种植支抗被广泛用于正畸临床并取得了良好的效果，90年代后期出现了专为正畸支抗设计的种植系统。种植支抗根据种植体的植入部位分为牙槽嵴种植支抗、磨牙后区种植支抗和腭部种植支抗，根据种植体的结构分为微螺钉种植支抗及可吸收种植支抗，微螺钉种植支抗因为体积小，植入及去除简单，效果可靠而成为目前临床应用的主流。微螺钉种植体由钛金属制成，为一体式结构，骨内部分呈螺旋状，顶部有孔，供结扎丝穿过，直径1.0～2.0mm，长度10mm左右。微螺钉种植支抗系统具有方法简单，可即刻加力，使用范围广泛等优点。微螺钉种植体种植位置应接近于附着龈处，植入步骤是局部麻醉，探针标记植入部位，确定膜龈联合位置后切开翻瓣，植入微螺钉。彩图5-24（见书末彩插）、彩图5-25（见书末彩插）分别为磨牙后区种植支抗和腭部种植支抗的应用实例。

以下情况不适宜种植支抗：

1. 年龄小，生长发育阶段的乳牙期。

2. 替牙期。

3. 进展性牙周炎、牙龈炎。

4. 颌骨疾病如肿瘤、骨纤维异常增殖症。

5. 全身疾病如骨质疏松、甲状腺功能亢进等。

第八节　种植手术并发症及种植义齿的成功标准

（一）种植手术并发症

1. 创口裂开　缝合过紧或过松、感染，易导致局部创口裂开，应及时清创，再次缝合，避免种植体暴露。

2. 出血　广泛剥离黏骨膜后及术后压迫不够，易发生黏膜下或皮下出血。如一期种植体穿过下颌下缘时，也可发生颏下淤血，局部淤血一般在数日后吸收。因全身因素出血的，应对症处理。

3. 下唇麻木　多因术中剥离时损伤颏神经或种植体直接创伤所致，前者一般可恢复，后者应避开颏神经重新种植。

4. 窦腔黏膜穿通　上颌种植时，由于骨量不足，容易穿通上颌窦或鼻底黏膜，势必造成种植体感染，应及时取出。

5.感染 手术本身因素、器械、病员身体因素等均可造成感染,严重时导致种植失败。

6.植体创伤 常见种植义齿被意外撞击,严重时可致种植体轻微松动

7.牙龈炎 种植修复后,口腔卫生不良,种植体基台清洁差,黏附在基台上的菌斑刺激牙龈所致。

8.牙龈增生 由于基台穿龈过少或基台与桥架连接不良,局部卫生情况差,长期慢性炎症刺激可致牙龈增生,应对症处理。

9.种植体机械折断 与种植体连接的部分如中心螺丝,桥柱螺丝折断,主要因机械因素或设计不合理所致。

10.种植体周围炎 种植体周围炎是一种发生在种植体周围组织的与菌斑有关的病理状态,其特征是种植体周围黏膜炎症的出现和骨组织的逐渐吸收。

(二)种植义齿成功标准

口腔种植的目的是最大程度地改善口腔功能和形态,检验种植成功与否要从种植后的效果来判断,应将医师的客观检查结果和患者的主观感受结合起来综合判断。口腔种植的成功标准,还有待进一步科学化、规范化,应用统计学中寿命表法计算累计成功率更为科学。1978年美国国立健康研究院、1986年瑞典 Albrektsson 等、1995年中华口腔医学杂志社均分别提出过种植成功标准。下面介绍2007年国际种植义齿专科医师学会的标准:

2007年国际种植义齿专科医师学会提出的临床评估级别在国际上得到广泛认可,分为4个等级:成功、良好、一般、失败(表5-1)。

表5-1 种植体效果临床评估级别

效果分级	临床表现
成功	1)使用时不感到疼痛或压痛
	2)无松动
	3)无渗出物史
良好	1)使用时不感到疼痛
	2)无松动
	3)骨吸收2～4mm
	4)无渗出物史
一般	1)使用时敏感
	2)无松动
	3)骨吸收>4mm(小于种植体长度1/2)
	4)探诊深度>7mm
	5)可能有渗出物史
失败	下列任一
	1)使用时疼痛
	2)松动
	3)骨吸收>种植体长度1/2
	4)无法控制的渗出物
	5)种植体脱落

小 结

　　本章叙述了种植牙的骨结合理论,种植体的分类和表面处理方法,种植牙的适应证和禁忌证,明确了种植体在颌骨内的位置设计原则和方法,种植牙的治疗程序和治疗方法,提及特殊情况下的种植技术,以及对种植牙成功的评价标准,并描述了正畸微支抗种植体。

思考题

　　1. 简述种植牙的禁忌证。

　　2. 种植牙与邻牙的位置关系如何确定?

　　3. 种植过程中要遵循的外科原则是什么?

（胡砚平）

第六章 口腔颌面部损伤

 学习目标

1. 掌握：口腔颌面部损伤的特点，口腔颌面部软组织损伤清创处理原则和方法，牙及牙槽骨损伤的诊断和处理，颌骨骨折的临床表现、诊断和处理原则。

2. 熟悉：口腔颌面部损伤的急救处理原则（窒息和出血等的紧急处理措施），颧骨与颧弓骨折的临床表现与处理原则。

3. 了解：软组织损伤的分类与临床表现，口腔颌面部损伤的运送和护理要点，骨折的愈合过程。

第一节 口腔颌面部损伤的特点

口腔颌面部处于人体的暴露部位，容易遭受损伤。导致口腔颌面部损伤的原因很多，在和平时期主要是交通事故、工伤和生活中的意外跌打损伤，在战争时期及恐怖袭击事件中则以火器伤为主。

口腔颌面部有呼吸道和消化道的开口，重要器官集中。上接颅脑，下连颈部，上下颌骨为主要骨架，还有其他颌面部骨骼及较多腔窦，牙附着于颌骨上，口内含有活动的舌，有丰富的血液供应，还有表情肌，面神经，颞下颌关节和唾液腺，充分认识这些特点，对于口腔颌面部损伤的正确处理至关重要。

一、血运丰富对损伤的影响

口腔颌面部血运丰富，一方面导致伤口出血较多或易形成血肿，组织水肿反应快而重，发生于口底、咽旁、舌根或下颌下等部位的损伤，可因水肿、血肿而影响呼吸道通畅，甚至引起窒息，必须高度重视。另一方面，由于血运丰富，组织的抗感染及修复能力很强，创伤易于愈合。因此，口腔颌面部初期清创缝合的期限较其他部位延长，颌面部伤后 24 小时、48 小时甚至更久的伤口，只要没出现明显的化脓感染，清创后仍可进行初期缝合。

二、牙齿对颌面部损伤的影响

口腔颌面部损伤时常累及到牙齿，可因致伤物的打击而发生牙折、脱位，损伤的牙齿或牙碎片可向邻近组织内飞散，造成"二次弹片伤"，并可将牙齿上的牙结石及细菌带入深部组织，引起伤口感染。颌骨骨折线上的病变牙可能导致骨创感染，影响骨折愈合。另一方面，损伤后牙列移位和咬合关系错乱，是诊断颌骨骨折的重要依据。恢复正常的咬合关系是治疗颌骨骨折的重要标准，通常须利用健康牙或牙列作结扎固定的基牙。

三、易并发颅脑损伤

口腔颌面部损伤，尤其是上颌骨或面中 1/3 部损伤容易并发颅脑损伤。包括脑震荡、脑挫裂伤、颅内血肿和颅底骨折等。其主要临床表现是伤后有昏迷史，颅底骨折时可有脑脊液鼻漏或脑脊液耳漏。

四、易伴有颈部损伤

口腔颌面部下连颈部，为大血管和颈椎所在部位，下颌骨损伤有时可并发颈部损伤，要注意有无颈部血肿，颈椎损伤或高位截瘫。

五、易发生窒息

口腔颌面部是呼吸道上段开口部位，损伤时可因组织移位、肿胀、舌后坠、血凝块和分泌物的堵塞而影响呼吸甚至发生窒息。救治患者时应注意保持呼吸道通畅，防止窒息。

六、口腔颌面部腔窦多易发生感染

口腔颌面部有口腔、鼻腔、鼻窦等多个腔窦，在这些腔窦中存在着一定数量的病原菌，如果伤口与这些腔窦相通，则易发生感染。在清创处理时应尽早关闭与腔窦相通的伤口，以减少感染的机会。

七、面部神经唾液腺损伤

口腔颌面部有其他重要组织如唾液腺、面神经及三叉神经分布。如腮腺损伤可出现唾液腺瘘；如面神经损伤可引起面瘫；如三叉神经损伤则可在其分布区出现麻木感。

八、对进食和口腔卫生的影响

口腔是消化道入口，颌面部损伤后，尤其是行颌间牵引时，会影响开口、咀嚼和吞咽功能，妨碍正常进食，影响口腔清洁。需选择适当的饮食类型和进食方法，要维持患者营养，进食后应清洁口腔，保持口腔卫生，预防伤口感染。

九、对面部容貌的影响

口腔颌面部损伤后，会有不同程度的面部畸形，可加重患者感染和心理上的负担，清创时尽可能保留组织、恢复外形，减少面部畸形的发生。

第二节 口腔颌面部损伤患者的急救

在对口腔颌面部损伤患者进行急救时要有全局观念,迅速判断伤情和及时给予有效的救治。首先排除重要脏器损伤,检查评判有无致命伤,把握合理的处理程序,现场急救以控制活跃性出血、保持呼吸道通畅为重点,把握好转运的时机,运用正确的转运方法,确保急救效果。

一、防止窒息

(一)原因

窒息(Asphyxia)分为阻塞性窒息和吸入性窒息。口腔颌面部发生急性呼吸道损伤后可能引起呼吸道阻塞发生窒息。口腔颌面部损伤引起的窒息通常有以下几种情况:

1. 喉头阻塞 损伤后血凝块、浓稠的黏痰、碎骨片、游离组织、脱落的牙或义齿破碎的部分等异物都可以阻塞喉头而发生窒息。多见于神志不清的昏迷患者。

2. 组织移位 上颌骨横断骨折时,当骨块向后下方发生移位,可引起窒息;下颌颏部的双发性骨折或粉碎性骨折,舌肌丧失在前方的附着而发生舌向后移位,舌后部及咽周围软组织裂伤,组织移位可使喉部闭塞(图6-1)。

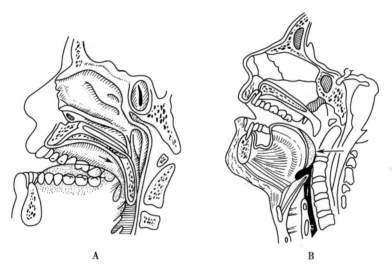

图6-1　组织移位致阻塞性窒息
A.上颌骨骨折后软腭堵塞咽腔　B.下颌骨骨折后舌后坠

3. 肿胀 在口底、舌根、喉头、气管黏膜、咽侧及颈部损伤后,可发生血肿或软组织水肿,压迫呼吸道而引起窒息。

4. 误吸 昏迷患者,将大量血液、唾液、呕吐物或其他异物误吸入气管、支气管甚至肺泡,发生窒息。

(二)临床表现

窒息前患者表现为烦躁不安、出汗、吸气费力、鼻翼扇动或出现喉鸣音;程度较重时可出现锁骨上凹、剑突下及肋间隙凹陷的"三凹"症状;随后发生脉弱、脉速、血压下降、瞳孔散大、甚至发生窒息死亡。

（三）急救措施

1. 对神志不清的患者，首先将舌牵出，迅速用手指或器材掏出异物。如有吸引器，应及时吸出聚集于咽部的唾液，血液。

2. 如发现口腔内有活跃出血，应及时止血。口及咽同时有裂伤组织移位阻塞者，应予缝合复位。

3. 现场处理时可临时用筷子、压舌板等物横放于双侧前磨牙部位，吊起下坠的上颌骨块，并将两端固定于头部绷带（图6-2）。对因舌后坠而引起窒息的患者，可在舌尖后正中线2cm处，用粗针线穿过全层舌组织，将舌前部拉至口腔外，并将牵拉线固定于颈部绷带上。患者可采取侧卧位或俯卧位，并将头偏向健侧，便于分泌物外流。

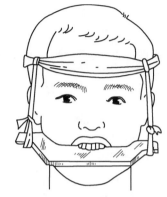

图6-2 上颌骨骨折后暂时性复位固定法

4. 对因咽部肿胀压迫呼吸道的患者，可经口或鼻插入通气导管以解除窒息，如果情况紧急而无适当导管，可用15号以上粗针头由环甲膜刺入气管内，随后行气管切开术。如呼吸已停，可行紧急环甲膜切开术，然后行常规气管切开。

5. 误吸引起的窒息应立即行气管切开，插入气管进行吸引，吸出进入气管的血液、分泌物及其他异物。

附：环甲膜切开术

环甲膜切开术（thyrocricotomy）是在环状软骨与甲状软骨间横行切开其膜状连接而进入声门下区的手术。本方法只能作为紧急抢救病员的临时措施，不能长期代替气管切开。插管不宜超过48小时。套管留置过久，常导致环状软骨损伤，继发喉狭窄，故应在48小时内行常规气管切开术，缝合环甲膜切开伤口。

手术方法：

患者取头后仰位，紧急情况下可不用麻醉，先摸清甲状软骨和环状软骨间的凹陷，用手指夹持并固定该部位气管，然后沿环状软骨上缘，用尖刀横行切开皮肤、皮下组织和环甲膜，以刀柄撑开切口，先解除呼吸困难，随即插入气管套管或硬的橡皮管，保持呼吸道通畅，气管套管应予以妥善固定，橡皮管可用大号别针穿过其外端，固定于皮肤上，以免滑脱进入气管（图6-3）。

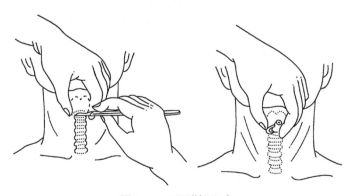

图6-3 环甲膜切开术

附：气管切开术

气管切开术（tracheotomy）是从颈部切开气管前壁，插入气管套管，从而解除窒息的一种手术。

（一）解剖要点

气管由 16～20 个气管环连续构成。气管软骨环为马蹄形的纤维软骨，后壁（气管环的后 1/3）为软组织结构，连接成半圆柱形，扁平的软组织后壁紧邻食管，气管环之间为纵行的弹性结缔组织。

在颈部正中有 5～8 个气管环，气管的浅面由皮肤、颈阔肌和颈筋膜覆盖，颈筋膜的浅面有颈前静脉的横支跨越，气管 2～4 环前面有甲状腺峡部和甲状腺上下动脉的吻合支横过。颈总动脉和颈内静脉在气管侧方，越近颈根部，距离气管越近。颈部气管的长短受头位俯仰的影响，颈后仰时气管牵向上变长，并向浅面暴露，前俯时则缩短变深，部分入胸腔。在气管切开时应注意。

（二）手术步骤

1. 体位　尽可能仰卧，颈部保持正中位，垫高肩部，使颈部延伸、气管牵长、并向浅部突出。如为呼吸困难的急救患者，不可能取头后仰位时，亦可头稍前屈或取半坐位，在切开气管的瞬间，将颏部牵向上、头向后，使颈部伸直（图 6-4A）。

2. 切口　触摸清楚气管位置，用两手指自上方固定气管两侧，将皮肤牵紧，在颈正中部，环状软骨平面至胸骨切迹上方作切口，切开皮肤及皮下组织（图 6-4B）。

3. 解除显露

（1）在颈筋膜浅面，如在两侧遇颈前静脉，可将之牵开，如有横过的静脉分支则予以切断、结扎（图 6-4C）。

（2）沿中线切开颈筋膜（中层），以弯血管钳纵行分开胸骨舌骨肌与胸骨甲状肌纤维，同时在两侧伸入拉钩牵开，两侧拉力一定相等，要随时验明所显露部位在气管前面的中线部。不可因显露不当，解剖至气管侧方（图 6-4D）。

（3）深层可见甲状腺峡部覆盖于气管 2～3 环表面，可稍加游离，用组织钳夹住往后上牵开。如峡部过宽或位置偏低，必要时用血管钳将峡部两侧夹住、切断、缝扎，再牵向两侧，以清楚显露气管前筋膜和气管环。

4. 切开气管

（1）以手指触摸验明甲状软骨、环状软骨，向下确认第 3、4 环后，便可准备切开。

（2）如气管环不甚清楚，可以先切开气管前筋膜，但不可做过多分离，以免发生皮下气肿和纵隔气肿。

（3）周围软组织彻底止血，准备好吸引器、合适的导管，套入管芯，系好两侧的导管系带。

（4）通过气管环间隙注入少量麻醉剂，以减少切开后的剧烈咳嗽。

（5）用 11 号尖刀片或 1 号弯刀在 3～5 气管环正中自下向上挑开气管 2～3 个环，注意刀尖不能刺入太深，亦不可在咳嗽时刺入，以免损伤气管后壁和食管前壁，形成气管、食管瘘。不可切开第一气管环和环状软骨，以免形成术后狭窄。亦不可切开过低，尤其是儿童，以免损伤胸膜顶，造成气胸（图 6-4E）。

（6）气管切开后常发生咳嗽、喷出分泌物和血液，应及时吸去，并迅速用气管扩张器或血管钳分开气管，插入备好的气管导管（图 6-4F）。插入时不可粗暴，应顺导管弧度。进入气管腔内,立即抽去管芯,并验明导管内是否有呼吸气流,如无呼吸气流,则可能已插入软组织中,应重新插入。还要注意不可使气管壁内卷,如发现气管壁内卷,应予翻出。插妥后置入内管,系好导管系带,不可过紧,亦不可过松,以免脱出(图6-4G)。

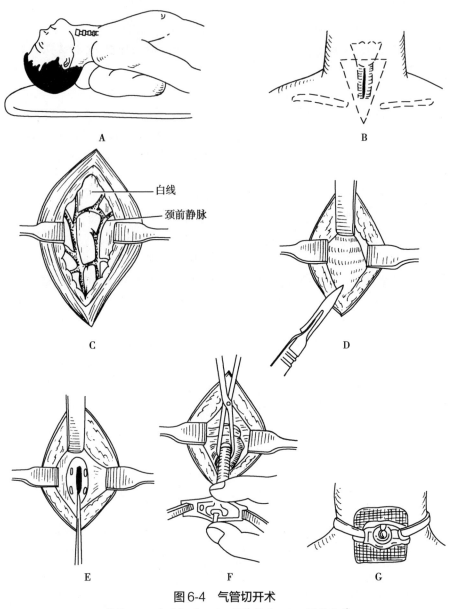

图6-4 气管切开术

A. 体位 B. 皮肤切开 C. 颈前静脉 D. 显露气管口
E. 切开气管 F. 插入气管导管 G. 固定气管

5. 切口处理

(1)如切口过长,可在导管上方将皮肤缝合1~2针,导管下方的切口不宜缝合,以免导管周围漏出的气体,窜入皮下形成皮下气肿。

(2)在系带板与皮肤间放一剪口的纱布块,掩盖伤口,导管口覆盖1~2层盐水纱布,以便湿润吸入的空气。

（三）术后护理

气管切开术后护理的重点是导管的通畅、清洁和可靠固定。内管每日要定时取出清洗、消毒，气管套管口要覆盖湿纱布，增加吸入空气的湿度，要保持呼吸道通畅，及时吸出分泌物，还需检查套管上系带的松紧度。如发生皮下气肿，气管周围出血等并发症应及时处理。

为麻醉需要做气管切开患者，麻醉完成或清醒后即可拔管。为解除窒息，待窒息原因解除（如肿胀消退、下颌骨折复位或患者已能适应呼吸道呼吸）、吞咽反射恢复后准备拔管。拔管前先用堵管塞子试堵，注意决不可脱落入管内。观察 1 天，再全部堵塞观察 1～2 天，如无呼吸困难，方可拔管。拔管后伤口覆盖纱布，外用蝶形胶布在两侧拉拢，约 1 周伤口可自行愈合。拔管后尚应密切观察有无呼吸困难，如有呼吸困难，则需要重新插管。

二、止血

因口腔颌面部血供丰富，故损伤时出血较多，尤其是伤及较大血管引起大出血时可危及生命。因此，出血的急救必须根据受伤的部位、出血的性质和程度及现场条件而采用相应的止血方法。动脉出血时，血液呈鲜红色，速度较快，从伤口喷出或与心跳一致的间歇性喷射；静脉出血时，血液呈暗红色，速度较慢，持续不断地从伤口涌出；毛细血管出血时，血液也呈鲜红色，从受伤处缓缓渗出，看不到明显的血管出血。

（一）压迫止血

1. 指压止血　在伤口以外将出血部位的主要动脉的近心端用手指压向骨面暂时止血，然后再用其他方法进一步止血。如颞额区止血，可在耳屏前将颞浅动脉压向颧弓根部；面颊部及唇部出血，可在咬肌前缘、下颌骨下缘处将面动脉压向下颌骨；出血范围较广时，可在环状软骨平面胸锁乳突肌前缘，将颈总动脉压向深层的第 6 颈椎横突（图 6-5）。压迫颈总动脉时间每次不能超过 3～5 分钟，此法有时可引起颈动脉窦的反射，导致心动过缓、心律失常，血压下降，甚至心搏骤停，故除非紧急情况下一般不采用。

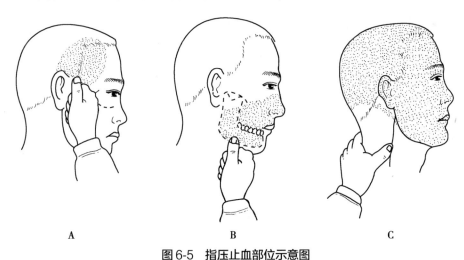

图 6-5　指压止血部位示意图

A. 压迫颞浅动脉　B. 压迫面动脉　C. 压迫颈总动脉

2. 包扎止血　颌面部的毛细血管、小动脉、小静脉出血，均可采用包扎止血。处理时，应先将软组织复位，然后在创面上覆盖纱布敷料，再用绷带加压包扎止血。包扎时应注意压力适当,以避免加重骨块移位和影响呼吸道通畅(图6-6)。

3. 填塞止血 有组织缺损的开放性及洞穿性伤口,可以用纱布填塞在伤口内,外面再用绷带加压包扎;但在颈部及喉部伤口内,应注意保持呼吸道通畅,不要压迫气管,以防止窒息发生。如上颌骨 Le Fort Ⅱ、Ⅲ型骨折时,鼻道出血较多,只要没有脑脊液漏,即可用鼻道填塞止血。严重出血如一般填塞效果不好时,可用后鼻孔填塞止血法(图6-7)。

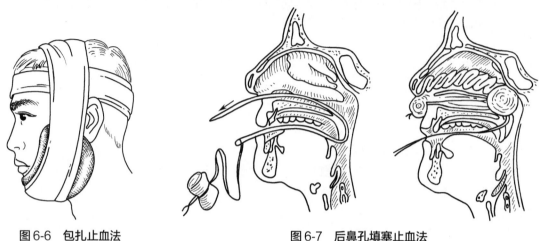

图6-6 包扎止血法　　　　　　　图6-7 后鼻孔填塞止血法

(二)结扎止血

通常是确切可靠的止血方法,对于伤口内出血的血管断端或在远处的出血动脉的近心端作结扎止血。口腔颌面部较严重的出血,如局部不能妥善止血时,可结扎颈外动脉。紧急情况下可用止血钳夹住血管后连同血管钳一起包扎后送。

(三)药物止血

适用于组织渗血、小动脉、小静脉出血,使用时可将止血药粉、明胶海绵、氧化纤维素等止血剂或凝血酶与出血创面直接接触,并用干纱布加压包扎。全身使用的止血药物有酚磺乙胺、卡巴克洛、对羧基苄胺等,均可作为加速血液凝固的辅助用药。

三、抗休克原则

休克是由多种原因引起的一种临床症候群。口腔颌面部损伤所引起的休克主要有创伤性休克和失血性休克两种。抗休克治疗的目的在于恢复组织灌流量。创伤性休克的处理原则是安静、镇痛、止血和补液,用药物恢复和维持血压;失血性休克治疗的重点是补充血容量和止血。休克较轻、属代偿期者或处于休克状态而无条件者可暂不输血,而输中分子右旋糖苷或乳酸钠等。如休克较重,则需以输血为主,适当补充其他液体。对创伤性休克,除补充血容量、止血外,尚需镇静止痛、纠正酸碱平衡失调,并用抗生素预防感染和补充大量维生素C和维生素B。

四、防止感染

口腔颌面部损伤的伤口常被细菌和尘土等污染,易致感染而增加损伤的复杂性和严重性,颌面部战伤的感染率更高,防止感染非常重要。有条件时应尽早行清创手术,无清创条件时则应包扎伤口,防止外界感染源继续污染。伤后及早使用抗生素,对少数患者还可同时给予地塞米松以防止局部过度肿胀。对有颅脑损伤者,特别是有脑脊液漏时,可采用容易透过血脑屏障、在脑组织中能达到有效浓度的药物,如磺胺嘧啶、大剂量青霉素等。对开放性伤口有泥土等污染的患者,应及时注射破伤风抗毒素。

第三节 口腔颌面部损伤患者的运送、护理和饮食

一、包扎和运送

(一) 包扎

包扎的作用是为了压迫止血、暂时固定骨折段防止移位、保护创面、缩小伤口、减少污染、减少唾液外流和止痛等。

常用的包扎法有三角巾风帽式包扎法、单眼包扎法、四尾带包扎法和头颌绷带十字形包扎法等(图6-8)。包扎时应注意尽量使五官外露,不影响其正常生理功能;压力要均匀,松紧要适度,不影响呼吸和伤口的引流。下颌下区和颈部组织避免施压过大而引起呼吸道阻塞。

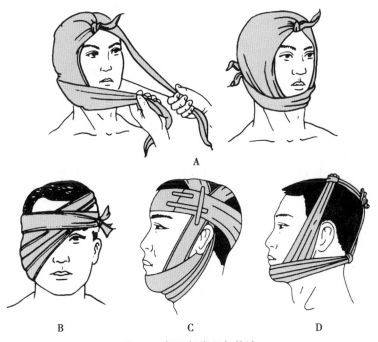

图6-8 颌面部常用包扎法

A. 三角巾风帽式包扎法　B. 单眼包扎法　C. 头颌绷带十字形包扎法　D. 四尾带包扎法

(二) 运送

运送患者时应注意保持呼吸道通畅,昏迷患者应采用俯卧位,额部垫高,使口鼻悬空,有利于唾液和血液外流并防止舌后坠。一般患者可采用侧卧位,避免血凝块及分泌物堆积在口咽部。在运送途中应严密观察全身和局部伤情变化,防止窒息与休克等危急情况的出

现。怀疑颈椎损伤的患者应有 2～4 人同时搬运，一人稳定头部并加以牵引，其他人则协调用力，将患者平直整体移动到担架上，头部两侧用小枕固定，防止头的摆动。

二、护理

对于口腔颌面部损伤的患者，在进行各种治疗的同时，细致而合理的护理是促进伤口愈合、减少并发症的重要环节，必须加以高度重视。

1. 心理护理　要鼓励患者保持良好的思想情绪，树立信心，正确对待伤情，积极配合治疗。

2. 体位　一般口腔颌面部患者宜采用半卧位，头偏向健侧，以减少出血，有利于血液回流，减轻局部组织水肿，并可增进肺部呼吸运动，利于咳嗽和吐出口腔内分泌物，避免并发肺部感染。

伴有脑脊液漏的患者取平卧位，脑震荡患者绝对卧床。口腔颌面部损伤患者经急救处理后，在转移时须采取俯卧位或侧卧位，将头偏向健侧，便于分泌物流出，以防窒息。

3. 伤情护理　密切观察患者生命体征，意识和瞳孔变化。颌面部伤口缝合后予以暴露或适度加压包扎，注意伤口和包扎情况。对于颌骨骨折患者，每天检查咬合关系及固定情况，要注意观察口内的夹板、结扎丝有无松脱、折断、移位，是否刺激口腔黏膜、有无牙龈、唇颊黏膜损伤，橡皮圈牵引方向与力量是否合适、有无松脱等，发现异常及时报告并处理。

4. 口腔护理　贯通性损伤伴颌骨骨折的患者，因缺乏正常咬合功能，口腔自洁作用差，加上伤口的分泌物排泄到口腔、上皮坏死组织的脱落、唾液蓄积、食物残渣滞留等都使患者的口腔不洁加重，不利于伤口愈合，所有卧床患者的口腔都须专门护理。

保持口腔清洁，进食后清洁口腔，对有口腔黏膜破损和颌骨骨折的患者尤为重要。患者每日洗漱时，应注意避开伤口处，以免引起感染。冲洗是护理口腔颌面部患者口腔的最常用的有效方法，特别是伤口尚未愈合时，冲洗口腔有利于促进伤口愈合，冲洗的器械通常用大注射器或吊瓶，冲洗时患者多采取半卧位，头向前倾，胸前围以塑料布，并准备接水弯盘，分泌物多时，可用 1% 过氧化氢溶液棉球擦洗，再用盐水冲洗，清除口腔内分泌物，每天 2～3 次。做口腔护理时注意观察口腔黏膜的变化，包括有无充血、炎症、糜烂、溃疡、肿胀及舌苔颜色的异常变化等。

能自理的患者，应鼓励其多含漱，一般可用 1%～2% 的碳酸氢钠溶液等含漱，清洁口腔黏膜后，多用 1% 过氧化氢溶液在早晨、睡前和饭后漱口。

当因损伤形成唾液腺瘘时，流涎使皮肤形成皮疹或湿疹。为预防面部发生皮肤感染，常在伤口周围皮肤上涂布氧化锌糊剂或作临时修复体置于贯通伤处，防止流涎，敷料湿透后应及时更换。流涎明显时可在进食前口服阿托品，减少唾液分泌，进流质饮食，也能减少唾液分泌。

三、饮食

由于开口受限、局部疼痛及咬合错乱等原因，口腔颌面部损伤患者不能正常开口、咀嚼和进食，特别是颌间固定者，一般只能进食流质，但其胃肠功能多数正常，食欲和消化功能良好，因此在食物调制和喂养方面应供给患者足够热量、高蛋白、高纤维素和高矿物质的营养丰富的饮食以提高抵抗力和促进伤口愈合。

口腔颌面部损伤患者的饮食应根据具体情况选用流质、半流质、软食、普食等。

患者的进食方法因病情不同而采用不同的方法。对伤情重、口腔内有伤口、不宜经口腔进食者,可采用鼻饲或静脉补充营养;如患者不能吸吮时,可由他人喂食,用大注射器或小嘴壶上套一条橡皮管,将橡皮管的另一端插入口内,缓慢注入流质。用橡皮管喂食时,通入口内的管子应置于舌背上或放在口腔前庭,让食物通过缺牙部位及磨牙后间隙区进入。在喂食中应注重饮食冷热及喂食速度,避免患者呛咳。伤情好转后逐步恢复正常饮食。

第四节　口腔颌面软组织损伤

一、损伤类型

口腔颌面部软组织损伤可与颌骨骨折同时发生,也可单独发生,不同的致伤原因,引起不同类型的损伤。根据受伤部位的皮肤、黏膜的完整性是否被破坏分为开放性损伤和闭合性损伤两大类。常见的损伤类型如下:

(一)擦伤(abrasion wound)

多发生在面部较为突出的部位,面颈部皮肤或口腔黏膜与粗糙物摩擦致伤。擦伤表现为表皮剥脱、血痕、渗血或出血斑点,伤口深浅不一,但一般较浅,边缘不齐,可附着泥沙或其他异物,继而可出现轻度炎症反应,局部会有红肿和疼痛。

擦伤的治疗主要是清洗伤口,除去附着异物,防止感染。通常伤口1周左右可自愈。

(二)挫伤(contused wound)

挫伤至皮下组织,受钝器撞击伤而无皮肤开放性伤口。挫伤时其深层的软组织有血管或淋巴管断裂,表面水肿或血肿,疼痛及功能障碍。

挫伤的治疗主要是止血,止痛,预防感染,促进血肿吸收和恢复功能。

(三)蜇伤

被蜂、蝎等昆虫所带毒刺刺入的损伤。蜇伤部位红肿明显,中央可见小黑点,多为刺伤点或毒刺存留部位,周围可有丹毒或荨麻疹样改变,疼痛剧烈。

蜇伤的治疗:在伤口部位,先用镊子把硬刺取出,局部用5%~10%氨水或小苏打水清洗。还可外敷清热解毒的中药,如夏枯草等;局部封闭可以减轻疼痛。

(四)挫裂伤

多为较大的钝器伤,在深部组织发生挫伤的同时,常伴有皮肤裂伤裂口常不整齐。可为锯齿状,外形不规则,深浅不一,有出血,深层也可伴有颌骨骨折。

挫裂伤清创应充分清洗伤口,彻底止血,修整创缘,严密缝合伤口,同时放置引流;并发骨折者,应先将骨段复位、固定后,再缝合软组织伤。

(五)刺、割伤(incised and puncture wound)

刺伤的伤口小,有较深伤道,可为盲管伤或贯通伤,刺入物可在组织中遗留,将感染带入深层,切割伤的创缘整齐,伤及大血管时可大量出血,如伤及面神经,则发生面瘫。刺、割伤的治疗应早期外科处理。

(六)撕裂或撕脱伤(lacerated wound)

由较大的机械力量将组织撕裂或撕脱,如长发被卷入机器中,可将大块头皮撕裂或撕脱,或颜面部软组织被撕脱,其损伤广,污染重、出血多,疼痛剧,易休克。治疗时要防止休克,酌情给予消炎止痛、输液或输血。撕裂伤应及时清创复位缝合,撕脱伤有血管可行吻合者,应尽快行血管吻合组织再植术,不能吻合者则在伤后 6 小时内,将撕脱皮肤在清创后切至成全厚或中厚皮片作再植术。

(七)咬伤(bite wound)

被狗、狼、老鼠等动物或人牙齿咬伤,可以表现为切割伤、撕裂伤或撕脱伤、可以使面部器官如鼻、耳、舌、唇断裂甚至离体造成缺损。咬伤部位可伴有组织的挫伤,且有功能障碍。处理咬伤时应根据伤情,清创后将卷翻移位的组织复位缝合,如有组织缺损,可考虑即刻或延迟修复,对狗咬伤的病例,应注射狂犬病疫苗预防狂犬病。

二、特殊部位软组织损伤的处理特点

(一)舌损伤

舌的活动度大,缝合时应注意保留舌的长度以维持其活动度,将伤口按前后纵行方向缝合,不要将舌尖向后折转缝合,以免舌体短缩,影响舌功能(图 6-9)。因舌组织较脆,缝合时使用大针粗线,边距至少 5mm 以上,多带深层组织并间以纵褥式缝合。如舌的侧面与邻近牙龈或舌的腹面与口底黏膜都有创面时,应分别缝合各部的伤口,如不能封闭所有的创面时,先缝合舌的创面,避免日后粘连,影响舌功能。

(二)颊部损伤

颊部贯通伤,如无组织缺损可分层缝合;如组织缺损过大,勉强缝合可能形成开口受限,可根据具体情况做适当处理。当口内层缺损过多时,则只缝合口外层,口内层创面敷以碘仿纱布;当口外层缺损过多时,则仅缝合内层,将口外层创缘拉拢;当口内外全层都缺损过多,分层完全缝合会影响开口时,则将口内黏膜层翻出与皮肤边缘缝合,由此遗留的洞穿缺损,留待后期做整形治疗(图 6-10)。当颊部大面积撕脱伤不能用拉拢缝合法完全关闭时,也应采用拉拢的方法使创面缩小。如创面为软组织,伤后时间短,创面比较清洁,则可在清创后立即用游离植皮消灭创面。如创面已有明显感染,应在清创后,用高渗盐水或 1 : 5 000 呋喃西林液湿敷,待感染控制,创面较清洁,或创面已有健康的肉芽组织后再植皮。

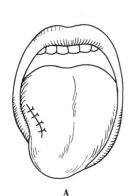
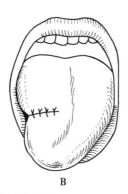

图6-9　舌损伤的缝合法

A. 正确　B. 不正确

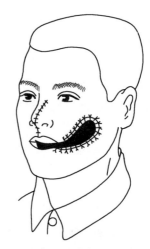

图6-10　颊部洞穿性缺损的创口缝合法

（三）鼻部损伤

鼻部软组织撕裂伤如无组织缺损，应按正常的解剖位置作准确的对位缝合。若组织缺损不大，创面无感染，应立即转瓣或游离植皮关闭创面。组织缺损太大，或伴有软骨和骨组织的缺损，在清创缝合时应将软骨置于软骨膜中后再缝合皮肤，切忌暴露软骨。对骨创面也应尽力关闭，遗留的畸形可待后期修复。在清创缝合时，应特别注意保持鼻腔的通畅，可使用与鼻孔口径相应的管子包裹碘仿纱布后支撑鼻孔，以避免鼻道阻塞并防止鼻孔瘢痕挛缩。

（四）唇部损伤

唇部损伤，特别在全层撕裂伤时，创口裂开明显，在清创后首先要缝合口轮匝肌，恢复唇部肌层的连续性，然后按照唇部的正常解剖外形准确对位缝合，特别是唇红缘处。如为唇部贯通伤，为减少感染，应先缝合口腔黏膜，然后再次清洗创口，最后缝合肌层和皮肤。唇部较大的撕裂伤，经清创缝合后，可应用唇弓或蝶形胶布减少张力。

（五）腭部损伤

腭部损伤以儿童多见，处理须根据情况不同而进行。无组织缺损的腭部损伤，清创后对位缝合即可，较小的损伤也可不缝合；腭部损伤有组织缺损或致口鼻腔相通时，可在附近转移黏骨膜瓣，封闭瘘口和缺损（图6-11）。如腭部缺损过大，不能立即修复者，可暂做腭护板，使腭与鼻隔离，以后再行手术治疗。

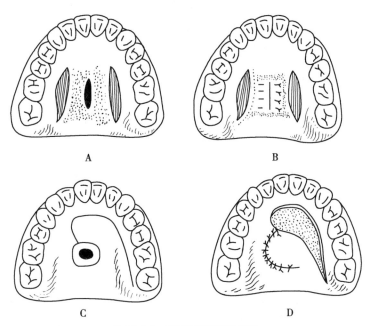

图6-11 腭部贯通伤缝合法

A. 两侧松弛创口 B. 向中部推移缝合 C. 旋转黏骨膜瓣切口 D. 黏骨膜瓣转移修复

（六）面神经损伤

面神经干或主要分支如在颌面部开放性损伤时被切断，在早期清创时，应探查面神经分支，找出神经的断端，减张后准确对位做神经的外膜或束膜相对吻合术。如神经干有缺损或神经断端张力较大时，不能直接吻合，可在同侧取一段耳大神经移植吻合于两断端之间,以促进面神经功能的恢复。

（七）腮腺和腮腺导管损伤（详见第九章唾液腺疾病）

三、口腔颌面部火器伤

口腔颌面部火器伤在战伤中多见,是由于子弹、弹片、铁砂或其他碎片高速穿透人体组织造成的严重损伤。牙和颌骨受损后其碎片可作为继发的"二次弹片"而加重损伤程度,造成严重的多发性软组织和骨组织损伤和破坏。粉碎性骨折和骨缺损常见。此类创伤的伤口多样,形状各异,伤道复杂,非贯通伤多见,组织内常有异物存留,且容易损伤面颈部的知名血管,造成严重出血,清创时还易发生继发性大出血。对贯通伤可以从伤口的入出口大小判断其致伤性质,致伤物易将污染的细菌带入,伤口污染也较重。

由于在高科技战争中大量使用远程高精度制导武器攻击军事目标,对平民的伤害主要为爆炸伤,恐怖袭击主要以平民为目标,所谓"市民伤"已成为现代战争的一个特点。因此,各级医院应当重视火器伤的诊治。

口腔颌面部火器伤由于致伤因素复杂,伤道周围又分为坏死区、挫伤区和震荡区,坏死区和挫伤区不易区分,因此处理时比较特殊。清创时切除坏死组织一般不超过创缘外5mm,这一点有别于普通创伤和其他部位伤的处理,清创时要敞开创面,清除异物,彻底止血,充分引流,尽早使用抗生素控制感染。伤后2～3天若没有感染征象,进一步清创后可做初期缝合。对于有骨膜相连的骨折片,应尽量予以保留,在延期缝合时再做妥善固定。对深部非贯通伤,缝合后必须留置引流。如有创面裸露,则用抗生素溶液湿敷,待形成新鲜肉芽组织后尽早使用皮瓣技术修复。

四、口腔颌面部损伤的清创术

清创术（debridement）是预防伤口感染和促进愈合的基本方法,只要患者全身条件允许,应尽量对局部伤口进行早期清创处理和早期缝合伤口。

（一）冲洗伤口

清创处理第一步。一般认为,细菌在进入伤口6～12小时内,多停留在损伤组织表浅部位,且尚未大量繁殖,容易通过机械冲洗而被清除。处理时先用消毒纱布覆盖保护伤口,用肥皂水洗净伤口周围皮肤,再局麻下用大量生理盐水或1%～3%过氧化氢溶液冲洗伤口,尽可能清创内组织碎片、血凝块、异物或泥沙,在清创的同时,可以检查组织的损伤范围和程度。

（二）清理伤口

冲洗伤口后,再次消毒周围皮肤,铺消毒巾,进行清创处理。原则上尽可能保留颌面部组织。除确已坏死的组织外,一般仅将创缘略修剪整齐,对眼睑、眉际、耳、鼻、唇等部位的小撕裂伤,不必做创缘修整即可缝合。但创缘必须对齐,防止错位愈合。

清理伤口时进一步去除异物,如有金属异物,可借助于磁铁吸出,如深部者要通过X线或插针X线定位后取出。

（三）缝合伤口

口腔颌面部软组织伤口的愈合,可不受伤后清创时间的严格限制,即使在伤后24～48小时以内,只要伤口无明显化脓感染或组织坏死,在充分清创后仍可严密缝合。对估计可能发生感染者,可在伤口内放置引流物。已发生明显感染的伤口不立即做初期缝合,可采用局部湿敷,待感染控制后再进行处理。对于严重肿胀或因大量组织缺损而难以做到初期缝合的伤口,可用定向减张缝合以缩小创面,使组织尽可能恢复或接近正常位置,等控制感染后再做进一步缝合。这种定向拉拢缝合常用纽扣褥式减张缝合或金属丝定向缝合法。

第五节 口腔颌面部硬组织损伤

一、牙和牙槽骨损伤

上、下颌前牙区的牙及牙槽骨损伤常见。损伤类型有牙挫伤、牙脱位、牙折和牙槽骨骨折。

(一)牙挫伤

常见于牙齿受到直接或间接外力碰撞、打击,或咀嚼异物等造成牙周膜和牙髓损伤而产生充血、水肿。临床上表现为受伤牙疼痛、松动,有伸长感,不能咀嚼,叩痛。若牙龈同时受伤可伴有出血和肿胀,严重的损伤可引起牙髓坏死。

牙挫伤一般不需特殊处理,暂不用患牙咀嚼,使其得到休息可望恢复。如牙挫伤较重,可对患牙进行简单结扎固定(图6-12),并适当调磨对颌牙以减少其与患牙的早接触。如发生牙髓坏死,应做牙髓或根管治疗。

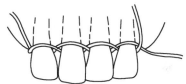

图6-12 "∞"形结扎固定

(二)牙脱位

牙齿受到较大的外力撞击发生的牙齿完全脱离牙槽窝,称为完全性脱位;而仅有牙移位、嵌入,牙未完全脱离牙槽窝,则称为部分牙脱位。

牙齿受到损伤后,完全性脱位者,表现为牙根已完全离开牙槽窝,或仅有少量软组织相连。部分牙脱位者,咬合异常,牙松动。由于牙受外力方向不同,牙移位可表现为移位、伸长、嵌入等改变。

无论是完全性脱位还是部分牙脱位,可发生在单个牙或涉及多个牙。伤情严重时常伴有牙龈组织的撕裂和牙槽骨骨折。

牙脱位的治疗以保存牙齿为原则。如为部分脱位,应使牙恢复原位,将伤牙固定2～3周;如为完全脱位牙或已离体牙,只要离体时间不太长,可将脱位牙充分冲洗和用抗生素浸泡20～30分钟,重新植入原牙槽窝内,然后用牙弓夹板等方法固定(图6-13)。脱位牙如果污染较重、时间较久,再植前宜在离体情况下先做好根管充填,如当时未做根管处理的再植牙,在牙生长牢固后补做根管治疗。伤牙固定时间3～4周,并定期随访。

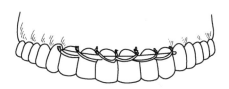

图6-13 牙弓夹板固定

(三)牙折

牙折分为冠折、根折和冠根联合牙折,多见于前牙。根据不同情况的牙折,处理方法也不相同。

1.冠折　轻微的牙冠折损而无刺激症状，不须做特殊处理。如牙冠折缘尖锐，应打磨圆钝；如牙髓有明显的刺激症状且影响形态和功能，应视其情况做牙冠修复；如冠折已穿通牙髓，应尽早进行牙髓或根管治疗，再进行牙冠修复。

2.根折　接近牙颈部的根折，应去除牙冠，尽快进行根管治疗后行桩冠修复；根中部的折断应拔除患牙；根尖 1/3 折断、牙松动，应及时做结扎固定，并做根管治疗。

3.冠根联合牙折　冠根联合斜折者，如有条件可行牙髓或根管治疗，然后用金属牙冠恢复功能。

4.乳牙损伤　对乳牙损伤的处理不同于恒牙。乳牙的保留对恒牙萌出和颌面部的发育很重要，故应视具体情况设法保留受伤的乳牙。对于 4 岁以上的患儿，应作缺隙保持器，以防止邻牙向近中移动致恒牙萌出障碍或错位。

知识拓展

外伤脱落牙的处理与保存

牙齿外伤脱落后应该怎么办呢？牙齿脱落后，如果没有被污染，应立即把牙齿放入原来的牙槽窝位置；如果牙齿已落地污染了，可以用自来水冲洗，但不要用器具搔刮牙根表面或用手触摸牙根部分，根面的新鲜血液和组织可以帮助牙周愈合，再放入原来的牙槽窝位置；如果不能放回牙槽窝的，可以把它放在盛有口腔唾液、矿泉水、盐水、牛奶甚至自来水的杯子里，千万不能干燥保存，并尽快到专业的口腔医院或口腔科就诊。

如果在半小时内进行再植，90% 以上的再植牙可以避免牙根吸收。牙根保护得越好，对牙周膜的损伤越小，预后也越理想；脱落后到再植的时间越长，发生再植的失败概率越高。

（四）牙槽骨骨折

主要由外力直接打击于牙槽突所致，多见于上颌前牙部，常伴牙龈撕裂，亦可伴有牙折或牙脱位。如外力来自一侧面颊部，也可造成侧方后牙的牙槽骨骨折，如发生在上颌部，还可伴有腭部骨折和上颌窦损伤。摇动其中一个牙时，牙及邻近的牙及骨折片随之移动，骨折片可移位而引起咬合错乱。

治疗为局麻下将牙槽骨段及牙复位到正常位置，然后用金属丝牙弓夹板（图6-14）将骨折片上的牙结扎固定 2～3 周或采用正畸科用的托槽法固定（图6-15），牙弓夹板和正畸托槽的放置均应跨过骨折线至少 3 个牙位，才能牢固。

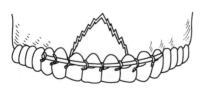

图6-14　牙弓夹板固定牙槽突骨折

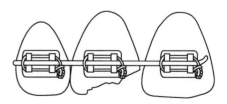

图6-15　托槽固定法

二、颌骨骨折

颌骨骨折（fracture of jaw）具有一般骨折的共同表现，如疼痛、麻木、血肿和出血、移位及功能障碍等。但由于颌骨解剖结构和生理功能的特点，其临床表现、诊断方法及处理方法与其他部位骨折有特殊性。

（一）上颌骨骨折（fracture of maxilla）

上颌骨是面中部的重要骨骼，内有上颌窦，结构较薄弱，受损伤后易发生骨折。但因位置居中，四周有其他颅面骨，对上颌骨有一定的保护作用，故上颌骨骨折发生率比下颌骨少得多。

【解剖要点】

上颌骨是面中部最大骨骼，上颌骨解剖形态不规则，骨缝连接多，其两侧上颌骨在中线连接构成鼻腔基部的梨状孔，上颌骨上接颅底，与颅骨中的额骨、颞骨、筛骨及蝶骨相连，在面部与颧骨、鼻骨、泪骨和腭骨相连，所以骨折时常并发颅脑损伤和邻近颅面骨骨折。

上颌骨的骨质密度和硬度较下颌骨差，骨质薄而松。生理状态下，它通过咬合面承受下颌骨的咀嚼压力，并将其缓冲，传导到颅底，起到保护颅脑和颈椎的作用。上颌骨与周围骨构成拱形支柱结构，当上颌骨受轻度外力时，不易引起骨折。但若遇较大暴力，上颌骨和邻近鼻骨，颧骨可同时骨折。上颌骨体内部是上颌窦腔。这些窦腔裂隙和骨缝是较薄弱部位，在外力作用下，易发生骨折。

【临床分类】

1. Le Fort Ⅰ型骨折　又称为上颌骨低位骨折或水平骨折，典型的骨折线从梨状孔外下部平行于牙槽突底部经根尖下，过颧牙槽嵴，至上颌结节上方，再水平地向后延伸到两侧上颌骨翼上颌缝旁边，两侧骨折线也可以不在同一平面上，上颌骨下部包括牙槽骨及牙齿整块活动，移位（图6-16），来自前方的暴力打击可以使腭中缝裂开。

2. Le Fort Ⅱ型骨折　又称上颌骨中位骨折或锥形骨折。典型的骨折线通过鼻骨，泪骨，眶底，颧颌缝到达上颌骨翼上颌缝处，整个颧骨与鼻骨一起移位，有时可波及筛窦达前颅底，出现脑脊液鼻漏（图6-17）。

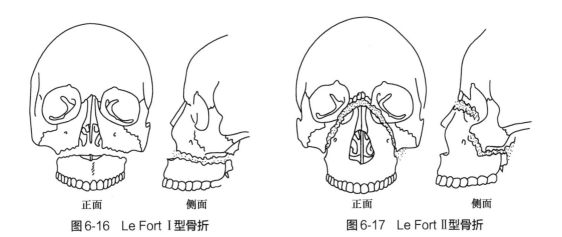

正面　　　　　侧面　　　　　　　　　　正面　　　　　侧面

图6-16　Le Fort Ⅰ型骨折　　　　　　　图6-17　Le Fort Ⅱ型骨折

3. Le Fort Ⅲ型骨折　又称上颌骨高位骨折或颅面分离骨折。典型的骨折线通过鼻骨，泪骨，眶内、下眶外侧壁，颧额缝，颧颞缝，再向后下止于上颌骨翼上颌缝，形成颅与面骨分离。此类骨折常伴颅底骨折和颅眶损伤，表现为面中部凹陷并变长，眼球下移，结膜下出血，耳鼻出血，脑脊液鼻漏，耳漏等（图6-18）。

上颌骨骨折常伴腭中缝骨折。

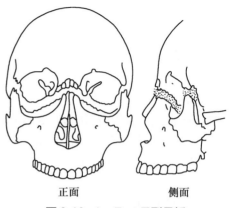

正面　　　　　侧面

图6-18　Le Fort Ⅲ型骨折

【临床表现】

1. 咬合关系错乱　咬合关系错乱，骨折块移位，摇动前牙时，骨折段可随之活动，开闭口受限，严重者可因咽腔阻塞发生呼吸困难甚至窒息。骨折块向下移位者，前牙开𬌗，后牙早接触，一侧上颌骨骨折时，伤侧牙早接触，健侧牙呈开𬌗状。

2. 面形改变　上颌骨骨折后，由于外力的大小、方向和颌骨本身的重力，骨折段常向下移位，使面中部1/3变长，整个面部变长；如向后移位，出现面中部凹陷，后缩。

3. 眶周、眼的变化　上颌骨 Le Fort Ⅱ、Ⅲ型骨折后，因眼睑及眶周组织疏松，加之骨折后组织内出血淤滞其间，使眼球周围的软组织成青紫色肿胀，呈"熊猫眼"或"眼镜症状"。上颌骨骨折波及眶底时，也可出现一系列眼的症状和体征，如眼球结膜下出血，眼球移位和复视等；如损伤动眼神经或展神经，可使眼球运动障碍，如伤及视神经或眼球则引起视觉障碍或失明。

4. 口鼻腔出血　上颌骨骨折常合并口鼻腔黏膜撕裂、咬合关系错乱或鼻窦黏膜裂伤。有时口腔内并无破裂，血仅从鼻孔流出，或由后鼻孔经口咽部流至口腔。

5. 脑脊液漏　上颌骨骨折时如伴发颅底骨折，骨折线经过蝶窦、额窦或筛窦时，发生硬脑膜撕裂，则可出现脑脊液鼻漏，如合并有耳岩部挫伤，还可发生脑脊液耳漏。

【诊断】

通过问清受伤史，查看体征，结合 X 线片检查，即可作出明确诊断。首先采集病史，了解受伤情况，如方向、速度、外力大小及受力部位等。同时要了解受伤后有关上颌骨骨折的相关症状，如面中部疼痛或麻木，口鼻出血，咬合异常，呼吸困难等。检查时须注意面中部有无伤口，肿胀，出血或瘀斑，有无面中份变长、鼻根塌陷等畸形改变；有无眼球移位、运动受限。口、鼻有无伤口和出血，鼻、耳部有无脑脊液漏，有无开口受限，开𬌗及咬合关系错乱。检查上颌骨有无动度，摩擦音和台阶等。X 线照片多采用华特位。

当上下颌骨甚至颅骨发生复杂的全面部骨折时，CT 是全面了解骨折情况的常用辅助诊断工具，尤其是三维 CT 重建，对骨折的细节可清晰显示，不仅对诊断有重要作用，而且对骨折的治疗有指导作用。

【治疗】

1. 早期处理　上颌骨骨折病员应特别注意有无颅脑、胸、腹等处合并伤。有严重合并伤的患者应以处理合并伤为主。对上颌骨的创伤可做简单应急处理，以减轻症状稳定骨折片。但对有呼吸困难等症状出现时，应注意对窒息的预防。

2. 复位与固定　上颌骨骨折的治疗措施是复位与固定，使错位的骨折段复位并恢复上下颌牙的原有咬合关系。正确复位是固定的前提，上颌骨骨折的复位和固定应争取在 2 周内完成，以避免错位愈合，上颌骨骨折的固定时间一般为 3～4 周。

（1）复位方法

1）手法复位：单纯骨折的早期骨折段比较活动，可采用手法复位，将上颌骨复位到正常位置，一般在局麻下即可进行。

2）牵引复位：若骨折时间稍长，骨折处有部分纤维性愈合，手法复位不能回复到原有位置，可采用牵引复位。常用的方法有口内颌间牵引法、口外的颅颌固定牵引法。①颌间牵引法：上下颌牙列上安置有挂钩的牙弓夹板，按所需复位的方向挂橡皮圈牵引（图 6-19），使移位的骨折段逐渐恢复到正常咬合的位置。如部分上颌骨骨折或一侧上颌骨骨折，仅用颌间牵引法即可达到目的。②正畸用带钩托槽颌间固定：利用现代正畸固定矫治器做颌间牵引和固定，适用于有牙列的简单骨折固定。③颌间牵引钉：这是新型的颌间结扎方法，将自攻钛螺钉分别打入上、下颌骨的牙槽骨中，一般上、下颌各为 3 个，然后用金属丝或橡皮圈将上、下颌骨固定在一起，其作用点在颌骨上，而不是作用在牙上，使用简单方便（图 6-19）。常作为术中的临时复位固定用。④颅颌牵引法：主要是用于上颌骨骨折。如双侧上颌骨横断骨折、上颌骨向后移位较大的骨折，传统的石膏头帽颅颌牵引技术已经弃用，取而代之的是外牵引支架。

3）手术复位：如骨折段移位时间长或骨折处已发生纤维愈合或骨性愈合，使用手法复位和牵引复位都难以复位时，可采用手术复位，即重新切开错位愈合的部位，造成再次骨折后把骨折段回复到正常解剖位置。

（2）固定方法：为保证骨折块复位后在正常位置上愈合，防止发生再移位，必须采用稳定可靠的方法进行固定。原则上可利用没有受伤的颅、面的骨骼固定上颌骨骨折段，同时做颌间固定，以恢复咬合关系。

1）颌间固定及颅颌固定法：在上下牙列上安置带有挂钩的牙弓夹板，在上颌骨骨折段复位恢复良好的咬合关系的情况下，按需要的方向和力量在上下颌之间挂上若干橡皮圈进行固定，同时可加颅颌弹性绷带或颏兜将上下颌骨一并固定于颅骨上，利用下颌骨固定上颌骨。

2）骨间固定法：在开放性上颌骨骨折、上颌骨无牙可做固定或骨折处发生纤维愈合的病例，均可采用在骨折线区切开组织、显露骨折断端，然后复位，并直接在骨折处行骨间微型钛接骨板坚固内固定（图 6-20）。手术复位内固定由于快捷准确，效果可靠，是目前临床使用最广泛的技术。

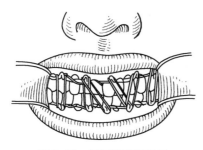

图 6-19 颌间牵引复位法

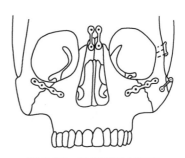

图 6-20 钛板坚固内固定

（二）下颌骨骨折（fractures of mandible）

下颌骨是颌面部体积最大，位置较突出的骨骼，损伤的发生率较高，居颌面部骨折的首位，下颌骨骨折占颌骨骨折的 70% 左右。

下颌骨骨折的部位常与受打击的部位有关。如大多数髁突颈部骨折是由于颏部受撞引起；而下颌骨体部和角部骨折多由直接受外力所致。在平时，下颌骨骨折主要是因为交通事故伤，其次是跌打损伤或运动意外损伤。在战时，主要原因是弹片伤，常为粉碎性骨折。

【解剖因素】

下颌骨占据面下 1/3 部分，是颅面部唯一可活动的骨骼，其解剖形态特殊，生理功能复杂，又居于面下部的突出位置，结构上存在薄弱区。下颌骨上有升颌肌群及降颌肌群附着。骨折时由于附着在骨折块上的咀嚼肌牵引力方向不同，常使骨折块发生移位，导致咬合错乱。

下颌骨髁突是下颌骨主要的生长中心，如在儿童期受到损伤或破坏，可导致下颌骨的发育障碍。下牙槽神经血管束经下颌孔进入下颌骨内，沿下颌管向下延伸。下颌骨因骨质致密，血运明显差于上颌骨，损伤后并发骨髓炎的机会比上颌骨多且严重，骨折的愈合也较慢。

【临床分类】

下颌骨骨折按其好发顺序依次为下颌颏孔区、颏部正中联合、髁突与下颌角（图 6-21）。下颌骨骨折突出的表现是骨折段移位。引起移位的主要因素是骨折段上附着的咀嚼肌牵引。移位的程度受骨折线方向、骨折段上有无牙齿、软组织损伤范围、外力方向与强度及骨的重力作用等因素影响。

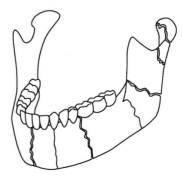

图 6-21　下颌骨骨折的好发部位

【临床表现】

1. 咬合关系错乱　骨折段发生内外方向移位时，折断的两端骨段上的牙列分离或重叠，与对颌牙不能发生正常咬合。发生上下方向移位时，则可分别与对颌牙发生接触或不接触。

2. 面部畸形　不同方向的移位，可分别出现面下部的塌陷或隆起，延长或缩短，触诊时骨折部位可有明显的台阶和裂痕。

3. 功能障碍　根据骨折移位的影响，可出现咀嚼、呼吸、开闭口困难和语音功能的障碍。如伴有下牙槽神经损伤时，可出现下唇麻木。

4. 骨折段异常活动　下颌骨在正常情况下是通过关节作整体活动。检查时，骨折部位两端出现分段的异常活动或出现骨擦音。

5. 骨折段移位

（1）颏部正中骨折：下颌骨正中颏部骨折，可以是单发的、双发的线性骨折或粉碎性骨折。如为单发的正中骨折，骨折线两侧肌牵引力量相等，可无明显移位；如为双发骨折，正中骨折段可因降颌肌群的作用而向下后方退缩；如为粉碎性骨折或伴有骨折缺损，两侧骨折段由于下颌舌骨肌的牵引，而向中线方向移位，使下颌前端变窄（图 6-22）。后两种情况可使舌后退出现呼吸困难，甚至发生窒息的可能，应特别注意。

（2）颏孔区骨折：一般骨折位于下颌第一磨牙与第二磨牙牙根之间，常将下颌骨断裂成为与对侧下颌骨保持连续性的前段（近中）和后段（远中），由于降颌肌群和一侧翼外肌的牵拉作用，使骨折前段向下后方移位，并向伤侧偏斜，前牙呈开𬌗状，骨折后段因升颌肌群的牵拉作用向上、前内方移位（图6-23）。骨折线越靠后，肌力不平衡越明显，骨折移位程度也越重。骨折段的移位还与骨折线的方向和倾斜度有关，如骨折线方向与肌肉牵拉方向相抵，骨折段也可不发生移位或移位很小。

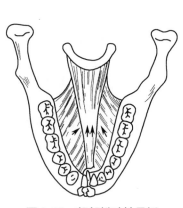

图6-22　颏部粉碎性骨折

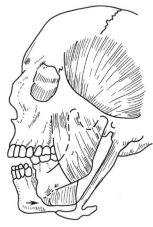

图6-23　下颌骨颏孔区骨折

（3）下颌角骨折：此处骨折也将下颌骨分成前后两个骨折段。如骨折线在下颌角的后上方，或是升支的横行骨折，前后和上下骨折段都包围在咬肌和翼内肌之中，骨折可不发生移位，即使有移位，也多是创伤力造成。但如果骨折线在升颌肌群附着之前，骨折线呈前上至后下方向，则骨折前段受降颌肌群的牵拉向下后移位，骨折后段受升颌肌群的牵拉向上前移位，出现后牙早接触，前牙开𬌗的表现，这与颏孔区骨折的移位相似（图6-24）。下颌角很少出现由后上至前下的骨折线。

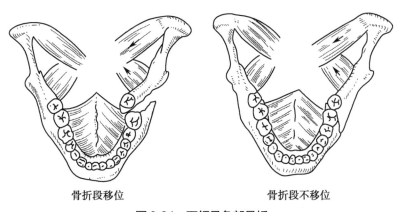

骨折段移位　　　　　　　　骨折段不移位

图6-24　下颌骨角部骨折

（4）髁突骨折：常发生在颈部，如一侧骨折线在翼外肌附着点之下，则髁突常因翼外肌的牵拉而致髁突向前内侧移位，髁突也可以脱出关节囊而到关节窝外。同时，下颌升支部因咬肌、翼内肌和颞肌的牵拉向上移位，使对侧牙及前牙呈开𬌗，不能向对侧做侧向运动。如骨折发生在关节囊内、翼外肌附着点之上，骨折可不发生移位。双侧髁突骨折时，髁突向内下移位,由于升颌肌群的牵拉,整个下颌骨段向上移位,使前牙呈开𬌗更加明显。髁突骨折常为闭合性,除骨折段移位引起的症状外,还可伴有耳前区的疼痛、开口受限、局部肿胀和压痛。个别严重的髁突骨折,髁突可穿过颞下颌关节窝顶而进入颅中凹,造成颅脑损伤。

(5)多处骨折:下颌骨如发生多处骨折,其移位视情况而不同,如骨折段上有肌肉附着,则随肌肉的牵拉方向而移位,如无肌肉附着,骨折段则随打击力的方向和重力发生移位,此类骨折的移位往往是外力与咀嚼肌牵引力的综合作用。

【诊断】

首先采集病史,了解创伤原因、时间、部位、然后检查患者的全身情况和局部情况,观察颌面部有无伤口、肿胀、出血和淤血、检查有无牙列移位、咬合错乱、开闭口障碍、下唇麻木、牙龈撕裂和下颌骨异常动度等。手法检查很重要,扣诊时骨折区常有明显压痛,骨折移位时,可扣出台阶感,骨折处不明确时可用双手的示指和拇指分别放在可疑骨折两侧牙的咬合面和下颌骨下缘,两手做相反方向移位,如有活动度和骨摩擦音,即可明确诊断。

咬合错乱是最有诊断价值的临床表现,根据咬合错乱的类型可大致分析出骨折部位,当然没有咬合错乱也不能确立没有骨折。还需其他手段辅助诊断。X 线片检查可了解骨折的部位、骨折线方向及类型、骨折段移位情况以及牙与骨折线的关系等。必要时可进行全口牙位曲面体层片、CT 等检查。

【治疗】

下颌骨骨折的治疗原则是早期复位与固定,使之在正常的解剖位置上愈合,并恢复原有的咬合关系。治疗的时间越早越好,一般在伤后 3~5 天内进行,但应注意先处理其他严重合并伤,固定完成时间不宜迟于 3 周,以避免错位愈合影响功能。骨折线上的牙易成为感染灶,应拔除。如为线性骨折,牙无松动和感染可不拔除。如伴有开放性伤口,可以手术复位固定。

1. 复位方法

(1)手法复位:用于刚受伤的患者,在单纯性颌骨骨折早期,骨折处还未发生纤维性愈合,骨折片比较活动,用手可将移动的骨折片恢复到正常位置。手法复位在骨折后进行越早,效果越好。

(2)牵引复位:用于手法不能恢复原来咬合的情况,可应用牙弓夹板和橡皮圈作颌间牵引。在下颌骨体有明显移位的骨折段时,可采用分段式牙弓夹板,结扎在骨折线两侧的牙列上,套上橡皮圈作牵引。

(3)切开复位:新鲜开放性骨折一般在软组织清创的同时,做骨折段的复位和内固定。对于不能手法复位的复杂性骨折,为了争取较好的效果和早期复位固定,也可采取手术切开复位的方法。骨折移位时间较长,骨折处已有致密的纤维性或骨性的错位愈合,只有采用手术切开复位,才能将错位愈合中形成的纤维组织切开或将骨性愈合处凿开,然后将骨断端游离,使骨折段正确复位,并作骨断端的固定。

2. 固定方法 下颌骨骨折可采用单颌固定、颌间固定及骨间固定。

(1)单颌固定:是指在发生骨折的颌骨或其牙上进行固定,而不是将上下颌骨和其牙固定在一起。一般用于牙槽突骨折和无明显移位的颏部线形骨折。单颌固定的常用方法有邻牙结扎固定、牙弓夹板固定等方法。单颌固定的优点是固定后仍可开口活动,对进食和语言的影响较小,利于保持口腔卫生,一定的功能活动也对增加局部血运和骨折愈合有利。

（2）颌间固定：颌间固定是颌骨骨折常用的固定方法。尤其对下颌骨骨折可利用上颌骨来固定下颌骨，并使上下颌的牙固定在正常的咬合关系的位置上，待骨折愈合后，恢复咀嚼功能，这也是颌间固定的主要优点。缺点是在固定期间不能开口，影响咀嚼和进食，也不易进行口腔清洁和保持口腔卫生，一般只能摄入流质饮食，并要加强口腔护理。

颌间固定的方法是在上下颌牙列上安置有挂钩的牙弓夹板，然后按照骨折片需要复位的方向，套上橡皮圈做牵引，使其逐渐恢复正常咬合关系。如并有上颌骨骨折时，为了恢复正常咬合关系，除颌间牵引外需加用颅颌弹性绷带和石膏绷带固定，以免下颌运动时将上颌骨骨折片向下牵引。

在下颌骨骨折固定过程中，为了增进局部血液循环，促进骨折早期愈合，可让颌骨提前适当活动。遵循动静结合的原则，可根据患者骨折的情况，牵引固定2周后，在进食时减少橡皮圈数量，直至全部摘除橡皮圈，进半流质饮食或软食，使下颌骨有适当的运动，进食后经口腔清洁，再挂上橡皮圈。尤其在骨折处已有纤维愈合时，这种短暂的轻微活动，不至致发生移位。也可提前拆除橡皮圈，改为单颌固定。下颌骨骨折的固定时间应比上颌骨骨折时长一些，一般应固定4～6周，双发或多发骨折时，一般需固定6～8周。

（3）骨间固定：骨间固定的手术进路，应根据受伤部位而定，以能显露骨断端为目的。钻孔的部位应在下颌体近下颌缘处，以防损伤下牙槽神经血管、牙胚或牙根。根据骨折部位作切口，分离至骨折处，重新复位后，在骨折线两侧骨断端旁钻孔，穿过不锈钢丝做结扎固定。使用金属丝固定的方法目前临床上已逐渐少用。

临床上根据需要选用合适的小型钛接骨板或钢板，采用口内切口或口外进入，显露骨折端，使骨折段复位后，分别将螺丝钉旋入骨折线两侧的骨中，使钢板或小型钛接骨板固定在骨折线两侧的骨面上，同时也就固定了骨断端。这种小型钛接骨板或钢板由于体积小且薄，术后无不适，骨折愈合后可不必拆除（图6-25）。

目前以手术切开复位坚固内固定为治疗的主流，有些方法像金属丝结扎固定、颅颌牵引复位及外固定方法已经逐渐少用或不用。坚固内固定没有颌间牵引固定带来的诸多弊病，如口腔卫生不良，继发龋齿、进食及言语障碍、影响社交活动等。实践证明，坚固内固定技术比以往许多固定方法效果好，使用方便，术后大大减少了颌间固定的时间，甚至可不用颌间固定，目前在多数情况下坚固内固定已成为颌骨骨折治疗的首选方法。

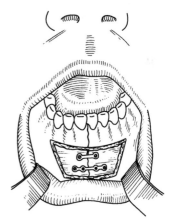

图6-25 经口内钛板内固定

3. 髁突骨折的治疗 髁突骨折的治疗，多主张保守治疗，尤其是儿童的髁突骨折，采用闭合复位并恢复咬合关系后行颌间固定，或在磨牙后垫2～3mm厚的橡皮垫，然后做颌间弹性牵引固定2周，使下颌升支下降，髁突自然回位而恢复咬合关系。即使移位的髁突未能完全复位，在愈合过程中，可以发生吸收或增生，随功能的需要而自行调整恢复到原来大致的位置。

如翼外肌附着处上方骨折无明显移位，一般不做颌间固定。用吊颌绷带限制下颌运动，保护正常咬合关系。对髁突明显移位、脱位，且突破关节囊，成角畸形大于45°，下颌升支高度变短5mm，闭合复位不能获得良好咬合关系应视为手术适应证。术前常规作牙弓夹板，手术切口可选择耳屏前切口或下颌下切口。一般高位骨折可采用耳前切口。低位骨折可采用下颌下切口。耳前切口下端不要超过耳垂，注意保护面神经颊、颞支，分层显露至关节区，如升支与关节凹间隙不足影响复位，可用关节撑开器加大间隙以利髁突复位，复位后应检查咬合关系的恢复，采用髁突骨折复位坚固内固定（图6-26），分层关闭伤口，可根据情况选择是否采用颌间固定。对于髁突粉碎性骨折而不能固定者，可手术摘除碎骨块。

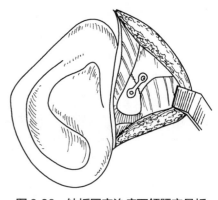

图6-26 钛板固定治疗下颌髁突骨折

儿童髁突骨折、囊内骨折及移位不大的髁突骨折常保守治疗。保守治疗应重视早期开口训练（限制关节活动时间一般不超过2～3周），以防止关节强直影响功能。

4.无牙颌骨折的治疗 无牙颌骨折一般见于老年人下颌骨。对于闭合性及移位不大的骨折，可利用原有修复的义齿，恢复咬合关系，外加颅颌绷带固定；也可以采用颌周金属丝结扎将义齿固定在下颌骨上，并恢复与上颌骨的咬合对应关系。

对于移位较大的骨折，也可以考虑切开行复位坚固内固定。无牙颌骨折要求恢复颌位即可，骨折愈合后再重新进行义齿修复。

5.儿童颌骨骨折的治疗 儿童颌骨骨折临床上较少见。儿童处于生长发育期，骨质柔而富有弹性，即使骨折，移位一般也不大。治疗特点有：①由于儿童期正值乳恒牙交替期，恒牙萌出后，其咬合关系还可以自行调整，因此，对复位和咬合关系恢复的要求不如成人高；②乳牙列难以做牙间或颌间结扎固定；手术内固定时容易损伤牙胚，因此，儿童期颌骨骨折多采用保守治疗，如颅颌绷带、自凝树脂夹板及牙面粘接正畸带钩托槽弹性牵引固定等；③对于严重的开放性创伤、骨折移位大或不合作的患儿，也可选择手术复位固定；固定时应远离牙胚，防止其损伤。

（三）颧骨颧弓骨折（fracture of malar bone and zygomatic arch）

颧骨和颧弓是面中部的重要骨骼，其位置突出，容易被撞击而发生骨折，颧骨颧弓骨折一般分为颧弓骨折、颧骨骨折、颧骨颧弓联合骨折及颧弓上颌骨复杂骨折，而颧弓骨折又可分为双线形和三线形（M型）骨折。

Knight和North根据解剖移位的角度提出的六型分类法。Ⅰ型：颧骨无移位骨折；Ⅱ型：单纯颧弓骨折；Ⅲ型：颧骨体向后内下移位，不伴转位；Ⅳ型：向内转位的颧骨体骨折；Ⅴ型：向外转位的颧骨体骨折；Ⅵ型：颧骨体及颧弓多发或粉碎性骨折等复杂性骨折。Ⅱ、Ⅴ型骨折复位后稳定，无需固定；Ⅲ、Ⅳ、Ⅵ型骨折复位后不稳定，需要固定。

【解剖因素】

颧骨为近似四边形，外凸内凹的骨体。有四个突起分别与上颌骨、额骨、蝶骨大翼和颞骨颧突相连，参与眶外侧壁，眶底与颧弓的构成。与上颌骨的连接面最大且较坚强，与额骨和颞骨颧突的连接最薄弱，分别称为颧上颌缝，颧额缝和颧骨颞突。颧骨后下方和颧弓下方有部分咬肌附丽，因此骨折时易向下、后移位。

【临床表现】

1.骨折移位 骨折移位大小取决于打击力的方向和强度。颧骨骨折的移位常沿打击力量的方向而向内移位,也可因咬肌的牵拉而向下移位,致使突起的颧弓外形消失,局部呈塌陷畸形;颧弓骨折常在颧弓中部出现凹陷。伤后早期由于软组织的肿胀,塌陷畸形不明显,易被认为是单纯软组织伤而延误诊断。数日后肿胀消退,又出现局部塌陷。

2. 出血和淤血 颧骨和眶壁损伤后,局部的出血可浸润到眶周皮下、眼睑和结膜下,引起眶周围组织形成明显青紫色瘀斑。如颧骨骨折伴有上颌窦黏膜破裂出血,则还可伴有患侧鼻腔出血。

3. 开口受限 内陷移位的颧骨骨折块可压迫颞肌与咬肌并阻碍下颌骨冠突的运动,导致开口受限和开口疼痛(图6-27),单纯颧骨颧弓骨折可以没有咬合关系的错位。

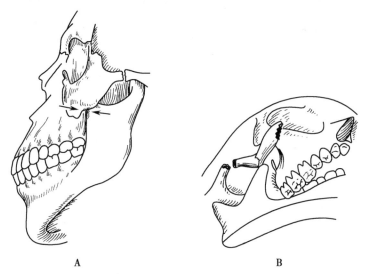

图6-27 颧骨、颧弓骨折后内陷移位,限制开口
A. 颧骨移位压迫喙突 B. 颧弓内陷阻挡喙突活动

4. 复视 颧骨骨折移位后,眼球及眼外眦向下移位,外展肌渗血和局部水肿、撕裂眼下斜肌,嵌入骨折线中限制眼球运动,发生复视。一般移位2mm以内者可自行调整恢复,严重者可持久性复视。

5. 神经症状 颧骨上颌突部骨折可损伤眶下神经,致使出现鼻外侧、眶下区及上唇感觉麻木。颧面神经受伤后则颧骨表面的皮肤感觉迟钝,如出现眶下神经的眶内段受损,可有前牙及前磨牙的麻木感。骨折如损伤面神经颧支,则可发生眼睑闭合不全。

【诊断】

根据损伤史、临床特点和影像学检查而明确诊断。骨折局部有压痛、塌陷、移位、有台阶感、口内能摸到颧骨与上颌骨、冠突之间腔隙变小、开口受限。这些均有助于颧骨骨折的诊断。

影像学检查常取鼻颏位、铁氏位和颧弓切线位X线检查,必要时加拍摄CT片,可进一步明确骨折的部位和移位方向。

【治疗】

单纯的颧骨颧弓骨折如仅有轻度移位,畸形不明显,无开口受限复视和神经症状等功能障碍症状者,可采用保守治疗。凡出现功能障碍如开口受限等症状应行手术复位。一般主张1周内手术,无功能障碍但有严重畸形者也可考虑手术复位。

1. 巾钳牵拉复位法　方法简单，无需切开，仅用于单纯颧骨颧弓骨折。方法为局麻下，将巾钳锐利的钳尖刺进皮肤深入到塌陷的骨折片深面或夹住移位的骨折片向外牵拉复位，同时检查患者开口受限的改善情况（图 6-28）。

2. 颧弓部单钩切开复位法　在骨折局部作一横切口切开皮肤、皮下组织直达颧弓表面，用单齿钩插入骨折片深部将移位的骨折片拉回原位，再用微型钛接骨板做固定。注意勿损伤面神经颧支。

3. 口内切开复位法　在口内上颌颧突后方颊沟处切开，用弯而厚实的骨膜分离器贴近上颌结节，向上到颧骨和颧弓的深面，用力向上、前、外撬起复位，再用微型钛接骨板做固定。

4. 颞部切开复位法　在颞部发际内作切口，切开皮肤、皮下组织及颞筋膜，暴露颞肌。从颞肌与筋膜之间插入骨膜分离器，进入颧弓或颧骨深面，利用杠杆原理用力把骨折片向前外顶出复位（图 6-29），一般需做 3 点固定。

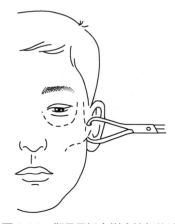

图 6-28　颧骨骨折巾钳牵拉复位法

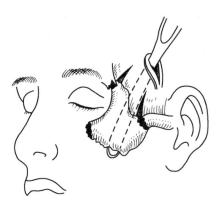

图 6-29　颧骨骨折颞部切开复位法

5. 上颌窦填塞法　适用于粉碎性颧骨骨折伴有上颌骨和眶底损伤的病例。在上颌口腔前庭尖牙凹处作切口，显露上颌窦，吸出窦内血块，把骨折复位后，向上颌窦内填塞碘仿纱条顶住颧骨和眶底，一端经下鼻道开窗处由鼻腔引出，2 周后逐渐抽出碘仿纱条（图 6-30）。

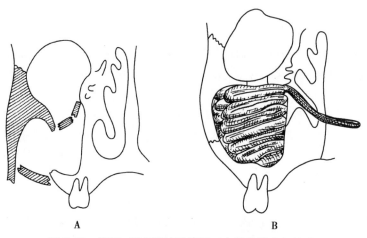

A　　　　　　　　　　　　　B

图 6-30　颧骨、眶底粉碎性骨折时上颌窦填塞复位法

A. 骨折情况　B. 窦腔填塞，下鼻道开窗引流

6. 头皮冠状切口复位固定法　对于复杂的颧骨复合体骨折、陈旧性骨折。作头皮冠状切口，可暴露眶缘、眶壁、颧骨、颧弓、额骨、鼻骨及上颌窦前壁，骨折复位后可采用小型钢板做坚固内固定。此术式避免了面部多处切口和术后瘢痕（图6-31）。

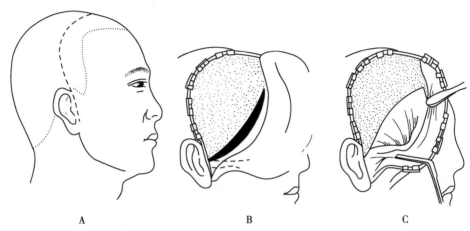

图6-31　头皮冠状切口显露颧骨骨折部
A. 切口　B. 掀起颞瓣，切开颞筋膜浅层　C. 切开骨膜显露颧骨

三、骨折的愈合

骨折的愈合不同于其他组织的修复，最终形成很类似原有的骨结构，而不是形成瘢痕组织。随着骨折固定形式的变化，骨折愈合的组织学也观察到与传统骨折愈合类型所不同的形式。

（一）二期愈合（secondary bone healing）

即传统的骨愈合形式，它通常出现在骨折采用非稳定固定时如金属丝骨间固定和颌间固定。骨折的愈合是一个连续的过程，其愈合模式大致经历4个阶段。

1. 血肿形成　骨折时，因骨折部骨膜、骨皮质及周围软组织中的血管断端出血形成血肿。血肿通常于伤后4～8小时即可在骨折断端凝固形成。

2. 血肿机化　骨折后24～48小时内，骨折周围组织的炎症反应不断加重，血管扩张、血浆渗出、炎症细胞浸润，开始吞噬和清除坏死组织，骨折断端软骨外膜出现增生、肥厚，骨外膜内层的发生层增殖成骨细胞，与毛细血管一起向血肿内生长，使血肿机化。

3. 骨痂的形成　骨折1～2周后，纤维血管组织替代机化的血块，再沉积胶原纤维和钙化，逐渐产生骨样组织和新骨，形成骨痂。

4. 骨痂的改建　骨折2周后，骨样组织不断有钙盐沉积，使基质钙化，逐渐形成骨组织，与骨折断端的骨组织相连接、融合在一起。新形成骨小梁排列很不规则，需要经过一段时间对应力作用的功能适应，逐渐调整、改建、恢复到原来骨组织一样的结构。

在骨内、外骨痂和桥梁骨痂完全骨化、愈合后，其强度已能承受因肌收缩或外力引起的应力变化时，即达到骨折的临床愈合。此阶段持续时间至少3～4周，下颌骨骨折临床愈合通常需要6～8周。但此时骨痂密度较低，X线片上仍可见清晰的骨折线。一般骨折后半年左右，X线片上骨痂与骨密质的界限消失，骨折线已不可见，骨折才完全达到组织学愈合。

　　根据上述骨折愈合过程，在处理骨折时，应特别注意保护骨膜，避免不必要的损伤，这对促进骨折愈合，避免迟缓愈合或不愈合均有重要意义。血肿是骨折后不可避免的病理变化，但如血肿过大，局部可能发生循环障碍，影响骨膜中成骨细胞的增生，推迟骨折线两端骨痂的会合。因此在治疗过程中应早期防止血肿扩大。

　　骨折的愈合，还与患者的年龄、损伤的程度、是否并发感染有关。一般年幼者比年老者愈合快。骨折线间的异物、骨周围软组织损伤的程度、严重的软组织损伤及感染等因素可以影响骨折的愈合。

（二）骨折的一期愈合

　　传统骨折愈合需要外骨痂形成，这是因为固定的强度和稳定性不足所导致。但是引入坚固内固定尤其是加压内固定形式后，在组织学上观察到了骨折一期愈合（primary bone healing）或称直接愈合（direct bone healing），发现当骨折在达到解剖复位，骨折固定稳定，或者骨折间施加一定的轴向压力，使骨折线对合紧密时，骨折的修复就仅限于在骨内，而不需要外骨痂参与，在骨折间隙很小时，则迅速形成编织骨充填间隙，称为间隙愈合（gap bone healing）。

　　骨折的一期愈合速度比传统的骨折愈合要快，其原因是骨折的间隙变小，缩短了愈合时间；此外没有了血肿形成和机化以及骨痂形成期。其临床特点是 X 线没有外骨痂形成，6 周时骨折线基本消失；临床愈合时间比传统固定方法提前 2 周左右，患者可早期行使咀嚼功能。

小 结

　　口腔颌面部是消化道和呼吸道的起始端，血液循环丰富，上接颅脑，下连颈部，颌面部骨骼及腔窦较多，有牙齿附着于颌骨上，口内有舌，面部有表情肌、面神经、颞下颌关节和唾液腺等，它们行使着表情、语言、呼吸、咀嚼及吞咽等功能。这些解剖生理特点与口腔颌面部损伤的特点、临床表现和诊治原则密切相关。

　　口腔颌面部损伤是口腔颌面部常见病、多发病，患者可能伴随窒息、大出血、休克、颅脑损伤等一些危及生命的并发症。在进行抢救时，必须根据患者状态，以抢救生命为重，在全身情况稳定后再针对口腔颌面部损伤进行相应处理。

　　口腔颌面部软组织损伤的处理主要是及时进行清创术，进行清创时应按清创处理原则和方法进行，不同类型、不同部位、不同组织的损伤在处理上各有其特点。

　　口腔颌面部硬组织损伤的牙、牙槽骨损伤及上、下颌骨骨折各有特点，其临床表现和处理各有不同。颌骨骨折局部治疗主要是进行准确的复位和可靠的固定，恢复伤前的咬合关系与咀嚼功能。颧骨与颅面多个骨相连，受到外力作用时常在骨缝连接处发生骨折，对颧骨颧弓骨折的治疗应注意开口受限的解除和恢复患者颧面部的正常外形。

思考题

1. 简述口腔颌面部的解剖生理特点与损伤特点的关系。
2. 简述阻塞性窒息应根据阻塞的原因采取哪些相应的措施。

3. 口腔颌面部损伤后常用的止血方法有哪些？

4. 合并颅脑损伤的患者急救处理时应注意什么？

5. 简述上颌骨骨折的类型、下颌骨骨折的好发部位及典型表现。

6. 简述颌骨骨折的固定方法及其适应范围。

（范珍明）

第七章　口腔颌面部感染

　学习目标

1. 掌握：口腔颌面部感染的特点；智齿冠周炎、眶下间隙、咬肌间隙、颌下间隙、化脓性颌骨骨髓炎的病因、临床表现、诊断与治疗；颌面部疖痈的临床表现、诊断、治疗。

2. 熟悉：牙源性及腺源性感染的特点；面颈部淋巴结炎的特点；颌面部感染抗菌药物使用的原则。

3. 了解：口腔颌面部间隙的解剖特点。

第一节　概　　论

感染（infection）是指微生物在宿主体内异常繁殖及侵袭，在微生物与宿主相互作用下，导致机体产生以防御为主的一系列全身及局部组织反应的疾病。

一、口腔颌面部感染的病因

口腔颌面部感染和全身其他部位的感染有共性，但因口腔颌面部的解剖生理特点、病原菌的特性和感染途径以及机体状态等因素，使感染的发生发展又有所不同。

（一）口腔颌面部解剖生理特点与感染的关系

1. 由于口腔、鼻腔、鼻窦的腔隙，牙、牙龈、扁桃体的特殊解剖结构和这些部位的温度、湿度均适宜细菌的寄居、生长和繁殖，因此，正常时即有大量的微生物存在。此外，颜面皮肤的毛囊、汗腺和皮脂腺也都有细菌寄居，当身体抵抗力降低或局部皮肤、黏膜遭受损伤、手术时，细菌乘虚侵入均可导致感染的发生。一些非致病菌此时也可以成为引起感染的致病菌。近年来微生态学的研究和发展证实，感染除由外环境中致病性微生物引起外，多数是由宿主各部位正常存在的大量微生物生态平衡失调所致。

2. 口腔内牙齿与上、下颌骨相连，龋病和牙周疾病的发病率均较高，若病变继续发展，感染可通过根尖和牙周组织向牙槽骨、颌骨和颌周组织蔓延。

3. 颜面及颌骨周围具有较多潜在的、互相连通的筋膜间隙，并为疏松结缔组织（又称蜂窝组织）所充实，其抗感染能力较低，是化脓性炎症蔓延扩散的通道。

4. 颜面部静脉常缺少静脉瓣，两侧口角到鼻根连线所形成的"危险三角区"内的感染，易循面静脉系统向颅内扩散，引起严重的并发症。

5. 面颈部有丰富的淋巴结，口腔、颜面及上呼吸道感染时常引起相应引流部位的淋巴结炎，尤其是婴幼儿淋巴结发育不够完善，感染易穿破淋巴结被膜，形成结外蜂窝织炎。

6. 口腔颌面部器官位置相对表浅且暴露在外，容易受到各种原因的损伤。另一方面发生感染易被早期发现，同时颌面部组织血液循环丰富，抗感染能力强，有利于控制感染和疾病的愈合。

（二）病原菌与感染类型

从生态动力学看来，引起感染的微生物不一定是致病菌或病原体，而是正常微生物的易位或易主的结果。口腔颌面部炎症因病原菌不同，可分为非特异性感染和特异性感染两大类。

1. 非特异性感染又称化脓性感染或一般性感染 主要由金黄色葡萄球菌、溶血性链球菌、大肠埃希菌等引起。近年来，由于厌氧培养技术的应用，发现厌氧菌为口腔颌面部感染的重要致病菌，如类杆菌属、梭杆菌属和消化链球菌等。临床细菌培养结果证实，目前口腔颌面部感染最多见的是需氧菌与厌氧菌的混合感染。

2. 特异性感染 是指由某些特殊的致病菌引起的特定类型病变，其病理及临床表现各具特点，如结核、梅毒、放线菌病、艾滋病等，对其预防和治疗需采用相应的特殊方法。

（三）感染途径

1. 牙源性 病原菌通过病灶牙或牙周组织进入体内而引起的感染，称为牙源性感染，是临床上最为常见的感染途径。

2. 腺源性 口腔、上呼吸道感染可引起面颈部淋巴结炎；淋巴结感染若穿破淋巴结被膜向周围扩散，可引起颌周蜂窝织炎。

3. 损伤性 病原菌通过损伤的皮肤、黏膜或拔牙创进入组织，如口腔颌面部的开放性损伤、颌骨的开放性骨折及深部异物，都可能带进细菌引发感染。

4. 血源性 机体其他部位的化脓性病灶通过血液循环而引起口腔颌面部感染，常继发于全身脓毒血症或败血症。

5. 医源性 医务人员在进行局部麻醉、穿刺、手术等操作时，未严格遵循无菌技术而造成的继发感染称为医源性感染。

二、致病条件及炎症的结局

感染是微生物对宿主细胞、组织或血液系统的异常攻击和宿主对这种攻击反应的总和。感染的发生、发展常取决于多种因素，如致病菌的种类、数量和毒力大小；患者年龄、营养状况、抵抗力、易感染性以及感染发生部位的解剖特点，局部血液循环状况，是否得到及时、合理的治疗等。因此，口腔颌面部感染的过程和转归取决于机体抵抗力、致病菌的毒力和治疗措施三方面的影响，有三种情况：

1. 痊愈 感染被局限，通过自行吸收或形成脓肿引流后病原微生物及变质组织完全清除，由健康组织修复损伤区域而痊愈。

2. 转化为慢性炎症 机体与病原菌毒力形成相持状态，或对感染处理不当，感染转为慢性过程。

3. 感染扩散 当机体抵抗力弱，或病原体数量多、毒性大时，感染可向周围组织和器官蔓延，也可以通过淋巴管及血液循环扩散，引发淋巴管炎、淋巴结炎，甚至形成败血症、转移性脓肿、海绵窦血栓性静脉炎、中毒性休克等严重的并发症。

三、口腔颌面部感染的临床表现

（一）局部症状

化脓性感染的急性期，病情发展迅速，一般持续几天到十几天，局部反应明显。临床上局部主要表现为红、肿、热、痛及功能障碍等，炎症区相关的淋巴结出现肿大、压痛。机体抵抗力强及用药合理，感染可以自行吸收而消散。若发病 5～7 天，体征无明显改变，则形成局限性脓肿。脓肿表浅者可扪及波动感，皮肤有凹陷性水肿；深部的脓肿，除有一般的感染症状外，局部可无明显的红、肿、热、痛体征。感染区若位于咀嚼肌深面或升支内侧者，主要表现为患侧疼痛及开口受限；而位于口底、舌根、下颌下、咽旁间隙的感染，可影响咀嚼、吞咽、语言，甚至呼吸困难。

腐败坏死性蜂窝织炎受累区皮肤呈弥漫性肿胀，触压有明显凹陷性水肿，皮肤灰白发亮。随着局部循环障碍加重，皮肤色泽呈暗红或紫色，无弹性，由于组织间隙内有气体产生，常可扪及捻发音。

由于感染菌种不同，所形成脓液性状也有差异。金黄色葡萄球菌引起者脓液呈黄色；链球菌引起者脓液呈淡黄色、稀薄，有时由于溶血而呈褐色；大肠埃希菌感染的脓液为黄褐色、浓稠、有粪臭味；铜绿假单胞菌感染者脓液为淡绿色、稍黏稠、有酸臭味；混合性细菌感染则呈灰白或灰褐色脓液，有明显腐败坏死臭味。

慢性炎症期，由于纤维组织增生，胶原纤维的收缩，局部形成较硬的炎性浸润块，有轻压痛。有的脓肿未及时治疗而自行破溃，形成长期排脓的皮肤或黏膜瘘（窦）口。

（二）全身症状

全身症状的轻重因细菌数量、毒力，感染部位及机体的状况不同而有很大的差异。如面部疖可无明显全身症状，而急性中央性颌骨骨髓炎及多个颌周间隙蜂窝织炎则可伴有较重的全身症状，如畏寒、发热、头痛、全身不适、乏力、食欲减退、尿量短赤、脉搏细数、舌质红、苔黄等；白细胞总数不同程度增高、中性粒细胞比例上升、核左移。年老或幼儿患者、病情重而病程较长时，可出现全身性营养和代谢障碍，引起水、电解质平衡失调，肝、肾功能损害。发生在面部危险三角区内的疖、痈可导致海绵窦静脉炎或血栓形成，引起脑膜激惹及眼静脉回流受阻。个别病情严重者可发生败血症，甚至中毒性休克。全身反应低下，多器官功能衰竭，如脉快而弱、血压下降、体温和白细胞计数不升高或反而低于正常时，均提示病情严重，最后发生昏迷而危及生命。

慢性感染患者，因局部病变经久不愈，长期排脓，可伴有持续性低热、进食差，重者有全身衰弱、营养不良和贫血等表现。

四、口腔颌面部感染的诊断

通过仔细询问病史，结合临床症状、体征，大多能作出正确诊断。及时而正确的诊断，治疗得当，对于缩短病程、防止感染扩散和恶化有重要意义。

炎症初期，病变区的主要表现为红、肿、热、痛等，这是诊断局部感染的基本依据。当炎症局限形成脓肿后,波动感是诊断脓肿的重要特征。浅部脓肿可通过波动试验诊断(图 7-1);深部脓肿一般不易查到波动,但压痛点比较清楚,并存在不能很快恢复的凹陷性水肿。对于深部脓肿,为了确定有无脓肿或脓肿的部位,可行穿刺检查,以协助诊断。必要时可借助 B 超、CT 等检查,有助于明确脓肿部位、大小。进行脓液细菌培养和药敏试验,以鉴别感染细菌的种类,并为合理选用抗菌药物提供依据。另外,定时的外周血白细胞检测是观察感染进展的基

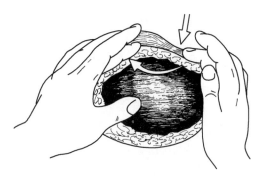

图 7-1　脓肿波动感的检查方法

本方法之一,在重度感染或大量抗菌药物应用下,白细胞计数可无明显增加,但有核左移和中毒性颗粒出现。X 线片对诊断颌骨骨髓炎,确定其病变范围、破坏程度或死骨形成的部位等能提供可靠的依据。疑有败血症时,应多次抽血作细菌培养以明确诊断,并作药敏试验,为选择有效的抗菌药物提供参考。

对于位置深在的间隙感染或颌骨骨髓炎病例,以及皮肤、黏膜上的慢性溃疡和炎性硬结等,应注意同恶性肿瘤、血管瘤、囊肿以及其他疾病的继发性感染相鉴别,必要时应做活体组织病理检查,明确诊断。

五、口腔颌面部感染的治疗

口腔颌面部感染总的治疗措施应针对机体和病原菌两个方面,增强机体抵抗力,调整紊乱的生理功能是治疗的基础;对病原菌的治疗,清除炎症产生的毒性物质,如脓液、坏死组织,及早去除病灶,则是治疗的关键。

(一)局部治疗

某些轻度感染,有时仅用局部疗法即可治愈。感染性炎症的渗出期,机体发生细胞及体液免疫,促进炎症局限和消散。此时应保持局部静态,避免对炎症的不良刺激,以免感染扩散,并据炎症不同阶段给予局部处理。

1. 热敷　颌周间隙蜂窝织炎及淋巴结炎的早期可选用湿热敷(热水、50% 硫酸镁溶液)、局部红外线、短波以及医用激光照射等理疗,有促进血液循环、加速渗出液吸收和加强细胞吞噬作用的效果。面部疖、痈,特别是危险三角区的疖、痈应严禁使用,因热敷后可促进海绵窦静脉炎的发生。脓肿形成后则应慎用,以免炎症扩散。高压氧可以增进血液循环和氧的供给,促进慢性骨髓炎和放射性骨髓炎的死骨分离及炎症病灶愈合。

2. 外敷药物　在形成脓肿前,外敷药物有消炎、止痛的作用,常用的药物有鱼石脂软膏、六合丹、金黄散等。严禁使用腐蚀性药物外敷,以防止感染扩散或在面部遗留永久性瘢痕。

3. 脓肿切开引流术　化脓性炎症当脓肿已经形成或脓肿已破溃但引流不畅时,必须进行切开引流或扩大引流术,通过抽脓方式的闭式引流是不可取的。

(1)切开排脓的指征

1)局部疼痛加重,并呈搏动性跳痛,炎症区皮肤发红、发亮,肿胀局限、压痛明显、有波动感形成。

2）深部脓肿扪及波动，或病变区有明显压痛点及指压处凹陷性水肿，穿刺抽出脓液者。

3）口底蜂窝织炎，尤其是腐败坏死性感染或小儿颌周蜂窝织炎，出现呼吸、吞咽困难者，虽无典型脓肿形成，亦应早期切开减压，以改善局部缺氧，排出毒素与坏死组织，防止呼吸道梗阻及炎症扩散。

4）脓肿已破溃，但引流不畅者。

5）结核性冷脓肿，切开指征应严格掌握，因切开引流后其瘘口可长期不愈，一般采用闭式引流方式，并在抽脓后立即在脓腔内及淋巴结周围注射抗结核药。但当保守治疗无效或行将破溃时，应予以切开引流。

（2）切开引流手术要求

1）切口部位应尽量位于脓肿最低处，以利于脓液的自然引流。

2）考虑外形及美观，切口最好位于相对隐蔽处，如发际内、耳屏前、下颌下区、颌后区和口内等，一般首选经口内引流。切口方向应与皮纹方向一致，减少瘢痕畸形。切口长度一般与脓肿大小一致，浅表者可小于脓肿直径。

3）切开时应避免损伤面神经及其分支、血管和腮腺导管等重要结构。

4）一般切开至黏膜下或皮下组织，按脓肿位置用血管钳钝分离进入脓腔，并扩大创口。如有多个脓腔存在，应通过同一切口逐一贯通每个脓腔，以利于彻底引流。

5）术中操作应准确、快速、轻柔，应避免脓腔壁的损伤，并注意观察脓液的色泽、性状及脓量等。颜面危险三角区的脓肿切开后，严禁挤压，以防感染向颅内扩散。

6）脓肿切开后用生理盐水、1%～3% 过氧化氢液或抗菌药物液反复冲洗脓腔，以加速脓液的排出。但需要注意的是，切忌在脓腔深大而引流创口相对较小时用 3% 过氧化氢溶液冲洗，否则机械推压，发炎坏死组织反可引起炎症播散。

7）常选用碘仿纱条或橡皮条引流；深部脓肿用橡皮管或乳胶管为好。对于出血较多的深部脓肿可用生理盐水纱条填塞，次日更换。

4. 清除病灶　口腔颌面部感染绝大多数是牙源性感染扩散所致，但常易被忽视。因而在急性炎症控制后，应及时施行清除病灶的手术，以消除病原，避免复发。如拔除病灶牙，清除死骨，摘除唾液腺导管内结石等。

（二）全身治疗（general treatment）

全身治疗包括针对局部炎症区或全身伴发感染病原微生物的抗炎（病因）治疗，以及因感染所致的高热治疗，全身代谢、水、电解质平衡紊乱的纠正和支持治疗两方面。口腔颌面部感染早期多无全身并发症，全身治疗主要为抗菌药物的应用。但面部痈、腐败坏死性蜂窝织炎、急性颌骨骨髓炎等，可出现严重的并发症，应高度警惕，及早发现，对症治疗。

1. 全身支持治疗

（1）感染的急性期，应适当休息，注意加强营养，给予高蛋白、高热量、易消化、富含维生素 B、维生素 C 的食物，重者应卧床休息。高热和脱水患者，应根据需要静脉输液，保证充足的水分，以防止和纠正酸中毒，保护肝、肾功能。对体弱贫血者及重症患者，可输新鲜血液或血浆蛋白，以增强机体抗病能力；可定期多次给予胎盘球蛋白、丙种球蛋白来增强抗体。

（2）可实施对症治疗，如对高热患者，可采用物理降温，必要时给予药物降温。针刺曲池穴有降温的作用。

（3）感染严重时，当高热、局部严重水肿引起呼吸困难、中毒性休克及脑脓肿时，肾上腺皮质激素如氢化可的松、地塞米松可作为应急药物，与足量有效的抗菌药物配合使用，但应剂量适度，尽量减少用药周期。对高血压、伴有溃疡性疾病或结核性感染等则应避免使用本药。

（4）对于中毒性休克、病情严重者可用冬眠疗法，来减轻机体对炎症因子的过度反应，为抗菌药物发挥有效作用争取时间，创造条件。但可降低正常的生理反射，并发肺部感染。对伴有心血管疾病、血容量不足、肺功能不足者慎用。

2. 抗菌药物治疗　一般来说，对局限、表浅的化脓性感染，机体状况良好，无全身症状者，只需局部处理，可不用抗菌药。对于较重的深部感染或全身感染，抗菌药物的应用是炎症治疗的基本方法。

使用抗菌药物时，应根据患者全身情况，病原微生物种类和疾病严重程度进行选择；否则，不仅造成药物的浪费，还会引起细菌的耐药性，并严重影响药效。因此，临床医师必须熟悉各种抗菌药物的性能，并掌握适应证和联合用药的原则，预防可能发生的不良反应，避免二重感染，同时还应克服单纯依赖抗菌药物的倾向。必须明确，抗菌药物的应用并不能代替外科治疗的基本原则。

（1）临床应用抗菌药物的基本原则

1）确定病原菌诊断，用药前应尽可能明确病原菌并进行药敏实验。

2）严格掌握所选药物的适应证、抗菌活性，避免应用无指征和指征不强的药物。

3）根据患者病情、病原菌种类和抗菌药物特点制订治疗方案，并充分考虑患者生理、病理情况和免疫状态，及时调整药物和剂量。

4）单一抗菌药物可以控制的感染就不任意采用多种药物联合应用；可用窄谱者不用广谱抗菌药。

（2）联合用药的基本原则

联合应用抗菌药物必须有明确指征：对病原菌尚未查明的严重感染；单一药物不能控制的严重感染或混合感染，以及如结核病等需长期用药而细菌可产生耐药性的感染；联合用药时可将毒性大的抗菌药物适当剂量减少；宜选用具有协同或相加抗菌作用的药物联合，须注意联合用药后药物不良反应可能增多。

（3）预防性应用抗菌药物的基本原则：口腔颌面外科预防性应用抗菌药物，主要涉及外科手术的预防用药。目的是为预防手术后切口感染，以及清洁-污染或污染手术部位感染及术后可能发生的全身性感染。基本原则是：根据术野是否有污染或污染可能，决定是否预防性应用抗菌药物。

清洁手术，通常不需要预防性应用抗菌药物。仅在手术范围大、时间长、手术涉及重要脏器、异物植入手术、高龄或免疫缺陷者等高危人群运用。清洁-污染手术，如口腔等，由于手术部位存在大量人体寄殖菌群，手术时可能污染术野引致感染，故此类手术通常预防性应用抗菌药物。污染手术需预防性应用抗菌药物。

口腔颌面外科预防性应用抗菌药物的选择及给药方法：抗菌药物的选择视预防目的而定。为预防术后切口感染，应针对金黄色葡萄球菌选用药物。预防手术部位感染或全身性感染，则需依据术野污染或可能的污染菌种类选用，选用的抗菌药物必须是疗效肯定、安全、使用方便及价格相对较低的品种。

给药方案：给药途径大部分为静脉输注，少数为口服给药。抗菌药物的有效覆盖时间应包括整个手术过程和手术结束后 4 小时，总的预防用药时间不超过 24 小时，个别情况可延长至 48 小时。接受清洁手术者，在术前 0.5～2 小时内给药，或麻醉开始时给药，使手术切口暴露时局部组织中已达到足以杀灭手术过程中入侵切口细菌的药物浓度。手术时间较短（<2 小时）的清洁手术，术前用药一次即可。如果手术时间超过 3 小时，或失血量大（>1 500mL），手术中可给予第 2 剂。接受清洁 - 污染手术者的手术时，预防用药时间亦为 24 小时，必要时延长至 48 小时。污染手术可依据患者情况酌量延长。对手术前已形成感染者，抗菌药物使用时间应按治疗性应用而定。

抗菌药物的选择，原则上应根据抗菌谱选择针对性的抗菌药物，防止遇到感染即用广谱抗菌药物的倾向。由于病原菌的种类一开始尚不能确定，临床上一般可先根据诊断、感染来源、临床表现、脓液性状和脓液涂片检查等初步估计病原菌种类，选择抗菌药物，然后按照治疗效果、病情演变、细菌培养及药物敏感试验结果，调整抗菌药物种类。

知识拓展

抗菌药物的选择

口腔颌面部感染除皮肤疖、痈外，多为牙源性感染扩散所致，故病原菌多为厌氧菌、需氧菌或兼性菌的混合感染，宜早期应用足量抗菌药物，常采用青霉素类药物，对于青霉素类过敏的患者可选用克林霉素；当需要广谱类抗菌药物的时候常选用头孢类药物；对于厌氧菌则使用甲硝唑、替硝唑或奥硝唑；通常将抗需氧菌和厌氧菌的药物联合使用。再根据细菌培养及药物敏感试验结果，临床治疗效果作适当调整。

第二节 智齿冠周炎

智齿冠周炎（pericoronitis of third molar）是指发生在阻生第三磨牙（智齿）牙冠周围软组织的炎症，临床上以下颌第三磨牙较多见，上颌第三磨牙发生率较低，症状较轻，并发症较少。本节主要介绍下颌智齿冠周炎。

【病因】

第三磨牙阻生、第三磨牙冠周盲袋形成和细菌感染是智齿冠周炎发生的主要病因，其中阻生是根本原因。由于人类进化过程中食物种类的变化，带来咀嚼器官的退化，造成颌骨长度与牙列所需长度的不协调。由于第三磨牙是全口牙中萌出最晚的牙，因萌出位置不足，可导致程度不同的阻生。

第三磨牙萌出过程中或阻生第三磨牙，可全部或部分被黏膜覆盖（常被称为龈瓣或龈片），龈瓣与牙冠之间形成较深的盲袋（图 7-2）。盲袋内易积存食物及细菌且不易清洁；当冠周软组织与龈瓣受到牙齿萌出时的压力，造成局部血运差，加之咀嚼时遭到对颌牙的咬伤，细菌亦可侵入。一旦全

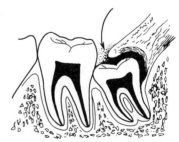

图 7-2 阻生牙引起的盲袋

身抵抗力下降,如上呼吸道感染、精神紧张、疲劳、睡眠不足、月经期、分娩等,龈袋内寄居的细菌则乘机繁殖,细菌毒力增强,引起冠周炎的急性发作。

【临床表现】

智齿冠周炎好发于18~30岁的青年人,常以急性炎症形式出现。初期患者一般无明显全身症状,仅自觉患侧磨牙后区胀痛不适,当咀嚼、吞咽、开口活动时疼痛加重。如病情继续发展,局部可呈自发性跳痛或放射至耳颞部痛。当感染侵及咀嚼肌时,可引起咀嚼肌反射性肌痉挛而出现不同程度的开口受限,重者可发生"牙关紧闭"。由于口腔不洁,出现口臭、苔厚、龈袋有脓性分泌物溢出。

临床检查多数患者可见萌出不全的第三磨牙,在低位阻生或肿胀的龈瓣全部覆盖牙冠时,需用探针检查方可探及龈瓣下的阻生牙。冠周龈瓣红肿、糜烂,有明显触痛,有时可见从龈袋内溢出脓液。化脓性炎症局限时,可形成冠周脓肿,有时可自行溃破。病情严重者,炎性肿胀可波及舌腭弓和咽侧壁,伴发明显的开口困难。相邻第二磨牙受炎症激惹可出现叩击痛。由于受食物嵌塞等因素影响,相邻的第二磨牙远中邻面牙颈部常发生龋坏,切勿遗漏。此外,常伴有患侧下颌下淋巴结肿大、压痛。

全身有不同程度的畏寒、发热、全身不适、食欲减退、便秘等,白细胞总数增多,中性粒细胞比例上升。

慢性冠周炎全身多无明显自觉症状,仅局部有轻微疼痛和不适感,但患部软组织较硬,可有龈袋溢脓,颊部黏膜或皮肤可有瘘管,可有轻度开口受限。

【扩散途径及并发症】

智齿冠周炎可直接蔓延或经由淋巴管扩散,引起邻近组织器官或筋膜间隙的化脓性感染,重者还可循血行传播,并发败血症等全身化脓性感染。常见的局部扩散途径为:

1. 感染常向磨牙后区扩散,形成骨膜下脓肿,脓肿向外穿破,在咬肌前缘与颊肌后缘之间向外前方扩散形成面颊部皮下脓肿,破溃后则形成经久不愈的面颊瘘。

2. 感染沿外斜线向前,在第一磨牙颊侧黏膜转折处形成骨膜下脓肿或破溃成瘘管。

3. 感染沿下颌支外侧面向后扩散,引起咬肌间隙蜂窝织炎或脓肿,并可引起下颌支外侧面边缘性骨髓炎。

4. 感染沿下颌支内侧向后扩散,可引起翼下颌间隙感染或下颌支内侧面边缘性骨髓炎,以及咽旁间隙感染或扁桃体周围脓肿。

5. 感染沿下颌体内侧向下方扩散,可引起舌下间隙、下颌下间隙感染甚至口底蜂窝织炎(图7-3)。

【诊断】

根据病史、临床症状、口腔检查及X线检查,诊断多无困难。用探针检查可触及未萌出或阻生的第三磨牙牙冠。X线片可以了解第三磨牙的生长方向、位置、牙根的形态及牙周情况。

值得注意的是,当下颌智齿冠周炎扩散至第一磨牙处的颊沟时,或在该处形成瘘管或面颊瘘时,易被误诊为炎症来自第一磨牙,特别在第一磨牙及牙周有病变时,更易误诊。此外,还应与第二磨牙远中深龋引起的牙髓炎、根尖周炎,以及磨牙后区恶性肿瘤(合并感染)相鉴别。

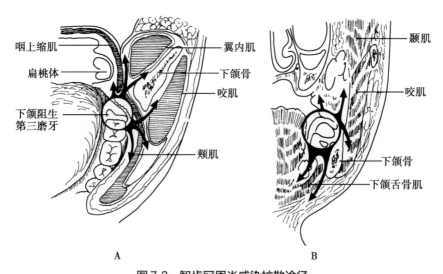

图7-3　智齿冠周炎感染扩散途径
A. 水平面观：向前、后、外、内方向扩散　B. 冠状面观：向上、下方向扩散

【治疗】

智齿冠周炎治疗原则是：急性期主要以抗感染、镇痛、切开引流及增强机体抵抗力的治疗为主；慢性期应以去除病因为主，及时消除盲袋，及早拔除阻生牙，以防反复急性发作或带来并发症。其主要治疗措施有：

1. 盲袋冲洗、上药　是局部消炎、止痛、引流的有效治疗方法，可清除龈袋内食物残渣、坏死组织及脓液等。常选用生理盐水、1%～3% 过氧化氢溶液或 1:5 000 高锰酸钾溶液、0.1% 洗必泰（氯己定）溶液，以弯形钝针头深入至盲袋底部，彻底冲洗盲袋。擦干局部，用探针蘸碘甘油、樟脑酚、2% 碘酊或少量碘酚送入盲袋内，每天 1～3 次。

2. 温热液含漱　能改善局部血液循环，缓解肌肉痉挛，促使炎症消散，使患者感到舒适。常用盐水或普通水即可，温度应稍高，每 1～2 小时含漱一次，每次 4～5 分钟。含漱时头应稍向后仰并偏向患侧，使液体作用于患区，但急性炎症扩散期不宜采用。其他漱口液有 1% 过氧化氢液、0.05% 氯己定液、1:5 000 高锰酸钾液等。

3. 理疗、针刺治疗　有镇痛、消炎和改善开口度的作用。针刺常用穴位有合谷、下关、颊车、大迎、翳风等。

4. 切开引流　如冠周脓肿形成，须在表面麻醉或局部麻醉下切开引流，并放置引流条。在充分麻醉下，将盲袋挑开，同时应将盲袋底部的残余牙囊组织切开，使盲袋彻底松弛，减压。但勿剥离冠周的黏骨膜，以免引起颊部肿胀。再彻底冲洗上药，能迅速消炎止痛并有利于防止炎症扩散。

5. 冠周龈瓣切除术　当急性炎症消退，对第三磨牙牙位正常且有足够位置可以萌出者，可在局麻下切除第三磨牙冠周龈瓣，以消除盲袋，去除致病因素，保留第三磨牙。

6. 下颌阻生第三磨牙拔除术　对于牙位不正、无足够萌出位置、无对颌牙或相对于上颌第三磨牙位置不正，以及反复发生冠周炎者应尽早予以拔除。如口腔内或面颊存在瘘管时，在拔牙的同时行瘘管搔刮或切除。

第三节　口腔颌面部间隙感染

口腔颌面部间隙感染是指在口腔、颌面及颈上部各潜在性筋膜间隙中所发生的细菌性炎症的总称。在正常的颌面部解剖结构中,存在着许多潜在的筋膜间隙。这些筋膜间隙被脂肪和疏松结缔组织所充满,且各间隙之间互相通连。口腔颌面部间隙感染均为继发性,常见为牙源性或腺源性感染扩散所致,损伤性、血源性或医源性较少见。感染可局限于一个间隙,也可波及相邻多个间隙,从而形成弥漫性蜂窝织炎或脓肿。若感染未得到控制,还可向颅内、纵隔等处发展,甚至导致全身化脓性感染等严重并发症。其主要表现为急性炎症过程,病情发展迅速,全身和局部症状均很明显。感染的性质可以是化脓性、腐败坏死性或混合性感染,感染位置可以是表浅的或深在的。临床因感染所在的解剖部位不同而有不同的表现。

在诊断间隙感染时,应对感染途径、感染性质和致病菌的种类、感染的部位及波及范围、感染的发展阶段、患者的身体状况等方面作出判断与鉴别。对怀疑为颌面部深部间隙感染者,如果经过抗菌药物治疗或切开引流后仍无好转,反而局部肿痛继续加重,须考虑是否为肿瘤。

一、眶下间隙感染

【应用解剖】

眶下间隙(infraorbital space)位于眼眶下方、表情肌与上颌骨前壁之间。上界为眶下缘,下界为上颌骨牙槽突,内界为鼻侧缘,外界为颧骨。间隙中有自眶下孔穿出的眶下神经、血管以及眶下淋巴。此外,还有走行于肌间的内眦动脉、面静脉及其与眼静脉、眶下静脉、面深静脉的交通支(图7-4)。

【感染来源】

感染主要来源于上颌尖牙、第一前磨牙、上颌切牙的化脓性根尖周炎和牙槽脓肿;上颌骨前壁骨髓炎的脓液穿破骨膜;上唇底部与鼻侧或眶下皮肤的化脓性感染也可扩散至眶下间隙内。婴幼儿上颌骨骨髓炎亦常伴发眶下间隙感染。

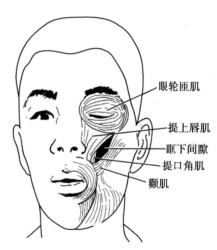

图7-4　眶下间隙的解剖位置

【临床特点】

主要表现为以尖牙窝为中心眶下区的红肿。肿胀范围常波及内眦、眼睑、颧部皮肤,肿胀区皮肤充血、张力增大,睑裂变窄,鼻唇沟消失。脓肿形成后,眶下区可触及波动感,口腔内常可发现病灶牙,口腔前庭沟处常有明显肿胀、压痛、极易扪及波动;少数自行破溃有脓液溢出。脓肿压迫、激惹眶下神经,可引起不同程度的疼痛。

眶下间隙感染向上可向眶内直接扩散,引起眶内蜂窝织炎;严重者沿面静脉、内眦静脉、眼静脉向颅内扩散,并发海绵窦血栓性静脉炎;亦可并发颊间隙感染及上颌窦炎、上颌骨骨髓炎等。

【治疗】

一旦脓肿形成应及时行切开引流术。一般多从口内在上颌尖牙及前磨牙的口腔前庭黏膜皱襞丰满膨隆处作切口，横行切开黏骨膜达骨面，然后用血管钳向尖牙窝方向分离脓肿，使脓液充分引流，以生理盐水冲洗脓腔，放置引流物（图7-5）。

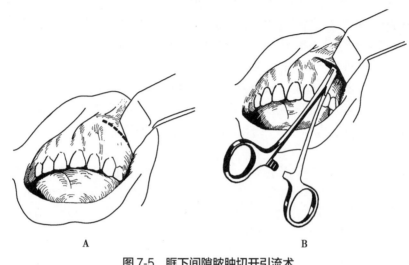

图7-5 眶下间隙脓肿切开引流术
A. 口内切口线 B. 分离脓腔

二、颊间隙感染

【应用解剖】

颊间隙（buccal space）有广义和狭义之分。广义的颊间隙指位于颊部皮肤与颊黏膜之间颊肌周围的间隙。其上界为颧骨及颧弓下缘，下界为下颌骨下缘；前界从颧骨下缘至鼻唇沟经口角至下颌骨下缘的连线，后界浅面相当于咬肌前缘，深面为翼下颌韧带（图7-6）。间隙中有颊脂垫、腮腺导管、颊部及颌上淋巴结，并有面神经分支、面动脉、面静脉通过。狭义的颊间隙又称咬颊间隙，指咬肌和颊肌之间存在的一个狭小筋膜间隙，颊脂垫正位于其中。

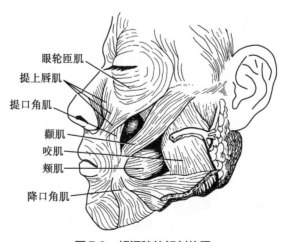

眼轮匝肌
提上唇肌
提口角肌
颧肌
咬肌
颊肌
降口角肌

图7-6 颊间隙的解剖位置

颊间隙借颊脂肪垫突、血管及脂肪结缔组织与周围多个间隙相通,是感染相互扩散的通道。

【感染来源】

感染最多见于上、下颌磨牙的根尖周及牙周感染,尤其是下颌第三磨牙冠周炎可直接波及此间隙;其次为颊及颌上淋巴结的感染扩散,颊部皮肤黏膜的创伤、局部炎症也可引起该间隙感染。

【临床表现】

由于脓肿所在区域和感染来源的不同,临床表现也有所差异。由下颌磨牙和智齿冠周炎引起者,多在颊黏膜与颊肌间形成脓肿,口内肿胀明显。若为颊部皮肤与颊肌之间的蜂窝织炎,则面颊红肿明显,范围弥漫,界限不清。颊部脓肿,如为颊后部的感染,则可有开口受限,咀嚼时疼痛加剧,脓肿可穿破皮肤形成颊瘘。当感染侵入颊脂垫时,则炎症发展迅速而剧烈,肿胀范围上达颧部、颞部,往下可波及下颌下部及颈上部。这是感染沿脂肪及淋巴组织蔓延的结果,从而形成多间隙感染。

【治疗】

颊间隙感染一旦形成脓肿,则应作切开引流术。脓肿接近黏膜侧,应在脓肿低位,即在口腔前庭或龈颊沟之上切开,用弯止血钳插入黏膜的脓腔分离引流(图 7-7)。颊部皮下脓肿,应在脓肿下方沿皮肤皱折线作切口,广泛颊间隙脓肿应在下颌骨下缘下 1~2cm 处作平行于下颌骨下缘的切口,从切开的皮下向上潜行钝分离进入脓腔分离引流,安放引流物(图 7-8)。手术过程中应注意避免伤及面神经下颌缘支、面动脉、面静脉,并注意及时处理原发病灶。

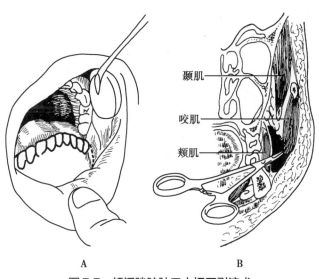

图 7-7　颊间隙脓肿口内切开引流术
A. 口内切口线　B. 分离脓腔

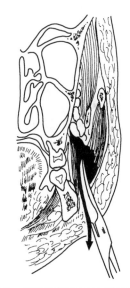

图 7-8　颊间隙脓肿口外切开引流术

颞肌

咬肌

颊肌

三、咬肌间隙感染

【应用解剖】

咬肌间隙(masseteric space)位于咬肌与下颌支外侧骨壁之间。其上界为颧弓下缘,下界为咬肌在下颌支的附着，前界为咬肌前缘，后界为下颌支后缘。此间隙四周被致密筋膜包围，仅下颌支上段的外侧部充满疏松结缔组织。

【感染来源】

感染多由下颌智齿冠周炎，下颌磨牙根尖周炎、牙槽脓肿及下颌神经阻滞感染蔓延至该间隙所致；也可由相邻间隙如颞间隙、颞下间隙、翼下颌间隙及颊间隙感染扩散引起。偶有因化脓性腮腺炎，下颌升支骨髓炎引发者。

【临床表现】

典型临床表现是以下颌支及下颌角为中心的咬肌区肿胀、压痛，并伴有明显的开口受限及开口疼痛。由于脓肿深在且被强大的咬肌及咬肌腮腺筋膜阻挡，很易造成升支表面及下颌角区边缘性骨髓炎。故若炎症超过 1 周以上，且压痛点局限或有凹陷性水肿，经穿刺有脓液时，应积极切开引流。

咬肌间隙感染易向颊间隙、翼下颌间隙扩散，引起多间隙感染，波及腮腺时可导致腮腺化脓性感染。

【治疗】

一旦脓肿形成，应及时引流。临床常采用口外途径切开引流。口外切口从下颌支后缘绕过下颌角，距下颌骨下缘2cm处切开，长 3～5cm，逐层切开皮下组织、颈阔肌以及咬肌在下颌角区的部分附着，用骨膜剥离器，由骨面推起咬肌进入脓腔，引出脓液（图 7-9）。冲洗脓腔后填入盐水纱条。次日换敷料时抽去纱条，置换橡皮条或橡皮管引流。

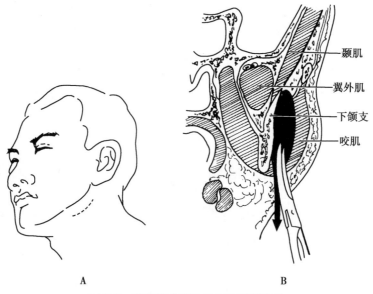

A   B

颞肌
翼外肌
下颌支
咬肌

图7-9 咬肌间隙脓肿口内切开引流术

A. 口外切口线　B. 分离进入脓腔

炎症进程在 2 周以上时宜拍片证实有无下颌升支外板边缘性骨髓炎。如有骨面粗糙、增生或凹陷性侵蚀破坏，在切开引流时，应注意检查骨面。如有边缘性骨髓炎形成，则应在脓液减少后早期行病灶刮除术，否则伤口长期迁延不愈。口腔内的病灶牙待感染缓解，开口度改善后及早进行治疗。

四、翼下颌间隙感染

【应用解剖】

翼下颌间隙（pterygomandibular space）位于下颌支内侧骨壁与翼内肌外侧面之间。上界为翼外肌下缘，下界为翼内肌在下颌角内侧的附着缘，前界为颞肌及颊肌，后界为腮腺鞘，内界为翼内肌，外界为下颌支内侧骨板，呈底在上、尖在下的三角形（图7-10）。翼下颌间隙内有舌神经、下牙槽神经分支、下牙槽动静脉通过，并借蜂窝组织与周围多个间隙相通；借颅底血管、神经还可以通入颅内。

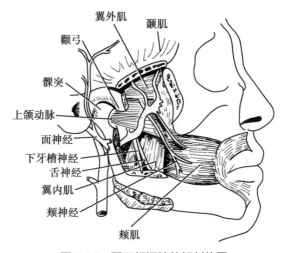

图7-10　翼下颌间隙的解剖位置

【感染来源】

感染主要来自下颌智齿冠周炎和下颌磨牙根尖周炎症的扩散；其次为下牙槽神经阻滞麻醉时消毒不严或拔下颌第三磨牙时创伤过大引起；此外，还可由邻近间隙感染扩散所致。

【临床表现】

发病急，全身反应重。常先有牙痛史，伴渐进性开口受限，咀嚼和吞咽时疼痛，继而感觉面侧深区疼痛，并放射到耳颞部。口内检查可见翼下颌皱襞黏膜水肿、压痛，下颌支后缘及下颌角内侧丰满有压痛，由于感染位置深在，面部肿胀不明显，脓肿形成后需通过穿刺方可确诊。如炎症未能控制，则致使感染向邻近间隙蔓延扩散而引起多间隙感染，病情复杂化，全身与局部症状更为严重。

【治疗】

翼下颌间隙脓肿形成后，可经口内或口外行切开引流。但因口内切开受患者开口困难的限制，较少采用，一般多从口外作切开引流，以利于充分引流。

口内切口的部位是在翼下颌皱襞稍外作纵行切开2～3cm，切开黏膜后用血管钳钝性分离黏膜下组织及颊肌，即沿下颌支内侧进入翼下颌间隙（图7-11）；经口外切开排脓的切口位置与咬肌间隙脓肿引流切口相似，绕下颌角下缘作弧形切口，分层切开至下颌角下缘后，在其内侧切开骨膜，沿骨面内侧剥离翼内肌附丽后到达翼下颌间隙，进入脓腔，用盐水或1%～2%的过氧化氢液冲洗脓腔，以盐水纱条填塞（图7-12）。次日交换敷料以橡皮管或橡皮条引流。操作中须注意保护面神经下颌缘支，炎症消散后，拔除患牙或行死骨刮除术。

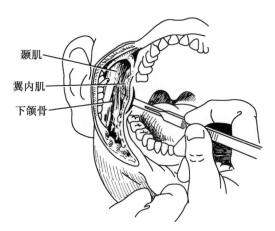

图7-11 翼下颌间隙脓肿口内切开引流术

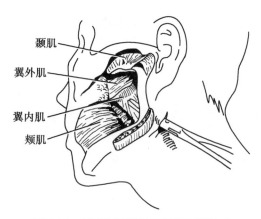

图7-12 咬肌间隙脓肿口外切开引流术

五、舌下间隙感染

【应用解剖】

舌下间隙(sublingual space)位于舌和口底黏膜与下颌舌骨肌和舌骨舌肌之间。前界及两侧为下颌体内侧面,后界止于舌根部并通向下颌下间隙。由颏舌肌及颏舌骨肌将舌下间隙分为左右两部分,又称为颌舌沟间隙(图7-13)。舌下间隙中有舌下腺、下颌下腺延长部及导管、舌神经、舌下神经和舌动、静脉。

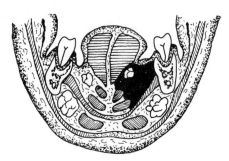

图7-13 舌下间隙的解剖位置

【感染来源】

感染主要来自下颌牙的牙源性感染,其次为口底黏膜损伤、异物、溃疡以及舌下腺、下颌下腺导管的炎症等。

【临床表现】

临床典型表现是一侧或双侧舌下肉阜及颌舌沟部位软组织肿胀、疼痛,黏膜表面可能有纤维渗出膜覆盖,患侧舌体抬高、肿胀、僵硬,影响言语及吞咽。脓肿形成后可触及波动感,感染可经舌系带黏膜下扩散至对侧舌下间隙,严重者因口底肿胀,呈"双重舌"而不能闭口,流涎。感染波及舌根部时,可出现呼吸困难。如感染来自唾液腺,压迫下颌下腺时可见导管口溢脓。

舌下间隙与下颌下间隙、翼下颌间隙、咽旁间隙均相通,感染可互相扩散,从而引起相应间隙蜂窝织炎而出现相应的症状和体征。

【治疗】

脓肿形成后,一般多自口内切开引流。在舌下皱襞外侧作平行并靠近下颌体内侧的口底黏膜切口。钝分离至脓腔,放置引流物(图7-14)。切开及分离时应注意勿损伤舌神经、舌动脉及下颌下腺导管。

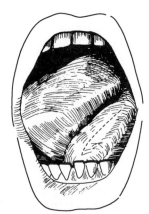

图7-14 舌下间隙脓肿口内切开引流切口

六、咽旁间隙感染

【应用解剖】

咽旁间隙（parapharyngeal space）为翼内肌内侧与咽上缩肌和咽中缩肌之间的一个潜在间隙。上达颅底，下至舌骨平面，前方为翼下颌韧带及下颌下腺上缘，后方深面为椎前筋膜。间隙呈倒立锥体形，底在上为颅底的颞骨和蝶骨，尖向下止于舌骨。间隙被茎突及所附着肌肉分为前后两部，即茎突前间隙和茎突后间隙（图 7-15）。前间隙内有咽升动脉、面动脉扁桃体支；后间隙内有颈内静脉、颈总动脉及颈内动脉、迷走神经、舌咽神经、舌下神经、副神经及颈交感干、颈深上淋巴结等。

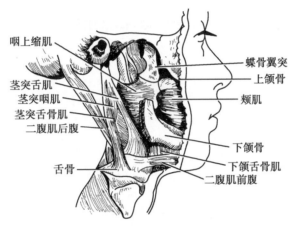

图 7-15　咽旁间隙的解剖位置

【感染来源】

感染多源自下颌智齿冠周炎以及腺源性感染，如扁桃体化脓性感染，扁桃体周围脓肿和相邻间隙感染而蔓延所致。此外，可继发于腮腺炎、化脓性中耳炎和颈深上淋巴结炎。

【临床表现】

主要表现为咽侧壁红肿，扁桃体肿胀、突出，腭垂被推向健侧。患者自觉吞咽疼痛，进食困难，开口受限。重者可伴颈上份及颈后区肿胀，喉头水肿，呼吸困难，声嘶等。如处理不及时，可导致严重的肺部感染、败血症、颈内静脉血栓性静脉炎、纵隔感染等严重并发症。

临床上应注意与咽侧部发展迅速的恶性肿瘤、囊性病变继发感染等局部表现类似的疾病相鉴别。

【治疗】

咽旁间隙位置深在，脓肿形成与否一般采用穿刺方法确诊。穿刺系经口内翼下颌皱襞内侧进入咽上缩肌与翼内肌之间；抽出脓液后立即行切开引流。一般选用口内途径切开。在翼下颌皱襞稍内侧作一纵向切口，切开黏膜层，用血管钳钝性分开咽肌进入脓腔（图 7-16）。分离脓腔时不宜过深，以免伤及深部的大血管和神经。开口受限或肿胀广泛时，可从口外途径切开引流，切口部位与翼下颌间隙脓肿切开引流相同，但口外途径远不如口内途径易于接近脓腔，操作要求很高。

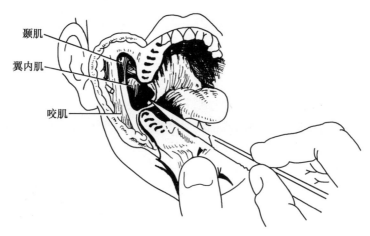

图 7-16　咽旁间隙脓肿口内切开引流术

七、颞间隙感染

【应用解剖】

颞间隙（temporal space）位于颧弓上方的颞区，借颞肌分为颞浅与颞深两间隙，借脂肪结缔组织与颞下间隙、颊间隙、咬肌间隙、翼下颌间隙相通（图 7-17）。

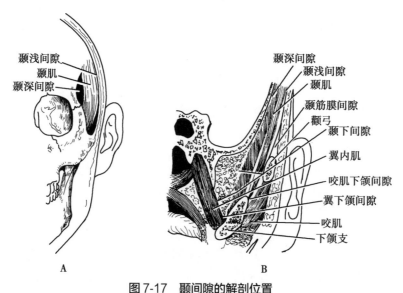

图 7-17　颞间隙的解剖位置

A. 颞间隙的局部解剖　B. 颞间隙的毗邻解剖关系

【感染来源】

感染主要源自咬肌间隙、翼下颌间隙、颞下间隙等邻近间隙的感染扩散所致；也可继发于耳源性感染（化脓性中耳炎、颞骨乳突炎），以及颞部皮肤感染或损伤。

【临床表现】

取决于单纯颞间隙感染或多个间隙感染，可表现为颞部或半侧面部广泛性肿胀、疼痛、压痛及凹陷性水肿，伴有不同程度的开口受限。浅部脓肿可扪及波动感，深部脓肿则须借助穿刺或超声波检查来确诊。由于颞肌筋膜致密,颞肌坚厚,深部脓肿可引起骨髓炎。颞骨鳞部薄,内外骨板间板障少,感染可通过骨缝或血管蔓延,导致脑膜炎、脑脓肿等并发症。

【治疗】

继发于相邻间隙感染的颞间隙蜂窝织炎,可因其他间隙脓肿切开引流后,炎症随之消退。颞浅间隙的局限性脓肿,可在发际内作平行于颞肌纤维的单个直切口,切开皮肤、皮下组织及颞浅筋膜至脓腔;较广泛的脓肿或颞深间隙脓肿,应作多个直切口。当疑有颞骨骨髓炎时,可沿颞肌附着的边缘作弧形切口,切开颞深筋膜直达骨面,使颞鳞部完全敞开引流(图7-18)。注意行弧形切口时,切忌在颞肌上作与肌纤维相交的横行切口,因会损伤颞肌的神经、血管,破坏颞肌的功能。

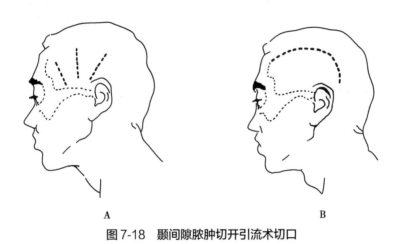

图7-18 颞间隙脓肿切开引流术切口

A. 直切口　B. 弧形切口

如果肿胀仍不消退,脓液不减,探及骨面粗糙,X线片确定已发生骨髓炎时,应积极行死骨及病灶清除术。如伴发多间隙化脓性感染,则应采用连通口内或下颌下的贯通式引流(图7-19)。

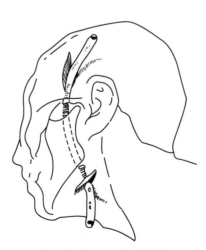

图7-19 颞间隙及颞下间隙脓肿的贯通式引流

八、颞下间隙感染

【应用解剖】

颞下间隙（infratemporal space）位于颅中窝底。上界为蝶骨大翼的颞下面和颞下嵴；下界为翼外肌下缘；前界为上颌骨颧突后面及上颌结节；后界为茎突及其附着的肌肉；外侧为下颌支上份及颧弓；内侧为翼外肌（图 7-20）。该间隙中有脂肪组织、面动脉、面静脉、翼静脉丛，三叉神经上、下颌支的分支穿行，并与周围诸间隙如颞间隙、翼下颌间隙、咽旁间隙、颊间隙相通；还可借眶下裂、卵圆孔和棘孔分别与眶内、颅内通连，借翼静脉丛与海绵窦相通。

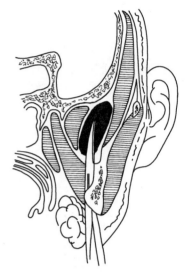

图 7-20　颞下间隙的解剖位置及口腔下颌角区切开引流术

【感染来源】

可为相邻间隙如颞、翼下颌、咬肌、颊间隙的感染扩散；亦可源于上颌磨牙根尖周感染或拔牙后感染引起；深部注射麻醉药物，如上颌结节、圆孔、卵圆孔阻滞麻醉，操作时消毒不严，也可将感染带入此间隙。

【临床表现】

该间隙位置深在，感染早期外观表现常不明显，随后可出现面侧深部疼痛及开口受限，颧弓上下及下颌支后方微肿。上颌结节区前庭沟红肿、压痛，常伴发邻近间隙感染而出现相应的症状和体征，全身反应明显，病情严重。当出现同侧眼球突出、眼球运动障碍、眼睑水肿、头痛、恶心等症状时，应高度警惕海绵窦静脉炎的可能性，穿刺及超声波检查有助于诊断。

【治疗】

应积极应用大剂量抗菌药物治疗。若症状缓解不明显，经上颌结节外侧（口内）或颧弓与下颌切迹之间（口外）穿刺有脓时，应及时切开引流。口内切开经颧牙槽嵴后方沿前庭沟底作与牙槽嵴平行的黏膜切口，向后上钝分离达脓腔，扩大脓腔，放置引流物。口外切开从下颌角下做弧形切口，切断颈阔肌后，通过下颌支后缘分开翼内肌在下颌角内侧的附着，建立引流（图 7-19）。若合并多间隙化脓感染，最好采用颞部和下颌下切口的贯通式引流。

九、下颌下间隙感染

【应用解剖】

下颌下间隙（submandibular space）位于下颌下三角内。上界为下颌骨下缘，前下界为二腹肌前腹，后下界为二腹肌后腹及茎突舌骨肌。其表面为皮肤、颈浅筋膜、颈阔肌、颈深筋膜所覆盖，下颌舌骨肌和舌骨舌肌构成该间隙的底。该间隙主要包含有下颌下腺及下颌下淋巴结，面动脉、面静脉在其浅面，其深面有舌神经、舌下神经走行。

【感染来源】

多见于牙源性感染，如下颌智齿冠周炎，下颌后牙的化脓性根尖周炎，牙槽脓肿等向下颌下间隙直接扩散引起。腺源性感染为另一重要感染来源，尤其是婴幼儿更为多见，如上呼吸道感染引起下颌下淋巴结炎的结外感染扩散所致。此外,化脓性下颌下腺炎、下颌骨骨髓炎以及邻近间隙的感染也可波及此间隙。

【临床表现】

多数下颌下间隙感染是以下颌下淋巴结炎为早期表现,此时可触到肿大压痛的淋巴结。病变继续发展,化脓性感染向结外扩散而形成蜂窝织炎。主要表现为以下颌下三角区为中心的肿胀,下颌骨下缘轮廓消失,压痛,并可出现凹陷性水肿。脓肿形成后皮肤发红、变软,可触及波动,患侧舌下区亦常有水肿,患者可伴有轻度开口受限及吞咽困难。下颌下间隙感染可向舌下间隙、颏下间隙、咽旁间隙及颈动脉三角区扩散。牙源性感染者发病较急,腺源性感染者发病较缓。

【治疗】

切开引流应行口外切口,部位在下颌骨下缘以下 2cm,作与下颌骨下缘平行的皮肤切口。切开皮肤、皮下组织及颈阔肌后,用血管钳钝性分离进入脓腔,放置引流物。对于腺源性感染者,脓肿分离时应分开淋巴结被膜内才能使引流通畅。术中应注意勿损伤面动、静脉与面神经下颌缘支。

十、颏下间隙感染

【应用解剖】

颏下间隙(submental space)位于左、右二腹肌前腹与舌骨所构成的颏下三角内。间隙内有少量脂肪组织及淋巴结,表面覆盖皮肤、颈浅筋膜、颈阔肌、颈深筋膜,深面借下颌舌骨肌和颏舌骨肌与舌下间隙相隔。

【感染来源】

主要为腺源性感染。下唇、颏部、舌尖、口底舌下肉阜、下颌前牙及牙周组织的感染,淋巴回流至颏下淋巴结,先引起颏下淋巴结炎,然后继发颏下间隙感染。

【临床表现】

病情一般进展缓慢,早期仅表现为颏下淋巴结肿大,当炎症扩散至结外时,则表现颏下区皮肤红肿、疼痛。脓肿形成时易从皮肤扪得凹陷性水肿及波动感。若感染伴发下颌下、舌下间隙感染,则出现相应的症状,且病情严重。

【治疗】

脓肿形成后,从颏下肿胀最突出区处作横行皮肤切口,切开皮肤、皮下组织,分开颈阔肌达脓腔,建立引流。

十一、口底多间隙感染

【应用解剖】

口底多间隙感染又称为口底蜂窝织炎(cellulitis of the floor of the mouth)是指同时累及双侧下颌下、舌下、颏下等口底多间隙的广泛急性感染。该区域内有众多附着于下颌骨、舌骨及舌的肌肉,走行纵横交错,其间充满着疏松结缔组织和淋巴结,从而使口底诸多间隙彼此互相沟通。一旦发生感染,极易向周围扩散,导致口底蜂窝织炎。感染可以是化脓性的,也可以是腐败坏死性的,后者又称卢德维希咽峡炎(Ludwig's angina),是口腔颌面部最严重且治疗最困难的感染之一。当口底多间隙感染没有得到及时控制时,可沿颈深筋膜间隙向下扩散至颈部甚至到达纵隔形成更为严重的颈部多间隙感染或纵隔脓肿。近年来，急性下行性纵隔脓肿的临床报道有增多趋势，是一种发展迅速的致死性疾病，死亡率高达 40%~50%，应引起临床的重视。

【感染来源】

口底蜂窝织炎的感染来自下颌牙的根尖周炎、牙周脓肿、冠周炎、下颌骨骨髓炎、下颌下腺炎、淋巴结炎、扁桃体与口咽部感染、口腔软组织及颌骨损伤等。化脓性口底蜂窝织炎的病原菌以葡萄球菌和链球菌为主；腐败坏死性口底蜂窝织炎则是以厌氧性、腐败坏死性细菌为主的混合感染。

【临床表现】

化脓性口底蜂窝织炎的早期常在一侧舌下或下颌下区开始出现红肿和疼痛，然后很快扩散到口底诸间隙，导致双侧舌下、下颌下及颏部弥漫性肿胀，口底组织抬高、流涎，舌体被压迫后退，双侧颈上份皮肤肿胀，下颌下缘消失变粗呈牛颈状。患者不能说话、进食，吞咽及呼吸困难，全身症状严重，多伴有发热、寒战，体温可达 39~40℃。

腐败坏死性口底蜂窝织炎表现为软组织的广泛性水肿。因机体抵抗力差，细菌毒力强，感染扩散更加迅速。感染区组织僵硬、皮肤青紫、无弹性、可出现凹陷性水肿。颌周有自发性剧痛、灼热感。如伴有产气病原菌感染时，皮肤紧张发亮，扪及捻发音。肿胀范围广泛，上自面颊部，下至锁骨水平，甚至可达胸上部。病变组织可出现广泛坏死、溶解、出血、液化，因有液体积聚可出现波动感。常有舌根水肿，压迫会厌，易出现呼吸困难。患者多呈半坐位，严重者可出现"三凹"征。因全身抵抗力差，全身中毒反应明显，体温反而不高，白细胞计数升高不明显或不升高。容易发生严重的并发症，如窒息、败血症、中毒性休克、心肌炎、纵隔炎等而危及生命。

 知识拓展

纵隔脓肿

若感染向纵隔扩散，表现出纵隔炎或纵隔脓肿的相应症状。纵隔脓肿往往伴有高热，咽喉痛，颈部活动、开口受限，胸痛，吞咽及呼吸困难；甚至出现中毒性休克。胸部X 线片检查可发现纵隔内局限性阴影或纵隔增宽；胸部 CT 检查更有助于诊断。严重者可并发心包积液、胸腔积液及上腹壁脓肿。此时可在 B 超或 CT 辅助下行脓肿穿刺，进行脓液培养，对于抗菌药物的选用有一定意义。

【治疗】

口底蜂窝织炎的局部和全身症状均很严重，其主要危险是呼吸道梗阻和全身中毒反应。故治疗应首先防治窒息和中毒性休克，进行全面及时的抢救。采用静脉途径大剂量应用有效抗菌药物控制感染；全身给予支持疗法，如输液、输血，吸氧、维持水电解质平衡等积极抗休克治疗；适量应用激素，以改善患者的全身状况。根据患者呼吸困难程度考虑是否作气管切开术。

局部应及时行切开引流术，减轻张力，排出脓液及坏死组织，避免机体吸收毒素而加重病情发展。化脓性口底蜂窝织炎的切开引流，应选择在红肿及波动感最明显的部位作切口，亦可先行穿刺确定脓肿位置后作切口；腐败坏死性口底蜂窝织炎的切开引流则应作广泛性切口。切开引流在局麻下进行，由一侧下颌角至对侧下颌角，作平行于下颌骨下缘的衣领形切口；有时还可在颏下至舌骨前作一纵向切口，使切口呈倒 T 形。切开皮肤、皮下组织及颈阔肌，广泛剥离每个间隙，以保证充分引流，并用 3% 过氧化氢溶液或 1∶5 000 高锰酸钾溶液冲洗，4～6 次 /d，以改善厌氧环境。创口内以橡皮管引流或盐水纱条填塞引流。

第四节 颌骨骨髓炎

颌骨骨髓炎（osteomyelitis of the jaws）是指由细菌感染或物理、化学因素导致的整个骨组织成分发生的炎性病变。祖国医学称为"骨槽风"或"穿腮"。根据颌骨骨髓炎的临床病理特点和致病因素的不同，可分为化脓性颌骨骨髓炎、特异性颌骨骨髓炎、物理性（放射性）颌骨骨髓炎及化学性颌骨骨髓炎。临床上牙源性感染引起的化脓性颌骨骨髓炎最为多见，特异性颌骨骨髓炎（结核、梅毒、放线菌等）较少。目前，由化学性因素（磷、砷等）引起的颌骨坏死已经极为罕见。近 10 年来，由于双磷酸盐（bisphosphonates）被应用于治疗多发性骨髓瘤、转移性骨髓瘤、Paget 病以及治疗成人骨质疏松症（osteoporosis），致发生化学性骨坏死并发骨髓炎者，有日益增多趋势。应引起口腔颌面外科临床的高度重视。

一、化脓性颌骨骨髓炎

化脓性颌骨骨髓炎（pyogenic osteomyelitis of the jaws）多发生于青壮年，以 16～30 岁发生率为最高，男性多于女性，约为 2∶1。化脓性颌骨骨髓炎约占各类型颌骨骨髓炎的 90% 以上，主要发生于下颌骨，但婴幼儿以上颌骨多见。

【感染来源】

病原菌主要为金黄色葡萄球菌，其次是溶血性链球菌、肺炎双球菌、大肠杆菌、变形杆菌等，少数为其他化脓菌，临床上以混合型细菌感染为多见。其感染途径主要为牙源性，如急性根尖周炎、牙周炎、智齿冠周炎等。其次为损伤因素，如颜面部皮肤或口腔黏膜的损伤；粉碎性骨折或火器伤等开放性损伤引起的骨创感染。由败血症或脓毒血症经血液循环途径扩散引起的颌骨骨髓炎，则多发生于婴幼儿的上颌骨。

【临床表现】

根据感染的病因和病变特点，临床上将化脓性骨髓炎分为两种类型，即中央性颌骨骨髓炎和边缘性颌骨骨髓炎。

1. 中央性颌骨骨髓炎　指病变始发于颌骨中央的骨松质和骨髓，以后再由颌骨中央向外扩散，累及骨密质及骨膜，称为中央性颌骨骨髓炎。多由急性化脓性根尖周炎及根尖周脓肿发展而来，绝大多数发生在下颌骨，这与颌骨的解剖有密切关系。上颌骨有窦腔，骨组织疏松，骨板薄，血运丰富，侧支循环多，有感染时易穿破骨壁向低位的口腔引流，骨营养障碍及骨坏死机会少，不易发展成弥漫性骨髓炎。而下颌骨骨外板厚、致密，单一血管供应，侧支循环少，炎症发生时不易穿破引流，血栓后可造成大块骨组织营养障碍及死骨形成。根据临床发展过程，常分为急性期和慢性期。

（1）急性期：起病急，全身症状重，有寒战、高热、头痛、食欲减退、嗜睡等。白细胞计数有时高达 20×10^9/L（20 000/mm³）以上。进入化脓期后，全身中毒症状加重，可引起败血症。

下颌骨急性骨髓炎早期通常有四个特点：①深部剧烈疼痛；②间歇性高热；③颏神经分布区感觉异常或麻木；④有明显病因。早期牙不松动，肿胀不明显，皮肤无瘘管形成，是真正的骨髓内的骨髓炎。积极的抗菌药物治疗在此阶段可防止炎症扩散至骨膜。病变继续发展，患病区软组织充血肿胀，多个牙松动，有伸长感，脓液可从松动牙的龈沟渗出，不能咀嚼。此时如能及时拔除患牙，骨髓腔内的脓液从牙槽窝引出，疼痛可得到缓解，炎症局限。如炎症未被控制，则可扩散而波及整个颌骨，形成弥散型骨髓炎，并继发颌周间隙蜂窝织炎，伴有不同程度的开口受限。

急性期持续10～14天，如炎症未被控制，可因颌骨内的小血管栓塞，导致骨组织营养障碍及坏死，死骨形成并进入慢性期。

（2）慢性期：急性期阶段未得到及时、有效而彻底的治疗，常转入慢性期。慢性颌骨骨髓炎病程较长，可达数月甚至数年之久。此期患者体温正常或有低热、贫血、消瘦等。局部症状缓解，口内或颌面部病变区软组织硬结、压痛、瘘管形成且长期流脓，有时混杂有小块死骨，探查瘘管可触及粗糙骨面或活动死骨块。严重者有大块死骨形成或发生病理性骨折，出现咬合紊乱及面部畸形。一旦瘘管阻塞或全身抵抗力下降时，炎症又可急性发作。

2. 边缘性颌骨骨髓炎　炎症继发于骨膜炎或骨膜下脓肿的骨密质外板的炎症性病变，然后累及骨髓腔，称为边缘性骨髓炎。

多见于青年人，好发于下颌支及下颌角部，常在颌周间隙感染的基础上发生。主要为牙源性感染，其中下颌智齿冠周炎最多。其临床特点是颌周间隙感染，如咬肌、翼下颌间隙脓肿，脓液不能及时排出，则侵犯下颌的骨膜，发生骨膜炎并溶解骨膜。当骨膜溶解后，造成血管栓塞，引起骨密质的营养中断，发生脱钙、疏松、软化，形成小块死骨，骨面粗糙，有脓性肉芽等。急性期常被颌周间隙感染症状所掩盖，因此临床常见慢性期，可见下颌角区或腮腺咬肌区出现炎性浸润硬块、压痛、凹陷性水肿，并伴有开口受限，进食困难。病程持续较长时间而不缓解，或缓解后再反复发作。

根据骨质损害的病理特点，边缘性颌骨骨髓炎可分为骨质增生型与骨质溶解破坏型两类。

（1）骨质增生型：多见于青年人，全身症状轻微，局部病变发展缓慢，骨质破坏不明显。下颌骨后前位片呈增生性改变。

（2）骨质溶解破坏型：多见于发生急性化脓性颌周间隙蜂窝织炎之后。骨膜、骨密质被溶解破坏，常在骨膜或黏膜下形成脓肿。脓肿自行破溃或切开引流区留下长期溢脓的瘘管，久治不愈。炎症发展深入到骨髓腔时，感染可在骨髓腔内扩散而并发中央性骨髓炎。

【诊断和鉴别诊断】

根据病史、病因、临床表现及X线片检查等，一般可作出正确诊断。急性期全身与局部症状明显，患牙及多个相邻牙剧痛并迅速松动，病变部位黏膜红肿压痛、牙槽溢脓、患侧颌骨区疼痛、肿胀等，出现下唇麻木是诊断下颌骨骨髓炎的有力证据。腭部或鼻腔溢脓则是上颌骨骨髓炎的有力证据。慢性期的主要表现是面部皮肤或口腔黏膜瘘管形成和长期溢脓，可有小死骨片从瘘孔排出，经瘘孔可触及粗糙骨面，全身症状不明显。

另外还应注意，早期牙源性颌骨骨髓炎须与牙槽脓肿相鉴别。前者炎症区广泛，不但有牙痛，还伴有颌骨剧痛，多个牙松动，且全身中毒症状严重。而牙槽脓肿主要为局限在单个牙的肿痛。

中央性颌骨骨髓炎发生后 2 周以内 X 线检查尚看不到有骨质破坏（一般认为骨矿物质破坏达 30%～60% 时，X 线检查才有诊断意义）。因此，X 线检查不适用于急性颌骨骨髓炎。在发病 2～4 周后，即转入慢性期，颌骨骨质明显破坏后，X 线检查才有诊断价值。依病程发展，颌骨骨髓炎 X 线片所见有四个阶段：弥散破坏期；病变开始局限期；新骨形成期；愈合期。边缘性骨髓炎 X 线片变化不明显，下颌支后前位片可见骨密质不光滑，有小片死骨形成。中央性颌骨骨髓炎与边缘性颌骨骨髓炎的鉴别见表 7-1。

下颌边缘型骨髓炎的增生型应与骨肉瘤和纤维肉瘤相鉴别；下颌骨中央性颌骨骨髓炎应注意勿于下颌骨中心性癌相混淆；上颌骨骨髓炎应排除上颌窦癌的可能。

表 7-1 中央性颌骨骨髓炎与边缘性颌骨骨髓炎的鉴别诊断

	中央性颌骨骨髓炎	边缘性颌骨骨髓炎
感染来源	以牙周炎、根尖周炎为主	以下颌智齿冠周炎为主
感染途径	先破坏骨髓，后破坏骨密质，再形成骨膜下脓肿或蜂窝织炎。病变可累及骨松质与骨密质	先形成骨膜下脓肿或蜂窝织炎，主要破坏骨密质，很少破坏骨松质
病变范围	可以是局限的，但多为弥散型	多为局限的，弥散型较少
病变区牙	病变受累牙多数松动，牙周症状明显	病原牙多无明显炎症与松动
病变部位	多在颌骨体，也可波及下颌支	多发生在下颌角及下颌支，很少波及颌骨体
X 线表现	慢性期病变明显，可有大块死骨形成，周围骨质分界清楚或伴有病理性骨折	慢性期见骨密质疏松脱钙或骨质增生、硬化，或有小死骨块，与周围骨质无明显分界

【治疗】

1. 急性颌骨骨髓炎的治疗　炎症初期，即应采取积极有效的抗菌药物治疗以控制感染，同时配合必要的外科手术治疗。如延误治疗，则常形成广泛的死骨，造成颌骨骨质缺损。

对于中央性颌骨骨髓炎已有骨髓腔脓肿的情况，应及早拔除病灶牙及相邻的松动牙，使脓液从牙槽窝流出。此外，还可根据临床症状和体征采用其他手术治疗方法，如骨密质开窗引流术，颌周脓肿切开引流术等。

2. 慢性颌骨骨髓炎的治疗　慢性期以手术摘除死骨去除病灶为主。中央性及边缘性颌骨骨髓炎的损害特点不同，故手术方法和侧重点亦有所不同。前者病灶清除以摘除死骨为主，后者则以刮除浅表死骨和病理性肉芽组织为主。

中央性颌骨骨髓炎可在急性炎症后 5～6 周或更长一段时间手术，此时大块死骨形成，且与正常骨组织有明显分界，游离死骨较易彻底摘除，术时除摘除死骨外，仍应刮除不健康的炎性肉芽组织；边缘性颌骨骨髓炎可在急性炎症后 2～4 周手术，术时应充分暴露整个下颌支，仔细反复彻底清除散在的小块片状死骨和炎性肉芽组织，如遗留容易造成炎症复发。此外，如死骨摘除后造成颌骨缺失过多，影响功能时，应于后期酌情行骨移植术及义颌修复。

二、新生儿颌骨骨髓炎

新生儿颌骨骨髓炎（osteomyelitis of the jaw in neonate）一般指发生在出生后 3 个月以内的化脓性中央性颌骨骨髓炎，主要发生于上颌骨，其病因、病变过程、治疗原则均不同前述的化脓性骨髓炎。为一种严重的疾病，如治疗不及时或治疗不当，可能形成面部畸形。

【感染来源】

病原菌多为金黄色葡萄球菌和链球菌,肺炎球菌感染也时有发生。

感染途径主要为血源性,也可因口腔黏膜及牙龈损伤或母亲患化脓性乳腺炎,哺乳时病原微生物直接侵入引起。此外,泪囊炎或鼻泪管炎等也可伴发上颌骨骨髓炎。

【临床表现】

患儿全身症状因感染来源不同有较大差异。急性期发病急,先有全身毒血症或败血症体征,患儿突然出现高热、寒战、啼哭、烦躁不安、拒奶、甚至呕吐,重者出现意识不清、昏睡等全身中毒症状。白细胞计数增高,中性粒细胞增多。

局部主要表现为患侧眶下及内眦部红肿,病变迅速向眼睑周围扩散,引起眶周蜂窝织炎,眼睑红肿、结膜充血,睑裂变窄。感染有时自眼内眦或眶下区皮肤穿破流脓,易被误诊为眼科疾病。口内可见硬腭及前庭沟黏膜红肿,脓肿形成后,常自牙槽突、硬腭或鼻腔排脓,形成瘘管。

脓液排出后,全身症状缓解,炎症转入慢性期,瘘管长期不愈,经瘘管可探及粗糙骨面,并可从瘘管排出小块死骨及牙胚。恒牙胚和颌骨损害严重者可影响发育,出现牙颌面畸形。

【诊断】

主要依靠病史,临床表现及局部检查,一般不难作出诊断。发病后2~3周X线片可见骨质疏松,骨纹理模糊,死骨形成,但死骨片一般都较小,且因骨质重叠,牙胚充溢其中,不易发现骨质破坏区,故帮助不大。诊断时应该注意与眼部疾病和单纯性眶下间隙感染相区别。

【治疗】

由于该病具有发病急、病情重、患儿年龄小、全身症状变化快等特点,故一旦诊断确定,应及早选用有效抗菌药物控制感染的发展及扩散,全身则给予支持疗法及对症治疗。脓肿形成后应早期切开排脓。如果全身症状明显,即使局部脓肿未完全形成,也应施行早期切开引流以使全身症状得以缓解并防止感染继续扩散。

病变进入慢性期后,不宜过早施行清除死骨的手术,最好用青霉素等抗菌药物溶液冲洗瘘管,保持引流通畅。往往小片死骨或感染坏死牙胚可自行排出而自愈。若瘘管口小,探查已有活动死骨或松动牙胚存在,可在口内切开或扩大面部瘘管口行搔刮术。一般治疗偏向保守,即使手术搔刮也应轻柔,只将游离死骨及松动坏死牙胚摘除,不要过分搔刮,以免破坏正常骨质和损伤牙胚,影响上颌骨生长发育,造成术后畸形。

三、放射性颌骨坏死(骨髓炎)

放射性颌骨坏死(radionecrosis of the jaws)是因大剂量应用放射治疗而引起的,在此基础上继发感染则形成放射性颌骨骨髓炎(radioactive osteomyelitis of the jaws)。

【病因】

一般认为放射、创伤、细菌感染是放射性骨坏死及骨髓炎的三大致病因素。放射导致骨活力的逐渐丧失,处于坏死状态,在此基础上,任何局部的创伤(拔牙、手术、黏膜创伤等)和细菌感染(根尖周炎、牙周炎等)都能诱发骨髓炎。

放射线能对恶性肿瘤细胞的分裂起到抑制作用,但也能对正常组织产生损害作用。有关放射性骨坏死的原因主要有两种解释:第一种为血管栓塞学说:当照射剂量超过50Gy,

血管内膜肿胀、增厚、管腔狭窄,在照射后数月或数年发生血管栓塞,骨质得不到营养发生坏死,骨膜亦无新骨再生。此时如发生损伤,如拔牙或牙源性感染,细菌侵入而发生放射性骨髓炎;第二种为"三低"学说,该学说认为被照射后的颌骨组织常出现"三低"特征,即低血管结构,低细胞结构和低氧状态。"三低"共同导致骨组织的代谢和自身调节异常而致骨坏死。

口腔软组织对射线平均耐受量为 $6\sim8$ 周内给予 $60\sim80Gy$,但在 $50Gy$ 左右即有可能引起颌骨坏死。颌骨尤其是下颌骨主要为骨密质,含钙量高,吸收射线能量大,因而更易发生。

【临床表现】

放射性颌骨坏死一般病程发展缓慢,常在放射治疗后数月甚至十余年才出现症状。早期主要表现为持续针刺样剧痛,多数患者唾液分泌减少,牙齿发生猖獗性龋,在短期内引起多数牙的损坏。拔牙及其他损伤可造成伤口长期不能愈合,有瘘管形成,伴有恶臭。由于放疗引起黏膜或皮肤破溃,导致牙槽骨、颌骨骨面外露,呈黑褐色;如继发感染则创面长期溢脓,久治不愈。病变发生在下颌支部时,由于肌肉萎缩及纤维化可出现明显的牙关紧闭。口腔及颌面部软组织同样受到放射线损害,局部血运有不同程度障碍,故极易因感染而造成组织坏死,形成口腔和颌面部经久不愈的溃疡或形成洞穿缺损畸形。患者全身呈现衰弱、消瘦、贫血等慢性消耗性病态。

放射后颌骨的破骨细胞和造骨细胞再生能力低下,致死骨的分离速度非常缓慢,X 线片显示骨质密度减低、骨小梁模糊、病变区与正常骨组织分界不清。

【诊断】

主要根据放射治疗的病史、临床症状和体征及 X 线片,本病不难诊断。

【治疗】

放射性颌骨骨髓炎的治疗较为困难,一般倾向保守治疗。具体治疗方法有:

1. 全身治疗 选用足量有效的抗菌药物控制感染,疼痛剧烈时可给予镇痛剂。全身支持治疗十分重要,如输血、高压氧等治疗。高压氧可提高局部组织的氧含量,促进病变区血液循环,加快坏死骨块的分离,有利于创伤愈合。

2. 局部治疗 注意保持口腔卫生,每天应使用低浓度过氧化氢液或抗菌药物冲洗伤口、外敷药物等。对已露出的死骨,可用骨钳分次逐步咬除,以减轻对局部软组织的刺激。如死骨形成并已分离,应及时施行死骨摘除术。临床上由于死骨与健康骨质界限不清,而使病程迁延不愈,因此,较为实用和有效的方法是早期进行扩大切骨术。一旦诊断确定,不必待死骨完全分离,即应在健康骨质范围内切除死骨,以预防病变扩大蔓延;遗留的组织缺损,可待二期整复,也可采用带蒂或吻合血管的复合组织瓣行立即整复。

口腔黏膜与皮肤被放射线累及部分,在切除颌骨同时也可一并切除,以免术后创口不愈合。术后还应加强全身支持疗法。

【预防】

预防的关键在于,进行肿瘤放射治疗前,应估计到可能发生放射性骨坏死的可能性。根据肿瘤的性质选择合适的放射源、照射方式、分次照射方案、适当的剂量及准确的部位,采取相应的预防措施。

1. 放射治疗前要消除口腔内外的一切感染病灶。如常规进行牙周洁治,消除龈炎,用非金属材料充填龋齿。在放射线直接照射区内的不能治疗的牙、有较重牙周病的牙,均应在放疗 2 周前拔除。拆除口内金属修复体,以避免二次射线的产生。活动义齿需停止使用至放疗后 1 年,以免造成黏膜损伤。

2. 放疗过程中,口腔内出现溃疡时,可局部涂抗菌药物软膏并加强口腔护理。指导患者保持口腔卫生,应用含氟牙膏及其他氟化物防止龋的发生。口干者可使用各种唾液代用品,全身应加强营养,提高机体的抵抗力。放射野以外的组织应用屏障予以隔离保护。

3. 放疗后出现的牙源性感染,必须进行手术或拔牙时,应尽量减少手术损伤,术前术后均应使用有效的抗菌药物。但即便如此也很难完全避免不发生感染或潜伏的感染暴发,因此放疗前对患牙的处理至关重要。术后则应定期复查,及早发现和治疗所出现的病变。

4. 随着数字科学、影像医学以及放射源、放疗器材等的发展和进步,近年来出现了肿瘤"精确"放疗的概念。由于采用了精确的固位、定位、立体定向和三维计算的方法可以使肿瘤得到更准确的照射,并避开或减少对正常组织的损伤。定向放疗、适形放疗、调强适形放疗等方式均属精确放疗范畴。与常规放疗比较,其放射性颌骨坏死发生的概率将大大降低,应是今后预防该病发生的有效措施。

第五节　面　部　疖　痈

面部皮肤是人体毛囊、皮脂腺和汗腺最丰富的部位之一。该区皮肤暴露在外,故接触外界尘土、污物、细菌机会较多,容易招致损伤而发生毛囊及皮脂腺急性化脓性炎症。单个毛囊及其附件的急性化脓性炎症称为疖(furuncle);相邻多数毛囊及其附件同时发生的急性化脓性炎症称为痈(carbuncle)。

【感染来源】

病原菌以金黄色葡萄球菌为最多见。正常时,人体的毛囊及其附件内都有这些细菌的存在,当局部皮肤受到损伤或全身抵抗力下降时,细菌才开始活跃,引起炎症。常见的全身因素如全身衰竭、消耗性疾病、糖尿病或肾病等;局部因素主要为皮肤不洁、剃须、搔抓等都可导致疖痈的发生。

【临床表现】

疖初期表现为皮肤上圆锥形隆起,伴红、肿、热、痛的小结节,基底有明显炎性浸润;数日后硬结顶部出现黄白色脓点,周围为红色硬盘,患者自觉局部发痒、烧灼感及跳痛;硬结中央组织坏死并形成脓栓,脓栓与周围组织分离、脱落后排出脓液,疼痛缓解;不久溃破口炎症逐渐消退,创口自行愈合。疖一般无明显全身症状,或仅有区域淋巴结轻度肿痛。疖若处理不当,如搔抓或挤压排脓、药物烧灼腐蚀、热敷以及不恰当的切开等外科操作,都可促使感染扩散,发展成痈,甚至引起败血症。

痈好发于唇部,以上唇为多,男性多于女性,其感染的范围和组织坏死的深度均较疖为重,常伴有剧烈的疼痛。感染可波及多数毛囊、皮脂腺及其周围组织,包括皮下筋膜层和肌组织,导致组织坏死,并形成迅速扩大的紫红色炎性浸润块。炎症初期,肿胀的唇部皮肤与黏膜上出现多数黄白色脓头,破溃后溢出脓血性分泌物,继而脓头周围组织可出现坏死溶解、塌陷,坏死组织排出后可形成蜂窝状腔洞。严重者中央部坏死、似"火山口"状,内含脓液或大量坏死组织,致使整个痈病变区组织呈酱紫色浸润块,其周围和深部组织形成广泛的浸润性水肿。

唇痈除了剧烈的疼痛外，常因局部极度肿胀，开口受限而影响进食与言语，区域淋巴结肿大和触痛。全身中毒症状明显，如发热、畏寒、头痛、食欲减退、白细胞计数增高、核左移等。唇痈不仅局部症状比疖重，且更易伴发颅内海绵窦血栓性静脉炎、败血症、脓毒血症及中毒性休克和水电解质紊乱，危险性更大。

【并发症】

颜面部疖、痈，尤其是发生在上唇与鼻部危险三角区者，最易发生全身并发症。其原因有：导致疖痈的病原菌毒力强，上唇与鼻部所在的危险三角区内淋巴、血液循环丰富，且静脉常无瓣膜；颜面皮肤表情肌和唇部不停地生理运动；痈的脓肿难于早期穿破引流，使感染易经面静脉、翼丛逆行向颅内及全身血液循环扩散，从而引起化脓性海绵窦血栓性静脉炎、脑膜炎、脑脓肿、败血症和脓毒血症等。

【治疗】

面部疖痈的治疗采取局部与全身并重的原则。在炎症早期，无显著全身症状时应以局部治疗为主，同时选择必要的药物。

1. 局部治疗　宜保守。疖的局部治疗原则为杀菌消炎；痈的局部治疗原则是促使病变局限，防止扩散。疖初起时，可用 2% 碘酊局部外涂，对疖肿严禁热敷、挤压、搔抓和挑刺，忌用化学药物烧灼，以防止感染扩散。对大的疖肿或痈，可采用外敷中药，或用 10% 高渗盐水、50% 硫酸镁、抗菌药物溶液行局部湿敷等，以促进痈早期局限、软化和穿破，对已破溃者则有良好的提脓效果。脓栓可用消毒镊轻轻取出，并继续湿敷，对急性炎症得到控制，已明显形成皮下脓肿而又久不溃破时，才可审慎地做保守性切开，但切忌分离脓腔。湿敷一般持续到脓液消失、创面趋于平复为止。

2. 全身治疗　面部疖合并蜂窝织炎或面痈应常规全身给予足量的抗菌药物。有条件者最好从脓头处取脓液进行细菌培养及药物敏感试验，以供正确选用抗菌药物。一般应在体温下降、临床表现好转、局部病灶控制 1~2 周后方可停药。同时应加强全身支持疗法，增强患者抵抗力。应密切观察患者的生命体征，防止发生颅内或全身性感染。

第六节　面颈部淋巴结炎

面颈部淋巴组织丰富，口腔及颌面部各区域淋巴结收纳汇集所属区域淋巴液，最后经颈深淋巴结及颈淋巴干进入颈内静脉。

淋巴结具有过滤与吞噬进入淋巴液中的微生物（细菌、病毒等）、颗粒物质（如尘埃、异物、含铁血黄素等）及细胞（肿瘤细胞等）的功能；而且还有破坏毒素，参与人体体液和细胞免疫等功能。因此，它是防御炎症侵袭和阻止肿瘤细胞扩散的重要屏障。当机体发生炎症和肿瘤时常首先出现区域淋巴结肿大，使病变在一定时期内局限在淋巴结内，而不向远处扩散转移，因而熟悉淋巴引流的部位及病理因素，对疾病的诊断和治疗有重要意义。

面颈部淋巴结炎与口腔及牙源性感染的关系密切，故主要表现为下颌下、颏下、颈深上群淋巴结炎，有时也可见到面部、耳前、耳下淋巴结炎。

【感染来源】

化脓性感染的致病菌多为金黄色葡萄球菌和溶血性链球菌。感染途径有：①牙源性及口腔感染为最多见；②小儿大多数由上呼吸道感染、扁桃腺炎、咽喉炎、鼻炎等引起；③皮肤损伤与感染，如皮肤化脓性创口、疖、痈等。特异性感染以结核性淋巴结炎为多见。

【临床表现】

1. 化脓性淋巴结炎　依发病缓急和病程长短，临床上将化脓性淋巴结炎分为急性和慢性两种。

（1）急性化脓性淋巴结炎：多见于婴幼儿，发病急，进展快，发病前多有上呼吸道感染或口腔感染病史，临床上以下颌下淋巴结炎较为多见。主要表现为由浆液性向化脓性转化。其特征为局部淋巴结迅速肿大，触诊可扪及大小不等，且有压痛的包块，淋巴结活动无粘连，边界清楚。全身反应较轻。若炎症继续发展，则疼痛加剧，淋巴结被膜化脓溶解破溃后，侵及周围软组织，出现炎症浸润块，引起淋巴结周围蜂窝织炎，浅表皮肤红肿，边界不清。一旦脓肿形成，局部皮肤出现明显压痛点及凹陷性水肿或波动感。化脓期全身症状重、高热、寒战、全身无力、白细胞升高达（20～30）×10^9/L；幼儿多有烦躁不安、拒饮食、甚至出现抽搐等。

（2）慢性淋巴结炎：多发生在患者抵抗力强，细菌毒力弱的情况下，临床常见于慢性牙源性及咽部感染，或急性淋巴结炎转为慢性。病变常表现为慢性增殖性过程。临床特征是淋巴结内结缔组织增生形成微痛的硬结，有活动、压痛，无明显自觉症状或仅有轻微不适，但机体抵抗力下降，可反复急性发作。由于淋巴结炎症反复发作后产生纤维化，即使原发病灶清除，也不可能完全消退。

2. 结核性淋巴结炎　多见于儿童和青年。轻者仅有淋巴结肿大而无全身症状；重者可伴有结核中毒症状，如体质虚弱、营养不良或贫血、低热、盗汗、疲倦等；并可同时有肺、肾、肠、骨等器官的结核病变或病史。局部临床表现，最初可在下颌下、颏下或颈部淋巴结发现单个或多个成串、缓慢肿大、无压痛淋巴结，质地较硬，与周围组织无粘连；病变继续发展，淋巴结中心因有干酪样变性、液化变软，触有波动感。炎性浸润波及周围组织，淋巴结可彼此逐渐融合并互相粘连，形成不能移动的结节性肿块，但表面皮肤无充血、发热与明显压痛，扪之有波动感。此种液化现象称为冷脓肿。冷脓肿破溃后形成经久不愈的窦或瘘。

【诊断】

根据病史、临床表现可以确诊。急性淋巴结炎应与急性下颌下腺炎相鉴别，后者可因损伤、导管异物或结石阻塞而继发感染。双手触诊检查时下颌下腺较下颌下淋巴结的位置深而固定，除下颌下腺肿大、压痛外，导管口乳头有红肿，并可见导管口溢脓。慢性淋巴结炎应注意与慢性下颌下腺炎、颈淋巴结结核、恶性淋巴瘤、颈部转移癌相鉴别。

化脓性下颌下淋巴结炎与结核性淋巴结炎形成脓肿后，可借抽吸出的脓液进行鉴别：冷脓肿的脓液稀薄污浊，暗灰色似米汤，夹杂有干酪样坏死物；而前者抽吸物多呈淡黄或桃花样黏稠液体。结核性淋巴结炎，常有全身其他部位结核病史，脓液涂片或结核菌培养以及小儿患者的结核菌素皮肤试验可协助诊断，必要时可做淋巴结病理切片检查。

【治疗】

急性淋巴结炎的早期应注意休息，全身应用足量有效抗菌药物及解热镇痛药物治疗，局部可行理疗（湿热敷、超短波等），或用中药六合丹等外敷治疗。脓肿形成应及时切开引流，同时处理原发病灶。慢性淋巴结炎，如无明显症状，可不作特殊处理。对反复发作者应注意，发现并清除原发灶。如淋巴结肿大明显或需行鉴别诊断时，可采用手术摘除。

结核性淋巴结炎应注意全身治疗,加强营养,提高机体抵抗力。并由专科医师进行抗结核治疗。对于局限的、可移动的结核性淋巴结,或虽属多个淋巴结但经药物治疗效果不明显者,可手术摘除。对已化脓的淋巴结结核或小型潜在的冷脓肿,皮肤未破溃者可以施行穿刺抽脓,同时注入异烟肼 50~100mg,隔天 1 次或每周 2 次。每次穿刺时应从脓肿周围的正常皮肤进针,以免造成脓肿破溃或感染扩散。

第七节 口腔颌面部特异性感染和性传播疾病

一、颌面骨结核

颌面骨结核(tuberculosis of the facial and jaw bones)多由血源播散所致,常见于儿童和青少年,好发于上颌骨颧骨结合部和下颌支。

【病因】

多为体内其他脏器感染结核病通过血行播散所致;开放性肺结核可经口腔黏膜或牙龈创口感染,或经痰液或唾液先引起口腔黏膜及牙龈结核直接累及颌骨。

【临床表现】

颌骨结核一般呈无症状、渐进性、破坏性发展,偶有自发痛和全身低热。临床分为两型:

1. 牙槽突型 多由牙龈或口腔黏膜的结核侵入颌骨。最常见于牙槽突,出现经久不愈的溃疡,边缘呈潜掘状,有牙槽突的破坏,患牙松动,甚至脱落。

2. 中央型 好发于下颌角、颧骨及眶下缘等骨松质部。结核杆菌经血行引起颌骨继发性损害,疾病发展缓慢。表现为患部无痛性肿胀,或间有隐痛,病变区肿胀增厚,肿胀区表面皮肤或黏膜常无化脓性感染的充血表现。骨质继续破坏并波及相应部位的口腔黏膜及皮肤,形成冷脓肿,有波动感,继而破溃,流出较稀薄脓液及小块死骨,留下经久不愈的瘘管。颌骨结核如并发化脓性细菌感染,可出现急性骨髓炎的症状,脓液也变成黄色黏稠。

全身一般仅有低热,但有内脏结核或局部继发化脓性感染时,就会有相应的症状发生。

【诊断】

根据病史、临床症状与体征,以及有无全身结核病灶存在。结合必要的辅助检查,如 X 线片表现为边缘清晰而不整齐的局限性骨破坏,但死骨及骨膜增生均少见;脓液涂片检查见抗酸杆菌;必要时做组织病理检查以确诊。颌面骨结核须与颌骨骨髓炎、颌骨恶性肿瘤等相鉴别。

【治疗】

颌骨结核的治疗包括全身抗结核治疗和局部病灶清除术两个方面。

1. 全身抗结核治疗 增强营养和抗结核药物的应用是主要手段。一般采用联合用药,现多选用异烟肼、链霉素和对氨基水杨酸为一线抗结核药。其他抗结核药物还有利福平、乙胺丁醇等,治疗疗程为 6~12 月以上。

2. 局部病灶清除术 在进行有效的全身抗结核治疗后,若 X 线片显示颌骨结核已局限,可行病灶清除术,包括切除大块已分离的死骨;对于结核性肉芽肿及小死骨碎块一般采用较保守的刮扒术及拔除患牙等,术后仍应继续抗结核治疗。

二、颌面部放线菌病

放线菌病（actinomycosis）是由放线菌引起的慢性感染性肉芽肿性疾病。发生在面颈部的放线菌病约占全身放线菌病的60%以上。颌面部软组织放线菌病的好发部位以咬肌区为最多，可侵犯皮肤、骨骼。其特征为瘘管形成并排出含有浅黄放线菌丝的脓液。这种放线菌丝被称为放线菌颗粒（actinomycosis granules）或称硫黄颗粒（sulphur granules）。

临床一般首选大剂量青霉素G每天200万～500万U，肌内注射，6～12周为一疗程。亦可用青霉素G加普鲁卡因行局部病灶封闭。如与磺胺药物联合使用，有可能增强疗效。青霉素过敏者可选用红霉素、林可霉素、四环素、克林霉素等。抗菌药物治疗应有足够的疗程，应在症状彻底消除后方可停药。碘制剂可提高抗菌药物疗效和软化瘢痕。免疫疗法能增加机体的免疫力，缩短疗程。高压氧能增加组织内氧含量，具有杀菌、抑菌、消除窦道、防止骨组织感染与坏死，加速伤口愈合的作用。脓肿形成后应及时切开引流，瘘管内的肉芽组织也应刮除干净；当有死骨形成时，应将死骨刮除，或视病情行病灶切除术，术中用过氧化氢溶液冲洗伤口，以抑制放线菌的生长繁殖。术后应用青霉素G 200万～300万U，持续12周或更长，防止复发。

三、颌面部梅毒

梅毒（syphilis）是由苍白螺旋体引起的一种慢性传染病。初期即为全身性，但病程极慢。可侵犯皮肤、黏膜及全身各脏器，从而表现为各种症状。口腔及颌骨是常易遭受损害的部位之一。

【感染途径】

根据传染途径不同，梅毒可分为后天梅毒（acquired syphilis）和先天梅毒（congenital syphilis）又称胎传梅毒。后天梅毒绝大多数通过性行为感染，极少数可通过接吻、抚摸接触或共用器皿传染，亦有因输带菌血而感染者。先天梅毒则由患梅毒的孕妇通过胎盘传染给胎儿，胎儿感染时间在妊娠4个月，胎盘循环已建立后。

【临床表现】

后天梅毒依病程分为一、二、三期及隐性梅毒，一、二期均属早期梅毒，多在感染后4年内出现症状，传染性强；三期梅毒又称晚期梅毒，系在感染4年后表现，一般无传染性。隐性梅毒指感染后除血清反应阳性外，无任何临床症状者。隐性梅毒可终身不出现症状，但也有晚期发病者。先天梅毒亦可按感染后4年为界分为早期和晚期。

1. 后天梅毒　在口腔颌面部的主要表现依病程分为口唇下疳（一期梅毒）、梅毒疹（二期梅毒）和树胶样肿（梅毒瘤）（即三期梅毒）。

2. 先天梅毒　早期先天胎传梅毒多在出生后第3周到3个月，甚至一年半后出现症状。梅毒的口腔黏膜病损详见本套教材《口腔内科学》（第3版）的有关章节。

【诊断】

根据详细而正确的病史、临床表现、实验室检查及X线片综合分析判断，审慎作出诊断，不能确诊时可行组织病理检查。

获得性梅毒，治游史是很重要的诊断线索；如系胎传梅毒，应详细询问其家庭成员患病情况。实验室检查包括梅毒下疳、二期黏膜斑分泌物涂片直接检查梅毒螺旋体。血清学检查主要为性病研究实验室试验（VDRL test），以及未灭活血清反应素玻片试验（USR test 试验）、快速血浆反应素环状卡片试验（RPR test）等。还可用梅毒螺旋体特异性抗原直接测定血清中的抗螺旋体抗体，为特异性梅毒血清实验方法。近年来免疫组化、聚合酶链式反应（PCR）等方法的应用，大大提高了对梅毒诊断的敏感性和特异性，且作为最后诊断的依据。

【治疗】

口腔颌面部梅毒损害为全身性疾病的局部表现，应在专科医师指导下进行全身治疗。治疗原则为明确诊断后立即实施正规治疗，治疗越早则效果越好，早期梅毒可获治愈。驱梅治疗药首选青霉素 G 及砷铋剂联合疗法。青霉素过敏者可改用红霉素或罗红霉素等。须在全身及局部的梅毒病变基本控制后，才能考虑病变遗留组织缺损和畸形的修复和矫治治疗。

治疗结束后应观察 5 年，随访包括临床与实验室检查。治愈的主要指标是病损及症状消退，血清试验等转阴性。

四、艾滋病在口腔颌面部的表现

【概述】

艾滋病又称获得性免疫缺陷综合征（acquired immunodeficiency syndrome，AIDS），是人类免疫缺陷病毒（human immunodeficiency virus，HIV）感染所致。艾滋病是 HIV 感染过程中晚期的前终末期临床表现，是当前医学界最关注的一种新型传染病，具有传播速度快，波及地区广及死亡率高的特点。艾滋病的主要特点是患者的免疫功能严重受损，因此导致多种条件致病菌感染并伴发罕见的恶性肿瘤。自 1981 年发现以来，HIV 持续在全球蔓延，在其未被控制之前，世界发病形势还会恶化。因此，艾滋病的防治已成为全球性多学科的共同课题。

艾滋病的传播途径依其传播的有效性依次为：血液传播、母婴垂直传播、性传播。

根据艾滋病的临床表现，常将其分为 4 期，即急性感染期、潜伏期、艾滋病前期和典型艾滋病期。在艾滋病和艾滋病相关综合征（AIDS related complex，ARC）患者中约 95% 有口腔颌面部表现，这些患者在发展到艾滋病期之前 4 年内可单独出现口腔表征，并首先就诊于口腔科，成为诊断该病的重要指征。所以要求口腔科医师必须具备这方面的知识，以早期诊断并避免误诊和造成院内感染。

【口腔颌面部的表现】

艾滋病和 ARC 患者的口腔颌面部表现主要包括以下方面：

1. 口腔白念珠菌（白假丝酵母菌）病　此为艾滋病患者最常见的口腔感染，且多出现在艾滋病确诊之前，常为艾滋病的先兆症状。临床表现为口腔黏膜多处出现红斑或白斑，实际为红斑型白念珠菌（白假丝酵母菌）病或假膜性白念珠菌（白假丝酵母菌）病，多发生在腭部及舌背部黏膜，表面有干酪样渗出物，自觉有疼痛及烧灼感，斑块可以擦去，留下红色区域并伴有出血。涂片及培养可发现白念珠菌（白假丝酵母菌），部分患者可能出现白念珠菌（白假丝酵母菌）感染的口角炎。

2. 口腔黏膜毛状白斑　毛状白斑是艾滋病感染者最常见的表征和病损，是艾滋病血清学阳性的最可靠的指征，是免疫功能低下的先兆。毛状白斑只局限在口腔发病。主要表现为白色斑块，常发生在舌，大多为双侧发病，可扩展到整个舌背和舌腹部，病损表面不规则，表现为皱褶和突起，与毛发相似。还可以是小而细的皱褶，病损因过度增生有时呈毛茸茸地毯样的表现。毛状白斑很少发生在颊、唇黏膜以及口底、软腭、口咽部等黏膜，更少见发生在食管、喉部、肛门、阴道和皮肤。病损大小和严重程度与艾滋病感染者的病情程度无关。

3．艾滋病相关性牙周炎（AIDS-virus associated periodontitis，AVAP） 为艾滋病病毒感染者中的一种特殊类型的牙周病损。主要表现为龈乳头坏死、出血及疼痛，牙周组织破坏迅速，牙松动、缺失、但牙周袋并不深。有时可发展为坏死性口炎，而出现广泛的软组织、骨组织坏死，甚至危及生命。其原因可能系免疫功能缺损而口腔内条件致病菌感染所致。

4．口腔疱疹 系口腔黏膜出现的小水疱样疼痛性病变。水疱破损后很快形成不规则性溃疡，2周后可以愈合，但有些患者可反复发作。

5．口腔肿瘤 与艾滋病有关的肿瘤有三种：

（1）卡波西肉瘤（kaposi sarcoma，KS）：是最常见的艾滋病相关性肿瘤，腭部是最常见的部位，其次为牙龈、口咽部、颊部、唇等处。早期为扁平状不高出黏膜面、浅蓝色或浅红色的斑块病损。以后逐渐发展，颜色变深，成为高出黏膜隆起的肿块，并出现分叶甚至溃疡。在出现溃疡前没有触痛，临床表现类似血管瘤。

（2）非霍奇金淋巴瘤：EB病毒可能为本病的病原。病变多始于牙槽突，进而波及整个颌骨，出现牙松动、移位、脱落。肿瘤常为多发，并可波及内脏器官。

（3）鳞状细胞癌：艾滋病患者口腔鳞癌多位于舌部。此外，还可见口腔黏膜发生尖锐湿疣。

除以上症状外，艾滋病患者和艾滋病相关综合征（ARC）患者还常伴发面颈部淋巴结肿大、唾液腺感染以及神经系统病变。

【口腔病变的诊断】

艾滋病口腔内病变常为HIV感染的首发症状。其诊断，除详细了解病史及作全身检查外，对有淋巴结肿大、长期发热、乏力、消瘦的口腔病患者，应引起注意；对有口腔明显病变者，应认真进一步检查并做相关实验室检查。

【防治】

目前尚缺乏消灭HIV和扭转免疫缺陷的特殊方法，亦无效果确切的疫苗出现，因此预防其感染意义重大。主要预防措施有：

1．消除不洁性生活现象。

2．阻断血行传播途径，如静脉注射毒品、不规范输血等，进行相关宣传活动。

3．医护人员在诊治艾滋病患者时，应采取有效的防止和控制感染的措施。目前最适合的措施是遵循预防乙肝传播的处理措施。

艾滋病的治疗，在当前条件下非常困难。目前主要包括针对HIV病毒、艾滋病常见的机会性感染病原菌激活免疫抑制剂以及继发肿瘤的治疗。

 小 结

　　本章学习了口腔颌面部感染的特点、感染途径、临床表现和治疗；智齿冠周炎以及口腔颌面部的间隙感染的感染来源、临床特点和治疗；还学习了颌骨骨髓炎的特点，临床表现和鉴别；面部疖痈、面颈部淋巴结炎以及口腔颌面部特异性感染和性传播疾病。

思考题

1. 口腔颌面部感染的特点是什么？
2. 下颌智齿冠周炎的病因是什么？
3. 什么是口腔颌面部间隙？
4. 简述脓肿切开引流术的指征。
5. 颊间隙感染可向哪些间隙扩散？
6. 中央性颌骨骨髓炎与边缘性颌骨骨髓炎的鉴别诊断。

（蔡　潇）

第八章 口腔颌面部肿瘤

 学习目标

1. 掌握：口腔颌面部肿瘤的临床特点、诊断方法、治疗原则、常用治疗方法及口腔颌面部肿瘤的预防；口腔颌面部常见肿瘤及瘤样病变的诊断与治疗。

2. 熟悉：口腔颌面部肿瘤的临床流行病学特点；软组织肉瘤、骨源性肉瘤、恶性淋巴瘤、浆细胞肉瘤、中线致死性肉芽肿、恶性黑色素瘤的临床特点。

3. 了解：口腔颌面部肿瘤的发病原因；口腔癌和口咽癌的 TNM 分类分期。

第一节 概 论

肿瘤（tumor）是人体组织细胞由于内在和外界致病因素长时间的作用，使细胞的遗传物质——脱氧核糖核酸（DNA）产生突变，对细胞的生长和分裂失去控制而发生异常增生和功能失调所造成的一种疾病。

口腔颌面部肿瘤为头颈部肿瘤的主要组成部分，本章主要讨论发生于口腔颌面部的良性肿瘤、恶性肿瘤。此外，由于囊肿和瘤样病变常具有肿瘤的某些生物学特性和临床表现，故也在此讨论。

一、临床流行病学

（一）发病率和患病率

不同的国家、不同的肿瘤，其发病率或患病率有很大差别。来自 Global Cancer Statistics 2008 年的数据显示，头颈部恶性肿瘤的发病率较高，位居全身恶性肿瘤第 6 位，其中口腔癌位于第 12 位。至今，我国尚无口腔颌面部肿瘤发病率和患病率的确切统计资料。据有关资料报道，我国口腔及咽部恶性肿瘤的估计标化发病率为 8.7/10 万（男）及 6.0/10 万（女）。我国口腔颌面部癌瘤的患病率各地差异较大，上海女性为（2.5～3.4）/10 万，男性为（3.2～3.6）/10 万；新疆地区为 8.1/10 万；广州市的调查表明口腔癌的患病率为（1.06～1.09）/10 万。

（二）构成比

在全身肿瘤中，良性与恶性的比例约为 1:1。但口腔颌面部肿瘤中，因包括囊肿和瘤样病变,所以良性肿瘤多于恶性肿瘤。根据上海交通大学医学院附属第九人民医院口腔病理科统计 2007—2016 年的 70 814 病例,口腔颌面部肿瘤中恶性肿瘤仅占 29.25%。据中国 26 个地区、36 个单位的资料统计,口腔颌面部肿瘤占全身肿瘤的 8.2%。在全身各部位恶性肿瘤的排序中,口腔颌面部恶性肿瘤处于第 10 位之后。

(三) 性别和年龄

口腔颌面部恶性肿瘤多发生于男性。国内统计男女构成比约为 2:1,发病高峰年龄为 40~60 岁,而西方国家报道的发病高峰年龄在 60 岁以后,其发病的最高峰值比我国大 10 岁。口腔颌面部良性肿瘤的发病年龄较年轻,如成釉细胞瘤多见于青壮年,而脉管瘤、甲状舌管囊肿等多见于儿童。

值得注意的是,近年来口腔癌的发病在女性有明显增多的趋势,可能与女性抽咽及饮酒的人数增加,或女性从事原先由男性承担的职业增多有关。

(四) 组织来源

口腔颌面部良性肿瘤以牙源性及上皮源性肿瘤多见,如成釉细胞瘤、多形性腺瘤等;其次是来自间叶组织的肿瘤,如纤维瘤、脉管组织肿瘤等。

口腔颌面部恶性肿瘤以上皮组织来源最多,尤以鳞状上皮癌最常见,约占口腔颌面部恶性肿瘤的 80% 以上,主要发生于口腔黏膜;其次是腺源性上皮癌和未分化癌;来自间叶组织的肉瘤较少,主要为纤维肉瘤、骨肉瘤等。淋巴和造血组织来源的恶性肿瘤,如恶性淋巴瘤、白血病等也可首发于口腔颌面部。

(五) 好发部位

口腔颌面部良性肿瘤,多见于牙龈、口腔黏膜、颌骨与颜面部。恶性肿瘤在我国以舌癌为最多,其次是颊黏膜癌、牙龈癌、腭癌、上颌窦癌等。需指出的是,口腔颌面部癌瘤的好发部位与人种、地区以及各种环境因素包括生活习惯、嗜好等均有一定关系。

二、病因与发病条件

肿瘤的致病因素与发病条件十分复杂,是多种因素综合作用的结果。在这些作用中,既有内因也有外因,既有全身因素又有局部因素,同时也存在个体间差异。因此,在肿瘤发生、发展的漫长演变过程中,各种因素密切联系、相互制约,综合地发挥作用。目前对口腔颌面部肿瘤病因的认识,大多都接受"癌瘤病因综合作用"的概念,根据长期临床观察和实验研究,肿瘤的发生可能与下述致病因素有关。

(一) 外来因素

1. 物理性因素　电离辐射(如 γ 射线、X 射线)、紫外线辐射等有致癌作用;热辐射、创伤、长期慢性刺激与肿瘤的发生有关,如残冠或残根、锐利的牙尖或不良修复体等长期刺激,可导致发生舌癌及颊黏膜癌;放射性物质可诱发癌肿产生。

2. 化学性因素　是肿瘤病因最早受到重视并被证实的因素。有致癌作用的化学物质达千余种。研究证实,口腔癌与吸烟、咀嚼烟草有关;烟油中含苯并芘、N- 亚硝基哌啶等致癌物质,其含量与烟草种类有一定关系。乙醇也是致癌源之一,并与烟草致癌有协同作用。

3. 生物性因素　许多研究证明病毒可诱发肿瘤。如鼻咽癌、恶性淋巴瘤与 EB 病毒密切相关,鳞癌与人乳头瘤病毒(HPV)有关。

4. 营养因素　近年来，营养与肿瘤的关系备受关注。研究证明，营养不良或营养过度、某些维生素及微量元素的变化均与癌瘤的发生有关。如维生素 A 及 B 类缺乏，硒（Se）、锗（Ge）、铜（Cu）、锌（Zn）等在体内的含量与比值变化，都与癌瘤的发生、发展有一定关系。

（二）内在因素

1. 神经精神因素　临床观察发现，一些肿瘤患者发病前常有严重的精神创伤史或不正常精神状态。事实表明，精神过度紧张、心理状态不平衡等，可造成人体功能失调，可能有利于肿瘤的发生与发展。

2. 内分泌因素　内分泌失调能使某些激素增多，持续作用于某些敏感组织，这种异常的慢性刺激可导致细胞的增殖与癌变。此种激素对肿瘤的作用，主要限于各自的靶器官，有时对某些非靶器官的肿瘤亦有一定程度的影响。例如患乳腺癌及宫颈癌后的女性患者，再发生口腔癌的危险性明显增加，女性唾液腺癌患者再发乳腺癌的危险为正常人的 8 倍。

3. 机体免疫状态　在人体及动物实验性癌瘤中均已证实存在着肿瘤抗原与免疫反应。机体的免疫功能对肿瘤的发生与发展有重要影响。如果机体的免疫监视功能低下（如长期使用免疫抑制剂等），则癌变细胞可能逃逸免疫监视系统，形成肿瘤。患口腔颌面部恶性肿瘤者，常存在不同程度的免疫功能不全或下降，尤以晚期为甚。

4. 遗传因素　某些人类肿瘤有明显的遗传倾向，其遗传规律是以"易感性"的方式表达出来的。在绝大多数情况下，从上一代遗传下来的不是肿瘤本身，而是一种容易患癌的个体素质，在此基础上，还需要一定的环境因素才能作为其发病条件，种族特异性亦被认为可能与遗传因子有关。

5. 基因突变　随着肿瘤分子生物学研究的进展，证实人染色体中存在着癌基因（oncogene）和抗癌基因（anti-oncogene）。在正常情况下，癌基因与抗癌基因是一对互助依存、互助制约的因子，人体不会发生肿瘤，只有在外来因素作用下，癌基因被激活，或抑癌基因突变的情况下人体才会出现肿瘤。

此外，地区、民族、年龄、环境、职业、风俗、生活习惯等内、外因素与肿瘤的发生也有密切的关系。

三、口腔颌面部肿瘤的分类和临床表现

口腔颌面部肿瘤按其生物学特性和对人体危害轻重不同可分为良性与恶性两大类，良性肿瘤与恶性肿瘤的主要鉴别依据是瘤细胞分化的程度。此外，转移、复发也是重要的判断依据，但这种区别是相对的。

（一）良性肿瘤

良性肿瘤通常生长缓慢，可存在数年至数十年，重量可达数公斤，如唾液腺多形性腺瘤。某些肿瘤可呈间断性生长，有时还会停止生长或退化，如血管瘤、脂肪瘤等。

良性肿瘤大多呈膨胀性生长，外表形态多为球形、椭圆形或结节状。良性肿瘤因有包膜，故与正常组织分界清楚，检查时可被推动。除骨肿瘤质地较硬外，软组织肿瘤一般质地中等，若有坏死、液化，则质地较软。良性肿瘤一般无自觉症状，但当压迫邻近神经、有继发感染或恶变时，可出现疼痛、麻木或感觉异常。一般不发生转移，通常预后良好，对人体危害较小。但如果肿瘤生长在一些重要部位，如舌根、软腭等，若不及时治疗也可影响呼吸和吞咽，甚至威胁人的生命。

（二）恶性肿瘤

口腔恶性肿瘤中以癌多见，癌初起时局限于黏膜内或皮肤表层中，称原位癌（carcinoma in situ），继而肿瘤穿过基底膜侵入周围组织，呈一小硬块。口腔癌在临床上可表现为三种类型：即溃疡型、外生型及浸润型（图 8-1）。

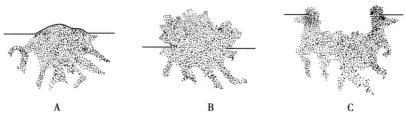

图 8-1　恶性肿瘤的临床病理表现
A. 浸润型　B. 外生型　C. 溃疡型

恶性肿瘤一般无包膜或者仅有假包膜，呈浸润性生长，因而边界不清。质地一般较硬，若与周围组织粘连，常常固定不能推动。

恶性肿瘤一般生长较快，带有较大的破坏性，常发生表面坏死、溃烂出血、恶臭、疼痛等。若肿瘤侵及或破坏邻近组织器官，可发生功能障碍，如牙松动、病理性骨折、开口困难、面瘫、麻木、感觉异常等，并常可发生淋巴结转移与远处转移。由于肿瘤迅速生长破坏而产生的毒性物质，可引起代谢紊乱，加之出血、感染、疼痛、饥饿等使机体不断消耗。因此，恶性肿瘤晚期，患者多出现消瘦、贫血、机体衰竭等症状，称为"恶病质"。

由于良性肿瘤与恶性肿瘤在治疗原则及预后等方面有很大差别，因此，临床上对良性肿瘤与恶性肿瘤的鉴别极为重要（表 8-1）。

表 8-1　良性肿瘤与恶性肿瘤的鉴别

	良性肿瘤	恶性肿瘤
发病年龄	可发生于任何年龄	癌多见于老年；肉瘤多见于青壮年
生长方式	膨胀性生长	浸润性生长
生长速度	一般慢	一般快
与周围组织关系	有包膜，不侵犯周围组织，界限较清，可移动	侵犯、破坏周围组织，界限不清，活动受限
症状	一般无症状	常有局部疼痛、麻木、头痛、开口受限、面瘫、出血等症状
转移	无	常发生转移
对机体的影响	一般无影响，如生长在要害部位或发生并发症，也可危及生命	影响大，常因发展迅速、转移和侵及重要脏器及发生恶病而死亡
组织学结构	细胞分化良好，细胞形态和结构与正常组织相似	细胞分化差，细胞形态和结构呈异型性，有异常核分裂
治疗效果及预后	切除后一般不复发，治愈率高	早期根治，疗效较好。晚期易复发，治愈率尚不理想

四、口腔颌面部肿瘤的诊断

早期发现，正确诊断是根治恶性肿瘤的关键。口腔颌面部肿瘤一般多发生于表面，通过视诊、触诊可得出初步诊断。然而对原发于深部的早期肿瘤，如上颌窦、翼腭凹、颌骨内等部位的肿瘤，仅行临床检查常难以得出正确诊断，需配合一些特殊检查。在肿瘤的诊断方面，首先要区别肿瘤或非肿瘤疾病（如炎症、寄生虫、畸形或组织增生所引起的肿块）；其次要鉴别良性或恶性，因两者在治疗方法上是不同的。把恶性肿瘤当良性肿瘤治疗，就会贻误病情；反之，把良性肿瘤当恶性肿瘤治疗，将给患者带来不应有的损失，可能造成包括精神上的负担、后遗畸形、丧失语言及咀嚼功能等。

（一）病史采集

详细询问病史，可为诊断提供重要参考依据，重点询问以下内容：

1. 最初出现的症状和发现肿瘤的时间，生长的部位，肿瘤的形态与大小。

2. 生长速度，近来有否突然生长加快。

3. 有无疼痛、溃疡、出血及功能障碍。

4. 有无消瘦、乏力、发热、食欲减退、贫血及全身不适。

5. 发病后曾否就医，作何诊断，接受过何种治疗，效果如何。

6. 患者的精神心理状态等。

此外，还应询问患者的年龄、职业、生活习惯，有无损伤史，炎症史，家族史等。

（二）临床检查

应详细检查患者全身及口腔颌面部的情况，不要忽略任何一个体征。口腔颌面部肿瘤一般可通过望诊、触诊来进行检查。望诊可了解肿瘤的形态、生长部位、体积大小以及有无功能障碍，如开口是否受限、开口型是否正常、有否面瘫及舌活动受限。触诊可了解肿瘤的边界、质地、活动度以及与邻近组织的关系。对面颈部淋巴结行触诊检查时应使受检区皮肤肌肉松弛，并按一定顺序进行，以便判断淋巴结有无肿瘤转移；对颊部、喉、舌部等深部肿瘤检查时应进行双手触诊，可更准确地了解病变范围和性质；听诊对血管源性肿瘤的诊断有一定帮助。

全身检查对诊断、治疗及预后的估计都有重要意义，应着重检查肝、肾、心、肺等重要脏器的功能状况以及患者的精神和营养状况。检查有无肿瘤的远处转移、恶病质及其他器质性疾病。

（三）影像学检查

1. X 线检查　X 线片主要用以了解骨组织肿瘤的性质及其侵犯范围，是原发灶还是继发灶，是良性还是恶性。造影检查常有助于唾液腺肿瘤和血管瘤等的诊断。

口腔颌面部恶性肿瘤患者应常规拍摄胸片，检查肺部有无转移。

计算机断层扫描（computed tomography，CT）具有较高的空间分辨率和密度分辨率，使一些密度相近而普通 X 线片上难以辨认的结构能清晰显示。行增强扫描可显示肿瘤血管与邻近血管的关系，并可通过测量 CT 值明确病变为实性、囊性还是脂肪组织。对确定有无肿瘤，判断病变范围，性质以及与周围结构的关系等，提供极有价值的信息。

2. 超声体层（ultrasonic tomography，UT）检查　通常采用 B 超探测仪。此检查对口腔颌面部囊性肿瘤和软组织肿瘤的诊断有帮助。此外，由其声像图的周界清晰度和肿瘤内光点分布均匀与否,可判断肿块属良性或恶性。

3．其他影像学检查　磁共振成像(MRI)、数字减影血管造影(DSA)、放射性核素检查、单光子放射计算机体层摄影等先进的检查手段,对口腔颌面部肿瘤的早期诊断、有无远处转移、治疗效果判定等都有重要价值。

应当指出的是,影像学检查必须结合临床,绝不能单凭影像学表现决定诊断。此外,各种影像学技术可有机地结合应用,相互取长补短,可以进一步提高诊断的正确率。

（四）穿刺及细胞学检查

对触诊时有波动感或非实质性含有液体的肿瘤,可行穿刺检查,根据液体的颜色、性质判断病变类型。如非角化囊肿穿刺时吸出的液体常为淡黄色,涂片检查可发现胆固醇晶体;牙源性角化囊肿的液体可能为脓样或油脂样,涂片可发现角化细胞;舌下腺囊肿可抽出透明的蛋清样液体;深部血管瘤可抽出血液;囊性淋巴管样瘤可抽出淡黄色淋巴液,涂片可见丰富的淋巴细胞。

对颜面皮肤癌或口腔黏膜癌,可采取涂片或刮片细胞学检查,对唾液腺或某些深在的肿瘤可采用穿刺细胞学检查。

（五）活组织检查

活组织检查是确定病变性质、肿瘤的类型及分化程度的重要依据,也是目前比较准确可靠的结论性诊断方法,但有时需结合临床和其他检查方法综合分析,才能更正确地作出诊断。值得注意的是,活组织检查必须正确掌握,因为不恰当的活组织检查不但增加患者痛苦,而且可能促使肿瘤转移,影响治疗效果。缩短活检与治疗时间,争取诊断与治疗一期完成是基本原则。

有关活体组织检查方法请参阅第二章。

（六）肿瘤标志物检查

肿瘤标志物(tumor marker)检查是近年来临床上许多学者都在积极探索的一种诊断方法。寻找肿瘤标志物,特别是特异性的标志物将有助于肿瘤的诊断以及治疗效果的观察并可作临床有无肿瘤复发的监控手段。

肿瘤标志物是指一些主要由肿瘤细胞产生、分泌和释放,通常以抗原或酶蛋白以及各种癌基因形式出现在恶性肿瘤患者血液、尿或其他体液中的特殊化学物质。因此,根据血液及尿的化验,不仅可了解患者全身情况,还可以协助对肿瘤的诊断。如患恶性肿瘤的患者常有血沉(红细胞沉降率)加速,黏蛋白增高;晚期骨肉瘤患者的血清碱性磷酸酶可增高;多发性浆细胞肉瘤血浆球蛋白增高,尿内可发现凝溶蛋白(亦称本 - 周蛋白,Bence-Jones albumose);恶性黑色素瘤全身转移时,尿中黑色素试验可呈阳性等。与口腔颌面部肿瘤有关的标志物还有:癌胚抗原(CEA)、基质纤维连接蛋白(Fn)、血清唾液酸(TSA)和脂结合唾液酸(LSA)、血清铁蛋白、血清和唾液的腐胺(putrescine)等。

五、口腔颌面部肿瘤的治疗

肿瘤的治疗,首先要树立综合及多学科治疗的观点。应根据肿瘤的性质、发展速度、临床表现和全身情况制订相应的治疗方案。尤其第一次治疗方案的合理和准确,常是治愈肿瘤的关键。"量体裁衣"即采取多学科因人因病而异制订治疗计划,是现在肿瘤学治疗中的一个十分重要的概念。

（一）治疗原则

1. 良性肿瘤　以外科治疗为主。一般应在肿瘤包膜外行肿瘤完整切除术。如为临界瘤,应切除肿瘤周围部分正常组织,并将切除组织做冰冻切片病理检查;如明确有恶变,应扩大切除范围。良性肿瘤切除后,应常规送病理检查,证实有恶变时,应按恶性肿瘤进一步处理。

2. 恶性肿瘤　应根据肿瘤的病理类型或分化程度、病变部位、发展速度、临床分期以及患者的机体状况等选择适当的治疗方法。

目前对口腔颌面部恶性肿瘤比较强调以手术为主的综合治疗,特别是三联疗法,即手术＋化疗＋放疗。但综合治疗并不是治疗方法的生拼硬凑,其目的是提高治疗效果。因为对晚期恶性肿瘤的任何一种治疗都有其长处,也有其不足之处。综合治疗可以取长补短,相互补充,以获得最佳疗效。

临床上根据癌瘤侵犯的范围,国际抗癌协会(UICC)设计了 TNM 分类法(见本章后附有关口腔颌面部恶性肿瘤的 TNM 分类分期)。这种分类便于准确和简明地记录癌瘤的临床情况,有助于制订治疗计划和确定预后,也有利于统一标准和科学研究。

T 是指原发肿瘤;N 是指区域性淋巴结;M 是指远处转移。根据原发肿瘤的大小及波及范围可将 T 分为若干等级;根据淋巴结的大小、质地、是否粘连等也可将 N 分为若干等级;远处转移则是利用各种临床检查的结果,将 M 划分为若干等级。以上称为 TNM 分类。将不同的 TNM 分类再进行排列组合,即可得出临床分期。一般临床均划分为四期。

（二）治疗方法

1. 外科手术治疗　目前仍是最重要而有效的首选治疗措施。对恶性肿瘤必须完全、彻底切除,对可能有淋巴结转移的恶性肿瘤,还应行颈淋巴清扫术(radical neck dissection)以将其所属区域的淋巴组织彻底清除,临床上称为"根治术"。手术治疗时应遵循肿瘤外科原则,即:①安全边界切除原则,包括肿瘤周围一定范围的正常组织一并切除。切除安全边界应根据肿瘤细胞的分化程度、肿瘤的病理分类及所在部位来确定切除范围。如高分化的唇部鳞状细胞癌可距病变边缘 5mm 以上切除,而恶性黑色素瘤则必须做广泛彻底切除。②无瘤操作原则,手术操作应轻巧,尽量避免挤压肿瘤,多采用锐性分离。在处理大血管时先结扎静脉,后结扎切断动脉;行联合根治术时先清除所属区域淋巴组织,后处理原发瘤;注意防止瘤细胞种植,对表面溃破的肿瘤可采用电灼或化学药物处理,或用纱布覆盖并与周围组织缝合固定后再进行手术,避免切破肿瘤。手套及手术器械污染时应及时更换;缝合前用大量生理盐水行创面冲洗湿敷。

由于患者全身情况或其他原因而不宜做根治性手术者,可采用姑息性手术,以减轻症状或为化学药物治疗等创造条件。凡肿瘤过于广泛或有多处远隔部位转移的患者一般不适于手术治疗,对年老体弱或伴有主要脏器功能严重障碍者,应审慎地选择可以承受的术式。

根治性手术的目的是通过手术方法完全切除肿瘤,以期完全治愈。良性肿瘤常可通过包膜外切除即能达到根治的目的。恶性肿瘤根治性手术是对原发病灶和区域淋巴结转移灶的彻底切除。口腔颌面部恶性肿瘤区域淋巴结的切除是指切除一侧颈前部所有区域内的全部淋巴组织即颈淋巴清扫术。但是鉴于恶性肿瘤的生物学特性和手术的局限性,即使有根治性手术这一名称,实际上单一依靠手术治愈多数中晚期患者是不现实的,因此必须依赖多种手段的计划性综合治疗来完成。

近年来，导航技术的发展以及数字化技术的运用，使口腔颌面部肿瘤的根治手术更加精准；同时也大大提高了肿瘤根治术后遗留组织缺损修复的精确性。

2. 放射治疗 放射线在人体内可产生电离辐射作用损伤组织细胞，但人体正常组织及肿瘤细胞对射线损伤的再生能力有差异。临床正是利用这一生物效应特点，采用不同类型的射线达到治疗肿瘤的目的。正常组织细胞虽也可受到一定的损害，但仍可恢复其生长和繁殖的能力，而肿瘤细胞则被放射所破坏，不能复生。

临床治疗经验证明恶性淋巴瘤、浆细胞肉瘤、未分化癌、淋巴上皮癌、尤因（Ewing）肉瘤等对放射线敏感。鳞状细胞癌及基底细胞癌对放射线中度敏感；骨肉瘤、纤维肉瘤、肌肉瘤（胚胎性横纹肌肉瘤除外）、腺瘤、脂肪肉瘤、恶性黑色素瘤等对放射线不敏感。对多数口腔颌面部恶性肿瘤，放射治疗常作为综合治疗的一部分，可行术前照射或术后照射。良性肿瘤由于和正常细胞比较接近，一般不适用放射治疗。

放射治疗的主要不良反应有局部皮炎、黏膜溃疡、口腔干燥（唾液腺破坏所致）以及全身反应如食欲减退、恶心、呕吐、头昏、乏力、白细胞、血小板减少等，在放射治疗过程中应引起注意。

近年来，由于核科学的迅速发展，放射性粒子植入近距离治疗口腔颌面部恶性肿瘤逐渐在临床上推广应用。常用的粒子放射源有 125I、32P、128Au 等。

3. 化学药物治疗 是利用化学药物抑制肿瘤细胞的增殖，特别是干扰核酸代谢，从而抑制肿瘤的发展，直至肿瘤细胞死亡，达到治疗的目的。

根据细胞动力学规律，按药物对细胞周期的作用，抗癌药物分为细胞周期非特异性药物和细胞周期特异性药物两大类，后者又可分为时相特异性药物与周期特异性药物。

临床上常用抗癌药物：①细胞毒素类（烷化剂）主要有氮芥和环磷酰胺等，是细胞周期非特异性药物，可作用于细胞周期的任何阶段，但只有进入 S 期细胞毒性才表现出来，阻止细胞从 S 期进入 G2 期。②抗代谢类药物主要有甲氨蝶呤和氟尿嘧啶等，是细胞周期特异性药，作用于细胞增殖周期中，特异性的干扰核酸、蛋白质等生物分子的合成和利用，阻止细胞的分裂、繁殖，最终导致肿瘤细胞死亡。③抗生素类常用的有博来霉素和平阳霉素等，属细胞周期非特异性药物，通过与 DNA 结合，干扰 mRNA 形成，从而抑制 RNA 的合成，也可引起 DNA 单链和双链断裂，杀伤肿瘤细胞。④激素类常用的有肾上腺皮质激素类，属细胞周期非特异性药物，通过抑制核酸代谢、增加蛋白质分解、抑制细胞对糖的摄取和利用来抵抗肿瘤。⑤植物类常用的有长春新碱和羟喜树碱等，为细胞周期特异性药物，主要作用于 M 期和 S 期，通过阻止增殖细胞的有丝分裂杀灭肿瘤细胞。⑥其他类主要药物有顺铂，属细胞周期非特异性药物，但在 G1 期最敏感，通过与 DNA 链交联，显示细胞毒性作用，影响 DNA 合成。

目前影响化学药物治疗效果的主要因素是：①药物的选择性不高，即在杀伤肿瘤细胞的同时也损伤正常的细胞，从而限制了药物使用剂量而影响治疗效果。②由于对化学治疗的意义及细胞动力学、药代动力学、毒性反应的预防及处理、药物的合理剂量、配伍、疗程等化学治疗实施方案缺乏认识，而将化疗用作已有广泛转移，全身极度衰竭晚期肿瘤患者的姑息治疗，结果非但对患者无益，反而加速患者死亡，影响了化疗应有的地位。③单一长期多次用药容易产生耐药性，给肿瘤治疗带来困难，而采取轮换用药或合并用药常能延缓耐药性的产生。

化疗的主要不良反应是骨髓抑制，在治疗过程中，当白细胞降到 $3.0 \times 10^9/L$ 时，血小板降到 $80 \times 10^9/L$ 时，应予停药。化疗的其他不良反应有食欲减退、恶心呕吐、腹泻、腹痛等消化道反应，严重时可有血性腹泻、口腔炎或肝损害，有时可引起血尿及神经毒性反应如麻木等。

4. 免疫治疗　免疫治疗是通过调节人体的防御功能，提高对肿瘤的免疫能力，达到治疗肿瘤的目的。随着细胞生物学、分子生物学及生物工程技术的迅速发展，恶性肿瘤免疫治疗的方法和内容获得明显改进和提高，已逐渐成为恶性肿瘤综合治疗的一个重要组成部分。肿瘤的免疫治疗可归纳为以下几类：①非特异性免疫治疗：是使用一般性免疫反应刺激剂，以提高机体的免疫反应能力和对肿瘤的免疫应答。②特异性免疫治疗：是针对肿瘤抗原的免疫治疗，又称主动免疫治疗。③过继免疫：是通过具有免疫力、有抗肿瘤效应的完整活细胞及其产物，传递抗肿瘤的细胞免疫信息。是近年来发展较快的一种免疫疗法，如单克隆抗体（monoclonal antibody）、致敏淋巴细胞、淋巴因子、转移因子以及免疫核糖核酸等的应用。

5. 冷冻治疗　又称冷冻外科或低温治疗，是通过深低温使肿瘤细胞变性、破坏而死亡。对年老、体弱、有严重器质性疾病的患者，尤为适宜。

6. 激光治疗　有关激光的生物学效应尚不完全清楚。多数学者认为激光对生物组织能起到凝结、气化和切割的作用。主要原理是热效应、压力效应、光效应和电磁效应。通过这些效应大功率激光可破坏生物组织。激光治疗口腔颌面部肿瘤，主要适用于表浅病变。光动力疗法（photodynamic therapy，PDT），亦称光化学疗法（photo-chemotherapy），是把光敏药物血卟啉衍生物注射入患者的静脉，经 24～48 小时，药物浓缩滞留于恶性肿瘤细胞内，但它不能久留在正常组织中，此时采用低功能激光对肿瘤照射，可以高选择性地破坏癌细胞，而对正常组织影响很小或没有影响，为治疗恶性肿瘤的一种新方法。

7. 高温治疗　高温治疗亦称加热治疗，简称热疗，是通过物理加热装置选择性地将肿瘤加热至治疗温度（40～44℃），从而杀灭肿瘤细胞的方法。目前，肿瘤热疗已在国外广泛开展，1985 年 FDA 已正式将热疗列为常规的抗肿瘤方法之一，在我国热疗临床应用正逐步推广。热疗的选择性抗肿瘤作用和对放、化疗的增敏作用，给无手术指征和放、化疗耐受者带来了希望。

8. 分子靶向治疗　分子靶向治疗是在细胞分子水平上，针对已经明确的致癌位点（肿瘤细胞内部的蛋白质分子、基因片段或基因产物），设计相应的治疗药物。药物进入人体后，特异性结合致癌位点，发生作用，促使肿瘤细胞死亡，而不伤及正常组织细胞。

目前用于口腔颌面部肿瘤的分子靶向药物主要是抗表皮生长因子受体（EGFR）类药物，如西妥昔单抗和尼妥珠单抗。临床研究显示，EGFR 单抗单药或联合顺铂或联合放疗，可在一定程度上延长晚期口腔颌面部鳞癌患者的生存时间和无瘤生存时间。

9. 其他治疗　除前述治疗方法外，营养治疗、中药治疗亦可作为辅助疗法，有利于延长肿瘤患者的生存期。

六、口腔颌面部肿瘤的预防

目前，口腔颌面部癌瘤患者的 5 年生存率在 50%～60%，治疗效果尚不能令人满意。在肿瘤的防治方面，必须贯彻预防为主的方针，健全多层次肿瘤防治网，全面实施三级预防。

Ⅰ级预防为病因学预防,是降低发病率的最根本措施;Ⅱ级预防为诊治预防,主要是贯彻三早,即早发现、早诊断、早治疗,以提高治愈率;Ⅲ级预防是为康复预防,系指以处理和治疗病员为主,其目标是根治肿瘤、延长寿命、减轻病痛以及防止复发等。对口腔颌面部癌瘤的预防工作包括以下几个方面:

1. 消除或减少致癌因素　去除病因是最好的预防方法。如及时地处理残根、残冠、错位牙、锐利的牙尖,去除不良修复体,避免对口腔黏膜的刺激和损伤。注意口腔卫生,不食过烫和刺激性强的食物,戒烟、酒;对在户外暴晒下或接触有害物质的工作人员,应加强劳动保护措施;避免精神过度紧张和抑郁,保持身心健康,对预防肿瘤的发生均具有一定的意义。

2. 及时处理癌前病变　口腔颌面部常见的癌前病损有白斑、红斑、扁平苔藓、乳头状瘤、色素痣、慢性溃疡等。癌前病损本身还不是癌,但经长期刺激,有可能发生癌变。因此,应早期发现并及时处理癌前病损,这是预防口腔颌面部肿瘤发生的重要措施。

3. 建立肿瘤防治机构,加强防癌宣传　各级防治机构要加强预防口腔癌瘤的宣传和普及防癌知识,定期进行口腔颌面部肿瘤的普查,对有明显家庭史或遗传因素肿瘤患者的直系亲属,要进行监测性随访等,这些对预防和治疗口腔颌面部肿瘤具有十分重要的意义。

第二节　口腔颌面部囊肿

口腔颌面部囊肿较多见,根据其发生的部位分软组织囊肿和颌骨囊肿两大类。

一、软组织囊肿

口腔颌面部常见的软组织囊肿按其发生来源可分为唾液腺囊肿、皮脂腺囊肿、皮样或表皮样囊肿、甲状舌管囊肿及鳃裂囊肿等。其中唾液腺囊肿请参阅第九章。

(一) 皮脂腺囊肿(sebaceous cyst)

【病因】

主要因皮脂腺排泄管阻塞,逐渐增多的分泌物使皮脂腺囊状上皮膨胀而形成的潴留性囊肿。中医学称"粉瘤"。

【临床表现】

皮脂腺囊肿好发于面部。生长缓慢,周界清楚。小则如豆,大则可至小柑橘样。呈圆形,位于真皮或皮下组织内,向皮肤表面突出。囊壁与皮肤紧密粘连,中央可有一小色素点(图8-2)。临床上可以根据这个主要特征与皮样或表皮样囊肿进行鉴别。

囊肿质地柔软而有弹性,基底部可活动。囊肿内含白色凝乳状皮脂腺分泌物。一般无自觉症状,继发感染时,可出现皮肤红肿和化脓症状。少数可有恶变趋势,发展为皮脂腺癌。

【诊断】

根据临床主要特征,诊断多无困难。

【治疗】

手术切除。沿颜面部皮纹方向作包括粘连皮肤在内的梭形切口,切开皮肤后,沿囊壁作锐性分离,将囊肿与粘连的皮肤一并切除。冲洗创口,缝合皮肤,术后6~7天拆线。如囊肿继发感染已形成脓肿者,应先行切开引流并抗感染治疗,待炎症完全控制后,再行手术切除(图8-3)。

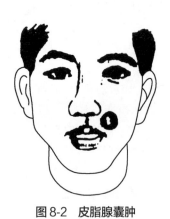

图 8-2　皮脂腺囊肿

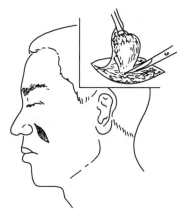

图 8-3　皮脂腺囊肿摘除术

（二）皮样（ dermoid cyst ）或表皮样囊肿（ epidermoid cyst ）

【病因】

为胚胎发育时期遗留于组织中的上皮细胞发展形成的囊肿。也可由手术、损伤等原因使上皮细胞植入而发展形成。

【临床表现】

多见于儿童和青年。皮样囊肿常位于口底、颏下；表皮样囊肿还可发生于眶周、鼻周、鼻背、额、枕、耳下等。囊肿生长缓慢，呈圆形，边界清，位于黏膜或皮下较深部位或口底肌肉之间。囊肿表面光滑，与周围组织皮肤或黏膜多无粘连。触诊时质地柔韧，有面团样的感觉。

皮样或表皮样囊肿可因其位置的深浅不同而有不同的表现。一般无自觉症状，但位于口底部、下颌舌骨肌、颏舌骨肌、颏舌肌之上的囊肿，则多向口内突出。囊肿增大时可将舌推向后上方，使舌体抬高、影响语言，甚至发生吞咽和呼吸困难。位于下颌舌骨肌、颏舌骨肌、颏舌肌之下的囊肿，肿物多向颏部突出（图 8-4）。

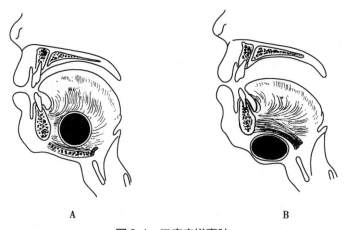

A　　　　　　　　　　　B

图 8-4　口底皮样囊肿

A. 口底肌之上　B. 口底肌之下

【诊断】

根据病史、临床表现及穿刺检查可抽出乳白色豆渣样分泌物等不难作出诊断。两者的鉴别需病理诊断：皮样囊肿囊壁较厚，由皮肤和皮肤附件所构成；表皮样囊肿囊壁中无皮肤附件。

【治疗】

需手术治疗。

1. 手术摘除囊肿　位于口底部的皮样囊肿应根据其位置不同采用不同的手术切口。对位于口底肌肉之上的囊肿，手术由口内进路，采用与牙弓弧度相应的口底黏膜切口。对位于口底肌肉之下的囊肿，手术应从口外进路，在下颌下缘下 2cm 处作横向弧形切口（图 8-5）。对巨大的口底皮样囊肿或囊肿贯穿下颌舌骨肌者，可考虑采用口内、外联合切口。

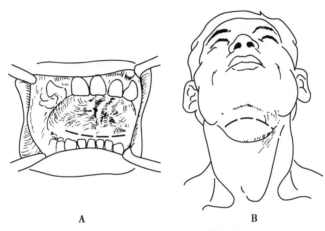

图 8-5　口底皮样囊肿摘除术

A. 口内切口　B. 口外切口

2. 颜面部的皮样囊肿或表皮样囊肿，应沿皮纹方向在囊肿表面的皮肤上作切口，切开皮肤及皮下组织，显露囊壁，然后将囊肿与周围组织分离，完整摘除，分层缝合。

（三）甲状舌管囊肿（thyroglossal tract cyst）

【病因】

在胚胎第 4 周时，甲状腺始基借甲状舌管和咽相连，甲状舌管在胚胎 5～6 周时自行退化，仅在起始点处留下一浅窝，即舌盲孔。如甲状舌管退化不完全时，由残存上皮分泌物聚积，可在颈前正中舌根至甲状腺的行程内形成甲状舌管囊肿。

【临床表现】

多见于儿童，亦可见于成年人。囊肿可发生于颈正中线，自舌盲孔至胸骨切迹间的任何部位，但以舌骨上下部位最常见，有时可偏向一侧（图 8-6）。囊肿多呈圆形，生长缓慢，周界清楚，质地软，与表面皮肤和周围组织无粘连。位于舌骨下方的囊肿，在囊肿与舌骨体之间，有时可扪及一坚韧的索条与舌骨体粘连。可随吞咽及伸舌等动作而上下移动。患者多无自觉症状。若囊肿位于舌盲孔附近时，可使舌根部抬高，发生吞咽、语言和呼吸功能障碍。囊肿可经舌盲孔与口腔相通而继发感染，出现疼痛，吞咽时尤甚。囊肿穿破皮肤或经切开引流形成甲状舌管瘘，亦可见出生后即存在的原发瘘。甲状舌管瘘如长期不治，还可以发生癌变。

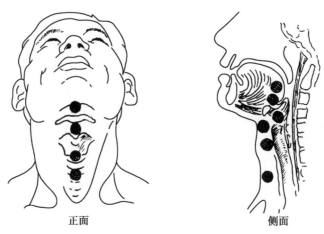

正面　　　　　　侧面

图8-6　甲状舌管囊肿的好发部位

【诊断】

根据其部位和随吞咽、伸舌上下移动等而作出诊断。穿刺检查可抽出透明、微混浊的黄色稀薄或黏稠性液体。甲状舌管囊肿也可用 B 超协助检查，或以瘘管碘油造影，X 线片检查以明确瘘管走行方向。

【治疗】

应手术彻底切除囊肿或瘘管。手术的关键是：应切除与之相连的舌骨体中份并将其至舌盲孔间的软组织行柱状切除，以防止复发。

（四）鳃裂囊肿(branchial cleft cyst)

【病因】

属于鳃裂畸形的一种。鳃裂囊肿的起源尚有不同的观点，多数认为系由胚胎鳃裂残余组织所形成。

【临床表现】

可发生于任何年龄，常见于 20～50 岁，来源于第一鳃裂者，年龄则常更小些。鳃裂囊肿位于面颈部侧方，以来自第二鳃裂的囊肿多见。主要位于下颌角平面至肩胛舌骨肌平面之间的颈侧，胸锁乳突肌上 1/3 前缘附近（图8-7）。有时附着于颈动脉鞘的后部，或自颈内、外动脉分叉之间突向咽侧壁。囊肿大小不定，生长缓慢，表面光滑，有时呈分叶状。一般无自觉症状，多有因上呼吸道感染而继发感染的病史。当继发感染后囊肿骤然增大，出现疼痛则感觉不适。触诊囊肿质地软，有波动感，但无搏动。囊肿穿破后，可以长期不愈，形成鳃裂瘘。也有先天未闭合者，则称原发性鳃裂瘘。

第一鳃裂来源者其位置在耳垂下方至舌骨小角平面，更多见于腮腺区、耳后下方和下颌下部。第三、第四鳃裂囊肿最为罕见。多位于颈根部、锁骨上区。如为第三鳃裂瘘，则内口可通向梨状隐窝或食管上口处。

鳃裂囊肿可发生癌变成为鳃裂癌，而原发性的鳃裂癌极为罕见。

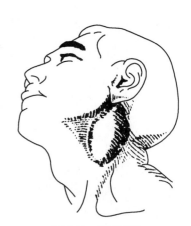

图8-7　鳃裂囊肿

【诊断】

根据反复感染的病史特点、病变的特定部位、临床表现特征及穿刺检查作出诊断。穿刺时可抽出黄色和棕色的、清亮的、含或不含胆固醇液体。X 线造影检查可以明确瘘管的位置及走行方向,以协助诊断。超声波检查可对囊肿的位置、大小及其与颈部血管的关系,提供有价值的信息。

【治疗】

外科手术彻底切除。如有囊壁组织残存,可导致复发。如继发感染者,则全身抗感染治疗,局部切开引流。待炎症消退后再行手术治疗。如为癌变者,则应按恶性肿瘤治疗。

二、颌骨囊肿

颌骨囊肿根据其组织来源、发生部位分为牙源性、发育性和血外渗性囊肿三大类。

(一)牙源性颌骨囊肿(odontogenic cysts)

牙源性颌骨囊肿包括两大类,一类是由于根尖周病变发展而来的根端囊肿;另一类是在牙齿发育过程中,由于颌骨内形成牙齿的上皮结构退化、变性而发生的囊肿为发育性牙源性上皮囊肿,包括始基囊肿、含牙囊肿、角化囊肿。

1. 根端囊肿(radicular cyst) 是由根尖部的肉芽肿,根尖慢性炎症的刺激而引起的牙周膜内残余上皮增生,增生的上皮团中央发生变性和液化,周围组织不断渗出,逐渐形成囊肿(图 8-8)。如在拔牙术后对根尖肉芽肿未作适当处理,继续残留于颌骨内而发生的囊肿,则成为残余囊肿。

2. 始基囊肿(primordial cyst) 发生在成釉器发育的早期阶段,即在釉质和牙本质形成之前,受炎症或损伤刺激后,使成釉器的星形网状层发生变性和液化,渗出的液体蓄积其中而形成的囊肿,囊内不含牙,内含清亮的囊液(图 8-9)。

3. 含牙囊肿(dentigerous cyst) 世界卫生组织又将其称为滤泡囊肿(follicular cyst)。发生于牙冠釉质形成之后,在缩余釉上皮与牙冠之间出现液体渗出和蓄积而形成囊肿(图 8-10)。囊肿可来自一个牙胚或来自多个牙胚。含牙囊肿好发部位依次为:下颌第三磨牙、上颌尖牙区、上颌第三磨牙区和下颌前磨牙区。

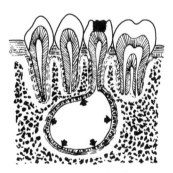

图 8-8 根端囊肿

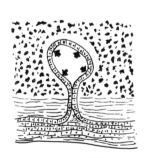

图 8-9 始基囊肿

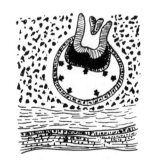

图 8-10 含牙囊肿

4. 角化囊肿(keratocyst) 系来源于原始的牙胚或牙板残余;有人认为即始基囊肿,但不能解释角化囊肿也可以含牙;其内容角化物质也与始基囊肿多为清亮液体不同。

角化囊肿可以癌变，国内报道为 2.65%（6/226）。其特点是：年龄多在 40 岁以上；有反复感染史；均为多囊性，病理呈典型鳞癌变，以及增殖细胞核抗原（PCNA）表达显著增强。

【临床表现】

牙源性颌骨囊肿多发生于青壮年，性别差异不大，可发生在颌骨任何部位。根端囊肿多见于上颌骨前牙区；始基囊肿、角化囊肿则好发于下颌第三磨牙区及下颌升支部；含牙囊肿好发于下颌第三磨牙及上颌尖牙区，亦可见到上颌第三磨牙及下颌前磨牙区。

颌骨囊肿生长缓慢，初期无自觉症状。若逐渐生长增大，骨质向周围膨胀，使骨质被压迫吸收变为极薄的骨板，触诊时有乒乓球样感觉，并发出所谓羊皮纸样脆裂声。最后此层极薄的骨板也被完全吸收后，可有波动感。囊肿多向唇颊侧膨隆，可造成面部畸形，但牙源性角化囊肿可有 1/3 病例向舌侧膨隆。当囊肿发展到很大，邻近牙受压，根周骨质吸收，可使牙发生移位、松动与倾斜。下颌骨囊肿骨质损害过多时，可能引起病理性骨折。上颌骨囊肿可突入鼻腔及上颌窦，将眶下缘上推，使眼球受到压迫，影响视力，甚至产生复视。囊肿如有继发感染，则出现炎症现象，患者感觉胀痛、发热、全身不适等。

根端囊肿可在口腔内发现深龋、残根或死髓牙。其上方有深龋、残根或死髓牙。始基囊肿、含牙囊肿、角化囊肿则可伴有缺牙或多余牙。

颌骨囊肿如因损伤、拔牙致使囊壁破裂时，可见到囊内有草黄色或草绿色液体流出。如为牙源性角化囊性瘤则可见似皮脂样物质。

除根端囊肿外，始基囊肿、含牙囊肿、角化囊肿均可转变或同时伴有成釉细胞瘤存在。临床上牙源性颌骨囊肿可为单发，亦可为多发性。一般以单发性多见。

多发性角化囊肿同时伴发皮肤基底细胞痣（或基底细胞癌）、分叉肋、眶距增宽、颅骨异常、小脑镰钙化等症状时，称为"痣样基底细胞癌综合征"或"多发性基底细胞痣综合征"。如临床上仅为多发性角化囊肿并无基底细胞痣（癌）等症状时，也可称为角化囊肿综合征。

基底细胞痣（癌）或角化囊肿综合征有时有阳性家族史，系常染色体显性遗传病。

【诊断】

可根据病史、临床表现和 X 线检查进行诊断。穿刺是一种比较可靠的诊断方法。穿刺可抽出草黄色囊液，在显微镜下可见到胆固醇结晶。如为角化囊肿，穿刺物大多可见黄、白色角蛋白样（皮脂样）物混杂其中。临床上牙源性囊肿与成釉细胞瘤，尤其是囊肿与成釉细胞同时存在的病例，有时很难区别，须借助病理检查才能最后确诊。

【治疗】

应采用外科手术摘除。如伴有感染须先用抗生素或其他抗菌药物控制炎症后再行手术治疗。术前应作 X 线片，以明确囊肿的范围与邻近组织的关系。

手术切口的大小，应根据囊肿的部位及波及范围而定。切口以能充分暴露术野，便于彻底清除囊壁为原则，常选用口内切口或口外切口进行手术。

1. 口内切口颌骨囊肿摘除术　适用于上颌骨囊肿和需同时拔除病原牙的下颌骨中小型囊肿（图 8-11）。

根据囊肿所在部位采用蒂在前庭沟的梯形或弧形切口。切口应能充分显露包括囊肿前后邻牙根尖部的病变区，以利于彻底摘除囊肿；黏骨膜瓣底部应较宽些，弧线最凸点距龈缘 5mm，以保证有充分的血液供应；组织瓣缝合处要有骨质支持。在口腔前庭处切开黏膜及骨膜，翻开组织瓣。用骨凿在骨壁最薄处开一小洞，然后用骨钳去除囊肿表面的骨质。如

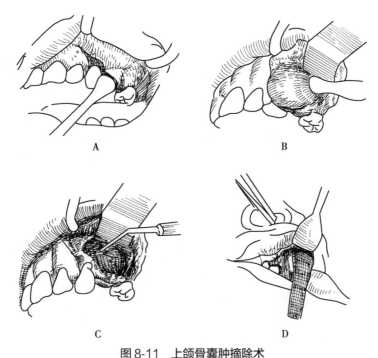

图8-11　上颌骨囊肿摘除术

A. 切开黏膜　B. 剥离囊肿　C. 刮除粘连囊壁　D. 下鼻道开窗，骨腔内填以碘仿纱条

骨壁已破坏，囊膜与骨膜粘连时，应仔细分离或将粘连骨膜一并切除，以免残留复发。然后用骨膜分离器或刮匙将囊膜与骨膜分离，将囊肿全部摘除。冲洗创口，止血后缝合。

如囊肿内有牙根尖暴露，但该牙仍能保留，则应行根管治疗及根尖切除术。上颌骨囊肿如波及上颌窦或手术时与上颌窦穿通，或上颌窦原有慢性炎症时，均应同时进行上颌窦根治术，将囊壁与上颌窦整个黏膜同时刮除，严密缝合口内创口，同时在下鼻道开窗，骨腔内塞以碘仿纱条，并从下鼻道开口处引出（图8-12），3～5天后逐步由此抽出纱条。

2. 口外切口颌骨囊肿摘除术　适用于位于下颌体、下颌角及下颌升支部的大型囊肿（图8-13）。

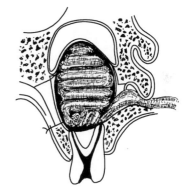

图8-12　骨腔内填塞，下鼻道引流示意图

在阻滞与浸润麻醉或全身麻醉下，在患侧下颌骨下缘下1.5～2cm处作平行下颌下缘的切口。切口长度视囊肿的大小而定，如囊肿位于升支部，切口需要绕下颌角向上延伸。切开皮肤、皮下组织、颈阔肌及颈深筋膜后，避开面神经下颌缘支，结扎面动脉、面静脉，向上翻瓣显露下颌骨下缘；切开骨膜，分离暴露囊肿表面骨质，去除骨质暴露囊肿；分离囊壁，处理囊腔内的牙，摘除囊肿。术中应防止损伤下牙槽神经血管束。对囊肿范围过大，骨质缺损较多者，为避免发生病理性骨折，可在术后作颌间结扎暂时固定。创口内置引流，分层缝合下颌下切口，加压包扎。术后24～48小时撤除引流，1周拆线。

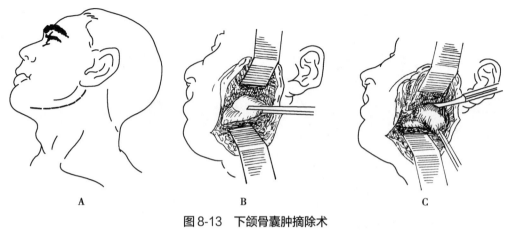

图8-13 下颌骨囊肿摘除术

A. 切口　B. 翻瓣去骨　C. 摘除囊肿

　　颌骨囊肿摘除后所遗留的死腔，通常是手术创口延期愈合的主要原因，因此必须处理好死腔。消灭死腔一般采用碟形手术、血块充填法、囊腔植骨术、生物材料置入等方法。碟形手术就是将遗留的骨腔边缘骨组织适当去除，使较深圆形骨腔变为浅碟形的骨腔，使外覆的软组织可以压向骨腔底部以消灭死腔（图8-14）。

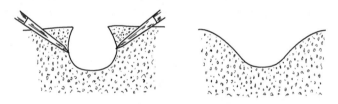

图8-14 碟形手术示意图

　　3. 成形性囊肿切开术　又称袋形缝合术（图8-15），适用于囊内含牙正在发育阶段、病变累及范围大、患者不能承受或拒绝上述手术。是一种创伤较小的颌骨囊肿治疗方法，但治疗时间较长。

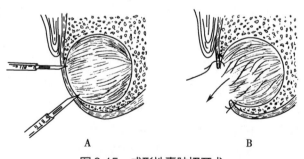

图8-15 成形性囊肿切开术

A. 切除黏膜和囊壁　B. 将黏膜与囊壁缝合引流

　　切口一般在口内，掀起黏骨膜瓣，去除部分膨胀变质的骨质，暴露囊肿，切除部分囊壁，将黏骨膜瓣游离端与囊壁创缘相互缝合，使囊腔与口腔相通，将囊液引流到口腔，达到消除囊内的压力，囊腔可逐渐自行缩小变浅。病变显著缩小后可择期再次手术将剩余的囊壁摘除。

（二）非牙源性颌骨囊肿（non-odontogenic cyst）

【病因】

是由胚胎发育过程中残存于面突连接处的上皮发展而来，亦称发育性颌骨囊肿或非牙源性外胚叶上皮囊肿（non-odontogenic ectodermal epithelial cyst）。

【临床表现】

囊肿多见于青少年，可发生于不同面突融合部位。主要表现为颌骨骨质的膨隆，其症状与牙源性颌骨囊肿相似。根据不同胚裂部位可出现相应的局部症状。

1. 球状上颌囊肿（globulomaxillary cyst） 发生于上颌侧切牙与尖牙之间。在胚胎发育时，由球状突与上颌突之间联合缝处的残余上皮发展而来。牙常被排挤而移位。X 线片显示囊肿阴影在牙根之间，而不在根尖部位（图 8-16）。

2. 鼻腭囊肿（nasopalatine cyst） 位于切牙管内或附近，由鼻腭管残余上皮发展而来。X 线片上可见到颌骨中线部鼻腭管扩大的囊肿阴影（图 8-17）。

3. 正中囊肿（median cyst） 位于切牙孔之后，腭中缝的任何部位。也可发生于下颌正中线处。分别来源于胚胎时两侧腭突或下颌突联合处的残余上皮发展而来。X 线片上可见缝间有圆形的囊肿阴影（图 8-18）。

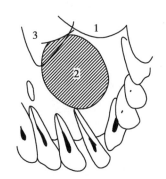
图 8-16　球状上颌囊肿

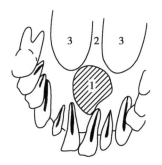
图 8-17　鼻腭囊肿

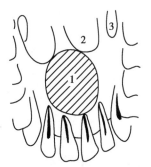
图 8-18　正中囊肿

4. 鼻唇囊肿（nasolabial cyst） 位于上唇底和鼻前庭内，由胚胎时球状上颌突、侧鼻突及上颌突联合处残余上皮发生。囊肿常在骨外，X 线片示骨质无破坏现象，仅在鼻底口腔前庭可扪及囊肿存在。

【诊断】

非牙源性颌骨囊肿主要依据其特定部位以及与牙的关系，X 线表现及囊肿的内容物而作出诊断。

【治疗】

非牙源性颌骨囊肿一旦确诊，应及时进行手术治疗，以免引起邻近牙的继续移位和造成咬合紊乱。手术一般从口内进行，方法与牙源性囊肿相同，须完整刮除囊肿。

（三）血外渗性囊肿

【病因】

血外渗性囊肿（extravasation cyst）主要为损伤后引起的骨髓内出血、机化、渗出后而形成，与牙组织本身无关。

【临床表现】

在颌骨囊肿中,血外渗性囊肿非常少见。多发生于青壮年。可有明显的损伤史,以下颌骨前磨牙区及骨联合处为好发部位,上颌骨较少见,可发生于颌骨前部。牙数目正常,无移位现象。囊肿可呈进行性生长,可伴有疼痛。值得注意的是,血友病也可引起血外渗性囊肿,称为血友病囊肿。

【诊断】

X线片可见到圆形透光区,位于牙根之间,但牙根没有吸收和分离。囊肿边界不清。

【治疗】

血外渗性囊肿宜采用手术治疗。其手术方法与牙源性囊肿相同。

第三节　良性肿瘤和瘤样病变

一、色素痣

色素痣(pigmented nevus)来源于表皮基底层能产生黑色素的色素细胞。有人认为是发育上的畸形,但多数是在后天才出现。色素痣可见于人体任何部位,多发于面颈部皮肤,偶亦见于口腔黏膜。

【临床分型】

根据组织病理学特点,色素痣可分为交界痣、皮内痣和混合痣三种。

1. 交界痣(junctional nevus)　痣细胞主要位于皮肤的表皮底层,少数可见于真皮与表皮邻接部位。因痣细胞集中分布在表皮和真皮的交界位置,故名交界痣。交界痣的痣细胞具有增大活跃的特性,有恶变为恶性黑色素瘤的可能。

2. 皮内痣(intradermal nevus)　痣细胞和痣细胞巢都聚集在真皮层内,在表皮基底膜和真皮内小痣细胞之间有一浅层狭长的结缔组织区,把痣和表皮层分开。皮内痣无交界活力,通常不发生恶变。

3. 混合痣(compound nevus)　在痣细胞进入真皮的过程中,常同时有皮内痣和残留的交界痣,为上述两型痣的混合形成。

【临床表现】

交界痣是光滑平坦或稍隆起的淡棕色或深棕色斑疹、丘疹或结节,一般较小无毛,不出现自觉症状。高于皮肤表面的交界痣易在受刺激后可出现恶变,其症状有:迅速增大,色素加深,局部微痒或灼痛,表面出现感染、破溃、出血,或痣周围皮肤出现卫星小点、放射黑线、黑色素环,以及痣所在部位的区域淋巴结肿大等。恶性黑色素瘤多数由交界痣恶变而成。

皮内痣是平坦或高出皮面,也可呈疣状或有蒂状。颜色由棕褐至漆黑,界限清楚,生长缓慢,多数有毛,常见于成人。

混合痣表现为色素痣的中心部位呈隆出皮肤的斑块,常生长毛发,为皮内痣的成分。其四周绕以平滑而色素呈弥漫分布的晕,是交界痣的成分。混合痣少见于成年人。

【治疗】

色素痣一般不需治疗。如可疑有恶变或经常受到刺激应在痣的边界以外正常皮肤上作切口，一次全部切除活检。小的痣切除后可直接拉拢缝合。面部较大的痣无恶变证据者，可考虑分期部分切除或行邻近皮瓣转移或游离皮片移植。

二、牙龈瘤

牙龈瘤（epulis）是来源于牙周膜及颌骨牙槽突的结缔组织的增生物。因其无肿瘤特有的结构，故非真性肿瘤。但牙龈瘤又具有肿瘤的外形及生物学行为，如切除后易复发等。因此，牙龈瘤是一个以部位及形态命名的诊断学名词。

【病因病理】

牙结石的机械刺激及慢性炎症刺激是引起牙龈增生的直接原因。此外，牙龈瘤与内分泌有关。如妇女怀孕期间易发生牙龈瘤，分娩后则缩小或停止生长。

根据病理组织结构及发生原因可将其分为肉芽肿型牙龈瘤、纤维型牙龈瘤、血管型牙龈瘤。

1. 肉芽肿型牙龈瘤　主要由肉芽组织构成，可见许多炎症细胞浸润和新生的毛细血管及成纤维细胞，胶原成分较少，血管壁为单层内皮细胞所构成。

肉芽肿型牙龈瘤与局部刺激和感染有关，表现为红色或粉红色的牙龈乳突肿块，有蒂或无蒂的肉芽组织，易出血。

2. 纤维型牙龈瘤　是肉芽肿型龈瘤纤维化瘢痕化而成。纤维组织及成纤维细胞较多，细胞及血管成分较少。肿块颜色与正常牙龈颜色类似，呈粉红色。质地坚硬，表面光滑，不易出血。

3. 血管型牙龈瘤　血管丰富，颇似血管瘤，血管间的纤维间质可有水肿及黏液样变，并有炎症细胞浸润。血管型牙龈瘤呈红色柔软，有蒂或无蒂。损伤后极易出血。妊娠型龈瘤乃是局部刺激或损伤的结果，多属于血管型龈瘤。

【临床表现】

牙龈瘤女性多于男性，以青中年较为常见。好发于前磨牙区的牙龈乳头部。唇颊侧多于舌腭侧，肿块较局限呈圆形及椭圆形，有时呈分叶状，大小不一。有蒂者如息肉状，无蒂者基底宽广。颜色与正常牙龈有时区别不明显。一般生长缓慢，但在妊娠期的血管型龈瘤可迅速长大，分娩后可缩小或停止生长。较大的牙龈瘤可覆盖一部分牙及牙槽突，表面可有牙压痕，易被咬伤而形成溃疡，伴发感染及疼痛。随着瘤体的增大，可破坏牙槽骨壁。

X线片显示：可见骨质吸收、牙周膜增宽的阴影，晚期牙可松动移位。

【诊断】

根据病史、临床表现及检查可直接作出诊断，病理检查能确诊及区别类型。

【治疗】

多采用局麻下手术切除。对较小的牙龈瘤，牙不松动者，可局部切除，对牙周做一定的搔刮，创面上用牙周塞治剂保护止血，术后严密观察，待复发时再手术切除并拔除波及的牙；对较大的牙龈瘤，为了避免复发，切口应在围绕病变蒂周的正常组织上，将波及的牙、牙周膜、骨膜及邻近的骨组织一并切除。创面过大不能缝合时可用碘仿纱条覆盖。妊娠期妇女有时可出现缓解，应予观察。如果妊娠后不再消退者可手术切除。

三、纤维瘤

【病因】

纤维瘤(fibroma)起源于面部皮下、口腔黏膜下或骨膜的纤维结缔组织。主要由纤维组织构成,有少许结缔组织细胞及血管。

【临床表现】

纤维瘤可发生在面部与口内黏膜,生长缓慢。发生在面部皮下的纤维瘤多为无痛性肿块,质地较硬,大小不等,表面光滑,界限清楚,与周围组织无粘连,一般可推动。发生在口腔黏膜下的纤维瘤均较小,多发生于牙槽突、颊、腭黏膜等处。呈圆球状或结节状,可有蒂或无蒂。肿块边界清楚,表面覆盖正常黏膜。牙槽突的纤维瘤可使牙松动移位,若纤维瘤因咀嚼被牙损伤,表面可破溃、糜烂、继发感染,可引起疼痛或功能障碍。

【诊断】

根据病史、临床表现等作出诊断不难,重要的是鉴别有无恶变。口腔颌面部纤维瘤的临床生物学行为比身体其他部位的纤维瘤差,手术处理不当极易复发,多次复发后又易恶变。

【治疗】

主要采用手术完整切除。牙槽突的纤维瘤,需同时拔除所波及的牙,切除肿瘤侵犯的骨膜,并用刮匙或咬骨钳将肿瘤波及的牙周膜、骨组织去除。用碘仿纱条填塞,缝合固定,术后1周去除。

临床诊断为纤维瘤,术中应送冰冻切片,如证实为恶性时,应按恶性肿瘤的治疗原则处理。

四、牙源性肿瘤

牙源性肿瘤(odontogenic tumor)是由成牙组织即牙源性上皮及牙源性间叶组织发生而来的一类肿瘤。

(一)牙瘤(odontoma)

【病因】

是由高分化的成牙组织所组成的混合性牙源性肿瘤,是在牙胚发育到牙本质和釉质形成的阶段时发生的。由一个或多个牙胚组织异常发育增生形成。

【临床表现】

根据组织排列可分为混合性牙瘤和组合性牙瘤两类。牙瘤生长在颌骨内,是颌骨内较少见的牙源性肿瘤。混合性牙瘤以下颌第二磨牙多见,组合性牙瘤多见于前牙区。其临床表现相同。多见于青年人,肿瘤生长缓慢,早期常无自觉症状。因肿瘤所在部位发生骨质膨隆或压迫神经,可产生疼痛、麻木等症状,或是在拔牙继发感染时,或诊治别的患牙时,摄片才被发现。患者口内常有缺牙现象。

X线片示:颌骨膨胀,有很多大小形态不同,类似发育不全的牙影像,或透射度似牙组织的一团影像,与正常骨组织之间有清晰阴影,为牙瘤的被膜。牙瘤与囊肿同时存在称为囊性牙瘤。

【诊断】

根据临床及X线表现诊断。

【治疗】

手术摘除牙瘤。将肿物表面骨质凿穿开窗，取出牙瘤并将其被膜刮除，缝合创口。

（二）牙骨质瘤（cementoma）

【病因】

来源于牙胚的牙囊或牙周膜。发生的原因有人认为与内分泌和局部炎症刺激有关。

【临床表现】

牙骨质瘤多见于青年人，女性多于男性。下颌骨前磨牙或磨牙区为好发部位，肿瘤生长缓慢，一般无自觉症状。如肿瘤增大时可发生颌骨局部膨胀，多以颊侧为主。临床上为不同程度的牙痛、松动、移位、脱落。如肿瘤继发感染时，可同时伴有瘘管形成。X线片显示：附着于牙根部的不透光的团块影，周围有一窄的投射区。

【诊断】

根据临床及X线表现诊断。

【治疗】

手术摘除。如肿瘤较小，又无症状时，可不需治疗。

（三）成釉细胞瘤（ameloblastoma）

是牙源性肿瘤中较常见的一种类型，多发生于成年人，男女发病无明显差别，下颌骨较上颌骨多。

【病因】

关于成釉细胞瘤的组织来源尚有不同看法，多数认为来源主要有三种：①来自成釉器、牙板的残余上皮和牙周组织中的上皮残余；②来自口腔黏膜上皮基底细胞；③来自含牙囊肿和角化囊肿的衬里上皮。颌骨以外的成釉细胞瘤来自口腔黏膜的基底细胞或上皮移位。

【临床表现】

成釉细胞瘤多发生于下颌骨体部及下颌骨角部，生长缓慢，早期常无任何症状；逐渐发展可使颌骨向唇颊侧膨大，造成畸形。肿瘤侵犯牙槽骨时，可使牙松动、移位或脱落。肿瘤继续增大，可使颌骨外板变薄甚至吸收。若肿瘤为囊性，可扪及乒乓球样感。肿瘤可侵入周围软组织，影响下颌骨的运动度，甚至可能发生咀嚼、吞咽和呼吸障碍。肿瘤向口内突出者常见对颌牙的压痕，甚至发生创伤性溃疡。若继发感染可出现化脓、溃烂、疼痛。肿瘤为实性或囊性，或两者兼有。穿刺可抽出黄褐色液体，可含有胆固醇结晶。肿瘤压迫下牙槽神经可有下唇麻木，颌骨破坏吸收较多时，可发生病理性骨折。

上颌骨的成釉细胞瘤可波及鼻腔、上颌窦、眼眶及鼻泪管，出现鼻阻塞、眼球移位、复视、溢泪等相应的症状。

【诊断与鉴别诊断】

根据病史、临床表现、X线特点（参阅第十四章）可作出初步诊断。因不少颌骨良性肿瘤或瘤样病变有类似的临床表现。最后确诊仍需依靠病理检查。

【治疗】

主要为外科手术治疗。传统的观点是：因成釉细胞瘤有局部浸润周围骨质的特点，故手术时不应施行刮除术，须将肿瘤周围的骨质至少在0.5cm处切除。否则，治疗不彻底将导致复发；而多次复发后又可能变为恶性。然而，多年的经验证明，恶性成釉细胞瘤及成釉细胞瘤恶变均甚少，因而近年亦有人主张对成釉细胞瘤行刮除术，此法虽有保存功能及容貌的优点，但复发率高，亦应慎用。对较小的肿瘤可行下颌牙槽骨边缘性切除，以保存下颌骨的连续性；对较大的肿瘤应将病变的颌骨节段性切除，以保证手术后不再复发。下颌骨切除后，可采用立即植骨，如口腔有继发感染或软组织不够时，可选用血管吻合，血液循环重建的组织移植术，或用克氏钢针以及其他生物材料如钛板固定残端，以保持缺隙，后期再行植骨手术。

对于囊性（壁性）成釉细胞瘤可采用减压成形术，并定期随访。

如手术前不能与颌骨囊肿或其他牙源性肿瘤鉴别，可于手术时做冰冻切片检查，以明确诊断。如有恶变时，应按恶性肿瘤手术原则处理。

（四）牙源性黏液瘤（ odontogenic myxoma ）

【病因】

其组织来源可能为牙胚中的牙乳头、牙囊或牙周膜，亦有认为是颌骨内牙源性纤维瘤的黏液变。

【临床表现】

多发生于青年人，下颌较上颌多见，好发于下颌前磨牙区和磨牙区。肿瘤生长缓慢，呈局部浸润性生长。早期常无自觉症状，肿瘤逐渐增大可引起颌骨膨胀。肿瘤侵及牙槽突时可引起牙齿松动、移位或脱落。肿瘤侵犯下颌管，可出现下唇麻木。病变区常伴有未萌出或缺失的牙。

【诊断】

根据病史、临床表现、X 线特点（参阅第十四章）作出初步诊断。牙源性黏液瘤有时不易与成釉细胞瘤、颌骨中心性巨细胞瘤等相鉴别，最终需借助于病理检查。

【治疗】

主要采取手术完整切除。牙源性黏液瘤由于包膜不完整并具有局部浸润生长和复发率高的特点，因此手术切除应按低度恶性处理，应行方块切除或部分切除。如肿瘤较大需要行半侧下颌骨或上颌骨切除，以防止复发。骨缺损区可进行同期植骨修复。

五、脉管性疾病

脉管组织指血管和淋巴管组织，脉管性疾病（vascular anomalies）包括血管瘤（hemangioma）和脉管畸形（vascular malformations）两大类。脉管畸形包括微静脉畸形（venular malformations）、静脉畸形（venous malformations）、动静脉畸形（arteriovenous malformations）、淋巴管畸形（lymphatic malformations）、混合型畸形（mixed malformations）；淋巴管畸形又分为微囊型和大囊型，混合型畸形分为静脉 - 淋巴管畸形和静脉 - 微静脉畸形。

（一）血管瘤（ hemangioma ）

【病因】

血管瘤（hemangioma）是婴幼儿最常见的良性肿瘤，系真性血管肿瘤。由中胚叶的正常血管组织过度增殖所致，是以血管内皮细胞增殖为特征的胚胎性良性肿瘤。

【临床表现】

绝大多数发生在面颈部皮肤、皮下组织，少见于口腔黏膜。深部及颌骨内的血管瘤目前认为应属于血管畸形。而发生于颌骨内的血管瘤极为少见。发生率在新生儿为 1.1%～2.6%，约有 30% 在出生时即可见到，2～3 个月后进入增生期，瘤体迅速增大；8 个月至 1 岁左右停止生长并逐渐退化，退化率可达 98%，半数在 5 岁内完全消退。女婴较男婴为多，比率为 3 : 1。根据病变发展的过程分为增生期、消退期、消退完成期；这一典型特点是其区分脉管畸形的重要依据。

血管瘤最初表现苍白色斑，随后出现毛细血管扩张，四周围绕以晕状白色区域。较表浅的增生期血管瘤常表现为病变突出于皮肤，高低不平，鲜红色的斑或结节状，似杨梅状；较深在的病变表面为青紫色或无颜色变化。进入消退期后，瘤体色泽由鲜红色向暗灰色转变，瘤体逐渐消退缩小。

【诊断】

根据病史、年龄、性别及病变形态，表浅血管瘤不难做出诊断。深部血管瘤，可用体位移动试验、B 超、动脉造影以及瘤腔造影或磁共振血管成像（MRA）来协助诊断。

血管瘤有快速生长期是一个非常重要的鉴别指征。

对血管瘤不作活检，亦不主张盲目穿刺或盲目探查，否则有引起大出血的危险。

【治疗】

常用的治疗方法有药物治疗、激光治疗、手术切除等，对于复杂病例主张采用综合治疗。

血管瘤的生物学行为特点是可以自发性消退。对于婴幼儿血管瘤，除生长在非美观部位、处于稳定期、不影响美观和功能的中、小型病变可以采用等待观察外，其他情况均应积极治疗。过去首选口服大剂量泼尼松进行治疗，取得了一定效果，但激素治疗的不良作用显而易见。目前，口服普萘洛尔已经成为增殖期血管瘤的首选治疗。其优点是不良作用少且轻微，对消退期血管瘤也有治疗作用。

（二）脉管畸形（vascular malformations）

【病因】

大多数脉管畸形在出生时即存在，但无明显的临床症状。脉管畸形无明显的增生期和消退期，但随着年龄的增长而增大。脉管畸形渐进性增大是因为原有病变内的血管或淋巴管管腔进行性扩张所致。

【临床表现】

1. 微静脉畸形　过去称为毛细血管瘤，即常见的葡萄酒色斑。是由大量错综交织的扩张的毛细血管构成。主要发生在颜面部皮肤，口腔黏膜少见。

病变与皮肤表面平，周界清楚，呈鲜红或紫红色。其外形不规则，大小不一，从小的斑点到数厘米，大的可以扩展到一侧面部或越过中线到对侧。手指压迫肿瘤表，颜色可退去；而去除压迫时，血液立即充满肿瘤，即恢复原来大小和色泽。

面部微静脉畸形应与皮肤的血管痣相鉴别，血管痣是皮肤表面血管扩张，压迫时并不褪色，因为在皮肤内有红色素沉着。

2. 静脉畸形　过去称为海绵状血管瘤，是由衬有内皮细胞的大小不等的血窦所组成。血窦的大小形状不一，如海绵结构。好发于面颊、颈、眼睑、唇、舌及口底。位置深浅不一，呈淡蓝色和紫色。如果深部静脉畸形，皮肤黏膜色泽正常，肿瘤界限不清楚，扪之柔软，可被压缩，有时可扪及静脉石。当头低位时，肿瘤则充血膨大。恢复正常位置后，肿块亦随之缩小，恢复原状，此为体位移动试验阳性。穿刺可抽出血液且可凝固。

静脉畸形一般无自觉症状，继续长大可引起颜面、唇、舌等畸形和功能障碍。若继发感染，可引起疼痛、肿胀，表面皮肤或黏膜溃疡，并有出血的危险。

3. 动静脉畸形　过去称为蔓状血管瘤。主要由血管壁显著扩张的动脉与静脉直接吻合而成。动静脉畸形常见于成年人，好发于颞浅动脉所在颞部或头皮下组织中。皮肤色泽不变或呈红斑；有时皮下可见血管高起，呈念珠状迂曲，表面皮温较正常皮温高。患者自己可感觉到搏动，扪诊有震颤感，听诊有吹风样杂音。若将供血的动脉全部压闭，则病损区的搏动和杂音消失。

动静脉畸形亦可与微静脉畸形或静脉畸形同时并存。

颌骨动静脉畸形是原发于颌骨内，以血管增生、扩张为特征的动静脉畸形，较为隐匿。可发生于任何年龄，但以年轻人占多数。一般女性多见。病变原发部位以下颌骨体部多见，可侵及升支部。上下颌骨之比约为1:10。

患者可因突然发生自发或不慎拔牙后大出血而危及生命。如果临床上发生口腔内牙龈区大出血（自发性或拔牙后）或同一部位牙龈反复出血不止，呈喷射状出血，应考虑为颌骨中央性血畸形。

X线片示：为边界不清的骨质疏松区，呈蜂窝状或肥皂泡样透光区，下颌骨有时可见下牙槽神经管增粗，扩张呈喇叭口状。

4. 淋巴管畸形　即过去所称的淋巴管瘤，是由淋巴管先天性发育畸形扩张所形成的。大多数病变再出生后1～2年被发现，好发于头颈部；舌、唇、颊黏膜也是其好发部位。根据其结构分为大囊型（macrocystic）和微囊型（microcystic）2类。

（1）微囊型淋巴管畸形：即原来的毛细管型淋巴管瘤和海绵型淋巴管瘤，由淋巴管扩张而形成。淋巴管极度扩张弯曲构成多房性囊腔，颇似海绵状。淋巴管内充满淋巴液，在皮肤或黏膜上呈现孤立或多发、散在的小囊性结节状或点状病损，白色或半透明状，质软，一般无压缩性，边界不清楚。口腔黏膜的淋巴管畸形有时与微静脉畸形同时存在，出现黄、红色小疱状突起，称为淋巴管-微静脉畸形；发生于唇、下颌下及颊部皮下组织者，可波及全层皮肤，有时可使患处显著肥大；发生于舌者常合并毛细管型，使舌面高低不平，有成群透明滤泡或血疱，并呈巨舌症，引起颌骨畸形、开𬌗、反𬌗、牙移位、咬合紊乱等。病损生长缓慢，无明显症状，压之体积无缩小，体位试验阴性。如有感染可有急性炎症的症状。

（2）大囊型淋巴管畸形：又称囊性水瘤（cystic hydroma）。是临床上最多见的类型。好发于婴幼儿，多为出生时即发现，下颌下、颈后三角为好发部位。一般为多房性囊腔，彼此间隔，肿瘤大小不一，表面皮肤色泽正常，扪诊柔软，有波动感，穿刺可抽出透明、淡黄色水样液体。体位移动试验及压缩试验均为阴性。

5. 混合型脉管畸形　即存在一种类型以上的脉管畸形时都可称为混合型脉管畸形。混合型畸形中存在的脉管成分，可能为静脉与微静脉的混合，或由静脉、微静脉与淋巴管的混合。这些病变因所含成分不同而临床表现各异。

【诊断】

根据病史和各类型临床表现，表浅脉管畸形不难作出诊断。位置较深的脉管畸形可借助体位移动试验、穿刺检查、囊腔造影、B超或磁共振血管成像（MRA）等作出诊断。

【治疗】

对脉管畸形的治疗，由于其类型、年龄、部位的不同，治疗上有一定的差异。目前的治疗方法包括外科手术切除、激素治疗、放射治疗、低温治疗、激光治疗、硬化剂注射等，一般采用综合疗法。

1. 微静脉畸形　应用氩离子（Ar）激光或氪离子（Kr）光化学疗法治疗疗效较好。

2. 静脉畸形 口腔黏膜及浅表部位的畸形，可选用 YAG 激光、低温、硬化剂注射等治疗；深部、局限的静脉畸形，硬化剂治疗可获得良好效果，一般采用 5% 鱼肝油酸钠或奎宁乌拉坦注射液瘤腔注射，可行小剂量多点瘤内注射。其治疗机制是促进血管瘤内膜反应性增生或形成栓塞，闭塞管腔，使病损血管纤维化，血管闭锁，致病损缩小或消失。注射时宜暂时压迫周围组织，阻断血流。每次间隔 7～14 天，注射剂量视肿瘤大小决定，一般鱼肝油酸钠注入一次不超过 5mL。平阳霉素瘤内注射也可获得较好疗效。

3. 动静脉畸形 以往主要采用手术治疗，但治疗后复发率高，对外形和功能破坏大。随着介入放射学的发展，经导管动脉栓塞技术被成功用于动静脉畸形的治疗，并成为主要的治疗手段。软组织的弥漫性动静脉畸形，一般采用无水乙醇栓塞，继而手术切除病变，修正外形。栓塞治疗的目的是减少术中出血，常用的有效而安全的栓塞材料是无水乙醇。

对于颌骨动静脉畸形的治疗目前倾向于采用介入治疗，即无水乙醇和金属圈联合的"介入"治疗，不仅能够根治病变，而且保留了颌骨的连续性和功能，应作为首选治疗。

4. 淋巴管畸形 主要采用手术治疗。较小的局限性淋巴管畸形可全部切除；对范围较广泛的仅能部分切除或作成形性切除，以免造成组织缺损畸形。对残留的淋巴管畸形可考虑分期切除。毛细管型淋巴管畸形对激光治疗虽有一定的效果，但还不够理想。大囊型淋巴管畸形由于胚胎发育的关系常包绕颈部重要血管和神经，术前应在思想上、技术上做好充分准备。注射硬化剂治疗也可取得一定疗效，一般采用博来霉素、平阳霉素和溶链菌制剂注射治疗。

目前，治疗脉管畸形方法较多，但对大的脉管畸形的治疗问题还未完全解决，难以达到根治目的。

六、神经源性肿瘤

来源于神经组织的良性肿瘤中以神经鞘瘤与神经纤维瘤最为常见。

（一）神经鞘瘤（neurolemmoma）

【病因】

来源于神经鞘膜细胞的良性肿瘤。由于源于施万细胞，又称施万瘤（schwannoma）。

【临床表现】

神经鞘瘤多见于中年人，以头颈部多见，头颈部又以头部、面部、舌部最为常见。肿瘤生长缓慢，质中偏硬，周界清楚。可呈分叶状或呈囊性，穿刺抽出褐色的血性液体不凝固。肿瘤只能沿神经轴侧向左、右移动，而不能沿神经长轴上下移动。临床症状与神经来源关系密切。来自末梢神经者，表现为无痛或有压痛的肿块；来自感觉神经，可有持续性顽固疼痛或麻木或辐射样疼痛；来自颈交感神经者，可出现颈交感神经综合征；来自迷走神经者，可出现声音嘶哑的症状；来自面神经者，常误为腮腺区混合瘤，有时有抽搐的前驱症状；来自舌神经者，可表现为下颌下区肿块。

【诊断】

一般可借助于 B 超或穿刺液体作出诊断。有时确诊尚需借助于 CT、MRI 或动脉造影、数字减影血管造影技术。

【治疗】

手术摘除神经鞘瘤，方式应根据肿瘤部位及大小而定。来自重要神经干者行包膜内剥离更应仔细,将肿瘤上神经干外膜沿纵轴方向细心分离,小心剥开神经纤维,以避免神经断裂,最后将肿瘤摘除。

（二）神经纤维瘤（neurofibroma）

【病因】

由神经鞘细胞及成纤维细胞两种主要成分组成的良性肿瘤。

【临床表现】

青少年多见,生长缓慢。好发于额、颞、颈皮、也可见于颈部和腮腺区。口腔内多见于舌部。皮肤呈大小不一的棕色斑,或呈黑色小点状或片状病损。肿瘤呈多发性结节或丛状生长,质软,不能压缩,可造成皮肤松弛下垂,引起面部畸形,还可造成局部骨质压迫性吸收。来自感觉神经者,触诊时可有明显的压痛。多发者全身皮肤均有色素斑点或皮下结节状病损,称神经纤维瘤病。

【治疗】

对于良性局限性的神经纤维瘤,以手术切除为主。但对面积大,范围广的神经纤维瘤病的治疗手术仅能从美容观点作有限的部分切除,以免造成严重的畸形及功能障碍。对手术造成大面积组织缺损,应行皮瓣或肌皮瓣移植修复。

七、嗜酸性粒细胞增生性淋巴肉芽肿

目前本病亦称"嗜酸性淋巴肉芽肿"或"嗜伊红淋巴肉芽肿"。

【病因】

尚不清楚,主要为淋巴结肿大、淋巴细胞增生及嗜酸性粒细胞浸润,并可侵犯淋巴结外的软组织,呈肉芽肿病变。

【临床表现】

发病年龄从幼儿到老年均可发生。男性好发,以 20~40 岁最常见。好发于腮腺区、颊部、下颌下区及肘部。病变主要侵犯颜面皮肤、皮下、结膜下组织、唾液腺淋巴结。肿物与皮肤粘连,界限不清。病变皮肤粗糙、增厚、色素沉着。

【诊断】

根据病史、临床表现及化验,嗜酸性粒细胞绝对计数升高,常超过 $300 \times 10^6/L$ 以上,常可作出诊断。

【治疗】

因本病对放射治疗敏感,应首选放射治疗。激素治疗亦有明显效果。手术治疗不易彻底,对于局限性病变亦可采用术后辅助放疗。多发性者应以化疗及肾上腺皮质激素治疗为主。

八、骨源性肿瘤

（一）骨化纤维瘤（ossifying fibroma）

【病因】

为颌骨内常见的良性肿瘤。来源于颌骨内成骨性结缔组织。

【临床表现】

多见于儿童及青年人,女性多见。多为单发性,上、下颌骨均可发生。但以下颌骨多见。此瘤生长缓慢,早期无自觉症状,病变逐渐发展可出现颌骨膨胀及面部畸形。下颌骨骨化纤维瘤除引起面部畸形外,还可导致咬合错乱。可因继发感染出现类似骨髓炎的症状。上颌骨骨化纤维瘤常可波及颧部、上颌窦及腭部,导致眼眶畸形,眼球突出或移位,甚至产生复视。

【诊断】

需结合临床、病理及 X 线表现综合分析,进行确诊。骨化纤维瘤与骨纤维异常增殖症很难鉴别。

【治疗】

原则上应行肿瘤切除术。小的或局限性骨化性纤维瘤应早期手术彻底切除。大的弥散性的或多发性的骨纤维异样增殖症,一般在青春期后施行手术。手术方法主要是将病变部分切除或全部切除。下颌骨切除后如骨质缺损过多时应立即行植骨术。上颌骨切除后应行赝复治疗。

(二)骨巨细胞瘤(giant cell tumor of bone)

【病因】

骨巨细胞瘤属真性骨源性肿瘤。由骨髓腔内原始间叶细胞发生,为原发性骨组织肿瘤。它虽属良性,但具有侵袭性,也有明确的恶性骨巨细胞瘤。

【临床表现】

好发于 20~40 岁的成年人,男女之间无明显差异。肿瘤发生于颌骨中央者称为中央性骨巨细胞瘤;发生于骨外者称为周围性骨巨细胞瘤。发生于上颌骨常波及整个上颌骨,下颌好发于颏部及前磨牙区,骨膨胀明显,有牛皮纸样的感觉,肿瘤如穿破颌骨可呈暗紫色或棕褐色,易出血。一般生长缓慢,早期常无症状,随着肿瘤的增大,可出现局部肿胀压痛。

【诊断】

依据病史、临床表现与病理间质细胞分化程度来判定恶性程度。X 线片可见骨质膨胀,周界清楚,病变区呈囊状或肥皂沫状及蜂窝状阴影。

【治疗】

主要是手术治疗。术中需冰冻切片病理检查。病理属Ⅰ级者,可采用彻底刮除并在瘤床烧灼;属Ⅱ级者,应根据病灶大小行颌骨方块切除或部分切除,酌情植骨;Ⅲ级者,应按恶性肿瘤治疗原则处理。不适宜手术者,可行放射治疗。

第四节 恶 性 肿 瘤

口腔颌面部的恶性肿瘤中,来源于上皮组织的癌(carcinoma)最为常见,其中最多的为鳞状细胞癌(squamous cell carcinoma,简称鳞癌),约占 80% 以上,其次为腺上皮来源的癌及未分化癌;来源于间叶组织的肉瘤(sarcoma)较少见,主要是软组织肉瘤和骨肉瘤。本节重点讨论口腔颌面部鳞癌,腺性上皮癌参见第九章。

一、癌

口腔颌面部鳞癌多发生于中老年人,男性多于女性。口腔癌中,以舌癌最多见,其次为牙龈癌、颊黏膜癌、腭癌、上颌窦癌等。由于鳞癌的发病部位、分化程度不同,临床发生转移的部位和情况也不一样。应根据癌瘤的组织来源、生长部位、发展速度、分化程度、临床分期及患者的情况等，选择合适的治疗方法。目前多采用手术为主的综合治疗，早期诊断治疗常可获得满意的疗效。

（一）舌癌

舌癌（carcinoma of tongue）为最常见的口腔癌，男性多于女性；舌前 2/3 属口腔癌，多为鳞癌；舌后 1/3 属口咽癌，可为腺癌或未分化癌等。

舌癌临床上多发生于舌缘，其次为舌尖、舌背，常为溃疡型或浸润型。一般生长快，恶性程度较高，浸润性较强，波及舌肌时，可出现疼痛、舌的活动受限，进一步导致语言、进食及吞咽功能障碍。

由于舌的血液循环和淋巴管丰富，舌的机械运动频繁，尤其是咀嚼、吞咽运动时，可受到周围组织的挤压力，使舌癌在早期即可发生转移。位于舌前部的癌多向下颌下及颈深上、中群淋巴结转移；舌尖部的癌多向颏下淋巴结转移或直接转移至颈深中淋巴结；舌根部癌多转移至下颌下或颈深淋巴结。远处转移多见于肺部。

由于舌癌易早期转移，除早期 N_0 期病例外，一般主张做选择性、功能性颈淋巴清扫术。对肿瘤范围较大的舌癌，应行一侧舌、下颌骨及同侧或双侧颈淋巴清扫术。手术前后可根据情况配合放、化疗。

（二）牙龈癌

牙龈癌（carcinoma of gingiva）也为常见的口腔癌之一，男性多于女性，下牙龈多于上牙龈，多为高分化鳞状细胞癌。

牙龈癌以溃疡型多见，由于早期破坏牙槽突，可出现肿瘤区域内数个牙松动和疼痛，肿瘤增大破坏下颌神经管可出现下唇麻木。X 线片可有骨质破坏和牙根破坏的征象。肿瘤波及周围组织，可有相应的临床表现，如波及磨牙后区及咽部可致开口受限。牙龈癌可循淋巴结转移至下颌下及颈部淋巴结，远处转移比较少见。

多数牙龈癌为高分化鳞状细胞癌，对放疗不敏感，应以手术治疗为主。根据肿瘤的大小，做肿瘤及周围正常软组织和骨组织切除术（颌骨方块切除或部分切除或半侧切除），必要时行选择性或根治性淋巴清扫术。只有少数低分化癌采用放疗或化疗。

（三）颊黏膜癌

颊黏膜癌（carcinoma of buccal mucosa）是常见的口腔癌之一，多为中等分化的鳞癌，少数为腺癌。

颊黏膜癌多发生于磨牙区附近，呈溃疡型或外生型，生长较快，向周围浸润波及颊肌、软腭及翼下颌韧带等导致开口受限。颊黏膜癌可转移至下颌下及颈部淋巴结，少向远处转移。

一般应行手术治疗。疑有淋巴结转移时应行淋巴清扫术，对切除范围较大者，应予组织瓣整复。

（四）腭癌

腭癌（carcinoma of palate）按 UICC 分类仅限于硬腭的原发性癌。原发于硬腭的癌多为鳞癌，细胞多高度分化，发展一般比较缓慢，常侵犯腭部骨质，导致腭部穿孔。向上蔓延可至鼻腔及上颌窦，向两侧发展可侵蚀牙龈。硬腭癌的转移主要是向颈深上淋巴结转移，有时双侧颈淋巴结均可累及。

硬腭癌细胞分化程度较高，可采用手术治疗。

（五）口底癌

口底癌（carcinoma of floor mouth）指原发于口底黏膜的癌，多为中度分化的鳞癌，在口腔癌中较为少见。

口底癌常为溃疡型，发生于前部的较发生于后部的恶性程度低，肿瘤逐渐向周围组织蔓延，可造成舌活动受限，出现语言、吞咽困难和疼痛；口底癌早期常可发生双侧淋巴结转移。

较晚期病例应行肿瘤切除及颈淋巴清扫术，侵及下颌骨的应同时切除下颌骨；晚期患者可用放疗或化疗行姑息性治疗。

（六）唇癌

唇癌（carcinoma of lip）指原发于唇红黏膜的癌，多为鳞癌，少数为腺癌。

唇癌多发生于下唇，并以下唇中外 1/3 处的唇红黏膜最为常见。早期可仅表现为疱疹状结痂或局部黏膜增厚，溃疡型周边似火山口状，外生型多为菜花状。唇癌生长缓慢，早期无疼痛；晚期常向周围组织扩散，并可向颏下、下颌下、颈部淋巴结转移。

唇癌恶性程度较低、转移较晚，故早期发现无论采用手术治疗，还是进行放疗、激光治疗或低温治疗，疗效均较好。晚期除肿瘤切除及邻近组织瓣修复外，应根据情况进行治疗性或选择性淋巴清扫术。

（七）皮肤癌

皮肤癌（carcinoma of facial skin）在这里是指发生于鼻、鼻唇沟、眼睑、上下唇、颊、耳及额部皮肤的癌。基底细胞癌多见，其次是鳞癌。

基底细胞癌，早期病变可表现为皮肤呈灰黑色或棕黄色斑，生长缓慢而无自觉症状，逐渐发展致病变区皮肤糜烂、表面结痂或出血，进一步形成溃疡，边缘高起外翻、不规则、表面凹凸不平，略呈水珠状。有的边缘匍行性向周围扩散，并可破坏骨和软骨组织，一般不发生转移。

鳞状细胞癌，初期可为疣状浸润区域，表面完整，生长较基底细胞癌快，向表面溃破可为菜花状，基底浸润较硬，表面组织坏死、恶臭且经久不愈。鳞状细胞癌较基底细胞癌恶性程度高，可向耳前、下颌下或颈部淋巴结转移，但转移率较低。

皮肤癌是口腔癌中恶性程度较低的一类肿瘤，早期诊断无论手术治疗，还是放疗、激光治疗、低温治疗或药物治疗，多数可治愈，应根据肿瘤的范围及组织来源酌情选择合适的治疗方法。放疗常用于鳞状细胞癌，基底细胞癌对放疗敏感性较差。晚期或周围组织有侵入时，应行癌及周围一定范围正常组织切除术，发现淋巴结转移时行淋巴清扫术。

（八）上颌窦癌

上颌窦癌（carcinoma of maxillary sinus）是常见的口腔癌之一，组织来源以鳞状细胞最常见，腺上皮来源较少见。

早期一般无自觉症状，患者就诊时往往是肿瘤已发展到后期。癌发生于上颌窦内侧壁时，可出现鼻出血、鼻塞、患侧鼻腔分泌物增多，鼻泪管阻塞有溢泪现象；癌侵及上颌窦外侧壁时，表现为面颊部膨隆、前庭沟饱满及感觉迟钝或麻木；癌侵及上颌窦上壁时，眼球受肿瘤推挤向上移位或外突，出现复视；癌侵及上颌窦后壁时，可进入翼腭窝引起开口困难；癌侵及上颌窦下壁时，可引起牙松动、疼痛和颊沟肿胀，应注意与牙周炎进行鉴别。晚期范围较广者可破坏颅底引起相应的颅脑并发症。上颌窦癌常发生下颌下淋巴结及颈部淋巴结转移，远处转移较少见。

上颌窦癌如能在早期诊断,可以大大提高其治愈率。但由于早期症状不明显,使诊断难以作出,需进行 X 线体层摄片、CT 检查等。早期疑诊可行上颌窦探查术;诊断明确者,应根据病情作上颌骨全切术或周围组织扩大切除、颅面联合切除术等,有淋巴结转移者应行淋巴清扫术;手术前后根据情况选择适当的放疗、化疗或低温治疗等。

(九)中央性颌骨癌

中央性颌骨癌(central carcinoma of jaws)多为鳞状细胞癌及腺性上皮癌。

中央性颌骨癌好发于下颌骨,以磨牙区多见,从颌骨中央沿颌骨扩散。病变的早期多无自觉症状,病情发展可出现牙及颌骨疼痛、下唇麻木。肿瘤破坏骨皮质可向颊舌侧生长,破坏牙槽突可引起牙松动、脱落,向周围扩散进入翼腭窝或波及咬肌可引起开口困难。X 线片可见骨破坏及牙根破坏征象,是鉴别诊断的重要依据。如肿瘤已穿破骨膜,行活组织检查,即可确诊。肿瘤可向下颌下、颈部淋巴结转移,也可远处转移。

中央性颌骨癌应以手术治疗为主,根据病变情况决定手术切除的范围,一般行患侧下颌骨半侧切除,超越中线者可切至对侧,甚至全下颌骨切除。由于中央性颌骨癌转移较多,应行选择性颈淋巴清扫术。手术前后,适当配合化疗,防止癌远处转移。

二、肉瘤

肉瘤主要有软组织肉瘤和骨源性肉瘤。软组织肉瘤多见于年轻人或儿童,其次为壮年,老年人少见;骨源性肉瘤多见年轻人。肉瘤的病因并不明了,但病例中有放射损伤或外伤病史,提醒人们在预防此病时应予注意。人类免疫缺陷病毒(HIV)与卡波西肉瘤(Kaposi sarcoma,也称出血性肉瘤)的发病可能有一定的关系。肉瘤的恶性程度较高,发展快,早期即可远处转移,预后较差。

(一)软组织肉瘤

软组织肉瘤(soft tissue sarcomas)是一组来源于间叶组织的恶性肿瘤。按组织学分类多为纤维肉瘤,其次为肌肉瘤,其他如脂肪肉瘤、血管肉瘤、滑膜肉瘤、平滑肌肉瘤等较少见。近年来,由于艾滋病的发病率不断上升,与其相关的卡波西肉瘤越来越受到关注。

【临床表现】

软组织肉瘤多见于年轻人,肿瘤早期无疼痛,生长快、病程短。瘤体多为实质性,表面血管扩张呈紫红色。肿瘤与周围组织无明显界限,呈浸润性生长。晚期瘤体溃破、出血或坏死、溢液,侵犯正常组织形成巨大瘤体,可导致口腔功能障碍,如开口、进食及呼吸困难。口腔卡波西肉瘤常见于硬腭、舌及牙龈,早期为平板状,外周增生呈紫红色,类似血管瘤。软组织肉瘤常发生远处转移,淋巴结转移较少见。

【诊断】

软组织肉瘤的病程短,瘤体具有明显的恶性肿瘤征象,诊断并不十分困难。可进行影像学检查,确定肿瘤侵犯的范围;活组织病理检查确定组织来源,有利于指导治疗方法的选择;难以区分的组织类型,可用免疫组化、特殊染色协助确诊。

【治疗】

软组织肉瘤应以局部根治性、广泛性切除为主,术后辅以放疗和化疗等综合治疗;由于软组织肉瘤多为远处转移,一般不行选择性颈淋巴清扫术,只行治疗性淋巴清扫术;对远处转移的肿瘤,应根据原发灶和转移灶的具体情况,酌情选用手术、化疗和姑息治疗。

（二）骨源性肉瘤

骨源性肉瘤是起源于骨间质的恶性肿瘤。按组织学分类常见的有骨肉瘤（成骨性和溶骨性）、软骨肉瘤和骨恶性纤维组织细胞瘤，其他如骨纤维肉瘤、放射后骨肉瘤、间质软骨肉瘤和尤因肉瘤等。

【临床表现】

骨源性肉瘤常发生于下颌骨，并以青年和儿童多见，病程短，肿瘤生长快，颌面骨进行性膨胀畸形，其表面皮肤或黏膜血管扩张、充血，面部可有麻木或疼痛不适。后期瘤体溃破、出血或溢液，如肿瘤破坏牙槽突可导致牙松动或脱落，瘤体过大或侵及、挤压周围软组织，也可造成患者咀嚼、呼吸、语言等功能障碍。骨肉瘤可循血运远处转移至肺、脑等；软骨肉瘤较少转移；骨恶性纤维组织细胞瘤常向区域淋巴结转移。

【诊断】

骨源性肉瘤的诊断主要依靠 X 线和 CT 检查。其特征是：骨不规则破坏伴软组织阴影，牙多呈漂浮状并可有破坏征象。成骨性骨肉瘤的骨质增殖，密度较高，外围呈典型的日光放射状（sun-ray）排列；溶骨性骨肉瘤的骨质由内向外呈不规则破坏或呈囊样，可合并病理性骨折。最终的诊断依据还是病理活组织检查。

【治疗】

骨源性肉瘤的治疗原则是以手术为主的综合治疗。肿瘤沿骨腔扩散较快，故多做整块骨切除术；骨源性肉瘤对放疗不敏感，术后应辅以化疗，对远处转移的防治均有一定的效果；有淋巴结转移者可做治疗性淋巴清扫术。

三、其他

口腔颌面部还有下面几种恶性肿瘤：恶性淋巴瘤、浆细胞肉瘤、中线致死性肉芽肿和恶性黑色素瘤。

（一）恶性淋巴瘤

恶性淋巴瘤（malignant lymphoma）按组织学分为霍奇金淋巴瘤（Hodgkin lymphoma，HL）与非霍奇金淋巴瘤（non-Hodgkin lymphoma，NHL）两类。

【临床表现】

恶性淋巴瘤可发生于任何年龄，但以青壮年多见。发生于淋巴结者称结内型；发生于淋巴结外者称为结外型。我国的 NHL 多为结外型。

结内型以颈部淋巴结发病最为常见，并可同时伴有其他部位淋巴结的肿大。早期肿大的淋巴结大小不等，表面光滑，质韧无压痛。后期淋巴结增大较快并融合成团，与周围的组织粘连固定。

结外型以牙龈、腭、舌根、颊及颌骨等部位常见，早期多为某部位单发，发病部位出现炎症、坏死和肿块等。后期肿瘤生长迅速，可引起相应的表现，如牙龈出血、疼痛，咀嚼、吞咽困难，口腔恶臭等。

恶性淋巴瘤常沿淋巴管扩散，瘤细胞进入血液循环，则成为淋巴性白血病。另外患者可有不明原因的发热、消瘦、食欲减退等症状。取肿大的淋巴结行组织活检即可确诊。

【治疗】

恶性淋巴瘤对放射治疗和化学药物治疗都较敏感。早期单发性病灶可采用放射治疗；

晚期或病变广泛的可用化学药物治疗。

（二）浆细胞肉瘤

浆细胞肉瘤（plasma cell sarcoma）亦称骨髓瘤（myeloma），来源于骨髓浆细胞。

【临床表现】

浆细胞肉瘤多见于中老年人，青少年少见；男性多于女性；肿瘤可发生于颌骨或口腔、口咽部等软组织，但胸骨、椎骨、肋骨、盆骨及颅骨更为多见；有单发性和多发性，后者多于前者。

单发性多出现在早期，肿瘤发生于软组织的为圆形、质软的肿块；位于骨表面的可使骨质膨隆、质硬并有压痛，骨破坏严重时可发生病理性骨折。晚期病变呈多发性，患者可出现发热、进行性贫血及恶病质。本病的特点是：局部剧烈疼痛，早期为间歇性，后为持续性；休息后疼痛缓解，劳动后疼痛加剧。

X线检查受累骨呈多个大小不等的圆形溶骨性缺损，边缘清晰，周围无骨膜反应。尿液化验检查可发现凝溶蛋白（Bence-Jones albumose），骨髓穿刺涂片发现肿瘤性浆细胞即可确诊。

【治疗】

对多发性浆细胞肉瘤采用以化学药物治疗为主的综合治疗；单发性浆细胞肉瘤采用放射治疗或手术切除辅以放疗和（或）化疗。

（三）中线致死性肉芽肿

中线致死性肉芽肿（midline lethal granuloma）又称恶性肉芽肿（malignant granuloma）或称坏死性肉芽肿（necrotic granuloma），是一种以临床症状命名的较为特殊的恶性肿瘤。有学者认为此病是对某种性质不明抗原的免疫反应性疾病。

【临床表现】

恶性肉芽肿多见于男性青壮年，好发于鼻腔、口腔、腭部及咽等部位，并多位于中线；病变区域组织发生溃疡、坏死，破坏骨组织可造成口、鼻腔穿孔，口腔有特殊臭味，还可伴有面部肿胀；患者可有发热、贫血和恶病质。晚期可发生淋巴结转移和远处转移。

恶性肉芽肿的组织病理切片多示为慢性炎症、肉芽组织、坏死组织，并无恶性肿瘤的特定形态。化验检查可有贫血、嗜酸性粒细胞增多、血沉快和蛋白尿、血尿等非特异性异常改变。

【治疗】

恶性肉芽肿对放射治疗较敏感，早期病变局限的可选用放射治疗，辅以皮质激素治疗；晚期或范围较广泛者，最好施行化疗和皮质激素治疗为主、辅以放疗的综合治疗方法。

（四）恶性黑色素瘤

恶性黑色素瘤（malignant melanoma）来源于成黑色素细胞，好发于皮肤和黏膜，并可由色素痣或黏膜黑斑恶变而来。

【临床表现】

发病年龄多在40岁左右，早期可为色素痣或黏膜黑斑，恶变后增长迅速。发生于皮肤者为黑色或深褐色，周围基底浸润伴色素沉着增多，呈放射状扩散，在病变区或周围出现结节（卫星结节），肿瘤溃烂后，易出血和疼痛；发生于黏膜者呈蓝黑色，为扁平结节状或乳头状，增长迅速，侵及黏膜下和骨组织并向四周扩散，牙槽突破坏可致牙松动、脱落，甚至造成吞咽困难和开口受限。恶性黑色素瘤早期即可发生区域淋巴结转移和远处转移，尽量不作组织活检。

【治疗】

应以综合序列治疗为主。对放疗不敏感。恶性黑色素瘤的综合序列治疗程序推荐以下方案：原发灶首选冷冻治疗→化学治疗→颈部选择性或治疗性淋巴清扫术→免疫治疗。

色素细胞对低温十分敏感，经 2~3 次冷冻后，肿瘤可以完全消失，颌骨暴露，死骨脱离后，肉芽组织形成，最后创面完全愈合。

化疗药物如二甲三氮烯唑酰胺（DTIC）、卡氮芥、羟基脲、放线菌素 D、长春新碱等对恶性黑色素瘤有一定疗效，可做局部动脉插管注射，也可用静脉注射。

附：有关口腔颌面部恶性肿瘤的 TNM 分类分期

一、唇和口腔癌的 TNM 临床分期

（一）解剖分区

唇

1. 上唇，唇红表面

2. 下唇，唇红表面

3. 口角

口腔

1. 颊黏膜

（1）上下唇内侧黏膜表面

（2）颊黏膜表面

（3）磨牙后区

（4）上下龈颊沟

2. 上牙槽牙龈

3. 下牙槽牙龈

4. 硬腭

5. 舌

（1）轮廓状乳头前的舌背部和舌侧缘（舌前 2/3）

（2）舌腹部

6. 口底

（二）T：原发肿瘤

T_X——原发肿瘤不能评估

T_0——原发灶隐匿

Tis——原位癌

T_1——肿瘤最大直径≤2cm

T_2——肿瘤最大直径>2cm，≤4cm

T_3——肿瘤最大直径>4cm

T_4——唇：肿瘤侵犯邻近结构[肿瘤穿破骨皮质，累及下牙槽神经，侵犯口底、面部皮肤（如颏部和鼻部）等

$T_{4a.}$——局部中度浸润的癌瘤

（唇）肿瘤侵犯穿破骨皮质、下牙槽神经、口底或面部皮肤，即颏或鼻

（口腔）肿瘤侵犯邻近结构［例如，穿破骨皮质，侵入深部舌外肌（如颏舌肌、舌骨舌肌、腭舌肌和茎突舌肌）、上颌窦、面部皮肤］

T_{4b}——局部非常广泛的癌瘤

肿瘤侵犯咬肌间隙、翼板、颅底和（或）包裹颈内动脉

注：牙龈原发肿瘤仅浅表地侵蚀骨或牙槽突，不归纳为 T_4

（三）N：区域性淋巴结

N_x——不能评估有无区域性淋巴结转移

N_0——无区域性淋巴结转移

N_1——同侧单个淋巴结转移，直径 $\leq 3cm$

N_2——淋巴结转移

N_{2a}——同侧单个淋巴结转移，直径 $> 3cm$，但 $\leq 6cm$

N_{2b}——同侧多个淋巴结转移，其中最大直径 $\leq 6cm$

N_{2c}——双侧或对侧淋巴结转移，其中最大直径 $\leq 6cm$

N_3——转移淋巴结最大直径 $> 6cm$

（四）M：远处转移

Mx——不能评估有无远处转移

$M0$——无远处转移

$M1$——有远处转移，代号如下：

肺 PUL	淋巴结 LYM	皮肤 SKI	骨 OSS	骨髓 MAR
肝 HEP	胸膜 PLE	脑 BRA	腹膜 PER	其他部位 OTH

（五）临床分期

0 期	Tis	N_0	M_0
I 期	T_1	N_0	M_0
II 期	T_2	N_0	M_0
III 期	T_3	N_0	M_0
	T_1	N_1	M_0
	T_2	N_1	M_0
	T_3	N_1	M_0
IV 期			
A 期	T_{4a}	N_0	M_0
	T_{4a}	N_1	M_0
	T_1	N_2	M_0
	T_2	N_2	M_0
	T_3	N_2	M_0
	T_{4a}	N_2	M_0
	任何 T	N_2	M_0
B 期	任何 T	N_3	M_0
	T_{4b}	任何 N	M_0
C 期	任何 T	任何 N	M_1

二、口咽癌的 TNM 分类分期

（一）解剖分区

1. 前壁（舌会厌区）

（1）舌后缘至轮廓乳头部（舌根部或舌后 1/3）

（2）会厌溪

2. 侧壁

（1）扁桃体

（2）扁桃体窝和咽（前、后）柱

（3）舌扁桃体沟

3. 后壁 咽后壁（腭水平面至会厌底以上区域）

4. 上壁

（1）软腭的口腔面

（2）腭垂（悬雍垂）

（二）T: 原发肿瘤

T_x——原发肿瘤不能评估

T_0——原发灶隐匿

Tis——原位癌

T_1——肿瘤最大直径≤2cm

T_2——肿瘤最大直径>2cm，≤4cm

T_3——肿瘤最大直径>4cm

T_{4a}——局部中等浸润的疾病，肿瘤侵犯喉、舌深层或舌外肌、翼内肌、硬腭或下颌骨

T_{4b}——局部非常广泛浸润的疾病，肿瘤侵犯翼外肌、翼板、鼻咽外侧或颅底、或包绕颈动脉

（三）N 分类同唇和口腔癌

（四）M 分类同唇和口腔癌

（五）临床分期

0 期	Tis	N_0	M_0
Ⅰ期	T_1	N_0	M_0
Ⅱ期	T_2	N_0	M_0
Ⅲ期	T_3	N_0	M_0
	T_1	N_1	M_0
	T_2	N_1	M_0
	T_3	N_1	M_0
Ⅳ期			
A 期	T_{4a}	N_0	M_0
	T_1	N_1	M_0
	T_2	N_2	M_0
	T_3	N_2	M_0
	T_{4a}	N_2	M_0

B 期	T_{4b}	任何 N	M_0
	任何 T	N_3	M_0
C 期	任何 T	任何 N	M_1

小　结

　　口腔颌面部肿瘤是本教材的重点内容之一。目前，口腔颌面部肿瘤的发病率居高不下，成为危及人民健康的重要因素。通过本章的学习，让学生掌握有关肿瘤的基本知识，熟悉常见肿瘤的诊断和治疗，能够独立开展常见肿瘤的诊治工作。

　　本章详细论述了口腔颌面部肿瘤的临床流行病学特点、肿瘤的发病原因、良恶性肿瘤的临床表现以及肿瘤的诊断、治疗和预防。

　　简述了口腔颌面部软组织囊肿、颌骨囊肿、良性肿瘤及瘤样病变的病因、临床表现、诊断、治疗；常见口腔癌及肉瘤的临床及治疗特点；以及其他恶性肿瘤如恶性淋巴瘤、浆细胞肉瘤、中线致死性肉芽肿、恶性黑色素瘤的临床表现及治疗特点；并附有口腔颌面部恶性肿瘤的 TNM 分类分期，以供学习参考。

思考题

1. 肿瘤的发生可能与哪些因素有关系？
2. 良性肿瘤与恶性肿瘤如何鉴别？
3. 口腔癌瘤的预防工作包括哪些内容？
4. 色素痣和牙龈瘤如何分型？各自的治疗原则是什么？
5. 脉管畸形是如何分类的？
6. 嗜酸性粒细胞增生性淋巴肉芽肿的临床特点及治疗原则是什么？
7. 舌癌的临床表现及颈淋巴结转移的特点是什么？
8. 上颌窦癌的临床表现有哪些？

（左金华）

第九章 唾液腺疾病

 学习目标

1. 掌握：常见唾液腺炎症的临床特点、诊断及治疗原则；黏液囊肿、舌下腺囊肿的临床表现、诊断及治疗。
2. 熟悉：唾液腺常见肿瘤的组织学特点、临床表现、诊断和治疗原则。
3. 了解：唾液腺损伤及唾液腺瘘的临床表现和治疗原则。

第一节 唾液腺炎症

唾液腺的炎症（sialadenitis）目前无统一分类标准。根据感染性质分为化脓性、病毒性和特异性感染三类。病毒感染主要是指流行性腮腺炎；特异性感染，如结核，非常少见。由于腮腺和下颌下腺位置较深，导管粗长，且分支多，导管在走行中有方向的改变及受肌肉收缩压力的影响，容易引起逆行感染，故唾液腺的化脓性感染多见于腮腺和下颌下腺，而舌下腺和小唾液腺极少见。

一、急性化脓性腮腺炎

急性化脓性腮腺炎（acute pyogenic parotitis）以前因常见于腹部大手术之后，故又称为手术后腮腺炎（postoperative parotitis）。由于医疗技术的不断提高，抗生素的运用以及口腔护理的加强，并发于手术后的腮腺炎已少见，而多见于慢性腮腺炎的急性发作或邻近组织急性炎症的扩散。

【病因病理】

急性化脓性腮腺炎主要是由逆行感染引起，常见的病原菌主要是金黄色葡萄球菌，其次是溶血性链球菌，也可见肺炎双球菌、奋森螺旋体。这些病菌存在于口腔内，当严重的全身性疾病，如败血症、急性传染病或慢性消耗性疾病，机体抵抗力降低及口腔生物学免疫力降低，加之高热、脱水、饮食减少及咀嚼功能下降，唾液分泌量也相应减少、机械性冲洗作用降低，易使口腔内细菌逆行感染。腹部大手术后，由于禁食，可能反射性地引起唾液腺分泌减少或停止，也易发生逆行感染。

导管内的异物、唾液腺结石，反复炎症导致的瘢痕挛缩，使导管狭窄或阻塞，唾液排出障碍，也增加了逆行感染的机会。

邻近组织的急性炎症偶可扩散至腮腺组织引起感染，如腮腺内淋巴结的急性化脓性炎症。

此外，重金属如砷、汞、铅等的中毒，引起的中毒性腮腺炎，以及流行性腮腺炎继发细菌感染，都可引起化脓性腮腺炎。

【临床表现】

急性化脓性腮腺炎多见于单侧腮腺，双侧同时发生较少见。早期症状轻微或不明显，特别是并发于全身疾病或腹部大型手术后，常被全身的严重病情所掩盖而被忽视。随病情发展，腮腺区肿痛明显时方引起患者的注意。表现为以耳垂为中心的肿胀、疼痛和压痛。导管口充血、红肿，此时扪及炎症浸润肿块，但无波动感，挤压腮腺可见黏稠性分泌物自导管口溢出。如处理及时，炎症可消退。若早期炎症得不到控制，继续发展可使腺体组织坏死、化脓，腮腺区肿胀更加明显，范围扩大，疼痛加剧，呈持续性跳痛。炎症波及咬肌，出现开口受限。腮腺导管口此时红肿明显，轻轻按压腺体可见导管口有脓性分泌物溢出。由于腮腺被致密的筋膜所包绕，虽化脓形成脓肿，但在表面并不易扪及明显的波动而呈硬性浸润块，只有脓肿穿破包膜后向周围组织漫延时，才可扪到波动感。炎症穿破腮腺包膜后，脓液进入邻近组织或间隙，引起其他间隙的蜂窝织炎或脓肿。常穿破腮腺筋膜的薄弱处，即外耳道软骨部与骨部交界处相应的腮腺筋膜进入外耳道；炎症向上可达翼腭窝，并可通过颅底扩散至颅内；向内可达咽旁或咽后间隙，甚至沿颈部间隙向下扩散至纵隔而危及生命。

全身症状：炎症早期全身症状并不明显，随病情发展，发生化脓时则患者全身中毒症状明显，有发热、畏寒、脉速、呼吸增快、体温高达 40℃，伴有食欲减退、白细胞总数增加、中性粒细胞比例明显升高，可出现核左移及中毒性颗粒。

【诊断及鉴别诊断】

急性化脓性腮腺炎，根据腮腺所在部位及全身和局部的临床表现，特别是全身情况衰弱或腹部大手术后发生者，并不难作出诊断。

急性化脓性腮腺炎应与下列疾病相鉴别：

1. 流行性腮腺炎　是一种非化脓性的腮腺肿大，伴发热、疼痛。有季节流行特点及有传染病接触史。多发生于 5～15 岁儿童，常为双侧发病，由病毒引起发作。腮腺虽肿大，但扪之较软，且导管口无红肿，唾液分泌清亮无脓液。化验检查，白细胞计数正常或偏高，分类中淋巴细胞增多，血清及尿淀粉酶可能升高。一般罹患后可获得终生免疫。

2. 咬肌间隙感染　常有明显的牙源性感染病史，如下颌第三磨牙萌出困难导致的冠周炎，有明显的开口受限症状，下颌角部有明显的压痛及肿胀，腮腺导管口正常无红肿，分泌物清亮。

3. 假性腮腺炎　是腮腺区的化脓性淋巴结炎。一般发病较慢，症状轻，肿胀局限，导管口无红肿，挤压腮腺无脓性分泌物自导管口溢出。

【预防】

根据本病的病因，应对全身严重疾病及接受过外科大手术的患者加强护理，增强营养及全身抗感染治疗，保持水电解质平衡，改善全身情况。特别要重视口腔的护理，饮食后漱口及刷牙，配合使用过氧化氢溶液或氯己定溶液等清洗口腔。

【治疗】

急性化脓性腮腺炎的治疗应全身抗感染、支持治疗和局部治疗相结合,且诊断一经确定,就应当尽快采取有效的治疗措施。

1. 全身治疗 要积极治疗原发疾病,改善全身情况,特别是继发于全身严重疾病者,要纠正机体的脱水及电解质紊乱,补充营养,提高机体的抗病能力。根据急性化脓性腮腺炎的致病菌主要是金黄色葡萄球菌,选用有效抗生素,如大剂量青霉素或其他广谱抗生素。有条件者,可从腮腺导管口取脓性分泌物做细菌培养及药物敏感试验,选用敏感的抗生素治疗。疼痛明显者,可予适量镇痛药物。

2. 局部治疗 脓肿形成之前,可配合热敷、理疗、外敷中草药,以促进炎症的吸收或加速炎症局限;饮用酸性饮料或口服 1% 毛果芸香碱及维生素 C 等药物,促进唾液的分泌与排出;注意保持口腔清洁,使用温热的硼酸、苏打溶液等消毒漱口液,利于炎症的控制。

3. 腮腺脓肿切开引流

(1)切开引流的指征:①病程 1 周以上,抗炎治疗无效或疗效不明显,全身中毒症状加重,高热持续不退;②局部出现跳痛和局限性压痛点或凹陷性水肿明显;③腮腺导管口有脓液排出;④穿刺抽出脓液。

(2)切开引流的方法:切开应在局部浸润麻醉下进行。在耳前及下颌支后缘,从耳屏往下至下颌角作切口,切开皮肤、皮下组织及腮腺咬肌筋膜,用弯血管钳钝性分离进入脓腔,建立引流。由于腮腺被纤维组织分隔成许多小叶,形成的脓肿散在于各小叶内,因此切开引流应注意向不同方向分离,分开各腺小叶的脓腔(图 9-1),达到彻底引流。冲洗脓腔,置放引流条。若脓肿已扩散至其他间隙,应作附加切口引流。

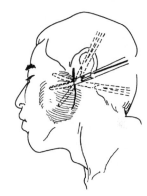

图 9-1 化脓性腮腺炎脓肿切开示意图

二、慢性复发性腮腺炎

慢性复发性腮腺炎(chronic recurrent parotitis)原称为慢性化脓性腮腺炎(包括慢性阻塞性腮腺炎),临床上较常见。它可发生于儿童,也可发生于成人,两者的转归各不相同。

【病因病理】

儿童复发性腮腺炎是次于流行性腮腺炎的常见腮腺疾病。本病的病因较为复杂,一般认为与以下因素有关。

1. 先天性发育异常 有报道患者有阳性家族史,同胞兄弟和姐妹发病或祖孙三代均患本病。也有的患者临床表现为单侧腮腺肿胀,但腮腺造影显示双侧腮腺均有末梢导管扩张。这些现象提示可能有腺体的先天性发育异常,成为潜在的发病因素。

2. 免疫功能异常 儿童期免疫系统发育不完善,免疫功能低下,容易发生逆行性感染。随着年龄增长,免疫系统逐渐发育成熟,青春期后发作次数减少或不再复发。

3. 细菌逆行感染 较多的儿童发病常继发于口腔内炎性病灶及上呼吸道的感染,致病菌通过腮腺导管逆行感染。

成人的复发性腮腺炎为儿童复发性腮腺炎迁延未愈而来。

组织病理主要表现为小叶间导管扩张及周围淋巴细胞浸润,扩张的导管内含有浓缩的黏液分泌物及脱落的导管上皮,炎症细胞少见。病变晚期,结缔组织纤维化,替代腺小叶结构。

【临床表现】

儿童复发性腮腺炎发病的高峰年龄在5岁左右,男性较女性多见。常为单侧肿胀。双侧发病时,症状也以一侧为重。可骤然发作,也可呈缓慢渐进性发生过程。腮腺反复出现肿胀,伴不适,表面皮肤颜色一般正常。压迫腺体其导管口有胶冻样液体溢出。少数有脓肿形成时则可有脓性分泌物溢出。发作间隔时间不等,1年数次,也可1~2年一次。年龄越小,间隔时间越短,随年龄增长,发作次数逐渐减少,间隔时间延长,青春期后极少再发作。

【诊断及鉴别诊断】

诊断主要根据多次反复发病及导管口溢出胶冻状液体,随年龄增大,发病次数减少、症状减轻等临床表现和腮腺造影表现,可作出诊断。腮腺造影表现为腺体部的末梢导管呈斑点状、球状扩张,主导管及腺内导管无明显异常(图9-2)。

1. 儿童复发性腮腺炎需和流行性腮腺炎鉴别。流行性腮腺炎是由病毒感染引起的腮腺肿大,常为双侧同时发生,有季节流行特点及有传染病接触史,腮腺肿胀明显,其导管口分泌正常。全身伴发热,血清和尿淀粉酶升高,无反复肿胀史,一次感染后,可获得终身免疫。

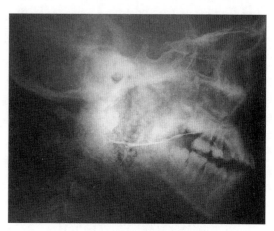

图9-2 儿童复发性腮腺炎造影表现

2. 成人复发性腮腺炎需和舍格伦综合征继发感染相鉴别。舍格伦综合征多见于中年女性,主要表现为口干、眼干等症,一般认为属自身免疫性疾病。腮腺造影表现为主导管的扩张不整,边缘粗糙,呈葱皮样或花边样改变。排空功能迟缓,碘化油造影剂可较长时间滞留于腺组织内。

【治疗】

复发性腮腺炎有自愈性,治疗一般主张保守治疗,以增强抵抗力,防止继发感染,减少发作为原则。每天按摩腺体促进唾液排空,防止淤滞,能有效地减少发作次数。保持口腔卫生,可用淡盐水漱口。多饮水、进酸性饮食,刺激唾液分泌。若有急性炎症现象应用抗菌药物治疗。复发频繁者可注射胸腺肽,调节免疫功能。

三、慢性阻塞性腮腺炎

慢性阻塞性腮腺炎(chronic obstructive parotitis)又称腮腺管炎,过去曾与复发性腮腺炎同称为慢性化脓性腮腺炎。

【病因病理】

多数患者由局部原因引起。各种因素,如导管黏膜被咬伤,不良修复体致使导管口、颊黏膜损伤,造成的导管及导管周围瘢痕,导致导管狭窄或不全阻塞。少数由导管结石或异物引起。由于导管狭窄或异物阻塞,腮腺排液不畅,使受阻塞导管扩张,唾液淤滞。腮腺导管本身较长,有转折,容易造成唾液淤滞,也是不可忽视的因素。

慢性阻塞性腮腺炎的病理改变早期主要在导管系统。导管扩张,内有浓缩的分泌物潴留及脱落上皮。扩张的导管周围常有明显的炎症反应,主要是淋巴细胞浸润,并有淋巴滤泡形成,伴有絮状分泌物及微小结石。结缔组织纤维化,导管上皮变性。晚期腺小叶结构破坏,腺泡消失,被结缔组织、脂肪细胞及慢性炎症细胞所置换,偶可见肌上皮岛。

【临床表现】

主要见于中年,男性多于女性。一侧或双侧腮腺肿胀,但单侧腮腺肿胀更为多见,导管口流脓和口腔有异味感。肿胀常与进食有关,部分患者腮腺肿胀与进食无明显联系。一般表现为晨起较重,经自行按压腺体并从导管口流出咸味液体后,患者顿感轻松。发作次数差异较大,有的患者1年内很少复发,而有些患者每次进食都肿胀,大多平均每天发作一次以上。

检查能扪及腮腺稍肿大,质地中等硬度并有轻微压痛。腮腺导管口略红,压迫腺体可见雪花样唾液自导管口溢出,也可是蛋清样黏稠液体。病史长者可在颊部黏膜下扪及呈索条状的腮腺导管。

【诊断及鉴别诊断】

诊断主要根据临床表现及腮腺造影。进食有肿胀史、压迫腮腺导管口流出“雪花样”或“蛋清样”液体、有时在颊部扪及黏膜索条状的腮腺导管。腮腺造影主要见导管部分扩张、部分狭窄、管壁不光滑,呈腊肠样改变。严重者导管明显增粗,主导管直径可达1cm左右,腺体区呈分布不均、大小不等的造影剂潴留。甚至只有主导管及较大的分支导管显影。部分病例有“点状扩张”表现(图9-3)。

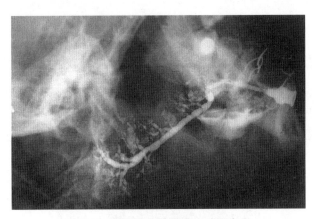

图9-3　慢性阻塞性腮腺炎造影表现

慢性阻塞性腮腺炎需与下列疾病鉴别:

1. 成人复发性腮腺炎　鉴别主要根据病史及造影检查。成人复发性腮腺炎常有幼儿发病史;造影检查导管系统无明显改变,合并逆行感染时,可有主导管轻度扩张不整,叶间和小叶间导管无变化,末梢导管呈散在点状、球状扩张。阻塞性腮腺炎主要表现为主导管、叶间、小叶间导管部分扩张不整,部分不扩张,呈腊肠样改变。

2. 舍格伦综合征继发感染　有腮腺的反复肿胀,管口溢脓史。本病多见中年女性;以眼干、口干为特征,还可伴发结缔组织疾病;造影检查,末梢导管点球状扩张,主导管有葱皮样改变,排空迟缓。免疫学检查异常。

【治疗】

阻塞性腮腺炎多由局部因素所致,治疗原则是先排除发病因素,消除阻塞、消除感染。有唾液腺结石者先去除结石,导管狭窄者应给予扩张,可用钝头探针扩张导管。采用催唾食物,并辅以按摩腺体,促进唾液分泌。用温盐水漱口,提高口腔卫生,减少逆行感染。并用抗生素液经导管注入而消除炎症。

经上述治疗无效者,可考虑手术治疗。在配合使用抗生素的情况下,结扎导管(图9-4),压迫腺体,使用抑制唾液分泌药物,使腺体萎缩;如果导管结扎术失败,患者有手术治疗要求,可行保留面神经的腮腺切除术。

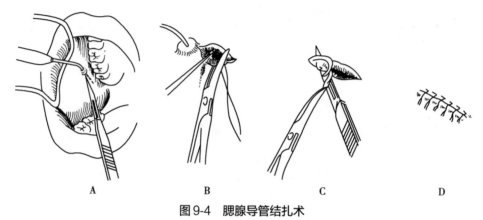

图9-4　腮腺导管结扎术

A. 探针经腮腺导管口寻出腮腺导管,并分离　B. 将游离的腮腺导管段给予双段结扎
C. 切除近导管口处导管段　D. 缝合颊黏膜切口

四、唾液腺结石病和下颌下腺炎

唾液腺结石病(sialolithiasis)是在腺体或导管内发生钙化性团块而引起的一系列病变。唾液腺结石多发生于下颌下腺且并发炎症,约占85%,其次是腮腺,舌下腺及小唾液腺少见。

由于唾液腺结石的存在,造成唾液的排出障碍,唾液潴留,易继发感染,引起腺体炎症反复发作。

【病因】

唾液腺结石形成的原因还不清楚。通常认为是与局部因素有关,如异物、炎症、各种原因造成的唾液滞留等。与无机盐新陈代谢障碍有关,还与唾液的成分、流量有关。

唾液腺结石好发于下颌下腺可能与下列因素有关:①下颌下腺为混合性腺体,分泌的唾液富含黏蛋白,较腮腺分泌液黏滞,钙的含量也高出2倍,钙盐容易沉积;②下颌下腺导管由后下向前上走行,腺体分泌液逆重力方向流动,导管长且曲折,这些解剖结构均使唾液易于淤滞,导致唾液腺结石形成。

【临床表现】

下颌下腺结石病任何年龄均可发生,但多见于20~40岁的中青年。病程长短不一,数日至数年或数十年不等。

唾液腺结石病最早出现的症状主要是阻塞症状,患者常诉进食时下颌下腺部位肿胀和疼痛,其程度与唾液腺结石的部位、大小和造成唾液阻塞的程度有关。腺体内的结石或导管内结石体积不大，没有阻碍唾液分泌时，并无任何症状。当唾液腺结石较大，阻碍了正常的唾液排空时，则可出现肿胀和疼痛，有时疼痛较剧烈，呈针刺样，称为"涎绞痛"。停止进食后，腺体逐渐复原，疼痛亦随之减轻或消失。同时由于下颌下神经节和舌神经受刺激，可反射性引起同侧舌及舌尖痛，并向同侧耳部放射。导管口黏膜红肿，压迫腺体区，可有少许黏稠脓性分泌物自导管口溢出。导管内的唾液腺结石，触诊时可扪及硬块，并有压痛感。唾液腺结石阻塞可引起腺体的继发感染，并反复发作。因下颌下腺包膜不完整，周围组织较疏松，炎症易扩散而引起下颌下间隙感染。

慢性下颌下腺炎的患者临床症状较轻，常以下颌下包块为主诉就诊。包块呈长期反复发作，导致腺体完全纤维化，呈硬结性肿块。称为慢性硬化性下颌下腺炎。导管口可有脓性或黏液脓性唾液流出。

【诊断与鉴别诊断】

根据下颌下腺在进食时肿胀及疼痛的特点，反复发作的病史，导管口溢脓以及双手合诊触及导管内结石等，可作出下颌下腺结石并发下颌下腺炎的诊断。X线片对下颌下腺结石病和下颌下腺炎有较高的诊断价值，常规投照下颌横断咬合片（图9-5）和患侧下颌下腺侧位片。平片不能证实结石存在时，可在急性炎症消退后做下颌下腺造影，可以看到导管内有占位性改变。

典型的下颌下腺结石病诊断并不困难，

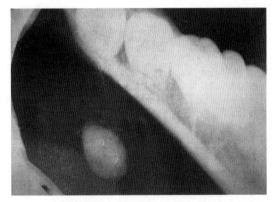

图9-5 下颌横断咬合片显示下颌下腺导管前段结石

但应和以下疾病相鉴别：

1. 舌下腺肿瘤 绝大多数的舌下腺肿瘤无导管阻塞症状，因而无进食肿胀和疼痛，极少数患者可因肿瘤压迫下颌下腺导管出现不全性阻塞症状，X线检查无结石。

2. 下颌下腺肿瘤 呈进行性肿大，无进食肿胀及反复发作史，良性肿瘤造影检查见导管移位。

3. 下颌下淋巴结炎 反复肿大，与进食无关，多发于儿童，常有上呼吸道感染病史，导管口无红肿，分泌正常。位置也较表浅，易扪及，并常有触痛。

4. 下颌下间隙感染 常有牙痛史，并能查到病原牙，可有急性下颌下腺炎症状，下颌下区肿胀呈弥漫性肿胀，皮肤潮红并可出现凹陷性水肿，但无下颌下腺炎病史，无导管阻塞症状，唾液分泌正常。

【治疗】

下颌下腺唾液腺结石病一经确诊，除极小的唾液腺结石可通过催唾及按摩促进唾液分泌排出外，一般均应外科手术取出。唾液腺结石病的手术治疗应在急性唾液腺炎症控制后进行。

1. 唾液腺结石取石术 适用于无下颌下腺反复感染史，腺体尚未纤维化，^{99m}Tc 功能测定腺体功能存在者。对于体积较大的下颌下腺导管结石，易行导管再通术，使唾液从正常导管口排出，有利于术后下颌下腺功能的恢复。术后可采用催唾剂，促进唾液的分泌及导管系统的通畅，避免导管的再次阻塞。

（1）切开取石术：适用于能扪及、相当于下颌第二磨牙以前部位的唾液腺结石。下颌下腺导管取石术步骤：患者取坐位，头后仰。在舌神经阻滞麻醉加局部浸润麻醉下，在唾液腺结石的后方用缝线从导管深面穿过，提起牵引线，固定唾液腺结石（图 9-6）。也可以用棉花镊或弯血管钳，其长轴与导管方向一致，在唾液腺结石的深面将其固位（图 9-7）。防止唾液腺结石向后滑行，并在唾液腺结石表面沿导管方向在黏膜处作切口，分离暴露出导管，并顺导管长轴切开导管，取出唾液腺结石，用温生理盐水冲洗伤口，查无遗留碎小唾液腺结石颗粒，避免再形成唾液腺结石。切口短小者，可不缝合，切口较长者，可将导管切口与口底黏膜切口相对缝合，形成新的下颌下腺导管开口。目前主张采用导管再通术，方法是：自正常下颌下腺导管口插入塑料管，通过导管切口处，然后用 8-0 丝线吻合导管壁。塑料管留置 1 周后撤除。通过 ^{99m}Tc 显像测定患侧下颌下腺功能显示，行导管再通术者的功能恢复优于未行导管再通术者。

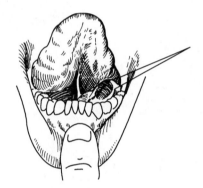

图9-6　缝线牵引固定下颌下腺导管结石

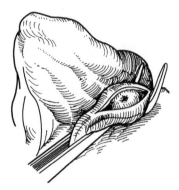

图9-7　棉花镊固定唾液腺结石

（2）唾液腺内镜取石术：唾液腺内镜通过导管口进入下颌下腺导管，可以在明确诊断唾液腺结石及其位置的同时手术治疗，采用钳子或套石篮取出结石。适用于位于下颌下腺导管、腺门及部分腺内导管、体积不很大以及多发性结石。

（3）唾液腺内镜辅助下切开取石术：适用于导管后段及腺门部的大结石。

唾液腺内镜可以同期诊断和治疗，是一种微创的手术方法，腺体功能评估表明术后腺体功能明显高于术前，目前在临床上广泛应用。

2. 碎石术　近年来，一些学者根据碎石机粉碎泌尿系结石的原理，采用体外冲击波碎石术治疗唾液腺结石，利用体外冲击波聚焦后击碎导管内的结石，使其能自行或经刺激后随唾液排出体外。另外，也可采用唾液腺内镜下导管内激光碎石术，适用于唾液腺内镜下无法取出的大结石。这些新技术取得了一定效果，但尚待积累更多的经验。

3. 下颌下腺切除术

（1）适应证：适用于位于导管与腺体交界处的唾液腺结石、腺体内唾液腺结石、慢性下颌下腺炎、腺体纤维化及下颌下腺肿瘤。

（2）方法

1）患者取仰卧位，肩部加垫，头偏向健侧，充分暴露下颌下区，常规术区消毒，铺无菌巾单。

2）在下颌骨下缘下 1.5～2cm 处，平行于下颌下缘作长约 6cm 切口（图9-8），切开皮肤、皮下组织及颈阔肌。

3）在颈阔肌下颈筋膜上形成皮瓣并上、下分离，上方皮瓣分离不应越过下颌下缘平面。在咬肌前缘下方可见到下颌下淋巴结、面动脉及面静脉即位于其前后缘之间。面神经下颌缘支自主干发出绕向前下方，约在面动脉及面静脉的深面或浅面越过下颌下缘（此是面神经下颌缘支行走的最低点）绕向前上方。分离面动脉和面静脉，钳夹，切断，双重结扎（图9-9）。此时应注意勿损伤面神经下颌缘支。

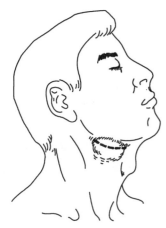

图9-8　下颌下腺切除术切口

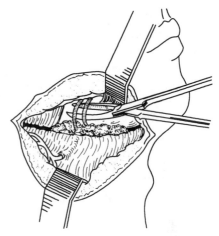

图9-9　显露面动脉及面前静脉

4）在下颌下腺的表面提起颈深筋膜的浅层并剪开，暴露下颌下腺浅面，将腺体上提，用钝、锐性交替剥离方法，分离腺体前下周围组织，在腺体后缘深部，以钝性分离法贴腺体分离显露出面动脉的近心端，确认无误后，钳夹，切断，双重结扎。此时应注意勿损伤舌下神经。

5）提起腺体，继续由后向前分离，在腺体前叶处寻找到下颌下腺主导管（图9-10）。因舌神经与之相邻，并平行走行一小段，因此应注意与舌神经的鉴别和保护。舌神经与一扁平、白色、质韧的下颌下神经节相连，并有小分支进入腺体，将进入腺体的小分支剪断，舌神经即与腺体分离。下颌下腺导管与舌神经鉴别无误后即可钳夹，切断，结扎。腺体完全游离，完整摘除（9-11）。

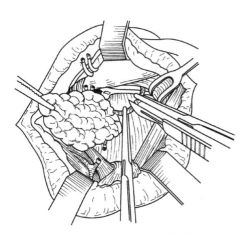

图9-10　显露下颌下腺导管

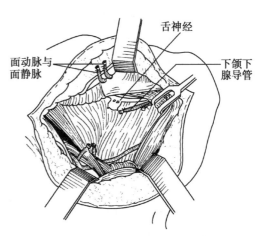

图9-11　下颌下腺摘除后示意图

6）腺体取出后，用温生理盐水冲洗创面，查有无活动性出血点，有时则做相应处理。皮瓣复位，分层缝合颈阔肌、皮下组织、皮肤，放置引流条，加压包扎。

7）术后1～2天撤除引流条，5～7天拆除缝线。术后可能出现吞咽疼痛，一般2～3天可好转；由于术中对面神经下颌缘支的牵拉作用，有时可出现患侧下唇的暂时性歪斜，一般可很快恢复；如症状较重，可配合维生素 B_1 及 B_{12} 等药物，辅以理疗、面肌功能训练，促进恢复。

 知识拓展

唾液腺特异性感染

较常见的唾液腺特异性感染有结核、放线菌病、HIV 相关唾液腺疾病等。

（一）结核

唾液腺结核主要是腮腺区淋巴结发生结核性感染，肿大破溃后累及腺实质。近年来，国内的患病率有所增高。感染的途径包括血源、淋巴源及导管逆行感染，绝大多数系头面部皮肤、口咽、特别是扁桃体区域的结核菌经淋巴引流所致。

侵犯的部位以腮腺最为常见，下颌下腺次之，舌下腺及小唾液腺较少见。淋巴结核常无明显自觉症状，表现为局限性肿块，界限清楚，活动，因而常被诊断为良性肿瘤。但部分病例可有消长史，轻度疼痛或压痛。腺实质结核病程较短，数天或数周，腺体弥漫性肿大，挤压腺体可见脓性分泌物从导管口流出。肿块可硬可软，也可扪及波动感，有的与皮肤粘连，或形成长久不愈的瘘管，少数病例可伴有面瘫。当肿块有明显波动时，可将吸出物作耐酸染色，以确定诊断。

如临床明确诊断为结核，可作单纯肿块摘除。如形成结核性脓肿，可抽出脓液后，向腔内注射抗结核药物。反复多次，可取得较好效果。对有肺或其他系统活动性结核患者，应以全身抗结核治疗为主。临床已明确为唾液腺结核而行病灶清除术者，术前亦应抗结核治疗，以防感染扩散。

（二）放线菌病

放线菌病是一类慢性化脓性肉芽肿性疾病，较少见。本病主要由伊氏放线菌感染所致。其病程长，发病缓慢，在腮腺或上颈部出现呈板结样坚硬、周界不清的肿块，皮肤呈暗棕红色，全身症状不明显。浸润块可软化、破溃，出现多个窦道，此起彼伏。新鲜破溃的脓液中可发现黄色针尖大小的"硫黄颗粒"。治疗一般选用青霉素及头孢菌素类药物，已形成脓肿或破溃后遗留瘘孔者，常有肉芽组织增生，可采用外科手术的方法切开排脓或刮除肉芽组织，具有加强药物治疗的效果。放线菌是厌氧菌，高压氧治疗可抑制放线菌生长，作为综合治疗的方法之一。

（三）HIV 相关唾液腺疾病

HIV 相关唾液腺疾病是指 HIV 感染引起的弥漫性唾液腺肿大，可发生在 HIV 感染的每一个阶段，也可作为 HIV 感染的首发临床表现。

临床表现为一个或多个唾液腺的渐进性增大，腮腺最常受累，伴随口干等症状。CT 检查表现为低密度、薄壁的多发囊肿，弥漫性淋巴结病变。MRI 检查表现为 T_2 和质子密度加权像的中等信号的均质性多发肿块。组织病理学表现为腮腺腺体内和腺周淋巴结的滤泡增生，导管系统呈囊状扩张。

HIV 相关唾液腺疾病的治疗主要是全身治疗 HIV 感染，保持口腔卫生，使用催唾剂和人工唾液缓解口干。对于腺体肿大明显、可以耐受手术的患者，必要时行腺体切除术。

第二节　唾液腺损伤和唾液腺瘘

唾液腺瘘（salivary fistula）是指唾液不经导管系统排入口腔而流向面颊部皮肤表面。因外伤、感染或不正确的手术切口和方法而导致唾液腺及其导管遭到破坏，形成唾液腺瘘，多发生于腮腺及其导管部。主要是由于腮腺及其导管位于面颊部皮下、表浅，易受到损伤之故。临床上主要指外唾液腺瘘，即瘘管通向面部，唾液流向面颊部皮肤表面。唾液由创口外流影响其愈合，上皮细胞沿瘘管生长，覆盖整个创面形成永久性瘘管。

【临床表现】
唾液腺瘘根据瘘口所在的部位可分为腺体瘘或导管瘘。

1. 腺体瘘　指发生在腺体的唾液腺瘘。瘘管的腺端通向一个或多个腺小叶的分泌管，在腮腺区的皮肤表面可见到较小的点状瘘孔，并从瘘管流出少量清亮透明液体，当进食时唾液自瘘孔的排出量显著增多。口腔内导管口流出的唾液基本正常。

2. 导管瘘　瘘口可发生在颊肌部，也可发生在咬肌部，分别称为颊瘘和咬肌瘘。导管完全断裂或有一段缺损，唾液经瘘口全部流向面部，而口内导管口无唾液流出，称为完全性瘘；导管虽破裂，但未完全断离，除面颊部有唾液流出外，口内导管口仍有部分唾液流出称为不完全性瘘。瘘孔常有透明或混浊的唾液流至面颊部。混浊主要是伴发感染所致。进食时增多，完全性瘘流出的唾液量一昼夜可达 2 000mL 以上。皮肤因唾液刺激可能发生轻度炎症或皮疹样皮损。

【诊断】
腮腺瘘可根据病史及临床表现作出诊断。进食时，瘘口流出唾液增多，且含有淀粉酶。X 线检查能确定瘘的部位，碘化油造影显示导管系统完好即为腺瘘；主导管中断，造影剂外溢即为导管瘘。

【治疗】
1. 烧灼压迫　腺体瘘唾液分泌量较少者，新鲜创口可直接加压包扎促其愈合。陈旧性瘘可用电凝固器烧灼瘘管及瘘口周围上皮组织，加压包扎，肉芽生长后瘘口自愈。同时配合使用阿托品，抑制唾液分泌，避免进酸性或刺激性食物，促进愈合。

2. 瘘管封闭术　烧灼压迫不能使其愈合者，可行瘘管封闭术或用局部皮瓣修复（图 9-12）。

3. 腮腺导管吻合术　新受伤的腮腺导管断裂可作导管端端吻合术（图 9-13）。

4. 导管改道术　瘘管接近口腔者，可做导管改道术，将导管引入口腔，即变外瘘为内瘘（图 9-14）。

5. 其他治疗方法　对于完全性导管瘘且导管缺损较多，残留导管较短，不能做导管吻合及改道者，可利用口腔黏膜做导管再造术。

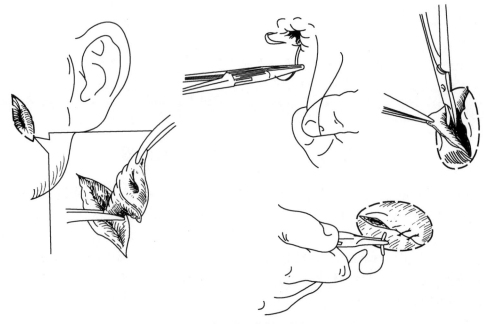

图9-12　腮腺腺体瘘瘘管封闭术

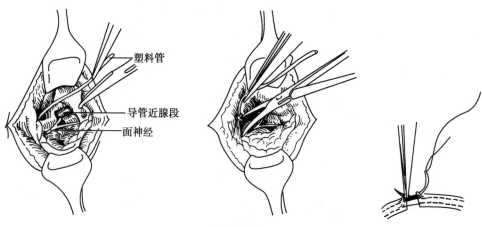

图9-13　腮腺导管瘘端端吻合术

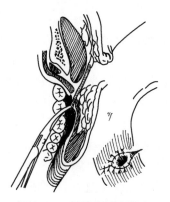

图9-14　腮腺导管改道术

患者全身情况差，局部组织瘢痕多，导管缺损大，不宜行手术整复者，可行导管结扎压迫包扎腮腺，使其萎缩，失去功能。

6. 腮腺切除术　腺体慢性炎症反复发作，其他手术方法失败，可行腮腺切除术。

第三节　舍格伦综合征

舍格伦综合征（Sjögren syndrome）又称干燥综合征，目前认为是一种自身免疫性疾病，特点是眼干、口腔黏膜及其他黏膜干燥。常伴发结缔组织疾病，如类风湿关节炎等。若只有黏膜干燥症状（眼干、口干），病变只限于外分泌腺时，称为原发性舍格伦综合征；当同时伴发结缔组织疾病时，则称为继发性舍格伦综合征。

【病因病理】

舍格伦综合征的原因仍不十分清楚。其发病涉及多种因素。常认为是一种自身免疫性疾病。可能由遗传、性激素异常和病毒感染等造成免疫调节紊乱而致病。

舍格伦综合征的病因较为复杂。在检查中发现，T、B 淋巴细胞异常，B 淋巴细胞异常活跃；在一些患者中发现有病毒（巨细胞病毒、EB 病毒）；此病多发生于中年女性，可能与性激素有关。另外精神因素、生活环境，也是不可忽视的因素。

舍格伦综合征的病理表现，主要是淋巴细胞浸润；导管上皮过度增生，管腔扩张或完全闭锁，形成肌上皮岛；腺泡萎缩和消失。除大唾液腺外，小唾液腺也出现类似的病理变化；但上皮岛的形成极为罕见。

【临床表现】

舍格伦综合征多见于中年以上女性，其男女发病率之比为 1 : 9。主要症状是眼干、口干、唾液腺及泪腺肿大等，并成为患者求治的原因。还可伴有类风湿关节炎等结缔组织疾病。

1. 眼球结膜干燥　泪腺病变致泪液分泌减少，患者自觉眼部异物感、摩擦感、烧灼感、畏光、疼痛、视物疲劳，可反复出现角膜炎或结膜炎。

2. 口腔黏膜干燥　轻者无明显自觉症状，较重者感舌、颊及咽喉部灼热，口腔发黏，味觉失常等。重者语言、咀嚼及吞咽均感困难。不能吞咽干性食物，需在汤水的帮助下才能下咽。如患者戴全口义齿时，常影响其就位。

此外，还可出现口腔黏膜溃疡及皲裂，龋齿罹患率也增加。唇部干燥脱屑。舌干燥并出现沟纹，继之丝状乳头萎缩，沟纹加深发红，进一步发展，舌的表面则变得光滑并呈小分叶状，此种表现具有一定的诊断意义。

3. 唾液腺肿大　唾液腺的肿大主要发生在腮腺，一般为双侧对称性，也可单侧发生。腺体呈弥漫性缓慢肿大，边界不明显，表面光滑，无压痛。挤压腺体可有少量黏稠唾液，有时甚至无分泌。唾液分泌的减少易引起继发性逆行感染。腮腺反复肿大而有程度较轻的压痛感，此时挤压腺体，可有混浊的雪花样唾液或脓液流出。少数病例有时可触及结节状肿块，一个或多个，或呈单个较大肿块，质地较软，与周围组织界限欠清楚，称为结节型舍格伦综合征。

除腮腺肿大外，下颌下腺、舌下腺及其他小唾液腺也可发生肿大。

4. 其他外分泌腺受累的表现　除泪腺和唾液腺外，还可发生于呼吸道（鼻、咽喉、气管）、消化道、外阴及皮肤。发生在呼吸道出现鼻腔黏膜干燥，咽喉及支气管的干燥则产生声音嘶哑及慢性干咳。消化道受累可致食管黏膜萎缩,下咽困难,甚至发生慢性萎缩性胃炎。阴道黏膜萎缩,其局部出现瘙痒及烧灼样痛。汗腺及皮脂腺受累则表现为皮肤干燥或萎缩。

5. 结缔组织疾病　舍格伦综合征患者,最常合并类风湿关节炎,少数患者合并系统性红斑狼疮、硬皮病、多发性肌炎等。

泌尿系统可因肾间质淋巴细胞浸润发生肾小管功能异常,尿浓缩功能降低,出现低渗尿。甚至因肌酐清除率降低而发生肾小管酸中毒。其他还可累及神经、肌肉、血管,如合并发生神经炎、多发性肌炎或重症肌无力、小动脉炎等。

【诊断】

舍格伦综合征的诊断除依靠病史和一般体检外,还应做泪腺及唾液腺功能、唾液腺造影、放射性核素 ^{99m}Tc、类风湿因子的检查。血沉加快及血浆 γ 球蛋白增高等对该病的诊断有一定价值。切取唇腺活检对本病的诊断更具临床意义。

【治疗】

舍格伦综合征的治疗目前尚无有效的根治方法,一般应治疗全身疾病和局部对症处理。

全身治疗主要是处理结缔组织疾病及其他并发症,可在内科医师指导下进行。免疫抑制剂应慎用。

局部对症治疗主要是处理外分泌腺功能障碍所致症状。眼干可用 0.5% 甲基纤维素滴眼,每天 4~6 次,也可采用硅酮进行泪点封闭,可缓解眼干症状。还可配合其他抗生素滴眼液使用,预防感染。口干可用人工唾液含漱,以湿润口腔,缓解口腔不适。还可用刺激唾液腺分泌药物,如舒雅乐,每天 3 次,每次 1 片。保持口腔卫生,使用口腔含漱液,减少逆行感染的机会。预防和治疗龋齿。伴发急性炎症时用抗生素治疗。为防止结节型舍格伦综合征恶变,应做保留面神经的腮腺全腺叶及肿块的手术切除。反复肿胀发作,腺体破坏严重者,也可考虑切除患侧腮腺。

中医辨证施治亦可缓解症状,药物可用当归、生地、麦冬、柴胡、山栀、沙参、桑叶、菊花、甘草等。

第四节　唾液腺瘤样病变

一、唾液腺黏液囊肿

【病因病理】

唾液腺黏液囊肿(mucocele),根据病因及病理表现的不同,将其分为外渗性黏液囊肿(extravasation mucocele)和潴留性黏液囊肿(retention mucocele)。

1. 外渗性黏液囊肿　较多见,占黏液性囊肿的 80% 以上,一般认为是由于导管的创伤、断裂,黏液流入组织间隙内而引起。病理表现为充满黏液的假囊或黏液性肉芽肿,并无上皮衬里。

2. 潴留性黏液囊肿　较少见,其发生主要是由于微小唾液腺结石,分泌物浓缩及导管系统本身的解剖因素(如弯曲、狭窄等)造成导管系统的部分阻塞。病理改变是有上皮衬里,潴留的黏液团块和结缔组织形成的被膜。

【临床表现】

1. 黏液囊肿　为常见的小唾液腺瘤样病变，多发生于下唇和舌尖腹侧，而上唇、口底、颊、腭黏膜较少见。囊肿位于黏膜下，表浅者呈浅紫蓝色、半透明小疱；较深的囊肿表面黏膜色泽正常。质地柔软而富有弹性，一般直径为1cm左右，易被咬破而流出蛋清样透明（含唾液淀粉酶）的黏稠液体，囊肿消失。待破裂处愈合后，囊肿又复出现。可反复多次复发，局部瘢痕增多增厚呈条索状，使囊肿的透明度减低。

2. 舌下腺囊肿　口腔三对大唾液腺囊肿以舌下腺囊肿最多见，多发生于青少年。囊肿生长缓慢，一般无自觉症状。根据囊肿的位置临床上分为三型：

（1）单纯型：囊肿位于口底一侧，下颌舌骨肌以上的舌下区，囊肿增大向口底膨隆，使舌体上抬，表面黏膜变薄，呈浅蓝色，扪之柔软，有波动感。囊肿有时因损伤破裂后，流出浅黄色透明蛋清样黏稠液体，囊肿暂时消失，但伤口愈合后，又复出现。较大的囊肿可波及对侧，甚至使舌体后移，引起吞咽、语言和呼吸障碍。

（2）口外型：囊肿经下颌舌骨肌后缘或直接穿过下颌舌骨肌向下颌下、颏下区突起，口底基本无囊肿表现。因囊肿位于下颌下区，易与下颌下腺囊肿相混淆。囊肿柔软，与皮肤无粘连。穿刺可抽出蛋清样黏稠液体。

（3）哑铃型：口内舌下区和口外下颌下区均可见囊性肿物。

【诊断与鉴别诊断】

根据临床表现、囊肿发生的位置，基本可以作出诊断。舌下腺囊肿应与口底皮样囊肿、下颌下区囊性水瘤相鉴别。

1. 口底皮样囊肿　位于口底正中，圆形或卵圆形突起，表面黏膜一般无颜色改变，囊壁较厚，含半固体状皮脂性分泌物。触诊有面团样柔韧感，无波动感，穿刺抽出乳白色豆渣样物，镜下可见上皮或毛囊、皮脂腺等物。

2. 下颌下区囊性水瘤　婴幼儿多发，穿刺抽出水样、淡黄色清亮液体，涂片镜检可见淋巴细胞。

【治疗】

1. 唾液腺黏液囊肿

（1）药物烧灼腐蚀：先用注射器抽尽囊液后，向囊肿腔内注入2%碘酊或20%氯化钠，停留2~3分钟，将药液吸出，反复多次，最后吸尽药液。此法的目的是破坏腺上皮细胞，失去分泌功能而不再形成囊肿。注射过程中应严防外漏，以免因药物腐蚀性较强而造成周围组织的坏死。

（2）手术切除：在局部浸润麻醉下，纵向切开黏膜（图9-15）。于黏膜下，囊壁之外做钝、锐性交替分离囊壁，取出囊壁。注意减少对周围腺组织的损伤，如囊肿与腺体组织相连应一并切除，以防复发。囊肿因反复损伤形成瘢痕，并与周围组织相粘连，不易分离则可作棱形切口，将瘢痕、囊肿及周围组织一并切除，直接缝合创口。

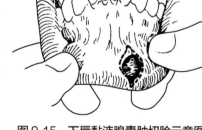

图9-15　下唇黏液腺囊肿切除示意图

（3）冷冻治疗：也可采用液氮低温治疗。

2. 舌下腺囊肿　舌下腺囊肿病理常缺乏上皮衬里或上皮衬里不完整,一般认为该囊肿属潴留性囊肿,单纯摘除囊肿容易复发。因而根治舌下腺囊肿的方法是完整切除囊肿和舌下腺。

二、唾液腺良性肥大

唾液腺良性肥大也叫唾液腺肿大症(salivary gland swelling 或 sialadenosis)或唾液腺退行性肿大,是非肿瘤、非炎症、慢性、复发性、无痛性肿大的唾液腺疾病。

【病因病理】

唾液腺肿大的病因尚不清楚。一般认为与内分泌功能紊乱、营养不良及自主神经功能失调有关。组织病理学表现为唾液腺腺泡增大;细胞肿胀,胞核被推挤移位,胞质内含 PAS 阳性酶原颗粒。

【临床表现】

腮腺较多见,下颌下腺偶可发生,常为双侧对称性肿大,偶见单侧。多见于中老年。腺体呈弥漫性肿大,触诊质地软而均匀一致,无压痛,挤压腺体有清亮液体流出,导管口无红肿。肿大腺体有时大时小表现,病程较长。患者一般无明显口干表现。

【诊断】

唾液腺对称性肿大而无痛,造影检查除体积明显增大外,无形态改变,但排空功能稍迟缓。B超检查腺体弥散性增大,无局限性回声增强。

【治疗】

唾液腺良性肿大尚无特殊治疗方法。如系全身疾病引起者,重在全身疾病的治疗,可有良好疗效。反复肿胀者,可自行按摩腺体,促进唾液排空,或使用药物,刺激唾液分泌,重视预防并发感染。

三、腮腺囊肿

【病因】

腮腺囊肿(parotid cyst)可能是由于腮腺分支导管阻塞引起。

【临床表现】

腮腺囊肿较少见,男性患者多见。临床上为腮腺区无痛性肿块,生长缓慢,不引起功能障碍。当面部发生变形引起患者注意后就诊。扪之肿块柔软,有波动感,与周围组织无粘连。因囊肿多发生在腺体内,故界限欠清楚,基底较固定。

穿刺抽出无色透明稀薄液体,含有淀粉酶。

超声检查有助诊断。表现为形态规则、圆形、轮廓完整、界限清楚、边缘整齐、表面平滑的影像。表面界限清晰,甚至可见轮廓线,囊内为均匀无回声区、透声性良好,囊后方回声增强。

【诊断】

根据囊肿部位、临床表现及穿刺抽出液体的性状,可以作出诊断。

【治疗】

手术摘除囊肿。如已发生粘连,则应在保护面神经的前提下将部分腮腺组织一并切除。

第五节　唾液腺肿瘤

唾液腺肿瘤在口腔颌面部的肿瘤中发病率较高，绝大多数为上皮性肿瘤，少数是间叶组织来源的肿瘤。不同解剖位置的唾液腺，其肿瘤的发生率是不同的。其中腮腺肿瘤的发生率最高，约占80%。下颌下腺肿瘤占10%，舌下腺肿瘤占1%，小唾液腺肿瘤占9%。小唾液腺肿瘤以腭腺多见。不同位置的腺体，发生良、恶性肿瘤的比例也不相同。腮腺肿瘤中良性肿瘤约占80%，恶性肿瘤占20%；下颌下腺肿瘤中良性肿瘤占55%，恶性肿瘤占45%；而舌下腺肿瘤中，良性肿瘤占10%，恶性肿瘤则高达90%；小唾液腺肿瘤中，良性肿瘤占40%，恶性肿瘤占60%。任何年龄均可发生唾液腺肿瘤，成人唾液腺肿瘤良性多于恶性，但儿童唾液腺肿瘤恶性多于良性。

一、多形性腺瘤

多形性腺瘤（pleomorphic adenoma）又称为混合瘤（mixed tumor）。在唾液腺肿瘤中最为常见。肿瘤含有肿瘤性上皮组织、黏液样组织或软骨样组织。因其组织结构的多样性和混合性，故称之为多形性腺瘤或混合瘤。

【临床表现】

多形性腺瘤是唾液腺肿瘤中最常见的一种。腮腺是好发部位，其次是下颌下腺，然后是腭部小唾液腺，舌下腺极少见。本病可发生于任何年龄，但以30～50岁为多见，女性略多于男性。极少数的病例可双侧同时发生（图9-16）。临床上大多数表现为无症状缓慢生长的肿块，病程较长，部位可浅可深。肿瘤边界清楚，中等硬度，与周围组织无粘连、实性、有结节，突起的结节可有囊性感。肿瘤增大可引起耳垂上抬、面部畸形，软腭隆起。

当肿瘤历经多年的缓慢生长后，突然出现生长迅速，局部出现疼痛、面神经麻痹等症状时，应考虑肿瘤恶变的可能。

X线造影示大唾液腺主导管因受压移位、弯曲、变细，但无中断现象，分支导管呈"抱球状"改变，腺泡可出现充盈缺损。

超声检查对多形性腺瘤有助诊断。超声诊断标准如下：

1. 腮腺的病变如呈局限性异常回声团块，体积较大者可致腮腺增大而变形，增大的程度与范围因肿物大小而定。

2. 病变处形态规则呈圆形或椭圆形，或表面呈分叶状。

3. 肿物图像的轮廓完整，周围界限清晰，边缘处虽不具有轮廓线，但与周围组织很易区别。

4. 病变处的内部回声　可有以下三种形式：

（1）均质、实性，但有细小蜂窝结构表现，即均匀分布的低回声区中有蜂窝状小分隔（或网状）结构。

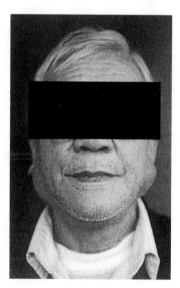

图9-16　双侧腮腺多形性腺瘤

（2）均质、实性，软组织结构回声类型表现，呈均匀分布的低回声或等回声区。

（3）实性囊性变结构表现，当有实性变时，可于均匀分布等回声的瘤体中，出现无回声液性区。

5. 病灶后方回声无增强，也无衰减。

6. 如发现有强回声光点或光斑的钙化灶，应警惕有恶性病变。

7. 彩色多普勒血流表现为中等型血流强度，多为边缘包绕型的分布，收缩期峰值速度 PSV<5cm/s。

【诊断】

根据病史、症状和体征，造影检查可作出初步诊断。为协助诊断和确定手术方式，术中须做肿物切除冰冻切片检查。

【治疗】

多形性腺瘤的有效治疗方法是手术切除，为防止肿瘤复发，必须连同肿瘤周围的腺体组织一并切除。腮腺多形性腺瘤应采取解剖保存面神经的腮腺叶及肿瘤切除术。下颌下腺多形性腺瘤应包括下颌下腺及肿瘤切除。腭部小唾液腺多形性腺瘤，应行肿瘤及黏膜切除，骨质有凹陷者，应包括部分骨质切除。

二、沃辛瘤

沃辛瘤（Warthin tumor）又称淋巴瘤性乳头状囊腺瘤（papillary cystadenoma lymphomatosum），曾称腺淋巴瘤（adenolymphoma）。沃辛瘤名称较多，世界卫生组织唾液腺肿瘤分类中，建议用"沃辛瘤"这一名称。

沃辛瘤的组织发生与淋巴结有关。常认为是腮腺内或腮腺周围的淋巴组织在发育过程中长入或迷走到腺体内而形成，是对上皮增殖的反应。

【临床表现】

95% 以上发生于腮腺，发病率仅次于多形性腺瘤。本病见于男性中老年患者，男女比例约为 6:1，常与吸烟有密切关系。常为无意中发现，也可因炎症发作而就诊。由于炎症，肿瘤可有时大时小表现。临床表现为缓慢、无痛生长的肿块，多发于腮腺后下极，圆形或卵圆形，表面光滑，边界清楚，质地柔软，可有波动感。肿瘤常呈多发性，可于一侧腮腺发生几个肿瘤，也可是双侧腮腺同时发生肿瘤。术中可见肿瘤呈紫褐色，剖面可见囊腔形成，内含干酪样或黏稠液体，易被误诊为结核或囊肿。术后又出现肿瘤，不是复发而是多发造成。肿瘤对 $^{99m}T_c$ 扫描结合率强，γ 照相检查呈特异性热相。

超声检查沃辛瘤可见肿瘤内部低回声区被线状强回声分隔成网格状，这与肿瘤多数小囊腔中有上皮乳头突入的组织病理学特点有关，具有一定的特征性。

【治疗】

沃辛瘤的治疗是手术切除。手术在切除主体瘤时应将其周围的淋巴结一并切除。如果肿瘤位于腮腺后下极，在确认面神经干的情况下，可作下极及其淋巴结切除，保留导管。肿瘤位于耳屏前，则采取保留面神经的腮腺浅叶切除术。

三、黏液表皮样癌

黏液表皮样癌（mucoepidermoid carcinoma）在 1972 年世界卫生组织唾液腺肿瘤分类中

定名为黏液表皮样肿瘤。1991年世界卫生组织唾液腺新分类中根据其生物学行为更名为黏液表皮样癌。

黏液表皮样癌是唾液腺最常见的恶性肿瘤。根据其生长方式、细胞的分化程度等分为高分化和低分化两类。

【临床表现】

黏液表皮样癌30~50岁多见，女性多于男性，多发于腮腺，其次是下颌下腺及舌下腺，发生在小唾液腺多为腭腺和磨牙后腺。

高分化黏液表皮样癌临床上与多形性腺瘤较相似，呈无痛性缓慢生长肿块。病史一般较长，大小不等，形态欠规则，边缘界限清或不清，活动度较差，质地偏硬。有时可呈囊性，表面黏膜呈浅蓝色，破溃可流出蛋黄色黏稠液体。很少出现面瘫症状，淋巴结转移也较少见。磨牙后区及腭部的肿瘤，因位置表浅，穿刺抽出少量血性紫黑色液体，易被误诊为囊肿或血管瘤。

低分化的黏液表皮样癌，生长迅速，伴有疼痛，质地较硬，边界不清，与周围组织粘连而不活动，常可侵犯面神经或舌下神经。淋巴结转移率较高，也可随血行转移。术后易于复发，患者预后差。

X线造影表现：主导管或分支导管排列扭曲、紊乱，与良性肿瘤的压迫移位完全不同，导管呈粗细不均的腊肠状或念珠状；主导管或叶间导管可突然中断，或表现为导管系统的断续，不全充盈现象，腺泡不规则充盈缺损，边缘不齐，周围导管无移位，造影剂外溢呈点片状（即碘油池形成）。如侵袭下颌骨可致溶骨性破坏（低度恶性者良恶性影像均可出现）。

超声检查黏液表皮样癌具有以下表现：

1. 腮腺区可探及实性或混合性病灶图像。

2. 病灶区异常回声的界限，边缘不清晰，轮廓不清、不完整。

3. 病灶呈不均匀分布的不均质实性回声表现，不均质低回声或低回声与致密较强回声交错分布。高分化者亦可表现为均质、致密、较强回声团块。

4. 有较大囊样改变呈现有囊样结构的囊、实性混合改变。

【治疗】

黏液表皮样癌以手术治疗为主，高分化者应尽量保留面神经功能，全腺叶及肿瘤切除。面神经与肿瘤有粘连，但能分离，也无面瘫症状者，术中应对面神经及周围组织用液氮冷冻处理或术后放射治疗，杀灭可能残留的肿瘤细胞，减少复发的可能性。低分化黏液表皮样癌，则不能保留面神经，并行选择性颈淋巴清扫术。

四、腺样囊性癌

腺样囊性癌（adenoid cystic carcinoma）是最常见的唾液腺恶性肿瘤之一。其病理形态表现为上皮团块中的玻璃样物质，似"圆柱状"，故又称圆柱瘤（cylindroma）。

腺样囊性癌可发生于任何年龄，但中年以上多见。多发于小唾液腺，大唾液腺中多发于腮腺。发生于舌下腺的恶性肿瘤，多为腺样囊性癌。

【临床表现】

腺样囊性癌，生长缓慢，病程较长。40~60岁年龄段多见，女性多于男性。肿瘤没有包膜,侵袭性较强,沿神经扩散,具有高度的神经侵犯性而出现相应的神经症状,如面瘫、疼痛等。晚期沿血管扩散转移,转移率较高。肿瘤边缘不清,与周围组织粘连,质地较硬,有明显的压痛。腭部腺样囊性癌术后如果出现明显的头痛、眼球发胀,虽未见明显的局部复发灶,也应高度怀疑肿瘤复发。

X 线造影表现与黏液表皮样癌基本相同。

超声检查腺样囊性癌具有的表现有以下方面:

1. 病变呈形态不规则团块的局限异常回声改变。

2. 轮廓不完整、界限不清晰、边缘不整齐。

3. 肿物内部回声呈不均质实性结构,或囊、实性混合性结构。

4. 肿物后侧有回声衰减。

5. 彩色多普勒血流图表现为血流丰富,血流强度达四级,分支型血流分布近半数 PSV 超过 60cm/s,此点良性肿瘤不可能出现。

【治疗】

腺样囊性癌的治疗主要是手术切除,配合放射治疗,有远位转移加用化疗。腮腺腺样囊性癌应行全腺叶切除,不保留面神经;下颌下腺、舌下腺的腺样囊性癌应切除下颌下腺和舌下腺及肿瘤,也应切除舌神经及舌下神经;腭腺的腺样囊性癌应包括翼突在内的上颌骨切除。

小　结

唾液腺疾病包括唾液腺炎、唾液腺损伤和唾液腺瘘、舍格伦综合征、唾液腺瘤样病变、唾液腺肿瘤。本章节着重介绍了唾液腺炎症、唾液腺瘤样病变及唾液腺肿瘤。

唾液腺炎根据炎症感染的性质分为化脓性感染、病毒性感染和唾液腺特异性感染。其中以化脓性感染最为多见,包括急性化脓性腮腺炎、慢性复发性腮腺炎、慢性阻塞性腮腺炎、唾液腺结石病和下颌下腺炎,其诊断除了详细询问病史、局部和全身的检查外,必要时需要结合 X 线片检查、腺体造影检查、CT 检查、B 超及病理检查。

唾液腺瘤样病变包括黏液囊肿、腮腺囊肿及唾液腺良性肥大。唾液腺黏液囊肿多数为外渗性黏液囊肿,一般认为是由于导管的创伤、断裂,黏液流入组织间隙内而引起。多见于下唇和舌尖腹侧。舌下腺囊肿根据囊肿的位置临床上分为三型,其中口外型易与下颌下腺囊肿相混淆,应注意区别。

唾液腺肿瘤在口腔颌面部的肿瘤中发病率较高,其中,腮腺的肿瘤发生率最高。唾液腺肿瘤有良性、低度恶性及恶性之分,混合瘤(又称为多形性腺瘤)最常见,虽属良性,但也可以恶变。良性肿瘤为生长缓慢的无痛性肿块,有活动,无粘连,无功能障碍;恶性肿瘤多有疼痛表现,生长较快,呈浸润性生长,与周围组织有粘连,甚至浸润神经组织而导致面瘫、舌肌瘫痪;某些低度恶性肿瘤早期可以似良性肿瘤,但病程较长。

思考题

1. 急性化脓性腮腺炎切开引流的指征是什么？
2. 唾液腺结石病好发于下颌下腺的原因是什么？
3. 多形性腺瘤为什么属于临界瘤？

（张永春）

第十章 颞下颌关节疾病

 学习目标

1. 掌握：颞下颌关节紊乱病的病因、临床表现、治疗方法；颞下颌关节脱位的分类、临床表现和复位方法。

2. 熟悉：颞下颌关节强直的定义、临床表现和临床分类。

3. 了解：颞下颌关节内强直和外强直的鉴别诊断及治疗。

颞下颌关节（temporomandibular joint，TMJ）由颞骨的关节面（包括突起部分和凹陷部分）、下颌骨的髁突、介于两者之间的关节盘及包绕其周围的关节囊和关节韧带所组成（图 10-1）。颞下颌关节是全身唯一的联动关节，也是颌面部唯一的关节，该关节无论在解剖形态抑或在生理功能上，均可称为全身较复杂的关节之一。在解剖形态上，它是由盘 - 颞关节和盘 - 颌关节组成的复合关节，该关节又与翼外肌上头关系密切；在生理功能上，通过转动和滑动，不仅参与人类赖以生存的咀嚼和吞咽活动，而且还参与言语和表情等功能。在咀嚼时，该关节需承受数十千克的压力；而在言语和表情等活动中，又表现极为灵活。因此，颞下颌

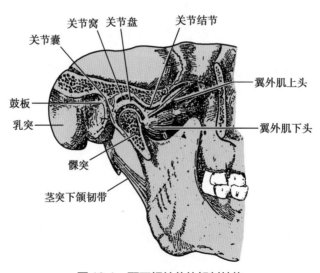

图 10-1 颞下颌关节的解剖结构

关节可视为稳定和灵活高度协调的关节。

　　本章主要叙述颞下颌关节疾病中较为常见的疾病——颞下颌关节紊乱病、颞下颌关节脱位和颞下颌关节强直,其中以颞下颌关节紊乱病最为多见。以上这些疾病都会影响颞下颌关节的正常功能以及颌面部正常发育,导致口腔颌面部功能障碍或面部畸形。

第一节　颞下颌关节紊乱病

　　颞下颌关节紊乱病(temporomandibular disorders,TMD)是口腔颌面部常见的疾病之一。在颞下颌关节疾病中,此病最为多见。好发于青、中年,以20~30岁年龄段患病率、就诊率最高。国外统计资料报道颞下颌关节紊乱病的发病率在28%~88%,国内报道在18.3%~75.78%,但近年来呈增高趋势。颞下颌关节紊乱病常以一侧开始发病,逐渐累及双侧。本病多属于功能紊乱,但也可有关节结构紊乱或破坏,功能紊乱可发展成为结构紊乱,甚至出现器质性破坏。

　　颞下颌关节紊乱病的发病原因目前尚不明确,疾病的命名也较混乱。随着对本病认识的不断深入,在国内外文献中可看到不同的命名,如科斯滕综合征(Costen syndrome)、疼痛功能紊乱综合征(pain dysfunction syndrome,PDS)、肌筋膜疼痛功能紊乱综合征(myofascial pain dysfunction syndrome,MPD)、颞下颌关节应激综合征(temporomandibular joint stress syndrome)、颅下颌关节紊乱症(cranio-mandibular disorders)、颞下颌关节紊乱病(temporo-mandibular joint disturbance syndrome)、颞下颌关节内紊乱或颞下颌关节内错乱(temporo-mandibular joint internal derangement,ID)等。

　　近年来,国际上广为接受和应用的名称为颞下颌关节紊乱病。颞下颌关节紊乱病并不是指单一的一种疾病,而是指与咀嚼肌和颞下颌关节有密切关系的具有共同发病因素及临床症状的一组疾病的总称。一般表现为颞下颌关节区及其周围软组织的疼痛、下颌运动功能障碍以及关节弹响等三类症状。弹响多表现为清脆的单音弹响或柔和的撞击音,有时也表现为破碎声及杂音。本病可单独累及颞下颌关节,也可使关节、咀嚼肌两者同时受累。颞下颌关节紊乱病不能用单一因素作为病因,这与类风湿性颞下颌关节炎、感染性颞下颌关节炎、颞下颌关节肿瘤等疾病不同。颞下颌关节紊乱病多为功能紊乱,也可发展为关节结构紊乱甚至器质性破坏,是一种慢性疾病,病程较长,几年或十几年。可经常反复发作,随着患者年龄增加,病情逐渐减轻。一般都有自限性,预后一般良好。

【病因】

　　颞下颌关节紊乱病的发病原因尚未完全阐明。病因学说很多,有的学者强调殆因素是本病的病因,有的则完全否定殆因素,强调精神心理因素。无论哪一种学说都不能充分解释本病发病的过程以及临床的各种症状。颞下颌关节紊乱病是一组疾病,类型复杂,多数学者根据实验和临床研究认为该疾病是多因素致病,因此对每一位患者的病因都要作出具体分析。

　　1. 精神因素　在临床上,患颞下颌关节紊乱病者常被认为与心理社会因素(psychological factor)有关。颞下颌关节紊乱病的患者,常有焦虑、精神紧张、容易激动、易怒、失眠等精神症状。有的患者存在着明显的精神情绪因素与发病之间的因果关系;在慢性患者中,也可以发现精神因素对症状反复发作的影响。

1969 年美国医师 Laskin 经过研究提出了本病的生理心理病因学说,认为关节的改变都是继发的,强调咀嚼肌痉挛与精神紧张、疲劳等精神因素有关。不少的调查研究也证明患者有个性和情绪方面的特点,如神经质、猜疑、情绪不稳定、激动易怒、焦虑等。高速、张震康等应用明尼苏达多项人格问卷(MMPI)调查和生活事件体验问卷(LEES)调查,结果发现颞下颌关节紊乱病患者 MMPI 异常者占 70%,其中疑病症、抑郁、癔症量表分值较高,这说明颞下颌关节紊乱病的发病过程有心理社会因素参与。近年来,国内研究报道,在情绪及精神紧张情况下,可使关节囊、肌肉内释放神经肽,如 P 物质等。这些物质可使血管扩张,并引起炎症反应,释放自由基,引起疼痛。

2. 殆因素 对颞下颌关节紊乱病患者进行临床检查常发现有明显的殆因素(occlusal factor),包括殆干扰、牙尖早接触、严重的锁殆、深覆殆、多数后牙缺失及殆面过度磨耗致垂直距离过低等。临床与实践资料证明,颞下颌关节的运动和关节的负荷均与殆及咬合密切相关。不同错殆畸形在关节运动中使关节承受不同负荷,长期的负荷会引起关节骨发生骨结构的变化。正常情况下,关节负荷一方面使软骨表面组织不断磨损,另一方面又刺激关节软骨中心,不断增殖,使关节保持一定厚度,从而达到功能与形态的平衡统一,并持续于人的一生。这种持续终生的磨损与增殖变化,称为关节的改建。异常情况(异常殆关系)关节承受异常负荷,关节的磨损与增殖失去平衡,最后出现骨结构的改变。

颞下颌关节紊乱病的临床检查中,常发现有明显的殆关系紊乱,一旦消除这些殆因素,症状就可缓解或消失。例如,由于第三磨牙错位萌出,可造成殆创伤,引起颞下颌关节紊乱病,拔除后症状可消失。错位的第三磨牙可导致髁突移位,一侧下颌第三磨牙反殆者,同侧髁突前移而对侧髁突后移导致关节结构紊乱。当下颌(或者是上颌)第三磨牙缺失时,可造成对颌第三磨牙的伸长,在开闭口运动中,伸长的第三磨牙的近中面与对颌第二磨牙的远中面发生摩擦或撞击,长期这样的作用,容易引起颞下颌关节疾病。肌电图也证明由于殆关系紊乱可引起关节周围肌群的痉挛;当殆关系紊乱消除后,肌痉挛亦可缓解。殆创伤的动物实验研究资料证明,殆创伤后出现颞下颌关节退行性变的病理征象。一侧殆创伤可导致双侧关节同样的病理改变。

3. 免疫因素 颞下颌关节紊乱病也存在着免疫因素(immunological factor)。免疫学研究表明,关节软骨的主要成分如胶原蛋白多糖和软骨细胞都具有抗原性。正常关节软骨表面是致密的胶原纤维网状结构,具有阻止大分子物质进出软骨的功能,起到屏障保护作用。加之关节囊内衬以滑膜分泌滑液,有润滑和减少关节运动摩擦的作用,还有营养软骨和关节盘的作用。但软骨血液供应很差,软骨细胞埋藏于基质中,远离免疫系统的监视,成为封闭抗原,不能被自身免疫系统识别。当软骨表面由于某种原因(如外伤、感染等)发生破坏时,使这些封闭抗原暴露于免疫系统则可引起自身免疫反应。近年来,软骨细胞免疫学、胶原免疫学和蛋白多糖免疫学研究进一步证明了颞下颌关节紊乱病存在局部自身免疫反应。许多学者应用免疫荧光、免疫组化等技术发现颞下颌关节紊乱病患者的髁突软骨均有荧光着色,以 IgG 最深,越表层越深,骨关节病类比结构紊乱类更深。在软骨细胞膜、胞浆和核膜上有金颗粒和金银颗粒沉积。应用人 II 型胶原为抗原,对颞下颌关节紊乱病患者的关节液作间接血凝法滴定呈阳性反应,再通过对颞下颌关节紊乱患者关节液的肿瘤坏死因子(TNF)、白细胞介素 1(IL-1)、白细胞介素 6(IL-6)活性进行检测,结果发现这类细胞因子的活性水平明显升高,说明细胞免疫参与了颞下颌关节紊乱病。

4. 关节负荷过重　通过动物实验研究,三维有限元、三维光弹以及各种传感器对颞下颌关节应力的定性和定量研究证实颞下颌关节是一个负重关节,适度的负重对维持关节的正常结构、功能和生理改建是必要的,有重要意义。但过度的负重,超出关节生理的承受范围,可直接引起咀嚼肌的疼痛和疲劳,并可作用于颞下颌关节使之发生退行性改变甚至关节器质性的损害。造成关节负荷过重的因素,主要有创伤、偏侧咀嚼、夜磨牙、关节手术、髁突骨折、下颌发育不对称、喜吃硬韧食物、习惯嗑瓜子和嚼口香糖等,这些因素均可使关节负荷增加,引起关节内持续微小的损伤,这种微小损伤的长期作用即可引起关节的改变。

5. 关节解剖因素　随着人类的进化、食物越来越精细、前额的突起,颏部的后退,使颞下颌关节和颌骨的解剖结构发生了明显的改变,以适应更为复杂的语言和表情等下颌运动的需要。其特点是:①现代人的上下颌骨明显小于猿人和古代人,使下颌骨更为轻便,利于运动;②现代人颞骨关节面的突起变低,使关节窝变浅,而前后径变长,使髁突能更多地向前滑动;③现代人髁突变小,髁突明显小于关节窝,相应地髁突颈部也明显变细;相对的,关节窝明显大于髁突,使髁突不仅可以向前自由滑动,也可做侧方后退运动。从功能上看,颞下颌关节随着人类的进化使得关节和颌骨更为灵巧,以适应更为复杂的言语和表情等下颌运动。但是,从解剖结构来看,现代人类颞下颌关节、肌肉韧带明显变弱,关节的承重能力也相应降低。这种人类的关节运动类型、灵活性和范围的增加对于解剖结构减弱的颞下颌关节来说是一种潜在的威胁,可导致颞下颌关节在没有外力作用下就可以发生完全性脱位,成为人类关节中发生半脱位和脱位概率最高的关节。颞下颌关节的过度活动,如开口过大和大开口时间过长等,也可诱发颞下颌关节紊乱病。

6. 代谢因素

(1)关节软骨合成的调节:软骨虽似一块无生命的凝胶,但软骨细胞却时时刻刻都在外环境的刺激下不断地合成新基质和降解衰老的基质。软骨的合成和降解受到多种化学、力学以及免疫学因素的影响,健康的关节软骨处于一种精妙的动态平衡中。当关节软骨受到不利的刺激,致使降解大于合成时,软骨被破坏,即发生关节炎。

(2)关节软骨降解的调节:软骨基质分子在细胞外被降解的过程,主要是由软骨细胞释放的蛋白酶介导的,但软骨细胞释放的自由基也有可能参与。

(3)TMD关节软骨的崩解与局部代谢失衡的关系:在骨关节炎患者的软骨中,蛋白酶增多而其抑制物减少,导致软骨基质的降解。骨关节炎患者软骨中基质分子的结构、成分和分布都证明了这一点。

7. 其他因素

(1)创伤:创伤包括颌面部外伤、咀嚼过程中突然出现的硬性异物、过度大开口、长时间的口腔科治疗等,都可对咀嚼肌、关节囊、关节韧带或关节盘,甚至关节软骨造成损伤。

(2)职业性劳损及不良姿势:教师讲课说话过多;职业性乐队成员,吹奏乐器时间过长;歌唱家练唱时要求的口型,练唱时间过久;驾驶员或技术性操作工人,精力集中操作时间过长,常不自主紧张等,都会引起肌功能紊乱。

学生听课用手支撑下颌的不良习惯,伏案工作、打字等职业性不良姿势,均可造成腰背部或头颈部肌功能紊乱。

(3)关节形态发育异常:髁突发育过大或过小,髁突 - 关节窝形态不协调、颌骨发育畸形以及偏颌畸形等,这些因素均可造成咀嚼运动时颞下颌关节面所承受的功能负荷异常,一旦超过其个体的代偿适应能力,则可能出现TMD。

(4)环境刺激:头面部突然受到寒冷刺激,或者刺激时间过久,往往引起头面部血管收缩,产生肌肉痉挛和疼痛,寒冷也会导致全身肌肉发抖打颤,牙不自主频繁叩击等肌功能异常。

(5)医源性因素:有时牙科治疗会引起颞下颌关节紊乱。正畸牙移位过程出现的新的咬合障碍,不良修复体引起的咬合不平衡、早接触、𬌗干扰等,咬合恢复过高或者过低,这些均可能引发TMD。

颞下颌关节紊乱病的发病机制至今仍未十分清楚,多数学者认为是多因素相互作用而致。多因素之间的重叠越多,引起本病发作的可能性就越大。在诸多致病因素中,多数学者认为精神心理因素、𬌗因素和内分泌因素是主要的致病因素。

【临床表现】

颞下颌关节紊乱病的发展一般有三个阶段:功能紊乱阶段(dysfunction)、结构紊乱阶段(structural disorder)和关节器质性破坏阶段(organic destroy)。这三个阶段一般显示了疾病的早期、中期和后期。各期的症状可不尽相同,也可以见到两个阶段的症状同时或交替发生。不少患者在疾病的某一阶段相对稳定而不发展到另一阶段。但不同的个体,症状的轻重并不一致。早期的功能紊乱阶段常常是临床前状态,可以自愈或经过治疗痊愈;有的已发展到结构紊乱阶段,经过治疗后,仍然可以恢复到病变的早期阶段;有的则逐步发展到关节器质性破坏,但也有不少病例,在某一阶段相对稳定而不发展到另外一个阶段。此外,还可以见到两个阶段的症状同时存在或者交替发生。

颞下颌关节紊乱病虽然病期一般较长,几年或十几年,并经常反复发作,但本病有自限性,极少发生关节强直,预后良好。如前所述颞下颌关节紊乱病多见于青、中年,20~30岁年龄组发病率最高,女性多于男性,其临床主要症状是:

1. 下颌运动异常 成人正常的下颌运动,其自然开口度平均约为3.7cm,开口型不偏斜,呈"↓"。下颌运动异常可以由咀嚼张力变化引起,也可因长期肌张力变化所致的异常下颌运动,使关节盘韧带或关节囊逐渐松弛,以致关节盘不能保持与髁突的协调的位置,成为运动中的障碍。下颌运动异常包括:①开口度异常(过大或过小),如两侧翼外肌功能亢进,在开口运动时,使开口度过大,髁突越过关节结节,而发生半脱位。慢性滑膜炎时则使开口度过小。②开口型异常(偏斜或歪曲),主要指下颌在开闭口中出现偏摆,主要是咀嚼肌张力不协调所致;如一侧翼外肌痉挛或不可复性关节盘前移位,可出现开口型偏向患侧。③开闭运动出现关节绞锁,如关节盘移位、穿孔、断裂,使关节运动受到障碍,在开口运动时,必须用手指按压髁突或左右摆动下颌,绕过关节盘的障碍才能继续开口运动,称为关节绞锁。

2. 疼痛 主要表现在开口和咀嚼运动时关节区或关节周围肌群的疼痛。一般无自发痛。但是在症状急性发作时如急性滑膜炎,也偶有自发痛。如关节有器质性破坏或肌痉挛时,相应的关节区和肌组织会有压痛。无论是𬌗紊乱或咀嚼肌张力异常,其结果都必然使关节结构在功能运动中承受异常的压力,使关节的各种结构如滑膜、关节盘、关节软骨、关节韧带、关节囊和关节后区的疏松组织等遭受损伤而产生疼痛。有的患者有肌和肌筋膜的疼痛扳机点,压迫扳机点可引起远处的牵涉区疼痛。此外,一些经久不愈、病程较长的患者,关节区常有发沉、酸胀、咀嚼肌容易疲劳,以及面颊、颞区、枕区等慢性疼痛和感觉异常。

3. 弹响和杂音 正常关节在下颌运动时无明显弹响和杂音。正常关节的运动是一个连续、润滑、无声的过程。这个过程取决于三个条件，即光滑的关节面、滑液的润滑作用和关节盘—髁突的协调运动。当关节弹响或杂音出现，可以推断，是由于三个条件中一个或几个因素发生了改变。常见异常声音有：①弹响音：开口运动中有"咔、咔"的声音，多为单音，有时有双音，如可复性关节盘前移位时可出现这类弹响；②破碎音：开口运动中有"咔吧、咔吧"的破碎声音，多为双声或多声，如关节盘穿孔、破裂或移位可出现这类破碎音；③摩擦音：在开口运动中有连续的似揉玻璃纸样的摩擦音，如关节骨表面破坏、软骨面粗糙可出现摩擦音。

近年来，国外的许多学者发现咀嚼肌疼痛与头痛有明显关系，紧咬牙也与头痛有明显关系。Pullinger 报道，男性患者有头痛的占 83.3%，女性占 89.1%。徐樱华统计头痛在患者中占 56.3%。因此，有的学者把头痛列为本病的第四症状。此外，本病还常伴有许多其他症状，如各种耳症，各种眼症，以及吞咽困难、语言困难、慢性全身疲劳等症状，这也是不少患者以耳痛、眼痛、肩颈痛等就诊本病的原因。

【诊断和鉴别诊断】

根据病史和临床检查诊断颞下颌关节紊乱病并不困难。常用的辅助检查有：① X 线平片（关节许氏位和髁突经咽侧位），可发现有关节间隙改变和骨质改变，如硬化、骨破坏和增生、囊样变等。②关节造影（上腔造影因操作容易而多用，下腔造影国内应用较少）和磁共振检查，可发现关节盘移位、穿孔、关节盘诸附着的改变以及软骨的变化。③关节内镜检查，可发现本病的早期表现。如关节盘表面粗糙变性；滑膜充血、渗出、增生；关节骨面软骨剥脱、骨面裸露；关节腔内有絮状物、纤维素渗出以及关节盘和关节面粘连、瘢痕条索等。由于本病有很多类型，治疗方法各异，因此应作出具体类型的亚病种诊断。如翼外肌痉挛，可复性关节盘前移位或关节盘穿孔等。④ CBCT。⑤ MRI。

由于很多其他疾病也常出现颞下颌关节紊乱病的主要症状，因此必须加以鉴别：

1. 肿瘤 颌面深部肿瘤也可引起开口困难或牙关紧闭，因为肿瘤在深部不易被查出，而误诊为颞下颌关节紊乱病，甚至进行了不恰当的治疗，失去了肿瘤早期根治的最佳时机。颞下窝、翼腭窝、上颌窦后壁癌、腮腺恶性肿瘤、鼻咽癌及颞下颌关节等部位的肿瘤可侵犯翼外肌等肌群，常出现开口困难或牙关紧闭等类似颞下颌关节紊乱病的症状，而被误诊为颞下颌关节紊乱病。应加以鉴别。此外，还要注意与髁突良性肥大、髁突骨瘤、滑膜软骨瘤病、纤维骨瘤等疾病进行鉴别。

2. 颞下颌关节炎

（1）急性化脓性颞下颌关节炎：一般发病急，关节区可见红肿，压痛明显，尤其后牙稍用力咬合时即可引起关节区剧痛。极少见，常有感染及外伤病史。

（2）类风湿性颞下颌关节炎：常伴有全身游走性、多发性关节炎，尤以四肢小关节最常受累，晚期可发生关节强直。

3. 耳源性疾病 耳部疾病，如外耳道疖和中耳炎时，其疼痛常放射到关节区并引起开口和咀嚼困难。对耳部疾病，只要仔细进行耳科检查当不难鉴别。

4. 牙源性疾病 如冠周炎、急性牙髓炎。

5. 颈椎病 该类患者常出现颈、肩、背、耳后区以及面侧部疼痛。但疼痛与开口咀嚼无关，常与颈部活动和与姿势有关，并可有手部感觉和运动异常。影像学检查颈椎有无骨质变化,可协助鉴别诊断。

6. 茎突过长症 患者除有吞咽时咽部疼痛和异常感觉外,常在开口、咀嚼时引起髁突后区疼痛以及关节后区、耳后区和颈后区牵涉痛。影像学检查可观察到过长或钙化了的茎突。

7. 癔症性牙关紧闭 癔症性牙关紧闭如引起全身其他肌肉痉挛或抽搐症状伴发,则诊断比较容易。此病往往有癔症史,多发于女青年,常有精神诱因,然后突然发生开口困难或牙关紧闭,常与全身其他肌痉挛或抽搐伴发。治疗此病用语言暗示或间接暗示常能奏效。

8. 破伤风牙关紧闭 是由破伤风杆菌引起的一种以肌肉阵发性痉挛和紧张性收缩为特征的急性特异性感染,一般都有外伤史。痉挛通常从咀嚼肌开始,先是咀嚼肌少许紧张,即病员感到开口受限;继之出现强直性痉挛呈牙关紧闭状;同时还因表情肌的紧缩形成"苦笑"或"痉笑"面部特殊表情面容,还可伴有面肌抽搐。由于破伤风初期症状可表现为开口困难或牙关紧闭,常首先到口腔科就诊,应特别注意与颞下颌关节紊乱病鉴别,以免误诊而影响早期治疗。

【防治原则】

颞下颌关节紊乱病治疗方法很多,如药物治疗、物理治疗、针灸治疗,局部注射治疗、关节腔内注药疗法和灌洗术、关节镜外科治疗、正畸治疗,修复治疗、肌训练治疗、心理疗法及手术治疗等。归纳起来被广泛接受的防治原则有以下方面:

1. 采取对症治疗和消除或减弱致病因素相结合的综合保守治疗为主。包括:①减少和消除各种可能造成关节内微小创伤的因素,如𬌗创伤,经常咬硬物等;②减弱和消除自身免疫反应,如清洗关节腔内免疫复合物,腔内注射皮质激素或透明质酸钠凝胶等。

2. 关节局部症状的治疗和改进病员的全身情况和精神状态,包括积极的心理支持治疗同时进行。

3. 进行科普宣教,使患者能理解本病的性质、发病因素以及有关的下颌运动的常识,以便进行自我治疗,自我保护关节,改变不良生活习惯。

4. 遵循合理的、合乎逻辑的治疗程序。

5. 治疗程序 先用可逆性保守治疗,如理疗、封闭等;然后用不可逆性保守治疗,如调𬌗等;最后选用关节镜外科和各种手术治疗。

【临床分类、分型和治疗要点】

颞下颌关节紊乱病是一组疾病的总称。国内外不少学者对其分类进行了研究,并提出很多分类。这里重点介绍 1997 年全国第二届颞下颌关节紊乱病专题研讨会参照国际通用的分类,并在以往的分类基础上作了补充和修改后提出的新的临床分类。根据临床特点、病变的部位和病理改变,颞下颌关节紊乱病在临床上可以分为四类,每一类有若干型。

1. 咀嚼肌紊乱疾病类 主要为咀嚼肌的功能不协调,功能亢进和痉挛以及肌筋膜痛,以咀嚼肌的神经 - 肌肉调节紊乱为主要特点。实际上是关节外疾病,关节的结构和组织正常,以开口度异常、开口型异常以及受累肌疼痛为主要临床表现,可有弹响发生;弹响多发生于开口末和闭口初。X 线检查无骨质改变,可伴有或不伴有关节间隙异常。这类疾病经过适当治疗可以痊愈,但也可进一步发展成结构紊乱或器质性病变。常见类型有:

(1)翼外肌功能亢进(hypermyofunction of lateral pterygoid muscle)

1)临床特征:主要症状是弹响和开口过大呈半脱位。其主要机制是翼外肌功能亢进,下颌运动过度，以致在最大开口位时，翼外肌下头强力收缩，把髁突连同关节盘过度地牵拉过关节结节。弹响发生在开口末期，有时也可发生在开口末和闭口初期，侧方运动和前伸运动时不出现。在开口末发生弹响伴随的症状就是开口过大，有的竟达 5～6cm，呈半脱位状。弹响发生在一侧时，开口型在开口末偏向健侧；两侧均有弹响者，开口型不偏斜或偏向翼外肌收缩力较弱侧。患者不感到关节区疼痛，也无压痛。

2）治疗要点：调整翼外肌功能。可用 0.5% 或 1% 利多卡因 3～5mL 作翼外肌封闭，每天 1 次，5～7 次为一疗程。每次封闭的量和间隔时间可根据开口度、弹响消失情况和程度来调整。如应用不当可发展为翼外肌痉挛和持续性开口困难。为了巩固治疗效果，应配合肌训练，使最大开口位时，加强舌骨上诸肌的力量而减弱翼外肌收缩力量。

（2）翼外肌痉挛（spasm of lateral pterygoid muscle）

1）特征：主要症状是疼痛和开口受限。引起疼痛和开口受限的机制是翼外肌痉挛。在开口、咀嚼食物时，患者自觉关节区或关节周围区域疼痛，并可以指出疼痛处在关节区深部，但不能触及。一般无自发痛，不影响睡眠。疼痛性质为钝痛。检查开口度中度受限，约 2～2.5cm，测被动开口度可大于自然开口度。在翼外肌相应面部，相当于下关穴处和上颌结节后上方有压痛，但不红肿；一般关节本身无压痛、无弹响。开口时下颌偏向患侧。翼外肌痉挛严重者，可出现急性𬌗紊乱。一旦肌痉挛解除，以上症状均可消失。

2）治疗要点：主要是解除肌痉挛，同时消除或尽可能减弱引起肌痉挛的因素。解除肌痉挛的方法有：

①理疗：用 15% 氯化钙溶液作两侧关节区及咀嚼肌区钙离子导入，每天 1 次，7～10 次为一疗程。症状重者，可在患侧先用红外线照射 15 分钟后再做钙离子导入。其他温热理疗如蜡疗、磁疗、超短波、红外线等也可选用。

②注射疗法：用 2% 利多卡因 2～3mL 行翼外肌注射，如注射后疼痛减轻，开口度增大则可每天 1 次或隔天 1 次；5 次为一疗程。如注射后疼痛无明显改善，则不应继续注射，否则反而使痉挛加重。临床上有时也用维生素 B 族药物或一型肉毒素注射。

③中药局部热敷：把中药包好加工热敷于关节区，每天 1～2 次，每次 15 分钟。热敷同时行有节律的开闭颌运动。处方：当归 15g、白芷 9g、薄荷 6g、乳香 9g、没药 9g、川乌 6g、香附 9g、三七 9g、细辛 6g。丝瓜络 15g。

④其他：也可以采用药罐、按摩、推拿、局部热敷等方法进行治疗。

（3）咀嚼肌群痉挛

1）临床特征：主要是闭颌肌，有时是单一闭颌肌痉挛，更为多见的是闭颌肌群的痉挛。主要症状是严重开口受限，开口度仅在 0.5～1.5cm，开口痛和咀嚼痛不明显，也无弹响和杂音，不少患者还伴有头痛。病期较长，症状可持续数周、数月甚至 1 年。如长期得不到适当的治疗，功能性肌痉挛可以发展成肌纤维变性挛缩，以致难以完全恢复正常。检查时可触到相应的肌痉挛处发硬有压痛；在静止期，用听诊器可听到有肌杂音。此型的诊断应注意与肿瘤、癔症、破伤风等疾病引起的开口受限加以鉴别。

2）治疗要点：治疗方法同翼外肌痉挛，但以温和的物理疗法为宜，精神要放松，注意休息。可服用镇静、肌松弛剂，如地西泮以及肠溶阿司匹林等。

（4）肌筋膜痛（myofascial pain）：又称肌筋膜疼痛功能紊乱综合征（myofascial pain dysfunction syndrome）。

1）临床特征：主要由殆因素、精神心理紧张、咀嚼肌承受负荷过大、外伤后以及寒冷刺激等引起。单个或多个咀嚼肌和肌筋膜疼痛。疼痛性质为局限性持久性钝痛，有明确的部位，并有扳机点，压迫扳机点可引起远处部位的牵涉痛和不适感。开口轻度受限，一般是晨起时比较明显，随一天的活动而减轻。可开口到正常范围，但可引起疼痛。

2）治疗要点：可服用镇静剂和镇痛剂，如地西泮和肠溶阿司匹林。对压痛点的肌肉和肌筋膜用 2% 的利多卡因封闭治疗，每天一次，每次注射 1～2mL，共 5 次为一疗程。

2. 关节结构紊乱疾病类　又称关节内紊乱症（internal derangement），为髁突、关节盘和关节窝之间正常结构关系紊乱，特别是关节盘 - 髁突复合体出现结构关系异常改变（彩图 10-2，见书末彩插）。主要包括各种关节盘移位、关节盘各附着松弛或撕脱、关节囊扩张等。临床上常伴有关节半脱位、关节运动时弹响、破碎音、疼痛及开口度、开口型异常等症状。该类疾病常继发于咀嚼肌紊乱。有的可以治愈；有的则可发展成关节器质性改变；也有的长期稳定在这一阶段。X 线检查可见关节间隙异常，但无关节骨质改变。X 线造影或 MRI 检查有助于诊断各类关节盘移位、关节盘各附着松弛或撕脱、关节囊扩张等。临床常见有以下三型：

（1）可复性关节盘前移位（彩图 10-3，见书末彩插）

1）临床特征：表现为开闭口的弹响。主要是髁突 - 关节盘运动失调。正常的开口运动中，髁突、关节盘在翼外肌作用下，保持稳定和同步运动。当运动失调时，髁突可能与关节盘的前带发生挤压使之变形，当关节盘恢复原来形状而伸直时发出声响。也可能是由于关节盘向前移位，髁突的横嵴撞击关节盘后带的后缘而发出声响。随着关节盘前移的程度加重，开口初期的弹响可发展为开口中期，以及开口末期的弹响。本病除弹响外，可伴有关节区的压痛，且疼痛随关节运动而加重翼外肌的痉挛致开口型偏斜。X 线片（许氏位）可见关节后间隙变窄，前间隙变宽。造影片或 MRI 可证实关节盘移位。

2）治疗要点：弹响发生在开口初期的患者，可戴用再定位咬合板治疗，以矫治髁突 - 关节盘的关系，消除关节弹响。对于是否需进行关节盘复位手术的问题，长时间以来国内外学者均存在较大争议，但近年来基本趋于一致，认为对此类关节盘前移位进行复位手术既无必要，也不可靠。

（2）不可复性关节盘前移位（彩图 10-4，见书末彩插）

1）临床特征：其机制与可复性关节盘前移位相同。所不同的是在开口运动时，因髁突挤压而变形的关节盘，不能复位。不能恢复髁突 - 关节盘的正常结构关系。临床有患者突然发生的、明显的开口受限，并有典型的关节弹响病史，继之有间断性关节绞锁史，进而弹响消失，开口受限。开口时下颌偏向患侧。关节区疼痛，症状类似翼外肌痉挛，当测被动开口度时，开口度不能增大。X 线平片见关节前间隙增宽，造影片可证实存在不可复性关节盘前移位。

2）治疗要点：对于急性不可复性关节盘前移位首先可使用手法复位，使不可复性关节盘前移位变成可复性关节盘前移位，复位后按可复性关节盘前移位治疗。如手法不能复位，可戴用枢轴板（pivot splint），扩大关节间隙，使之复位。对仍不能复位的患者可行关节镜外科复位治疗或开放性关节盘复位术。采用 1% 透明质酸钠作关节腔内注射（称为黏弹补充疗法）（彩图 10-5，见书末彩插），可改变关节腔内流变学性能，减少关节内摩擦，对关节盘的复位和关节疼痛的治疗有一定疗效。

知识拓展

颞下颌关节内镜灌洗术

1. 术前准备 尽管单纯关节冲洗术操作简单易行,但术前准备仍需认真、完善:①患者如同时存在肌筋膜疼痛症状,在术前必须进行治疗,消除症状;②若患者存在精神心理问题,在术前应该予以控制,至少应保证患者稳定的精神心理状态;③应有明确的医学影像学检查资料;④其他术前准备同一般手术。

2. 手术操作程序及要点 常规皮肤消毒及铺巾。一般在关节局部浸润麻醉下进行。可用2%利多卡因于关节后区及拟行出水针穿刺部位进行麻醉。之后,以口腔科针头进行关节上腔穿刺,注入2~2.5mL 2%的利多卡因,使关节腔扩大,以便于套管针穿刺,同时起到关节腔麻醉的作用。

在局部麻醉后,按如下步骤进行操作:①以小圆刀经穿刺点(耳屏前1cm并在耳屏前与眼外眦连线下2mm处)作约为5mm的纵行皮肤切口;②嘱患者大开口,以装有锐穿刺针的套管针经穿刺点小切口刺入进行穿刺;③安置好关节镜后,在关节镜套管前方再进行出水针穿刺,一般选用18#针头,嘱患者开口,穿刺时应使针头首先触及关节窝顶的外侧缘后,再稍向前、上、内进行穿刺,进入关节上腔时,则可见自关节镜套管注水口进入的冲洗液体自出水针头流出,从而建立了关节上腔灌注冲洗系统。冲洗液多用林格液或者生理盐水,用量为50~250mL。在冲洗过程中如出水针出水不畅,可调节关节镜与出水针的位置,必要时可在关节腔内使关节镜与出水针接触-分离几次,有利于建立良好的出水通道。

 知识拓展

颞下颌关节内镜关节盘复位固定术

1. 适应证 ①可复性盘前移位,伴绞锁症状,且经非手术治疗无效者;②不可复性盘前移位急性期,经关节上腔封闭治疗及普通关节冲洗治疗无效者。

2. 手术操作程序及要点 常规皮肤消毒及铺巾,麻醉方法同关节冲洗术。具体操作程序如下:①按前述关节冲洗术进行操作;②在完成两个套管置放后关节镜和关节外科手术器械便可前后交替进入关节上腔,以完成手术操作;③经关节冲洗、粘连松解后,在关节盘已恢复较满意的活动度时,用一钝性器械或者直接用钝穿刺针,在关节镜监视下将关节盘双板区向后下加压,并在闭口、关节盘和髁突位于关节窝内时,继续在双板区上向后加压,直至观察到关节盘恢复正常位置;④如经关节冲洗、粘连松解、关节腔内病变清除及上述复位操作后仍不能使关节盘复位者,可采用关节盘前部松解术,即应用剪刀或90°角的电凝刀尖或者专用的激光探头在关节盘前面做松弛切口,切口部位必须位于关节盘本体部的前方,并必须在关节镜清楚的监视下进行。必要时可切开部分翼外肌上头肌纤维,以达到满意的关节盘活动度;⑤关节盘复位后的稳定或固位:可采用不同的技术保持关节盘复位后的位置,如以电凝、激光烧灼关节盘双板区或于双板区滑膜下分点注射硬化剂(5%鱼肝油酸钠)等,使在双板区形成瘢痕,从而达到固定关节盘位置的目的。如采用滑膜下注射技术时，可应用一长 90mm 22# 脊髓穿刺针，经工作套管完成注射。如在注射过程中发生注射用针头定位困难，则可经套管插入一较粗的直头钝探针，置于需要进行注射的部位；然后注射针在探针侧面抵达适当的注射部位进行注射。注射硬化剂后应立即进行关节冲洗，以清除漏出于关节上腔内的硬化剂，减少关节表面组织损害。除上述固位方法外，亦有学者采用不同的缝合方法以稳定关节盘位置。

（3）关节囊扩张伴关节盘附着松弛

1）临床特征：关节囊扩张伴关节盘附着松弛可以由翼外肌功能亢进所致。由于开口运动过度，造成关节前脱位、关节韧带撕裂、关节囊及关节盘诸附着松弛。主要症状是开口度过大，并且均有半脱位或复发性关节脱位。还常伴有慢性关节滑膜炎。X 线造影片可见到关节囊扩张和关节盘附着松脱的表现。

2）治疗要点：过去主要是采用硬化剂治疗，使之发生轻度粘连，从而缩小关节腔和关节活动度。可用 5% 鱼肝油酸钠 0.25～0.5mL 作关节腔内注射。为减少硬化剂对组织刺激，在注射前应先用 2% 利多卡因 1mL 行关节囊内注射。硬化剂注射后局部水肿反应约在 1 周逐渐消退，开口度缩小，半脱位和弹响也消失。还应配合肌训练。如复发可再次注射硬化剂。应避免将硬化剂注射到关节囊外，以免伤及面神经。还可采用关节镜做关节上腔滑膜下硬化剂注射或电凝和牵引缝合等，也有一定的疗效。

3. 炎性疾病类

（1）临床特征：此类疾病可由各种原因造成的开口过大或外伤，引起滑膜或关节囊的急性炎症；也可由殆因素等引起滑膜或关节囊的慢性炎症。有时关节结构紊乱病、骨关节病可继发或并发滑膜炎。过去将其称为关节后区损伤。在急性炎症期得到及时治疗，发病因素消除后可以痊愈。慢性炎症则常反复发作，疾病迁延。炎症疾病可伴随于关节结构紊乱类的症状。表现为关节局部疼痛，并随功能活动而加重，特别是髁突后方尤为明显，且有明显的压痛，一般不红肿。由疼痛而造成的关节运动障碍，急性炎症时，关节区可出现红肿和明显的压痛，有时可出现自发痛。在有关节腔内积液时，患者同侧后牙咬合困难。单纯的滑膜炎或关节囊炎 X 线检查应无骨关节病改变。

（2）治疗要点：局部组织注射治疗，同时限制下颌运动，以利于炎症消退和组织的恢复。注射方法是用维生素药物加入 2% 利多卡因，做髁突后区及关节上腔注射。关节区超声药物导入有一定疗效，也可采用红外线、超短波，磁疗、热敷等疗法。近年来，也有学者采用关节腔 1% HA 注射治疗。

4. 骨关节病类　这类疾病以前称为关节器质性改变。通过 X 线片、造影、关节镜和 CBCT 等检查可以发现关节骨、软骨和关节盘有器质性改变。骨关节病患者的主要症状除了可同时出现关节区及关节周围咀嚼肌疼痛、关节运动障碍和关节内弹响外，关节运动时可闻及连续的摩擦音或多声的破碎音。这类疾病在病情稳定期自觉症状不明显，也无明显功能障碍，有的经过治疗或经过几周到几个月，破坏的骨质可以修复。同时伴有滑膜炎或关节囊炎的患者，自觉症状明显且反复发作，这时可称骨关节炎。主要包括关节盘穿孔或破裂和髁突、关节结节的骨质改变。临床常见的类型有：

（1）关节盘穿孔、破裂

1）临床特征：本病常由关节盘移位发展而来。常见的关节盘穿孔、破裂部位为关节盘双板区。主要症状是关节各种方向运动的各个阶段都有多声破碎音，开口型歪斜，关节区疼痛和伴有翼外肌痉挛及关节滑膜炎的临床症状。

2）治疗要点：遵循合乎程序的综合治疗。首先要以保守治疗为主。经过综合治疗后症状仍反复发作并影响功能的患者，可采取手术治疗。对穿孔部位位于双板区的患者，可行关节盘修复术；对穿孔不能修复的患者，可采用关节盘摘除术。

 知识拓展

关节盘摘除术

关节盘穿孔经保守治疗无效，而又有明显症状和功能障碍者可行手术。关节盘穿孔多数发生在双板区。穿孔小的可以修复。只有穿孔过大无法修复或关节盘本体部穿孔、破裂者，可以摘除。摘除后，关节间隙可以不放任何插补物，也可以用颞肌筋膜瓣等插补，或用非生物体暂时留置。仰卧，头偏向健侧。全麻。要用耳前切口，翻瓣，显露关节囊。切开关节囊后即可见关节盘。关节盘摘除主要步骤为：先切断关节盘外侧附着处，再用长弯剪伸到髁前附着，在此将关节盘前缘翼外肌上头附着处剪断，用组织钳夹住关节盘前缘并向外侧牵拉，剪断关节盘内侧前部分与关节囊的附着处，此时应尽量向后牵拉关节盘，以便尽可能地断离关节盘的内侧缘。然后，断离关节盘的后附着，此时关节盘大部分已游离，并已脱出关节囊，唯独关节盘的内侧中部与关节囊的附着处尚未断离。如不能在直视下切断，即可用锐刮匙器，在将关节盘向外侧拉紧的情况下，将关节盘和关节囊内侧中部联结处剥离而将关节盘摘出。剥离时应注意勿穿出关节囊的内侧壁，以免损伤颅底的神经、血管。如关节盘取出不完整，其残留部分也较易在直视下取出。在断离关节盘后附着时，由于此区血管丰富，极易出血，可使患者髁突处在后退位止血；如有条件，最好使用电刀切割。摘除关节盘后，可置吸收性明胶海绵压迫止血，然后按层缝合。

（2）关节骨质退行性变

1）临床特征：主要表现为开、闭口运动中，关节有连续的摩擦音，如捻发音或揉玻璃纸音。常由关节结构紊乱病发展而来。患者可伴有其他相应的关节症状。不少患者的症状长期保持稳定，关节功能代偿良好。伴有滑膜炎的患者，常有反复发作的开口受限、开口痛、咀嚼痛等症状。X线片可见关节骨硬化破坏、囊样变、骨质增生、骨赘等。

2）治疗要点：与关节盘穿孔、破裂型相同。经保守治疗后，仍反复发作、影响功能者，可采用关节镜外科治疗或髁突高位切除术。

 知识拓展

髁突高位切除术

颞下颌关节紊乱病骨关节病类，经保守治疗无效而又有明显症状和功能障碍者，可采用髁突高位切除术。一般多用全麻。若用局麻时，在关节囊浅层可用1%利多卡因加肾上腺素作局部浸润；在切开关节囊，去除髁突时，可用 2% 利多卡因加肾上腺素注入关节盘后区。

仰卧，头偏向健侧。采用耳前切口进路。翻瓣，显露关节囊。在关节囊处作 T 形或 L 形切开，并横断关节盘的外侧附着，即进入关节上、下腔。在离髁突顶面 2～3mm 处，用骨锯或小圆钻将骨质横断后即可取出。在使用电锯、电钻时，勿伤及关节盘和关节窝，以免穿通颅底损伤脑组织。修整骨断端，使断端形成类似髁突外形。冲洗，创口渗血可置吸收性明胶海绵。检查止血完全后，缝合横断的关节盘外侧附着，关闭关节囊，然后分层缝合，加压包扎。一般无需放置引流条。

（3）关节盘穿孔、破裂伴骨关节病：其临床表现和治疗方法为前两型的综合，不再赘述。上述各型颞下颌关节紊乱病的鉴别诊断要点如表 10-1 所示。

表 10-1　常见各型颞下颌关节紊乱病的鉴别诊断要点

分型	鉴别要点						
	主诉	杂音时间及性质	开口咀嚼痛	压痛点	开口度	开口型	X 线片
翼外肌功能亢进	弹响	开口末闭口初单声清脆音	无	无	过大	偏向健侧或不偏（双侧患者）	髁突明显超过关节结节
翼外肌痉挛	疼痛	无	明显	下关穴部、上颌结节后部	中度受限	偏向患侧	髁突滑动度减小
咀嚼肌群痉挛	开口受限	无	轻度	受累肌	明显受限	—	髁突无明显动度
滑膜炎、关节囊炎	疼痛	无	明显	髁突后区	中度受限	偏向患侧	髁突滑动度减小
可复性关节盘前移位	弹响	开口初或中单声清脆音	无或轻度	关节结节处	基本正常	先偏向患侧，反复正常	关节间隙比例失调，造影见盘前移位
不可复性关节盘前移位	开口受限、疼痛	无	明显	关节结节处	中度受限	偏向患侧	关节间隙比例失调，造影见不可复性盘前移位
关节囊扩张、关节盘附着松弛	弹响	开口末或闭口初单声清脆音	无	无	过大呈半脱位	偏向健侧或不偏（双侧患病）	造影见关节囊扩张，关节盘附着松弛
关节盘穿孔破裂	疼痛、弹响	多声破碎音	反复发作	关节结节处	正常或受限	偏向患侧或歪曲呈↯	造影见上下腔相互贯通
骨关节病	疼痛、弹响	连续摩擦音	反复发作	关节结节处	正常或受限	偏向患侧	关节间隙比例失调，髁突骨质破坏，形态改变

第二节 颞下颌关节脱位

颞下颌关节脱位（dislocation if condyle）是指髁突超过正常运动范围，滑出关节窝外，并且不能自行恢复原位者称颞下颌关节脱位（图10-6）。

关节脱位按部位可以分为单侧脱位和双侧脱位；按性质可分急性脱位、复发性脱位和陈旧性脱位；按髁突脱出的方向、位置又可分前方脱位、后方脱位、上方脱位以及侧方脱位。临床上以急性和复发性前脱位最为常见。关节向上、后和侧方脱位见于外伤，并常伴有下颌骨骨折和颅脑损伤。

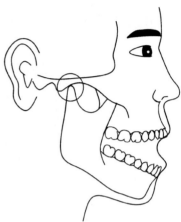

图 10-6 颞下颌关节脱位

一、急性前脱位

急性前脱位（acute forward dislocation）是临床最常见的颞下颌关节脱位。

【病因】

引起关节脱位的因素很多，因而明确病因和诱发因素对临床诊断和治疗是非常重要的。常见的关节脱位原因有：

1. 外力 用力过大或遭受外力打击、外伤时引起脱位。开口运动过大，如打哈欠、大笑、唱歌、咬大块食物、口腔检查及治疗、暴力开口等均可造成关节脱位。

2. 关节解剖弱点 当关节结构紊乱、关节囊松弛、关节窝过浅（发育不良），在开口运动中造成滑脱，引起脱位。

3. 咀嚼肌功能紊乱 翼外肌平衡功能失调（上、下两头，左、右两侧），功能亢进，强力收缩，使下颌过度前伸，造成脱位。

【临床表现】

急性前脱位发生一侧，亦可双侧同时发生。双侧脱位表现为：

1. 下颌向下前伸，使面下 1/3 变长，颏部前突，双侧颊部变平，鼻唇沟消失。

2. 下颌运动障碍，出现咬合紊乱或不能咬合，前牙呈开𬌗及反𬌗状，语音不清，唾液外溢，不能闭口，咀嚼吞咽困难等。

3. 髁突脱位 耳屏前凹陷，颧弓下突起。

（1）单侧脱位：患者颏部中线偏向健侧，健侧后牙反𬌗。

（2）X 线检查：可见髁突脱位于关节结节前斜面上方。同时排除下颌骨骨折，特别是髁突颈部骨折。

【治疗】

颞下颌关节急性前脱位后，应及时复位，以免脱位致使周围纤维组织增生，发生粘连而难以复位。复位后应限制下颌运动。

1. 复位 复位前，应解除患者心理紧张状态，可行局部肌肉按摩，使肌肉放松，便于复位顺利进行。复位方法包括口内法、口外法、颌间复位法及手术复位。

（1）口内法：最为常用。患者坐于手术椅上（普通椅也可以，但头需有支靠），下颌牙𬌗面的位置应低于术者两臂下垂时肘关节水平。术者站立于患者的前方，两拇指用纱布缠紧，伸入患者口中，放在两侧下颌磨牙粭面上，其余手指握住下颌体部下缘。复位时，两拇指施以使下颌骨向下的、逐渐增加的力量，而其余手指则将颏部缓慢上提，当髁突降至关节结节水平以下时，此时应将下颌骨向后、上推动，使髁突滑入关节窝内而复位（图10-7）。有时在关节复位时可听到弹响声。为防止复位时引起咀嚼肌反射性的收缩而咬伤术者的手指，术者应在复位的瞬间将两拇指紧贴下颌磨牙颊侧迅速滑向颊部口腔前庭沟。

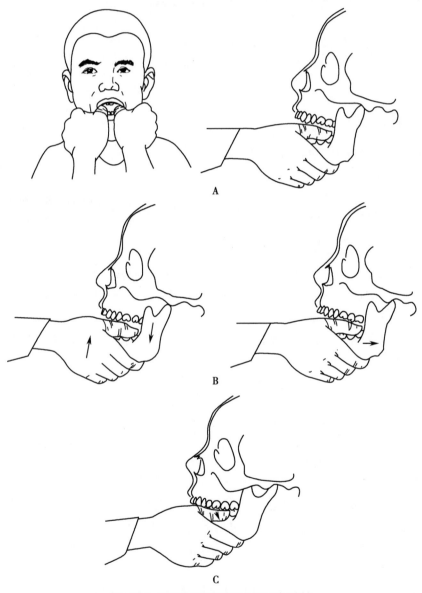

图10-7　颞下颌关节前脱位口内复位法

A．术者手指位置　B．用力方向　C．复位

（2）口外法：复位时，术者的两拇指放在患者两侧突起的髁突前缘，用力将髁突向下、向后推压，同时用两手的示、中指托住双侧的下颌角，无名指、小指托住下颌体下缘，当髁突

下降至关节结节下方时，各指协调配合，施以向后、向上的力，使髁突滑入关节窝内而复位（图10-8）。

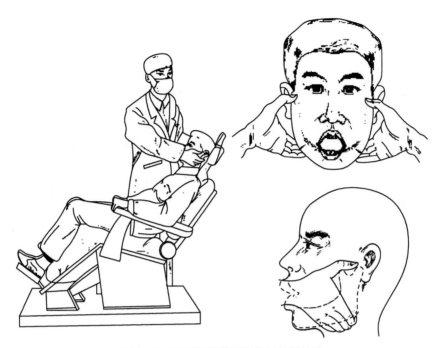

图 10-8　颞下颌关节前脱位口外复位法

因脱位时间较长，咀嚼肌存在痉挛，关节部水肿、疼痛，手法复位困难者，可行局部咀嚼肌封闭，解除痉挛，再行复位。

2. 限制下颌运动　复位后，为使脱位时受牵拉过度而损伤的韧带、关节盘诸附着和关节囊得到修复，应限制下颌运动2～3周，可采用颅-颌弹性绷带固定。

二、复发性脱位

复发性脱位是指颞下颌关节前脱位反复发作，又称习惯性脱位。反复的发作造成患者语言、进食等功能障碍。

【病因】

复发性脱位常由急性前脱位治疗不当引起。如复位后未行制动或制动时间较短，被撕裂的关节韧带、关节囊还未修复，脱位时受到强力牵拉的关节韧带、关节囊还处于松弛状态而引起复发。长期的翼外肌功能亢进，髁突运动过度，使附着于关节盘的韧带、关节囊松弛也可造成脱位。一些患长期慢性消耗性疾病的老年人，由于肌张力失常，韧带松弛也易发生顽固的复发性脱位。

【临床表现】

临床症状与急性前脱位相同。复发性脱位可为单侧，亦可为双侧。通常在进食、大笑、打哈欠及口腔治疗等大开口时，患者突然感到下颌运动失常，不能自如运动，前牙不能闭合。其发作频率不一，有时几个月一次，有时1个月发作数次，甚至一天几次。经常性的脱位使患者不敢开口说话，常用手托住下颌。关节造影可见关节囊扩大，关节盘诸附着松脱。

【治疗】

对于复发性关节脱位单纯限制下颌活动不能达到防止再脱位的目的。可采用硬化剂注射，使关节囊产生纤维化或采用手术治疗，如关节结节增高术、关节囊紧缩术、关节盘摘除术翼外肌分离术等。

三、陈旧性脱位

急性前脱位或复发性脱位，如3～4周后仍未能恢复者，称陈旧性脱位。陈旧性脱位比较少见，其临床症状和前脱位相同，所不同的是下颌可做一定程度的开闭口运动。

【病因】

急性前脱位后，由于髁突长期脱位于关节结节前上方，关节局部组织受到牵拉的一方可造成组织的撕裂伤，而受挤压的另一方则可造成组织的挤压伤。二者均可引起咀嚼肌群的痉挛及关节周围组织的纤维化、关节窝及髁突的改建。这些变化随脱位时间变长而加重，复位亦更加困难。

【治疗】

陈旧性脱位因已发生组织学的变化，复位比较困难。其治疗一般以手术复位为主。治疗时，可在全身麻醉下给肌内注射松弛剂后，先行手法复位，如失败再进行手术复位。手术方法应根据临床特征选用直接暴露关节复位，髁突切除术，升支切除术等。术后配合颌间牵引，复位后下颌应制动3周左右。

第三节　颞下颌关节强直

因器质性病变导致长期开口困难或完全不能开口者，称为颞下颌关节强直（ankylosis of temporomandibular joint）（图10-9）。临床上可根据病变部位分为：①关节内强直，又称真性关节强直；②关节外强直，又称假性关节强直，亦称为颌间挛缩（intermaxillary contracture）；③混合性强直。根据病理变化分为纤维性关节强直和骨性关节强直。

【病因】

真性颞下颌关节强直多发于儿童。常见的原因过去认为是炎症，多由于局部感染而来，最常见的是化脓性中耳炎。因儿童的中耳与颞下颌关节紧密相邻，岩鼓裂处只有很薄的软组织相隔，炎症可穿破岩鼓裂处薄层软组织直接扩散到关节。下颌骨骨髓炎、化脓性腮腺炎等也可扩散至关节。身体

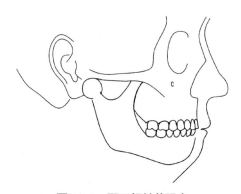

图10-9　颞下颌关节强直

其他部位的感染引起的脓毒血症及败血症等随血液循环也可造成化脓性关节炎而继发关节强直。目前认为创伤是造成关节强直的最多见病因。婴儿产钳伤、颏部外伤及下颌骨髁突颈部骨折。外伤后关节内形成血肿，血肿较大时，不易被吸收而发生机化，导致纤维组织增生，最后形成关节强直。

类风湿关节炎偶尔亦可形成关节强直。

关节外强直常见的病因，过去以坏疽性口炎（走马牙疳）多见，但现已极罕见。目前，颜面部各种软组织损伤，如物理或化学的烧伤、颧弓骨折等为常见病因。此外，口腔内手术创面处理不当，鼻咽部、颞下窝肿瘤放射治疗等也可以造成颌间瘢痕挛缩。

【病理】

关节内强直的病理变化为颞下颌关节的纤维软骨及骨质逐渐破坏，被有血管的结缔组织所替代，最后形成纤维性愈合，并可见关节骨面有不同程度的骨质破坏，纤维组织长入骨髓腔，关节周围可有大量结缔组织增生。纤维性强直进一步骨化，使关节窝、关节结节、关节盘和髁突之间发生骨性愈合，关节形态逐渐消失，融合成一致密骨痂。骨痂不断扩大，波及下颌乙状切迹，甚至使整个下颌升支与颧弓完全融合。

关节外强直的病理变化是由于上下颌间软组织在损伤、愈合过程中，大量结缔组织增生而形成瘢痕挛缩，瘢痕可因颜面部软组织损伤的深度和广度的不同而不同，范围大小不一，形态可为条索状或片状，波及上颌结节和下颌支处，甚至整个下颌下间隙和口咽部。瘢痕内还有不同程度骨化现象。

【临床表现和诊断】

1. 关节内强直

（1）开口困难：病史较长，呈渐进性发展过程，一般在几年以上，随着纤维性粘连的改变进行性加重，直至形成骨性强直而完全不能开口。单侧关节强直时，患者靠对侧髁突的代偿性活动仍有一定的开口度，开口时下颌偏向患侧。儿童患者靠下颌骨的弹性来克服双侧关节的骨性强直，可仍有几毫米的开口度。

（2）髁突活动度减弱或消失：用两手小指放在患者的双侧外耳道内，让患者做开闭口运动和侧方运动时，通过对外耳道前壁的感受，可以判定髁突有无动度和对比对侧髁突运动的差别。单侧骨性关节强直患者开闭口运动时，可清楚触及健侧髁突的活动度。

（3）面下部发育障碍畸形：一般随年龄的增长而日益明显。单侧关节强直患者表现为颜面两侧不对称，患侧下颌体及下颌支短小，颏部及整个下颌骨向患侧偏斜，患侧面部反而丰满；健侧下颌由于生长发育基本正常，相应面部反而扁平狭长。双侧关节强直者，由于髁突生发中心的破坏，使下颌骨发育障碍，下颌体内收、颏部明显后缩，严重者颏颈角几乎成一直线。而正常上颌却显前突，形成特殊的小颌畸形面容（图10-10），又称鸟喙畸形。发病年龄越小，颜面下部发育障碍畸形越严重。此外，由于患者经常力图开口，长期会导致下颌升颌肌群向上牵引；与下颌体的降颌肌群向下牵拉使下颌角前切迹明显加深。

（4）殆关系错乱：关节强直发病于成年人或青春发育期以后，无明显的殆关系紊乱，仅有开口受限。儿童期发病者下颌骨发育不足，可造成面下部垂直距离变短，牙弓变小而狭窄，牙列拥挤，磨牙舌向倾斜或萌出不全，前牙由于下颌发育障碍，固有口

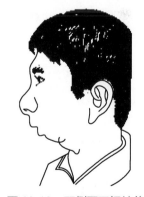

图10-10 双侧颞下颌关节强直的小颌畸形

腔变小，舌体活动范围变小，而舌体活动有推牙向外扩展的作用，但磨牙较前牙稳固，前牙在长期舌的前推作用下，使前牙前突而形成扇形牙弓。上颌牙弓受窄小的下颌牙弓的影响，也常表现狭窄而不规则，牙齿排列不齐，殆关系明显错乱。

（5）呼吸结构紊乱：儿童患者由于下颌发育障碍，下颌极度后缩，使舌骨位置下移，导致舌骨上、下肌群张力失调及固有口腔变小，舌及舌根后坠，与咽后壁距离变得窄小。一些患者软腭及腭垂长度增加，睡眠时肌肉松弛，上呼吸道更加狭窄，通气量不足，打鼾并有呼吸暂停，称为阻塞性睡眠呼吸暂停综合征（OSAS）。这种情况一般发生在双侧颞下颌关节强直患者。

（6）X线表现：有三种类型，①正常关节解剖形态消失，关节间隙模糊，关节窝及髁突表面骨质有不规则破坏，多属纤维性强直；②关节间隙消失，髁突和关节窝融合成致密团块，形成骨球状；③致密的骨性团块可波及下颌乙状切迹，使正常喙突、颧弓、下颌乙状切迹影像消失，下颌支和颧弓融合呈T形。第二型和第三型为骨性强直。

2. 关节外强直

（1）开口困难：患者常有因坏疽性口炎引起的口腔溃烂史，或上、下颌骨损伤史，或放射治疗等病史。开口困难的程度取决于关节外瘢痕粘连的程度。由于下颌骨的生长发育中心未受侵犯，因此，患者的面下部发育障碍畸形和𬌗关系错乱，均较关节内强直患者为轻。

（2）口腔或颌面部瘢痕挛缩或缺损畸形：患者患侧口腔龈颊沟变浅或消失，并可触到范围不等的索条状瘢痕区。由坏疽性口炎引起者，常伴有软组织缺损畸形，牙排列错乱。由损伤或灼伤引起者，可有相应的瘢痕或缺损畸形。

（3）髁突活动减弱或消失：多数患者做下颌运动时，患侧可触及髁突轻微的动度，在侧方运动时动度更为明显；但如颌间瘢痕已发生骨化，则髁突动度可消失。

（4）X线检查可以观察到清晰的髁突、关节窝和关节间隙。但是，有些病例可见到上颌与下颌之间的颌间间隙变窄，密度增高，有时可见大小不等的骨化灶。上、下颌骨之间或下颌与颧骨、颧弓之间形成骨性粘连时，可称为骨性颌间挛缩。

3. 混合性强直　同时存在关节内和关节外强直的病例，临床具有两者的综合表现，称为混合性强直。

4. 真性强直与假性强直的鉴别诊断　由于不同类型的颞下颌关节内强直手术治疗方法不同，所以必须对关节内、外强直加以鉴别（表10-2）。

表10-2　关节内和关节外强直的鉴别诊断

鉴别点	关节内强直	关节外强直
病史	化脓性炎症病史、损伤史等	口腔溃疡、上下颌骨骨折、烧伤及放射治疗史等
颌间瘢痕	无	有
面下部发育	严重畸形（成年后患病不明显）	畸形较轻（成年后患病无影响）
𬌗关系	严重错乱（成年后患病不明显）	轻度错乱（成年后患病无影响）
X线表现	关节间隙消失，关节部融合呈骨球状（纤维性强直的关节间隙存在但模糊）	骨关节部正常，上颌与下颌支间间隙可以变窄，密度增高

【治疗】

颞下颌关节强直的治疗一般都需要采用手术的方法。但手术前必须明确是关节内强直还是关节外强直或混合型强直；强直的性质是纤维性还是骨性；病变是单侧还是双侧以及病变的部位和范围,这样才能制订正确的手术计划。手术可在局麻进行,也可在全麻下进行。全麻手术时,为了防止患者麻醉后发生舌后坠引起窒息而危及生命,应采取清醒时气管内插管,术后在患者完全清醒后才可拔除气管插管。

1. 关节内强直　髁突切除适用于纤维性强直的病例。颞下颌关节成形术(arthroplasty of temporomandibular joint)又称假关节形成术,适用于骨性强直病例。手术原则如下:

(1)截骨的部位即形成假关节的位置,应尽可能在下颌支接近原来关节活动的部位。截骨的部位分:①高位:在髁突颈部、乙状切迹之上,形成假关节;②中位:在乙状切迹之下,下颌孔之上;③低位:下颌角上,下颌孔之下,因手术后功能恢复很差,已不采用低位切开。

(2)截开形成的骨断面,应做适当的修整,形成点与面的接触且表面光滑,减少再次骨性粘连的机会。

(3)保持截开的间隙在0.5~1cm,在此间隙内插入各种组织或代用品,如采用自体骨(带软骨的肋骨、髂骨等)游离移植,行关节重建术,有预防骨断面重新粘连而复发的作用,或行人工关节置换术(图10-11)。

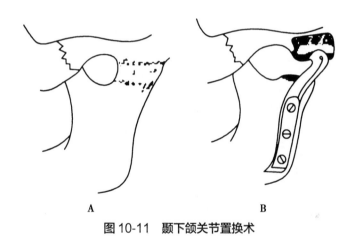

A　　　　　　　　　　　　B

图10-11　颞下颌关节置换术

(4)双侧关节内强直最好一次手术;如必须分两次手术,相隔时间亦不应超过2周,以免第一次手术处发生瘢痕粘连,造成手术失败。

(5)手术年龄以12~15岁以后为宜;对伴有阻塞性睡眠呼吸暂停综合征的儿童则应及早手术。

(6)在行关节成形术的同时,应矫治小下颌畸形。关节强直的患者,由于下颌骨生长发育障碍,均有不同程度的下颌后移,形成小下颌畸形,尤其以双侧强直更为明显。小下颌畸形患者多伴有咽腔缩小,导致入睡后舌后坠而发生明显鼾声,严重的常伴有阻塞性睡眠呼吸暂停低通气综合征(obstructive sleep apnea and hypopnea syndrome,OSAHS)。对此,主张在做关节强直手术时,将健侧下颌支也进行水平截开,将整个下颌前推固定在前位。必要时还应行颏部水平截骨术,前移颏部骨块。总之,在行关节成形术同时矫治小下颌畸形不但有利于扩大咽腔,改善呼吸,而且可以矫治下颌后移的面容畸形,也有利于改善因长期慢性缺氧造成的心肺功能障碍和儿童全身发育不良。必要时,手术也可以分期进行。

2. 关节外强直　其手术方法有:切断和切除颌间挛缩的瘢痕;凿开颌间粘连的骨质。

如颌间挛缩的瘢痕范围较小，可用游离皮片移植消灭瘢痕切除、松解后遗留的创面。如果挛缩的瘢痕范围较大或伴有唇颊组织缺损畸形，则应采用额瓣或游离皮瓣移植修复。

根据颌间瘢痕的范围不同，一般采用两种手术方式：

（1）颌间瘢痕区较为局限，主要在颊侧黏膜或者上下牙槽突间，此时可采取口腔内切开和切除瘢痕，同时用开口器使之开口到最大程度，然后取中厚皮片游离移植消除创面，术后应维持在开口位，直到拆线；

（2）颌间瘢痕已经波及上颌结节和冠突区或整个上下颌之间，此时若从口腔内进行手术，不仅不容易达到深层的瘢痕，而且在瘢痕没有完全松解、还不能大开口的情况下，操作困难，如遇到深部动脉出血更难以止血。因此对这种颌间挛缩，宜从下颌下缘切开，行内外贯通手术，显露下颌支和冠突外侧面，切除冠突和下颌支前缘部分骨质。由此进入上颌与下颌之间的瘢痕粘连区，切开和切除深部瘢痕，同时用开口器使开口到最大限度，然后根据不同情况选用额瓣或带血管蒂的皮瓣移植，消灭因切开和切除瘢痕遗留的创面。

3．混合性强直　混合性强直治疗要根据不同情况决定手术方案。多采取假关节成形术，凿开下颌与上颌间骨性粘连，并结合游离植皮或皮瓣移植术。

【预后】

无论哪种类型的颞下颌关节强直，术后的复发问题一直是众所关注而尚未能完全解决的问题。根据国内外资料来看，术后复发率幅度很大，大约在 10%～55%。真性与假性关节强直的复发率大致相仿，混合性强直的远期疗效更差一些。

导致复发的因素很多，目前观点也不完全一致。一般认为与以下因素有关：

1．年龄因素　从国内的资料来看，儿童期手术者比成人期复发率高，说明儿童成骨作用旺盛，加之手术后难以坚持进行开口练习，所以容易复发。因此有人主张在 15 岁以后手术为佳。但对此点也尚有争议，认为早期手术，只要注意手术操作，消除复发有关因素，特别是选择好插补物，可以减少复发，而早期手术的优点是能及早恢复咀嚼功能，有利于面下部的生长发育。目前，多数学者主张早期手术。

2．病因　近年来颞下颌真性关节强直因外伤因素引起者，复发率有明显降低倾向。由于因感染致病患者比例的减少，致整个复发率也有所下降。

3．切骨的多少　切骨越多，则两骨断端接触机会越小，复发的可能性也少；但切骨过多会缩短下颌支，使支点前移到磨牙，形成开𬌗。一般认为切除骨质应为 0.5～1cm，两个断端应修整成点面接触。切骨时还应使下颌支从浅面到深面保持一样宽度，避免外宽内窄呈楔状。外伤致关节强直、粘连较轻者，如术中能保留关节盘，复发率可明显降低。

4．插补物的作用　从国内、外资料来看，假关节间隙填入各种组织或代用品比不填入者复发率低。

5．骨膜　骨膜对关节成形术后关节强直复发的作用：可刺激骨膜下的成骨细胞活跃，容易形成新骨导致复发，因此，有人主张手术中切断或尽可能切除内侧骨膜，以便防止复发。但切除内侧骨膜极易损伤翼静脉丛引起出血，操作困难，手术后造成的血肿更易造成复发，故宜用电刀热凝，既可破坏骨膜，又可热凝止血。

6．术后开口练习　多数学者强调术后开口练习，认为关节强直患者长期处于闭口状态，肌萎缩甚至纤维化，需要经过被动开口练习，以促进假关节形成，对防止复发有一定意义。一般术后 7～10 天即可开始练习（同时行植骨或下颌前移术者应迟至 2 周以后）。根据开口度的不同。采用适当厚度的楔形硬橡皮块或阶梯形木块作开口器。开口练习时，将比较窄的一端置于磨牙区，逐渐地加大塞入的厚度，使开口度逐渐增大。开口练习时，应注意开口器是放在两侧磨牙区而不是前牙区，且应左右交替练习，以防殆关系紊乱。也可选用铁制文具夹制作开口器，置于磨牙区行开口练习。这种开口器简便而经济，并具有自动和被动两种力量相结合的练习。有条件者，可购买商品气压自控开口器或使用持续被动开口练习器进行开口练习。开口练习的时间至少应在 6 个月以上，一般在术后前 1～2 个月内，应日夜使用开口器，以后可改为日间练习。

总之，如何进一步降低各类关节强直手术后的复发率，尚待进一步研究。

 小　结

颞下颌关节疾病主要包括颞下颌关节紊乱病、颞下颌关节脱位和颞下颌关节强直三种临床常见疾病。

颞下颌关节紊乱病（temporomandibular disorders，TMD）是口腔颌面部常见的疾病之一，其发病原因尚不明确，目前认为与精神、殆、免疫、关节负荷过重、关节解剖、代谢等因素有关。一般表现为颞下颌关节区及其周围软组织的疼痛、下颌运动功能障碍以及关节弹响等三类症状。颞下颌关节紊乱病治疗方法很多，如药物治疗、物理治疗、殆治疗、局部封闭治疗、关节腔内注药疗法和冲洗疗法、关节镜外科治疗、正畸治疗、修复治疗、肌训练治疗、心理支持疗法及手术治疗等。

颞下颌关节脱位（dislocation of condyle）是指髁突超过正常运动范围，滑出关节外，并且不能自行恢复原位。按部位可以分为单侧脱位和双侧脱位；按性质可分急性脱位、复发性脱位和陈旧性脱位；按髁突脱出的方向、位置又可分前方脱位、后方脱位、上方脱位以及侧方脱位。其中双侧脱位表现为：下颌向下前伸，面下 1/3 变长，颏部前突，双侧颊部变平，鼻唇沟消失。下颌运动障碍，出现咬合紊乱或不能咬合，前牙呈开殆及反殆状，语音不清，唾液外溢，不能闭口，咀嚼吞咽困难等。髁突脱位，耳屏前凹陷，颧弓下突起。而单侧脱位患者颏部中线偏向健侧，健侧后牙反殆。颞下颌关节急性前脱位后，应及时复位，可行口内或口外手法复位，复位后应限制下颌运动。复发性脱位需颌间固定，限制下颌运动或硬化剂注射，使关节囊产生纤维化或采用手术治疗。陈旧性脱位先行手法复位，如失败再进行手术复位。

颞下颌关节强直（ankylosis of temporomandibular joint）是指因器质性病变导致长期开口困难或完全不能开口。根据病变部位分为：①关节内强直，又称真性关节强直；②关节外强直，又称假性关节强直，亦称为颌间挛缩（intermaxillary contracture）；③混合性强直。根据病理变化分为纤维性关节强直和骨性关节强直。关节内强直表现为开口困难、髁突活动度减弱或消失、面下部发育障碍畸形、殆关系错乱、呼吸结构紊乱；关节外强直表现为开口困难、口腔或颌面部瘢痕挛缩或缺损畸形、髁突活动减弱或消失。颞下颌关节强直的治疗一般都须采用手术的方法。无论哪种类型的颞下颌关节强直，术后的复发问题一直是众所关注而尚未能完全解决的问题。如何进一步降低各类关节强直手术后的复发率，尚待进一步研究。

思考题

1. 颞下颌关节紊乱病的临床表现是什么？
2. 颞下颌关节紊乱病的治疗要点是什么？
3. 简述颞下颌关节脱位的复位方法？
4. 颞下颌关节内强直和外强直的鉴别诊断要点是什么？

（张清彬）

第十一章 口腔颌面部神经疾病

 学习目标

1. 掌握：三叉神经痛的临床表现、面神经麻痹的临床表现。
2. 熟悉：三叉神经痛的治疗原则、周围型和中枢面神经麻痹的区别、面肌痉挛的临床表现。

口腔颌面部的感觉和运动功能主要由两对脑神经——三叉神经和面神经支配。三叉神经主要司面部的感觉并支配咀嚼肌运动，面神经主要支配面部表情肌运动。常见的神经疾病主要是三叉神经痛和面神经麻痹（又称面瘫）。

第一节 三叉神经痛

三叉神经痛（trigeminal neuralgia，TN）分为原发性和继发性两种，本节仅讨论原发性三叉神经痛。三叉神经痛为三叉神经分布区域内一种原因不明的，反复突然发作的阵发性、剧痛性、并无其他感觉障碍及器质性改变的疾病。此病以中老年女性多见。因其疼痛剧烈，又往往久治不愈，在极大程度上影响患者的生活与工作，甚至丧失劳动能力及生存的欲望。

【病因】

对三叉神经痛的病因及发病机制已研究多年，但至今尚无确切的定论。因为每一种学说均不能解释所有的临床症状，亦无肯定的长期治愈效果。在探索三叉神经痛病因的过程中，根据实验结果和临床观察提出了下面的假说：

1. 中枢性病变学说　此学说认为，三叉神经痛为中枢性病变引起。因为在此类病患者的三叉神经周围支没有发现特有的病理形态学改变。临床观察发现：三叉神经痛发病情况类似癫痫，如来去突然、时间短暂、用抗癫痫药物治疗有效等。因此，推测三叉神经痛是由于三叉神经的传出机制失控，导致感觉中枢的癫痫样放电的结果。也有人认为是由于丘脑损害引起。还有人认为三叉神经中枢的病毒性感染可引发此病。但中枢病变学说并不能解释临床上的某些现象，如三叉神经痛的表现往往仅限于某一分支，而其他的分支所分布的区域并不受累等。

2. 周围性病变学说　此学说认为，三叉神经痛是与某些周围性病变相关。目前多数学者偏重于这一学说。常被疑为引起三叉神经痛的周围性疾病有：

（1）机械压迫：在给三叉神经痛患者做手术时，曾发现三叉神经感觉根受肿瘤压迫，或与异常的动、静脉关系密切。由此设想硬脑膜增厚、岩骨嵴过高、颅底骨孔相对狭小等压迫三叉神经半月节或感觉根，可能为三叉神经痛的病因。临床上根据这种推论，应用各种减压手术治疗三叉神经痛，收到了较好的疗效。

电镜下观察发现，三叉神经感觉根可有明显髓鞘脱失的病理改变。此改变虽不具特异性，但可能成为三叉神经痛的病理基础。并进一步推测颅内脱髓鞘后的三叉神经触觉纤维和痛觉纤维之间发生"短路"，致使轻微触摸"扳机点"（trigger zone）便可引起剧烈的疼痛。各种形式的机械压迫，都可能导致三叉神经的损害而发生脱髓鞘性变。

（2）炎症：炎症感染灶与三叉神经痛有关的观点提出已久，其说法不一。①早期研究认为牙病可能为三叉神经痛的病因。但拔除患牙并不能治愈三叉神经痛的结果不支持此说法。②临床观察，三叉神经痛患者发病之后，常在相应的三叉神经分支区域内出现疱疹。因此，认为三叉神经痛可能是由于病毒感染引起，但这种说法却无法解释反复出现口周单纯疱疹的患者多不出现三叉神经痛的临床现象。③近年研究发现"扳机点"处的颌骨内存在着区域性的炎性病变，手术清除病变的骨腔可使疼痛消失，故推论局限性的颌骨病变可能为三叉神经痛的病因。

此外，由于三叉神经痛多见于老年人，患者常伴有高血压，临床上用降压或血管扩张药有一定的疗效。基于上述情况，推测三叉神经中枢及周围的动脉可能有硬化狭窄，或者在老年病的基础上，神经节动脉发生痉挛，致使三叉神经中枢及周围的血供缺乏，进一步诱发三叉神经痛。

总之，目前三叉神经痛的病因及发病机制尚未完全明了。其病因是多方面的，临床病变也是一个十分复杂的病理过程，有待于进一步探索和研究。

【临床表现】

三叉神经痛的临床表现以疼痛为主，典型特点如下：

1. 疼痛性质　为阵发性剧烈疼痛，并且是突发突停，发作时间多在白天。疼痛持续时间在患病初期极短，约几秒钟或1～2分钟，反复发作后持续时间可延长，发作停止后无任何症状。每天发作次数不等，每两次发作之间称为间歇期。随着疾病的加重，发作持续时间越来越长，间歇期越来越短。有的患者疼痛发作呈周期性，即在一段时间内疼痛频繁发作，而之后有一段时间内疼痛缓解或消失。疼痛常被描述为刀割样、电击样、针刺样或撕裂样痛。发作时，患者试图用各种特殊动作来减轻疼痛，如用力揉按患处、咬牙、叩齿、摇头、咬唇、伸舌、哑嘴等。

2. 疼痛位置　三叉神经痛以单侧发病为其特点，很少超过中线。疼痛区域与受累的三叉神经分布范围相同（图11-1）。临床上以三叉神经第Ⅱ支、第Ⅲ支单独受累最常见，也有上述两支同时发病。第Ⅰ支或Ⅰ、Ⅱ、Ⅲ支同时受累极为少见。患者感觉受累区的皮肤、黏膜及牙齿等剧烈疼痛。由于疼痛难忍，使得患者用力揉搓患区皮肤，久而久之，导致皮肤粗糙、增厚或色

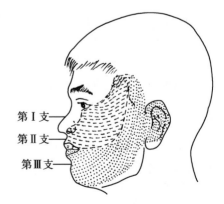

第Ⅰ支——
第Ⅱ支——
第Ⅲ支——

图11-1　三叉神经分布范围

素沉着,也可造成皮肤损伤或感染。患者多有拔牙史并可查见多个牙缺失,或因牙痛强烈要求拔牙或被误诊为牙疾而将牙拔除,但拔牙后疼痛仍不能缓解。患者还可因难以忍受疼痛或惧怕疼痛发作而产生轻生的念头。

3. 诱因及扳机点　疼痛可由唇、舌运动或外来的刺激诱发,如洗脸、刷牙、吃饭、说话、打哈欠、风吹、声音震动,甚至一个轻微的表情等均可诱发。自发性疼痛很少,疼痛多在白天,晚上安静状态时极少发作。上述刺激可以激惹颌面部的某一点使疼痛发作,且疼痛由此点开始,立即扩散到整个病患区域,这个激发疼痛的敏感点称为"扳机点"。"扳机点"往往是固定的,可有一个或多个。患者由于惧怕诱发疼痛而不敢说话、洗脸、刷牙、吃饭等,因此,患者看上去表情呆滞、木僵,受累支面部皮肤污秽不洁,牙面沉积大量软垢、牙石,甚至因不敢进食而出现消瘦。就诊时往往害怕疼痛发作,在医师查体时出现不由自主地用手来保护面部的动作。

4. 其他　不少患者在疼痛发作时伴有自主神经症状,如面部潮红、眼结膜充血、流泪、出汗、流涎等。少数患者出现面部表情肌的不自主痉挛,也称"痛性抽搐"。

【诊断与鉴别诊断】

根据病史、症状及体征,典型三叉神经痛的诊断不难作出,但应该进一步了解其发病原因。根据主诉的疼痛区域及查体发现的体征和扳机点所在位置,可初步了解三叉神经的哪一支受累,再用阻滞麻醉的方法进一步确定受累支。其方法是:从痛区三叉神经末梢开始,逐段向中枢注射,如果麻醉某支或某段后疼痛消失,所麻醉的区域即为病变所在。需要鉴别诊断的疾病主要是:

1. 牙痛及其他牙源性疾病　包括急性牙髓炎、牙周膜炎、牙髓结石等引起的疼痛。三叉神经痛初期与上述疾病症状相似,容易误诊而给予不当治疗,甚至拔牙。有时竟连拔数牙均无效才怀疑是三叉神经痛。牙源性疾病引起的疼痛多为短期内的阵发性或持续性疼痛,可在冷热刺激或夜间躺卧后加重,而说话、洗脸等肌肉活动或触摸刺激并不引发和加重疼痛。在口内可查到患牙及相关体征,面部无"扳机点"存在。牙髓结石一般需通过X线牙片进行鉴别。此外,牙源性疾病引起的疼痛在开髓或相应的治疗后迅速缓解或消失,而三叉神经痛采取开髓或治疗牙病的方法无效。

2. 舌咽神经痛　也为发作性的剧烈疼痛,且突然发作和突然停止,性质与三叉神经痛极为相似,易与三叉神经第Ⅲ支的舌神经痛相混淆。三叉神经痛引起的舌痛部位在舌尖和舌体;而舌咽神经痛引起的舌痛部位在舌根。舌咽神经分布区组织(如扁桃体、软腭、舌根部)的活动,比如说话、咳嗽、吞咽等可诱发舌咽神经痛。鉴别方法为:应用表面麻醉剂喷雾于咽部、扁桃体及舌根部,疼痛消失的为舌咽神经痛;而以局麻药封闭下颌神经后疼痛消失者,则证实为三叉神经痛。同时患有两病者极为少见。

3. 非典型面痛　非典型面痛是疼痛性质、部位、范围均无规律的颜面部疼痛,其疼痛特点是不局限于某一感觉神经支配区内,主要位于一侧,也可为两侧。疼痛范围广泛、深在,部位不定,无扳机点,疼痛发作时,常伴有自主神经症状。常见的非典型面痛有:蝶腭神经痛、中间神经痛、耳颞神经痛等。

4. 鼻窦炎　多继发于上呼吸道感染、鼻炎之后,常有流脓鼻涕的病史,为常见病。原因是分泌物潴留及窦内黏膜肿胀压迫神经末梢。疼痛为持续性、局限性钝痛,体位改变时头痛加重,常伴有鼻塞、流脓鼻涕、发热及嗅觉减退,鼻窦区可有压痛。第Ⅱ支三叉神经痛易与上颌窦炎混淆,后者可有眶下区压痛,中鼻道内有脓性分泌物,久坐头痛加重等,抗感染治疗有效。鼻窦 X 线检查有助于鉴别。

5. 颞下颌关节疾病　疼痛由颞下颌关节紊乱病、颞下颌关节炎症等疾病引起。疼痛部位多限于颞下颌关节区域。疼痛呈持续性,并在颞下颌关节活动时加重,但多数患者能够忍受。颞下颌关节疾病患者在关节区常有肿胀、压痛、关节弹响或杂音及下颌运动障碍。必要时行 X 线及专科检查以协助诊断。

6. 肿瘤　肿瘤引起的疼痛是由于颅内肿瘤压迫三叉神经半月节或鼻咽癌、上颌窦癌等向颅内蔓延累及三叉神经所致。其疼痛机制与原发性三叉神经痛有可能相同,但原因明确,治疗方法也较肯定。习惯上将其称为"继发性三叉神经痛",以此区别于原发性三叉神经痛。由于肿瘤占位压迫引起的"继发性三叉神经痛",在早期可呈间歇性,晚期则表现为持续性剧痛,并呈渐进性加重。特点是除三叉神经受累外,还可累及其他脑神经,并伴有相应肿瘤的阳性体征,如颅内压增高、面部浅感觉减退、鼻塞、鼻出血、角膜反射消失、眼球突出及复视等。X 线拍片可见颅内占位改变和骨质破坏,CT 或核磁共振检查对于早期病变的发现以及肿瘤部位的确定意义重大。

【治疗】

1. 治疗原则　由于三叉神经痛的病因尚不清楚,目前对此病还缺乏理想的治疗方法。临床上,对于初患或轻症患者,多采用非手术治疗,保守治疗无效时再行手术治疗。

2. 治疗方法　应根据患者病情、治疗效果及医疗技术和条件,来选择、调整或联合应用不同的治疗方法,以取得最佳疗效。

(1) 药物治疗

1) 卡马西平:或称酰胺咪嗪、痛痉宁等,为一种抗癫痫药物。镇痛效果较好,是治疗三叉神经痛的首选药物。用法:轻症或早期患者,每次 100mg,每天 1～3 次,无效可增至每次 200mg,一般为 600～800mg/d。副作用可有眼震、眩晕、嗜睡、复视、共济失调或恶心、呕吐、粒细胞减少、心传导障碍等;严重反应有再生障碍性贫血和剥脱性皮炎及致畸作用。患者初次服药后,嘱减少活动以防摔倒或发生意外。疗效满意后 1～2 周,可试探减至维持量直到停药。长期服药者,应定期检查血、尿常规及肝、肾功能。

2) 苯妥英钠:亦称大仑丁,为一种抗癫痫药物。用法:每次 100mg,每天 3 次;疗效差者可增量为 200mg,每天 3 次,极限量为 600mg/d。该药的缺点是用小剂量效果差,而大剂量应用则副作用明显,如眼震、眩晕、疲倦、共济失调以及牙龈增生、痤疮较为常见,偶见周围神经病、剥脱性皮炎、再生障碍性贫血等。此药对三叉神经痛的疗效不如卡马西平,但当卡马西平疗效降低时与其合用,能提高疗效,出现明显的牙龈增生时应改用其他药物治疗。

其他药物如镇静剂、中草药等可酌情使用。

(2) 针刺治疗:按中医的穴位进行针刺,常用手针或电针治疗。一般每天 1 次,每次选一组穴位,针刺后留针约 20～30 分钟,可配合电针和穴位红外线照射。近来也有用激光照射穴位,亦可强刺激后不留针。可在"扳机点"进行阿是穴针疗,也可直接针刺神经干,如眶下神经、颏神经、上颌神经、下颌神经等。常用的针刺穴位见表 11-1:

(3) 局部注射治疗

1) 麻醉药物封闭:常用 1%～2% 普鲁卡因或者 1%～2% 利多卡因。方法与相应神经的阻滞麻醉相同。每次 2～4mL,隔天 1 次。情况好转后改为 1～2 次 / 周。若加入维生素 B_1、

表 11-1 三叉神经痛针刺诊疗选用穴位

神经分支	主穴	配穴
第Ⅰ支	下关、阳白、鱼腰	合谷、太阳、攒竹
第Ⅱ支	下关、四白、迎香	合谷、太阳、攒竹
第Ⅲ支	下关、承浆、颊车	合谷、地仓、东风

维生素 B_{12}，可提高疗效。此法多用于疼痛重、口服药物治疗无效的初发患者的短期治疗。但应注意无菌操作，防止感染。

2）乙醇注射：常用 95% 的乙醇。方法同相应区域神经干的阻滞麻醉，将乙醇注射于受累支的神经干处，用量 0.5mL 左右。因注入乙醇时疼痛较重，应先注入局麻药。乙醇主要是破坏神经组织，阻断其传导作用而达到止痛目的。此法安全、方便，止痛效果好，疗效一般为 6～12 个月，复发后仍可再用。但缺点是：注射后，在神经分支相关区域痛觉消失的同时，其感觉也消失且恢复较慢。故乙醇封闭适用于药物治疗效果不佳而又不愿手术治疗或年老体弱不宜手术者。对于第Ⅰ支三叉神经痛的患者，尽量不用，以免引起眼神经的损害导致失明。

（4）射频温控热凝治疗：原理是高频率射频电流通过有一定阻抗的神经组织时，离子发生振动，与周围质点发生摩擦，在神经组织内产热，形成一定范围内蛋白质凝固的破坏灶。由于传导痛觉的无髓鞘神经纤维对热的敏感性高，痛觉神经细胞的蛋白质凝固、变性，从而阻断神经传导而止痛，但仍保留触觉神经纤维功能。由于温度在 60℃ 以下不易使神经纤维发生永久性蛋白变性，而温度高于 90℃ 时可损伤神经周围组织而产生严重并发症，因此最终温度一般控制在 75℃ 左右。常用的方法有两种：一种是半月节射频热凝，即在影像系统引导下，将尖端能导电的射频针经卵圆孔刺入半月节后，通过方波刺激确定准确的刺入部位后通电热凝。此法较开颅手术简便、安全，但由于需要较昂贵的医疗设备和娴熟的操作技术，使其应用受到限制。另一种是周围支射频热凝，射频针由乙状切迹穿刺至相应神经分支处，进行热凝，此法无需进颅，相对比较安全，疗效确切（彩图 11-2，见书末彩插）。

（5）手术治疗：非手术治疗无效时，可考虑手术治疗。其方法有：

1）颌骨病变骨腔清除术：根据"扳机点"的位置和经 X 线检查发现的颌骨病变，来确定手术的部位。手术的方法是：①采取适当的切口，暴露骨腔所在的骨皮质；②用骨凿去除骨皮质，找到病变骨腔；③刮除病变骨质；④冲洗止血，缝合创口；⑤1 周左右拆线。

2）周围神经撕脱术：指将三叉神经痛病变所在部位的三叉神经周围支离断并将远心段撕脱的手术方法。如第Ⅰ支（眶上神经）撕脱术、第Ⅱ支（眶下神经）撕脱术、第Ⅲ支（下牙槽神经、颏神经）撕脱术等。这些方法简单、安全，止痛效果可靠，但术后复发率较高。其平均止痛时间约为 1 年。

下面介绍两种简单的手术方法：

①眶下神经撕脱术：A. 眶下神经阻滞麻醉及唇颊沟局部浸润麻醉。B. 在术侧上中切牙至第二前磨牙唇颊沟黏膜移行皱襞处作弧形切口或眶下皮肤作弧形切口（图 11-3）。C. 分离黏骨膜

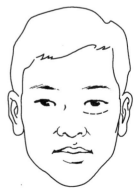

图 11-3 眶下神经撕脱术口外切口

及皮下组织,暴露眶下孔及眶下神经(图11-4)。D. 仔细分离眶下神经及周围的血管。用止血钳在眶下孔处夹住眶下神经,轻轻地旋转同时向外牵拉,尽量靠近心端切断眶下神经,以血管钳缠绕撕脱眶下神经远心段各分支尽量达皮下(图11-5)。E. 冲洗止血(眶下孔出血明显者可用骨蜡止血),缝合创口,面部加压包扎。F. 术后1周左右拆线。

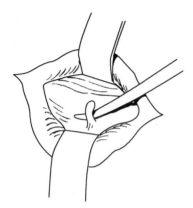

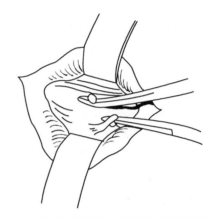

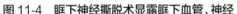

图 11-4　眶下神经撕脱术显露眶下血管、神经　　　　图 11-5　眶下神经撕脱术切断神经并撕脱其远端

②颏神经撕脱术(口内法):A. 下牙槽神经阻滞麻醉及唇颊沟局部浸润麻醉;B. 在术侧下颌侧切牙至第二前磨牙唇颊沟黏膜移行皱襞处作弧形切口;C. 分离黏骨膜,暴露颏孔及颏神经;D. 分离、撕脱、止血及缝合等同眶下神经撕脱术。

3)颅内手术:属脑外科范畴。有三叉神经感觉根切断术、减压术等。因手术的危险性大、并发症严重,只有在其他治疗方法都无效时才施行。

第二节　面神经麻痹

面神经麻痹(facial paralysis)是指以面部表情肌运动障碍为主的一种疾病,也称面瘫。根据临床的病损部位,分为中枢型面神经麻痹和周围型面神经麻痹两类。

1. 中枢型(也称核上型)面神经麻痹　病变的部位在面神经核以上至大脑皮质之间,即一侧皮质脑干束受损。由于面神经核上部的细胞接受两侧皮质脑干束的纤维,故当一侧皮质脑干束受损时,仅表现为对侧睑裂以下的表情肌麻痹(图11-6)。中枢型面神经麻痹的临床表现还有与面神经麻痹同侧的肢体瘫痪和舌肌麻痹,但不伴有味觉和唾液腺分泌障碍,应注意与周围型面神经麻痹相鉴别。

2. 周围型(也称核下型)面神经麻痹　病损在面神经核以下的部位。面神经支配面部表情肌的运动,并在不同的部位与支配泪腺及唾液腺的分泌纤维及味觉纤维和听神经并行。所以周围型面神经麻痹表现为整个半侧面部表情肌的麻痹,因病损的部位不同,还可伴有或不伴有味觉、听觉异常及唾液腺、泪腺的分泌障碍。

周围型面神经麻痹的发病原因多种多样:有化脓性感染(化脓性中耳炎、腮腺炎等)引起的面神经功能障碍;也有恶性肿瘤破坏面神经或外伤引起面神经断离导致面神经功能的丧失;还有在下牙槽神经阻滞麻醉时,麻醉药物流注至面神经引起的暂时性面瘫等。在周围型面神经麻痹中,最多见的是贝尔麻痹(Bell palsy),贝尔麻痹系指临床上不能肯定病因的不伴有其他体征或症状的单纯性周围面神经麻痹,多由于周围面神经急性非化脓性炎症感染所致。

根据发病过程可以分为三期:急性期,发病 1～2 周以内;恢复期,第二周末到 2 年内;后遗症期,两年后仍然不能恢复。

本节只讨论贝尔麻痹。

【病因】

确切的病因至今未明,但根据长期的临床观察,与此病有关的疾病及原因有下列几种:

1. 病毒感染 患者发病前往往有感冒病史,少数患者同时伴有鼻塞、肌痛、咽痛等病毒感染症状。检验发现有的患者血清中含有单纯疱疹病毒抗体。当感染发生在面神经管内,会导致神经水肿、循环功能障碍。

2. 风湿性疾病 风湿性疾病为一全身性疾病,可累及不同的组织系统。当疾病侵犯面神经或茎乳孔的骨膜时,便会产生炎性病变。

3. 遗传因素 此病在临床上有家族聚集性,又难以发现其他诱因,故认为可能与遗传有关。

4. 其他 一部分患者因局部受风吹或着凉而起病。也有的患者发病前有悲哀、忧伤等精神创伤的经历。

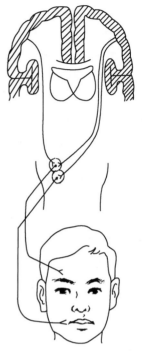

图 11-6 面神经核支配面部肌肉运动示意图

上述原因虽不尽相同,但从发病机制来看,或是局部营养神经的血管先发生痉挛,导致该神经组织缺血、水肿;或是先有面神经肿胀、受压而导致其营养血管的血液循环障碍。两者互为因果,形成恶性循环。由于面神经管狭小且又细长,使得面神经受压越来越重,最终结局是面神经功能障碍而出现面瘫。

中医学认为本病是因人体气血亏损,面部、耳部遭受风寒侵袭,致使局部经络淤滞,筋脉失养所致。

【临床表现】

本病多见于 20～40 岁的中青年,其他年龄亦可发病,但较少见。男性多于女性。绝大多数为一侧性,双侧者极少见。患者发病前多无任何自觉症状,少数患者起病前几天可有同侧耳内、耳后、乳突区和面部的轻度疼痛。该病通常呈急性起病,因无自觉症状,往往是在清晨洗漱时,感觉面颊部活动不灵活或口内液体在闭口状态下自动外溢,进一步照镜子才发现口角歪斜。症状较轻者往往被他人先发现。有的患者病情停留在初发状态不进展,而有的患者面瘫可在数小时内达到高峰。

检查可见面部表情肌瘫痪,表现为患侧额纹消失、睑裂增大、鼻唇沟变浅、口角下垂等。或由于面部表情肌瘫痪导致患侧不能做抬眉、龇牙、鼓腮和噘嘴等动作。由于眼轮匝肌瘫痪后,保持平衡协调的上睑提肌失去了动眼神经支配,当患者用力闭目时,患侧眼睑不能闭合,眼球则转向上方而露出角膜下方的巩膜,此现象称为"贝尔征"(Bell sign)。患者在进行正常说笑时,由于面肌运动不均衡使口角偏向健侧。如果病程稍长,可见患侧眼结膜由于缺乏泪液滑润而呈现无光泽、充血或因泪点随下睑外翻导致泪液不能按正常引流而外溢。

除上述症状和体征外，如果病变侵犯面神经管，还可出现下列表现：影响鼓索神经时可出现患侧舌前 2/3 味觉障碍；波及支配镫骨肌神经分支时出现听觉过敏；膝状神经节受累时，病侧乳突部疼痛、外耳道和耳郭部感觉迟钝，并可伴有外耳道疱疹；膝状神经节以上损害时岩浅大神经受侵，可出现病侧的泪腺分泌减少和面部出汗障碍等。上述表现是随着病变部位由面神经周围向中枢方向的推进而逐渐累加的。

面神经麻痹的患者有时可发生患侧面肌不自主的抽动即"面肌痉挛"。

【诊断和鉴别诊断】

本病有突然起病的病史及典型的面神经麻痹的体征，诊断并不困难，但应与其他原因引起的面神经麻痹相鉴别：

1. 中枢型面神经麻痹　即核上型面神经麻痹。病变部位在面神经核以上，此类疾病主要有脑出血、脑脓肿、脑肿瘤、脑外伤等。鉴别要点为：中枢型面神经麻痹的患者其面部上 1/3 正常，面肌麻痹仅限于面部下 2/3。此外，还伴有同侧肢体瘫痪及由舌肌麻痹所致的语言不清，伸舌时舌尖偏向健侧，重症者可出现昏迷等症。

2. 肿瘤　多为面神经干周围的恶性肿瘤或面神经鞘瘤，表现为缓慢而逐渐进展的面瘫，常伴有相应的症状与体征，X 线检查可见占位性改变或破坏征象。

3. 损伤　包括各种能导致面神经断离的损伤。此类患者有外伤或手术史，如颞骨骨折或腮腺区、乳突、中耳、内耳手术等，特点是伤时立即发生面瘫。

4. 化脓性感染　常见为化脓性中耳炎、腮腺炎。临床上有中耳或腮腺区疼痛病史，检查时前者可见中耳积脓、鼓膜充血或穿孔和外耳道溢脓等；后者有腮腺区红肿、挤压腮腺可见导管口溢脓。

【治疗】

贝尔麻痹起病较急，如治疗及时，多数患者的面神经功能可逐渐恢复，预后较好；但如果治疗不及时，面神经功能在近期内不能恢复，则日后治疗效果较差，甚至留下程度不等的后遗症。

治疗原则：应根据病期选择合适的治疗方法。急性期以改善局部血液循环，消除炎性水肿，促进神经功能的恢复为主；恢复期应尽快促进神经功能恢复和表情肌收缩训练；2 年之后无恢复迹象，则应进行手术治疗。同时要注意保护患侧角膜免受损伤并预防感染。方法如下：

1. 药物治疗　可选用的药物有激素、血管扩张剂、抗风湿药、脱水剂、肌兴奋剂、维生素等：①急性期可静脉点滴地塞米松，5～10mg/d，或口服泼尼松 30～60mg/d，3 天后减量，一般用 10 天即应停药；②烟酸每次 50～100mg，每天 3 次，服药后面颈部潮红似醉酒貌最好；水杨酸钠每次 0.3～0.6g，每天 3 次；③可用适量高渗葡萄糖静脉滴注，通过脱水作用减轻面神经的水肿和神经鞘的变性；④恢复期可用加兰他敏 2.5mg 肌内注射，每天 1 次；⑤维生素 B_1 100mg、维生素 B_{12} 500μg，肌注或穴位封闭，每天 1 次。

2. 针刺治疗　常用穴位有翳风、颊车、地仓、太阳、四白、耳门等。每天 1 次或隔天 1 次，交替取穴。

3. 物理治疗　急性期要注意耳周部位的保暖，并可热敷，每次 15 分钟左右，或用红外线、超短波治疗，以改善局部血液循环，促进炎症吸收。恢复期，可给予音频治疗，以加快神经功能的恢复。

4. 中药治疗　以活血、祛风、通筋络为主。基本方：赤芍 9g、红花 9g、桃仁 9g、僵蚕 9g、蜈蚣 9g、川芎 6g、全虫 9g、钩藤 12g、薄荷 6g，根据辨证适当加减。

5. 局部肌肉锻炼　发病初期，患者应常用手按摩瘫痪的面肌，并对镜练习各表情肌的运动，以促进面部血液循环，维持肌张力，并可减轻瘫痪的面肌受健侧表情肌活动的过度牵引。

6. 手术治疗　上述各种方法治疗无效，病程超过 2 个月或发现面神经有开始变性迹象者，应进行手术治疗，而且手术施行越早，效果越好。常采用的手术有面神经减压术和面神经修补术，对病程长者应施行神经移植术。

此外，对患眼的保护常用佩戴眼罩的方法，嘱患者要经常滴眼药水、涂眼药膏，预防眼部感染。

【预防】

应避免面部及耳周长时间感受风寒，及时治疗风湿性疾病和病毒感染性疾病。平时坚持冷水洗脸，加强锻炼身体，可以增强面部的耐寒能力及对疾病的抵抗力。

第三节　面 肌 痉 挛

面肌痉挛（facial spasm）是指面部表情肌不由自主的阵发性、不规则抽搐或痉挛，通常发生于一侧口角和眼角处的部分表情肌，也可是半侧表情肌的抽搐。两侧同时发病的比较少见。

【病因】

此病的原因目前尚不完全清楚。在三叉神经痛的患者中，可出现面部表情肌的抽搐，有人认为此类患者是由于面神经核或核上部分受刺激而引起的神经冲动下传引起表情肌抽搐；对面肌痉挛的患者做探查手术，发现有的患者的面神经受压变形，推断可能是受压的神经髓鞘脱失，使传入和传出的神经发生短路，引发了面肌痉挛。也有的是面神经麻痹的后遗症。

【临床表现】

此病多见于中、老年女性，男性较少见。主要表现为面部表情肌不由自主的抽搐，常先发生于眼角部位的表情肌，抽搐轻微，可为数秒或数分钟，无其他不适的感觉。随着病情的加重，抽搐的范围扩大，可累及口角或中下面部的表情肌，抽搐的幅度增大，发作的时间延长，且常于精神紧张和劳累时发作，睡眠时发作停止。发病主要在一侧发作，双侧者极少见。患者可常伴有头痛、患侧耳鸣，随着病情的加重，可出现患侧面瘫和舌前 2/3 部位味觉降低。一般不会自愈。

【诊断和鉴别诊断】

有阵发性面肌痉挛，临床检查无其他神经系统的阳性体征，脑电图正常，肌电图出现肌束震颤波时，此病即可诊断。但临床上应注意鉴别的疾病有：

1. 癔症性眼睑痉挛　常见于中老年女性，可有癔症史及独特的精神、性格特征，只发生于眼睑且为双侧发病，此点与面肌痉挛多发于单侧不同。此病无任何阳性体征，脑电图和肌电图均正常，易受暗示。

2. 三叉神经痛　三叉神经痛的患者常伴有面肌痉挛，但其主要症状为面部三叉神经分布区的剧烈疼痛，疼痛发作时可伴有面肌抽搐；面肌痉挛的患者是先发生面肌抽搐，很少有疼痛，只是面肌抽搐严重时才可有轻微的疼痛，但都能忍受，查体也无"扳机点"。

3．舞蹈病及手足徐动症　是一种主要表现为四肢、躯干不由自主运动的疾病，可同时伴有面肌痉挛，但均为双侧性的。注意观察全身的表现，易于鉴别。

4．其他　颅内某些病变可引起面肌痉挛，但可有脑神经异常症状和体征，脑电图、颅脑影像学检查等可发现异常。

【治疗】

面肌痉挛虽然对生命并不能构成威胁，但其对患者的日常生活尤其是社会交往活动及心理影响较大，故患者常迫切要求治疗。由于病因尚不清楚，目前还无理想的治疗方法，只能是对症治疗。

1．药物治疗　应用的药物为抗癫痫和镇静类药物，主要用于症状较轻的面肌痉挛。常用的有：苯妥英钠、卡马西平、地西泮等。用量参见三叉神经痛的治疗。

2．针刺治疗　以祛风活络、平肝解痉为主。常用穴位有：合谷、太冲、迎香、四白、百会、风池、风府等。

3．封闭疗法　轻症患者可用局麻药加维生素 B_1、维生素 B_{12}，于面神经总干或分支周围进行封闭，以阻断异常的刺激冲动，配合药物有时能收到疗效。

肉毒杆菌素 A 注射于局部可以干扰神经末梢释放乙酰胆碱，使面肌痉挛缓解，且缓解时间较麻醉药物长得多，可用于稍重的患者。复发者可反复使用此法。

对于严重影响患者生活，上述治疗又无效的，可用 50% 乙醇注射于神经分支上。此法虽然解痉效果好，但破坏了神经功能，必然伴有面瘫，对面容和功能也有一定的影响，一定要在治疗前，将治疗后的情况与患者进行充分沟通。

4．射频温控热凝治疗　适用于面肌痉挛较重者，机制见三叉神经痛章节。可根据面肌痉挛的程度掌握热凝的温度和范围，较封闭破坏面神经，部位更准确，面瘫的程度能据病情进行控制，应向患者交代面瘫的情况，以便患者权衡利弊，决定治疗与否。

5．手术治疗　主要有显微外科的面神经分束术，机制是通过将神经分束，破坏面神经的完整性，又保持了神经的基本功能，使神经的传导性减弱，缓解了面肌痉挛。

上述治疗无论哪种方法，均非根治的有效疗法，经一定的时间后有再次复发的可能性，但复发后可重复进行治疗。

 小　结

口腔颌面部神经疾病病因不明。常见疾病包括三叉神经痛、面神经麻痹。三叉神经痛以剧烈疼痛为其主要的临床表现，具有突发突停、白天为主、刀割样电击样或撕裂样疼痛特点；发病部位单侧多发，很少超过中线，疼痛区域与受累三叉神经分布范围相同；具有"扳机点"等特点。临床上注意与牙源性疾病、鼻窦炎等进行鉴别。治疗时注重因具体病情综合选择治疗方法，包括药物治疗、针刺治疗、局部注射治疗、射频温控热凝治疗及手术治疗。

面神经麻痹即面瘫，主要表现为面部表情肌运动的障碍，可出现患侧眼睑不能闭合等"贝尔征"；注意与肿瘤、损伤等鉴别；在急性期、恢复期不同时期选择合适的治疗方法。加强预防。

思考题

1. 三叉神经痛临床表现有哪些特点？
2. 三叉神经痛治疗方法有哪几种？
3. 简述面神经麻痹的临床表现。

（朱　鹏）

第十二章 唇裂与腭裂

学习目标

1. 掌握：唇腭裂的临床分类；手术年龄。
2. 熟悉：唇腭裂的胚胎发育；不同手术方式的优缺点。
3. 了解：唇腭裂的手术方法和术后护理。

唇裂（cleft lip）和腭裂（cleft palate）是最常见的先天性颌面畸形，除此之外先天性颌面畸形还有面横裂和面斜裂，但较少见，本章只介绍唇裂和腭裂。

第一节　概　论

唇裂和腭裂多为胚胎发育异常所致，其发病率在不同的地域、不同时期、不同性别、不同部位中不尽相同。

一、胚胎发育

胚胎第4周，在原始口腔周围形成5个面突，额鼻突位于上方正中，两侧各1个上颌突，下方两侧各1个下颌突。

随着面突生长发育，额鼻突下端分化成中间的中鼻突和侧方各1个外侧鼻突，三者间的凹陷为嗅窝，日后发育成鼻孔。第5周时，两侧下颌突在中线联合，形成下颌与下唇；中鼻突下方分化成2个内侧鼻突（球状突）。到第7周，两侧内侧鼻突在中线联合，形成鼻尖、鼻小柱、上唇中部及前颌；上颌突与内侧鼻突联合，形成鼻底、鼻翼和部分面颊；上颌突与下颌突联合，形成口角。至此胎儿面部已经初步形成。第8周时，自上颌突内面长出外侧腭突，内侧鼻突向后长出内侧腭突。第9周时，两侧的内侧腭突在中线联合；两侧的外侧腭突与内侧腭突联合，两侧的外侧腭突及鼻中隔，在中线融合形成硬腭。第12周时，外侧腭突后缘继续生长并在中线处融合形成软腭。至此，腭部初步形成，口腔与鼻腔完全分隔（图12-1）。

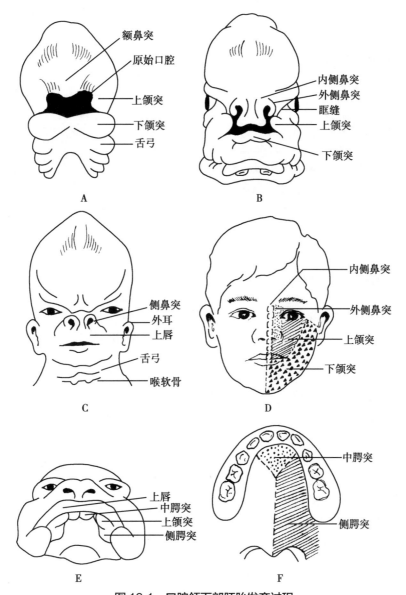

图 12-1　口腔颌面部胚胎发育过程

A. 胎儿 5 周以后　B. 胎儿 6 周时　C. 胎儿 8 周时　D. 面部与胚突的关系
E. 胎儿 6 周时的腭部　F. 腭部与胚突的关系

二、唇裂和腭裂的形成

　　胚胎在前面所述的发育期间，即妊娠 3 个月内，由于某些因素干扰了胚胎的正常发育过程，使各部位突起的连接融合出现障碍，便会出现颌面部的发育畸形。当两侧的下颌突不能在中线处正常相互融合时，则出现下颌裂或下唇正中裂。某一侧的上颌突与球状突未联合，会发生单侧完全性唇裂或伴牙槽突裂；上颌突与球状突只是部分联合，则出现不完全性单侧唇裂；如果双侧的上颌突与同侧的球状突均不能联合，则会成为双侧完全性唇裂或伴牙槽突裂；一侧的上颌突与球状突不联合，而另一侧的上颌突与球状突部分联合，则出现混合性唇裂；双侧的球状突未能在中线联合，可发生上唇正中裂；同一侧的上颌突与侧鼻突未联合，形成面斜裂；同侧的上颌突和下颌突联合障碍，则出现面横裂。(图12-2)

腭裂的形成机理与唇裂相同，只是形成的时期较唇裂和面裂稍晚些。约第8周时，一侧的前腭突与侧腭突、鼻中隔未融合，会出现单侧腭裂；如果两侧的融合均发生障碍，则表现为双侧腭裂。因腭部突起的融合是由前向后逐渐进行，融合受到阻挠的时间越早，腭裂的程度越严重，发生时间越晚，则腭裂的程度越轻，可能只表现为软腭裂或腭垂裂。

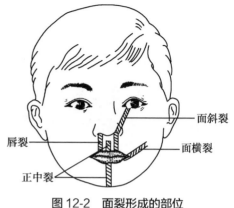

图 12-2　面裂形成的部位

三、发病因素

唇裂与腭裂的发育畸形是由于胎儿在早期胚胎发育的过程中，受到某些因素的影响，其突起的融合障碍所致。可以导致胚胎突起融合障碍的确切因素到目前为止尚不清楚，但与其相关的可能因素有：

1. 营养因素　动物实验中，如果使孕鼠的食物中缺乏维生素 A、B_2、E 及叶酸、泛酸等，出生的小鼠常有唇裂和腭裂发生。在人类是否因缺乏上述物质而导致唇裂和腭裂的发生，尚无法证实。在妊娠早期，多数出现妊娠反应，如呕吐、偏食等，可造成体内上述物质的缺乏，应引起注意。

2. 遗传因素　临床上有时可发现患有唇裂或腭裂的儿童，其家族中的人也患有同样的疾病；流行病学调查也显示：直系亲属中有唇裂或腭裂的，其后代的唇裂或腭裂的发生率比直系亲属中无唇裂或腭裂的要高；也有的调查显示：近亲结婚的后代中，唇裂或腭裂的发生率明显增高。这些都说明唇裂和腭裂畸形与遗传有一定的关系，遗传物质的改变可能是唇裂和腭裂发生的物质基础。

3. 感染和损伤　在胚胎发育早期（第3~12周），母体受到某种损伤或感染，可使胚胎各突起的连接融合受到阻挠而导致唇裂和腭裂的发生，如母体感染风疹病毒。近年来梅毒的感染发病率有上升的趋势，如发生在妊娠早期，也可影响胚胎的发育，造成唇裂和腭裂等畸形。损伤导致孕妇体内较长时间的缺氧或内分泌发生变化，可影响胎儿的发育。

4. 药物及有毒化学物质　一些药物具有致畸性已从动物实验得以证实，如环磷酰胺、甲氨蝶呤、苯妥英钠等。一些家庭装饰材料中，含有过量的有毒物质，如苯、甲醛等，吸收过量也可导致胚胎发育障碍而发生唇裂和腭裂。此外，在妊娠早期吸烟和酗酒（包括被动吸烟）的孕妇，出生的孩子唇裂和腭裂的发病率更高，可能是酒精和烟中的某些有毒因素对胚胎发育有致畸作用。

5. 内分泌因素　在唇裂或腭裂的患儿病史采集中，发现有的患儿母亲在妊娠早期曾因病接受过激素治疗；也有的母亲在妊娠早期有过明显的精神创伤或生理性损伤，这些可以导致体内的激素分泌水平异常，从而引起胚胎的发育异常，这一点在动物实验中已经得到证明。

6. 物理因素　早孕期间接触放射线或微波等，可以阻挠胚胎的突起融合，发生畸形。近来也有报道用于家庭装饰的某些石材，具有放射性，应警惕其对胎儿发育的致畸作用。

综上所述，可以引起胚胎发育障碍的因素有多种，可能是某种因素在特定的环境条件下发挥作用所致，也可能是多种因素相互作用的结果。

四、预防与治疗

优生优育是提高全民健康水平的一项措施，应从孕前开始贯穿整个孕期，避免近亲结婚，孕前应进行健康查体。

唇裂和腭裂的病因虽未明了，但针对可能有关的因素采取积极的预防是十分有益的。如在妊娠早期应注意：①保持愉快的心情和精神状态，避免精神遭受不良刺激和损伤；②注意食物的营养成分，有呕吐和偏食时，及时补充必要的物质，如维生素类等；③可注射风疹疫苗，尽量少去人流众多的公共场所，避免病毒感染；④避免使用可致畸的药物，房屋装修时要慎重选择装饰材料，并要注意室内通风；⑤避免接触放射线和微波；⑥禁忌吸烟和酗酒。

唇裂和腭裂的患者均须进行以手术治疗为主的综合序列治疗。

知识拓展

唇腭裂多学科综合序列治疗

1948 年，挪威建立了世界上第一个唇腭裂治疗组，首次强调了唇腭裂治疗的中心性、规范化、多元化、序列化、长期性和连续性，从而使唇腭裂治疗进入了一个新的时代。唇腭裂多学科综合序列治疗就是在患者从出生到长大成人的每一生长发育阶段，治疗其相应的形态、功能和心理缺陷。有计划的在治疗的最佳时期，采用最合适的方法，最终得到最好的结果。唇腭裂序列治疗是由多学科专家参与，在患者适当的年龄，按照约定的程序对病人进行系统治疗的过程。序列治疗涉及的学科包括口腔颌面外科、口腔正畸科、口腔内科、口腔修复科、耳鼻喉科、语言病理科、儿科、护理学、遗传学、心理学以及社会工作者等。

第二节　唇　　裂

唇裂是最常见的先天性颌面部发育畸形，各国、各地的发病率不完全相同，根据流行病学调查，新生儿唇腭裂的患病率大约为 1∶1 000，在我国农村高于城市，男婴高于女婴。而且唇裂的患儿往往伴有腭裂或牙槽突裂。有时还可伴有心脏及其他部位的畸形。

一、唇裂的临床分类

唇裂常按裂隙的部位和程度进行分类。

1. 按裂隙的部位分类（图 12-3）

单侧唇裂：上唇的某一侧有裂隙。

双侧唇裂：上唇的两侧均有裂隙。

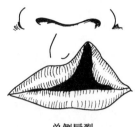

单侧唇裂　　　　　双侧唇裂

图 12-3　按唇裂的部位分类

2. 按裂隙的程度分类（图 12-4）

（1）不完全裂：

Ⅰ度唇裂——裂隙仅限于红唇部。

Ⅱ度唇裂——裂隙超过红唇，但未裂至鼻底。

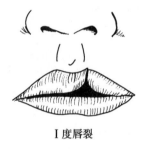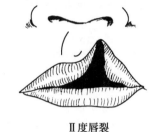

Ⅰ度唇裂　　　　　　Ⅱ度唇裂　　　　　　Ⅲ度唇裂

图 12-4　按唇裂裂隙的程度分类

（2）完全裂：

Ⅲ度唇裂——整个上唇直至鼻底全部裂开。

（3）混合裂——在双侧唇裂中，一侧为Ⅲ度唇裂，而另一侧仅为Ⅰ度唇裂或Ⅱ度唇裂。（图 12-5）

此外，临床上还可见到隐形唇裂，即皮肤和黏膜无裂开，但其下方的肌层未能联合或错位联合，致裂侧出现浅沟状凹陷及唇峰分离等畸形。

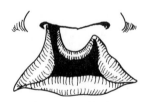

图 12-5　混合性唇裂

二、唇裂整复术

（一）唇裂畸形的特点和手术原则

正常的唇部解剖形态如图（图 12-6）。唇裂畸形的特点与其裂隙的程度有直接的关系。不完全裂主要是上唇的游离缘不同程度的裂开，唇峰和人中嵴消失，也可伴有轻微的牙槽突裂；完全裂则除了上述特点外，还可表现鼻翼塌陷伴鼻翼外侧脚下移，鼻孔扁大且鼻底不完整，鼻小柱向健侧偏斜；如双侧完全裂并同时伴有双侧牙槽突裂的，还可伴有鼻小柱短且鼻尖低平，前唇及牙槽向前上翘起。唇裂患者可出现吸吮和言语等功能障碍（图 12-7）。

唇裂的手术原则是：恢复上唇的解剖形态和生理功能。

正常情况下，上唇的口轮匝肌与邻近的面部表情肌有着固定的联系，借此行使唇、面部

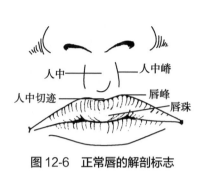

图 12-6 正常唇的解剖标志

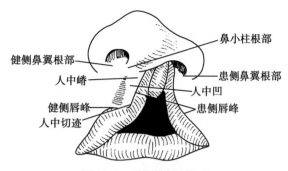

图 12-7 唇裂的解剖标志

的各种精细的表情、语言等功能。不同程度的唇裂，也出现不一样的功能障碍。除个别的Ⅰ度唇裂外，患者单纯依靠手术是难以获得理想的治疗效果的。因此，对大多数的患者需进行序列治疗（systematic or sequential treatment），包括早期的唇粘连、唇裂整复前的牙槽突矫治复位、唇裂整复术、腭裂整复术、牙槽突裂植骨术、鼻畸形矫治术、正颌外科术及相关的术前术后正畸治疗、语音治疗、心理治疗等。从而达到外形与功能的完美统一，身心健康的最佳治疗效果。

（二）手术时机

目前普遍认为：单侧唇裂的最佳手术年龄为 3～6 个月，体重达 5kg 以上，而双侧唇裂的手术最佳年龄为 6～12 个月。双侧唇裂由于常伴有前唇上翘，须凿骨修整，故手术时间长，出血也多，术中麻醉须插管，应比单侧唇裂的年龄选择稍大些。此外还应视患儿的其他情况来确定。

（三）麻醉选择

唇裂整复术麻醉方法的选择应以安全和保证呼吸道通畅为原则。除成人可在局部麻醉（眶下孔阻滞麻醉）下进行外，唇裂整复术，都应在气管内插管后施行。

（四）术前准备

术前应对患儿进行全面查体，以评估是否适合手术治疗。检查的重点内容有：患儿的体重、营养发育状况；手术区域及周围皮肤有无感染、湿疹；有无上呼吸道感染及心肺功能异常情况；常规胸部摄片，特别注意有无先天性心脏病、胸腺肥大等；进行血、尿常规及相关的化验检查，如发现异常应给予适当的治疗，待恢复正常后再行手术。

术前 3 天起，停用母乳或奶瓶喂奶，改用汤匙或滴管喂食，以免术后饮食方法的改变引起哭闹。术前 1 天给予术区备皮，鼻腔可滴含抗菌药物的滴鼻液。成人应剪鼻毛、洁治牙齿、漱口，男性应剃胡须。

医生在术前应对唇裂的具体情况进行仔细地观察，对重要的数据必要时进行测量，设计合适的手术方案，并拍正、侧面像，以留记录。

全麻的患儿，术前 4～6 小时禁饮食，以防术中呕吐造成窒息。年龄越大，禁饮食的时间越长，故小儿的手术应尽量安排在上午早些进行，避免患儿因禁饮食的时间过长，失水而对手术的耐受力降低。

估计手术出血较多的，应做好输液或输血的准备，并备好吸引器、氧气等。根据麻醉师的安排，术前 30min 给予适当的药物。

（五）唇裂整复术式

唇裂的表现在临床上各不相同，所以唇裂整复的方法也多种多样，在给不同的病人进行整复时，原则上应用某一方法的同时，细节上往往灵活地融进一些小的技巧。医生应根据唇裂的具体情况酌情选用。

唇裂手术的基本步骤都包括：定点划线、切开、缝合。定点时要注意正常的解剖形态及功能，切开时要垂直皮肤、准确、整齐，缝合时要确保无组织张力，必要时松弛切口，缝合应选用细针、细线，对位准确。

1. 单侧唇裂整复术

常用的有：旋转推进整复术和三角瓣整复术。

（1）旋转推进整复术：此法的鼻底封闭较好，切除组织少，形态恢复好，但定点的灵活性大，初学者不易掌握。

1）定点划线：点"1"为健侧唇峰，点"2"为人中切迹，由点"2"沿唇红缘向上定点"3"，使"3"～"2"等于"1"～"2"。在裂隙侧最丰满的唇红缘处定点"4"，但点"4"与点"1"到口角的距离不应相差过大，否则要适当调整点"4"。在健侧鼻小柱根部定点"5"，裂隙的鼻小柱侧平鼻底的红唇与皮肤交界处定点"6"，裂隙的鼻翼侧平鼻底的红唇与皮肤交界处定点"7"，点"6"到鼻小柱根部的距离与点"7"到鼻翼根部的距离之和应与健侧的鼻底宽度相等。在患侧鼻翼根部平鼻底水平稍向外下定点"8"，但点"8"关系到修复后患侧的唇高，此点越高，修复后的唇高越长，故应根据裂隙的情况上下适当调整。连接"5-3-6""4-7-8"。

2）切开：按划线整齐切开白唇全层，止血后将形成的两个三角形组织瓣按图所示交叉对位，观察上唇的高度，如唇高不够，可将"3"～"5"稍加延长，如唇高过长，可将"5"处的切口稍加缝合。将切开后的红唇部分牵向下方以备修整，如感切口两侧组织瓣的张力过大，可在患侧前庭沟处行减张的松弛切口。

3）缝合：分别缝合黏膜、肌层和皮肤，再封闭鼻底，如鼻底处的黏膜不平整，可向上适当修整后缝合。

4）修整唇红：唇红的修整须根据患侧红唇的具体情况而修剪，但应尽量少去唇红组织，恢复唇珠的形态。一般是先将健侧的红唇末端修成一三角瓣，再按此三角瓣的形态在患侧红唇末端适当切口，并将健侧的三角瓣插入缝合，将患侧的红唇适当修剪合适后，缝于健侧三角瓣的下方，以完成对唇珠和红唇下缘形态的恢复（图12-8）。

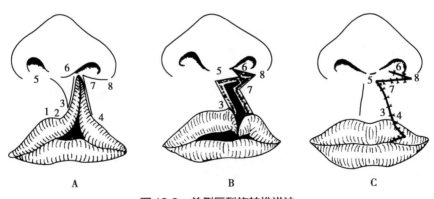

图12-8　单侧唇裂旋转推进法

A. 定点划线　B. 切开　C. 缝合后

术中应注意"干、湿"唇黏膜分界线的正确对位，强调两种唇黏膜分别整复，否则易造成红唇黏膜的各种继发畸形，特别是色泽上的反差畸形，严重影响唇部的美观。"干、湿"两种黏膜在组织结构与解剖特点上有明显差异。"干燥"黏膜即唇红，其上皮有角化层，突入固有层的乳头含有许多毛细血管，黏膜下一般无腺体，表现为黏膜的表面干燥，有深浅不一的纵向皱纹。"湿润"黏膜即唇内侧的黏膜，其上皮无角化层，突入固有层的乳头中毛细血管少，黏膜下有大量的唇腺，特点是黏膜表面湿润光滑，闪光发亮，无皱纹。两种黏膜之间有一明显的弧形分界线，存在明显的色差。具体步骤是：首先用数点的连线标出两种黏膜分界线，先整复"干燥"黏膜，在分界线正确对位后整复"湿润"黏膜。

5）鼻翼修整：现常用的方法是在鼻尖的下方作雁形切口，由患侧鼻孔外侧起，沿鼻翼下缘内侧 2mm 处向内切至鼻尖，在鼻小柱处下转少许，再向上转至健侧的鼻孔内侧即可，分离显露鼻翼软骨，将患侧鼻翼软骨的内外侧脚交界处缝合至健侧的相应位置，鼻翼的畸形基本可得到改善（图 12-9）。

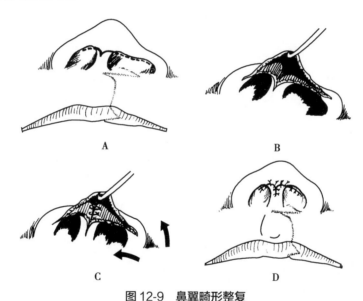

图 12-9　鼻翼畸形整复
A. 切口　B. 显露鼻翼软骨　C. 缝合鼻翼软骨　D. 缝合皮肤

（2）三角瓣整复术：此法定点明确，易掌握。但要切除部分唇组织，可能术后上唇的外形横向过紧，插入三角瓣的横向切口使人中嵴形态受到破坏。

1）定点划线：点"1""2""3""4""6""7"与旋转推进整复法的定点方法相同，在健侧鼻底线中点定点"5"，"1"～"5"为健侧唇高。由点"3"向健侧找出点"8"，使"3"～"8"与"1"～"5"减去"3"～"6"相等，且"3"～"8"与"3"～"6"所形成的角度约 120～135°角。在点"4"的外侧定点"9"，使"7"～"9""4"～"9"相加等于"1"～"5"。在点"4"和点"9"之间的上方定点"10"，使"4"～"10"等于"9"～"10"。连接"6—3—8""7—9—10—4"。

2）切开：按划线切开白唇全层，止血，张力过大时在患侧前庭沟处行减张松弛切口。

3）缝合、唇红修整及鼻翼修整与旋转推进整复法相同（图 12-10）。

（3）长庚式旋转推进整复术（图 12-11）：Noordhoff 等在应用旋转推进法的过程中，发现在裂侧鼻底的设计切口，切开缝合后的瘢痕常很明显，且对增加患者上唇高度的辅助作用

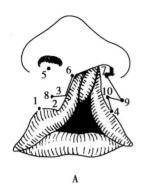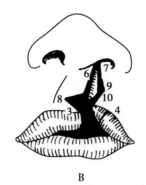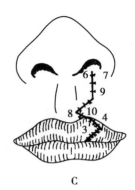

图 12-10　单侧唇裂三角瓣整复法
A. 定点划线　B. 切开　C. 缝合后

并不是必需的。在术前设计中，人们常忽略了对两侧唇组织干性黏膜形态连续性的恢复，致使术后红唇干性黏膜颜色错位等情况，为此，他借鉴 Molher 的切口设计，对旋转推进法做了如下设计：

1）定点：点"1""2""3""4"与旋转推进整复法的定点方法相同，在鼻小柱下半部做一类似回返切口的标线，从非裂侧人中嵴与鼻小柱交接处开始定点 5，在鼻小柱基部往上约 3～4mm 定点 6 后转向下方，弯曲的延伸至点 3。非裂侧唇鼻小柱裂隙缘之红白唇交界处定点 7，在裂侧裂隙缘与鼻翼水平的红唇与皮肤交界处定点 8。

2）切开：分别用亚甲蓝作点 5 至点 6 再至点 3，点 3 至点 7 和点 4 至点 8 的切口连线。选用 15 号圆刀片或 11 号尖刀片切开皮肤、口轮匝肌和黏膜层，并作口轮匝肌与皮肤和黏膜层的锐性分离，一般肌肉与皮肤间剥离开 2～3mm。同时从裂侧鼻翼外侧脚用小剪刀潜行分离鼻翼软骨与鼻翼皮肤的附着。

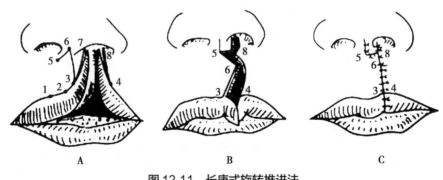

图 12-11　长庚式旋转推进法
A. 点划线　B. 切开　C. 缝合后

3）缝合：在裂侧鼻翼软骨被潜行分离后，用 5 个 0 的可吸收缝线分别在鼻翼穹隆、鼻翼沟和鼻翼基角作缝线由内而外自镊子的尖端附近穿出，再由同一个针孔穿回鼻前庭的内侧后打结。这些鼻翼穿透性缝合使软骨与皮肤重新固定，并消除因分离所致的皮下无效腔。两侧口轮匝肌采用重叠褥式缝合的方法，以便为形成裂侧人中嵴。同样先缝合两侧唇峰点，再由下而上逆行缝合至鼻小柱基部。用裂侧红唇瓣插入非裂侧红唇干湿黏膜（红线）切开处，保持两侧红唇红线的连续性。

2. 双侧唇裂整复术

（1）前唇原长整复术：此法基本保留了前唇的原有长度和组织，修整后短期内可能上唇稍短，但上唇的横向松弛度较加长法要好，随着上唇的发育，其长度会近于正常。

1）定点划线：定点"1"为人中切迹，其余的定点两侧相同。仅以一侧为例：在前唇红的边缘定点"2"为唇峰，鼻小柱根部稍外近裂隙处定点"3"，"2"～"3"的连线位置即为修复后的人中嵴，可根据前唇的情况按正常的形态进行调整；在侧唇的丰满处定点"4"，使点"4"至口角的距离大约相当于下唇宽度的一半，否则应适当左右调整；在裂隙侧唇红缘平鼻底处定点"5"，连接"2—3""4—5"。另一侧定点相同。

2）切开：沿"2—3"划线切开至皮下，锐剥离切口外侧的皮肤黏膜瓣翻转至口腔侧；再沿"4—5"划线切开侧唇，上端与鼻底断开，尽量使转下的唇瓣带多一点红唇，以便用于红唇的修整。另侧切法相同。

3）缝合：将"3、5""2、4"对位，分别缝合黏膜、肌层、皮肤。同法缝合另一侧。

4）适当修整红唇，缝合并形成唇珠（图 12-12）。

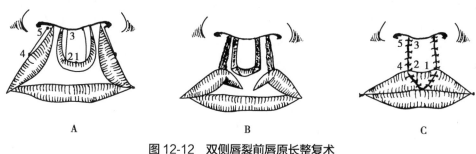

图 12-12　双侧唇裂前唇原长整复术
A. 定点划线　B. 切开　C. 缝合后

（2）前唇加长整复术：此法是利用侧唇的皮肤来加长前唇的长度，故术后唇下部的组织横向较紧，远期可出现上唇过长，上颌发育受限等。所以此法只适用于前唇过于短小，无法用原长法修复者。

1）定点划线：点"1""2""3""5"同原长整复术，连接"1—2—3"。在侧唇的红缘定点"4"，使其到口角的距离约为下唇的一半加上"1"～"2"的长度，也即修复后的人中切迹。以"3"～"2"的长度从"5"点向下定点"6"，使"5"～"6"等于"3"～"2"，并连接"5—6"。再从点"6"向上定点"7"，使"6"～"7"等于"1"～"2"，连接"7—4"，并使"6"至唇红缘的距离稍小于"7"～"4"的距离，以便唇峰的形成。另一侧定点相同。

2）切开：按划线切开组织瓣，止血。

3）缝合：对位、分层缝合黏膜、肌层、皮肤，红唇修整参见原长整复术（图 12-13）。

（六）术后注意事项

1. 全麻未醒前，应取平卧、头侧位，以免误吸；清醒后 4 小时方可用匙喂饮流食。

2. 手术创口暴露并保持清洁、干燥，可用 3% 的硼酸酒精清洗创口，分泌物较多或有血痂者，可用 3% 的过氧化氢液、生理盐水清洗，防止感染。

3. 给予适当的抗生素，预防感染。

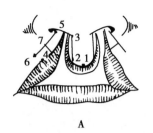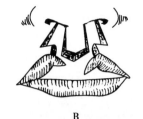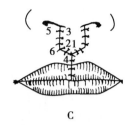

图 12-13 双侧唇裂前唇加长整复术

A. 定点划线 B. 切开 C. 缝合后

4. 术后用唇弓对上唇创口进行减张，术后 10 天左右去除唇弓。

5. 术后 5～7 天拆线，拆线后应叮嘱患儿家长注意护理，防止摔倒致伤口裂开。

第三节 腭 裂

腭裂可伴有唇裂，也可单独发生。如腭裂的患儿仅为软腭畸形，则主要表现为腭裂语音；如为骨组织畸形或同时伴有唇裂，患儿则有严重的生理功能障碍，如吸吮困难、进食呛咳和语言不清等，长此以往则出现营养不良和发育异常（如牙颌面畸形），重者影响咀嚼功能和听力，并由此造成患者的心理障碍。

一、腭裂的临床分类

1. 硬腭按裂隙的部位分为单侧腭裂和双侧腭裂；软腭的上方与鼻中隔无连接，故无左右之分。

2. 按裂隙的程度分为：

Ⅰ度腭裂：裂隙仅限于腭垂或软腭。

Ⅱ度腭裂：即不完全性腭裂，裂隙由软腭裂向前达硬腭的一部分，但牙槽突完整。

Ⅲ度腭裂：即完全性腭裂，即裂隙从腭垂向前至牙槽突全部裂开（图 12-14）。

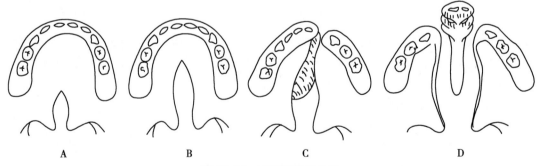

图 12-14 腭裂的临床分类

A. 软腭裂（Ⅰ度腭裂） B. 不完全性腭裂（Ⅱ度腭裂） C. 单侧完全性腭裂（Ⅲ度腭裂） D. 双侧完全性腭裂

另外，临床上有的患者，软腭或硬腭的表面完整，但软腭口、鼻腔黏膜之间的肌层在中线处不连接或硬腭在中线处缺少骨组织而只有黏膜层，此种情况称之为隐裂。

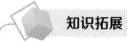

知识拓展

腭咽闭合与腭裂

软腭是发音和言语、吞咽等功能的重要解剖结构，主要由腭咽肌、腭舌肌、腭帆张肌、腭帆提肌和腭垂（悬雍垂）肌组成，并且与分布于咽侧壁及咽后壁的咽上缩肌的肌纤维相连，形成一个完整的肌环。正常人在发音时，由于这些肌群的收缩，使软腭处于抬高（向上后延伸）状态。软腭的中、后 1/3 部分向咽后壁、咽侧壁靠拢；再由咽上缩肌活动配合，使口腔与鼻腔的通道部分或全部暂时隔绝，形成"腭咽闭合"。当正常发音时，随着软腭和咽上缩肌有节奏的运动、收缩，使气流有控制地进入口腔，再通过舌、唇、牙等器官的配合，能发出各种清晰的声音和言语。

腭裂患者由于硬腭和软腭存在有不同程度的裂隙，从而中断了腭咽部完整的肌环，使腭裂患者无法形成腭咽闭合，造成口、鼻相通，同时也影响咽鼓管功能，导致吸吮、语音、听力等多种功能障碍。

二、治疗

腭裂的治疗原则是：应采取综合序列治疗来恢复腭部的形态和功能。伴有面部畸形、牙列不齐和咬合紊乱者应尽量予以纠正，以改善其面容和恢复正常的咀嚼功能，同时重视对有心理障碍病人的心理治疗，从而使腭裂病人达到身心健康。治疗方法除外科手术以外，还需配合其他治疗，如正畸治疗、修复治疗、语音训练等。

由于腭裂的手术复杂，出血较多，多需全麻并行气管内插管。腭裂的手术年龄，由于患者的情况和各地的条件不同，尚无公认的统一标准，归纳起来大致有两种意见：一种意见主张早期进行手术，约在 8～18 个月手术为宜；另一种意见则认为在学龄前，即 5～6 岁左右施行为好。主张早期手术的学者认为，2 岁左右是腭裂患儿开始说话时期，在此以前如能完成腭裂整复术，有助于患儿可以比较自然地学习说话，也有利于养成正常的发音习惯。主张 5～6 岁左右施行腭裂整复术的观点依据是待上颌骨发育基本完成后再施行手术为宜，同时也减少麻醉和手术的困难和风险。目前，国内外同行专家几乎一致认同：幼儿早期手术操作方便，腭黏骨膜瓣非常容易剥离，而且出血量少，术野清晰，同时，硬软腭组织小，缝合针数相应减少，因此，完成手术的时间反比年龄大者快，术后反应也比年龄大者小。手术以恢复腭部的形态和功能为原则，常用的有腭成形术和咽成形术。无论采用哪一种术式，均应重视术前和术后的治疗和护理，防止术后感染和复裂的发生。由于习惯的影响，语音功能多需术后的肌功能训练和发音习惯的纠正，方能达到满意的效果。

附：腭裂的手术方法

【手术的目的要求】

腭裂整复手术的目的主要是：整复腭部的解剖形态；恢复腭部的生理功能，重建良好的"腭咽闭合"，为正常吞咽、语音创造条件。为了达到上述目的，对于所选用的手术方式要求应是：封闭裂隙；将移位的组织结构复位后准确对位缝合；减少手术创伤；要妥善保留与腭部的营养和运动有关的血管、神经和肌的附着点；术后的软腭要有适当长度、相当高度以及灵活的动度；手术方法简便；以及确保患儿的安全。

【术前准备】

腭裂整复术较唇裂整复术复杂，操作较难，手术时间较长，创伤较大，失血较多；术后并发症也较严重，所以术前的周密准备是非常重要的。要对患儿进行全面的健康检查；手术应在其健康状况良好的情况下进行，否则应推迟手术。口腔颌面部也应进行细致的检查，如面部、口周及耳鼻咽喉部有疾患存在时，须先予以治疗，扁桃体过大可能影响术后呼吸者，应先摘除；要保持口腔和鼻腔清洁，术前先清除口腔病灶。

对畸形程度严重，年龄大的患者，腭裂整复术术前要做好输血准备和抗菌药物的过敏试验，如需要，预先还要制作腭护板。

【麻醉选择】

腭裂整复手术均采用全身麻醉，气管内插管，以避免血液和口内的分泌物流入气管，保持呼吸道通畅和氧气吸入。腭裂手术的气管内插管可以经鼻插管也可以经口腔插管。经鼻插管可借鼻孔固定，又可不干扰口内的手术操作。幼儿的喉头黏膜脆弱，气管内插管可能损伤喉头或气管而引起喉头水肿，故操作时应细致、轻柔、正确。

【手术方法】

腭裂整复手术已有100多年历史，在长期的临床实践中，提出了很多手术方法和不断加以改进。在众多方法中归纳起来，大致可分为两大类手术：一大类手术方法是以封闭裂隙、延伸和保持软腭长度、恢复软腭生理功能为主的腭成形术；另一类手术是缩小咽腔、增进腭咽闭合为主的咽成形术。这两类手术有时须共同使用，才能达到恢复腭部的解剖形态和生理功能之目的。对于大年龄患儿或成年患者，如有必要可两类手术同时进行。幼儿患者一般只需行腭成形术，待以后有必要时再二期行咽成形术。

（一）腭成形术

1. 基本手术操作　不管何种手术方法，除切口不同外，其基本操作步骤大致相同。

（1）体位：患儿平卧，头后仰并放低。手术者的位置应根据手术操作方便及术者的习惯而定，一般在手术台的前端，患儿的头顶或头侧进行手术。

（2）切口：在做切口前先在腭部用加适量肾上腺素的0.25%～0.5%普鲁卡因或利多卡因或生理盐水做局部浸润注射，以减少术中出血和剥离黏骨膜方便。切口做在腭部黏膜上距牙槽龈缘1～2mm处。从侧切牙向后直到上颌结节部时弯向外后方，到达舌腭弓外侧部分为止。在硬腭，切口应深入腭骨骨面，慎勿伤及腭降血管神经束；也勿超越翼下颌韧带外侧，以免颊脂垫露出。

（3）剥离黏骨膜瓣：以剥离器插入切口，向内侧直抵裂隙边缘，将硬腭的黏骨膜组织与骨面分离。剥离黏骨膜瓣时，一般出血较多，可用盐水纱布（或加入适量肾上腺素液）填塞创口，紧压片刻即可。剥离黏骨膜组织瓣时，要求迅速准确，及时吸去血液，使手术部位清晰，方便手术；并应随时用压迫法止血，以减少手术中的失血量。

（4）剖开裂隙边缘：沿裂隙边缘，用11号尖刀片，自前方直抵悬雍垂末端，小心地将边缘组织剖开。软腭边缘特别是悬雍垂部分的剖开应小心进行，因这部分组织十分脆弱，极易造成撕裂。

（5）拨断翼钩：在侧切口的后端，上颌结节的内上方，扪及翼钩位置，用剥离器拨断或用骨凿凿断翼钩。此时，腭帆张肌便失去原有张力，两侧腭瓣组织即可松弛地被推向中央部，以便减少软腭在中线缝合时的张力。应该特别说明的是，近年来，有较多的学者已不主张拨断翼钩，仅仅解剖绕在翼钩上的肌附着，同样可使腭肌失去原来的张力，而且出血量也可明显减少，在大年龄患者中更加明显。

（6）腭前神经、腭降血管束的处理：欲得到腭瓣的向后推移，恢复软腭的足够长度，以及进一步消除软硬腭交界处的张力，必须妥善处理该神经、血管束。处理的方法是：黏骨膜瓣分离后掀起，显露两侧腭大孔，用血管分离器或牙槽刮匙从腭大孔后缘细心插入，提起血管神经束根部，小心游离血管神经束1～2cm，以消除其对腭瓣的牵制，称为神经、血管束游离。

（7）分离鼻腔黏膜：用弯制分离器沿硬腭鼻侧面插入，并广泛分离，使两侧鼻腔黏膜松弛，能在中央缝合，以消灭鼻腔创面。

（8）切断腭腱膜：软腭肌肉在腭骨水平板后缘之附丽即腭腱膜。在软硬腭交界处，将黏骨膜瓣拉向外后侧，显露腭腱膜，插入弯头组织剪刀或刀片，沿腭骨后缘切断腭腱膜；可视裂隙大小、需要松弛的程度决定切断或不切断鼻腔黏膜。这样可使两侧软腭鼻黏膜得到充分游离并能在中央缝合。

另一侧按照以上步骤行同样操作。

（9）缝合：两侧腭黏骨膜及软腭向中央靠拢，与对侧组织瓣相接触后，用细丝线将两侧组织瓣缝合。缝合应自鼻腔黏膜开始，再缝合软腭肌，最后缝合口腔黏膜。

（10）填塞创口：用碘仿纱布填塞于两侧切口中。填塞可以防止术后出血、食物嵌塞，并减少组织张力以利创口愈合。除翼钩凿断处外，应勿过度填塞，否则可造成松弛切口创缘外翻。值得一提的是：由于目前行年龄小的腭成形术者较多，因此，有学者主张在松弛切口处仅置止血纱布或不作任何处理也可；但对大年龄者或有渗血者必须缝扎或电灼活跃渗血点，以防术后出血（图12-15）。

2. 两瓣术　此法历史悠久，为定型的成熟手术，目前一直沿用其基本操作法，但有多处改进。此法适用于各种类型的腭裂，特别适用于完全性腭裂及程度较严重的不完全性腭裂；缺点是单纯修复裂隙而达不到延长软腭的目的，因而术后发育不够理想。

修复完全性腭裂时，切口从翼下颌韧带内侧绕过上颌结节后方，向内侧沿牙龈缘1～2mm处向前直达裂隙边缘并与其剖开创面相连（图12-16）。

修复不完全腭裂时可根据组织多少，切口到尖牙或侧切牙处即斜向裂隙顶端使呈"M"型切口，然后剥离黏骨膜组织瓣，剖开裂隙边缘，凿断翼钩，剪断腭腱膜，最后缝合（图12-17）。

单侧完全性腭裂，由于健侧与鼻中隔犁骨紧连，不可能在该侧显露和分离鼻腔黏膜。此时，硬腭鼻侧面的关闭就不可能是两侧鼻黏膜相对缝合，而必须将健侧犁骨黏膜瓣向上翻转，使创缘与患者鼻腔黏膜缝合以封闭鼻腔面，称犁骨黏膜瓣手术。

以前，犁骨黏膜瓣手术常与唇裂修补同时进行，以先修复硬腭的缺损；目前则常作为腭裂手术关闭鼻腔创面的组成部分，很少单独施行。犁骨黏膜瓣手术的方法是：在健侧腭瓣形成后，沿裂隙边缘的切口，用扁平剥离器直插入犁骨骨面，即可容易地将犁骨黏膜瓣分开；再在犁骨后缘颅底方向作斜形切口，则犁骨黏膜瓣即可翻转向对侧接近，与对侧鼻黏膜缝合，关闭鼻腔面（图12-18）；修复双侧完全性腭裂时，在犁骨上作双"Y"形切口，剥离形成双侧犁骨黏膜瓣与两侧裂隙之鼻腔黏膜相对缝合，关闭鼻腔面（图12-19）。如为单独施行

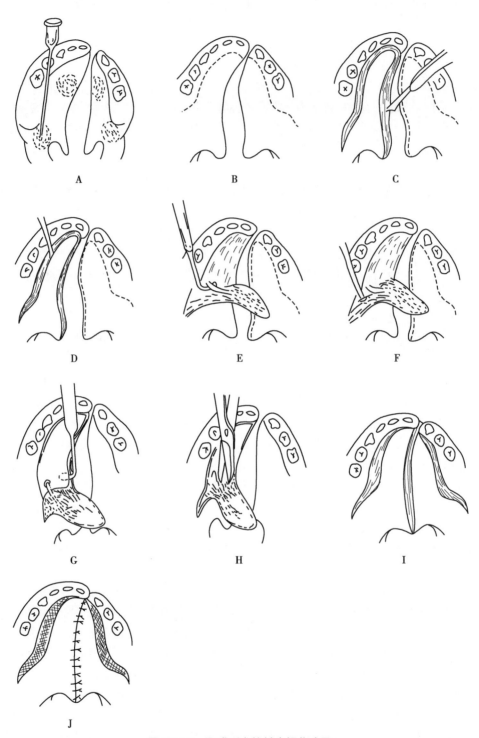

图 12-15　腭成形术的基本操作步骤

A.局部浸润　B.切口　C.剖开裂隙边缘　D.分离黏骨膜瓣　E.游离血管神经束
F.拔（凿）断翼钩　G.分离鼻腔黏膜　H.剪断腭腱膜　I.分层缝合　J.松弛切口填塞

犁骨瓣手术，则需先在健侧腭部与犁骨交界处切开，以后步骤与上述相同；缝合时，患侧裂隙边缘亦需剖开并稍加分离，然后将犁骨黏膜瓣插入此间隙中与患侧腭瓣边缘相对缝合几针即可。

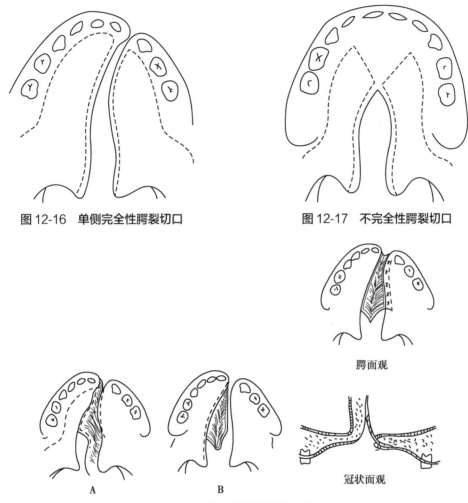

图 12-16　单侧完全性腭裂切口　　　　　图 12-17　不完全性腭裂切口

腭面观

A　　　　　　　　B　　　　　冠状面观

图 12-18　单侧犁骨瓣手术

A. 犁骨黏骨膜瓣切口　B. 剥离梨骨黏膜瓣

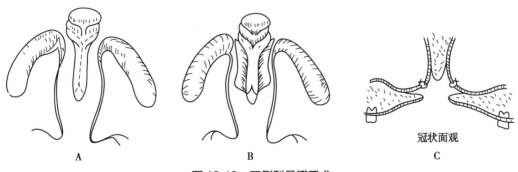

A　　　　　　　B　　　　　　C

冠状面观

图 12-19　双侧犁骨瓣手术

A. 犁骨黏膜瓣切口　B. 剥离犁骨黏膜瓣　C. 犁骨黏膜瓣与鼻腔黏膜缝合

3. 单瓣术 亦称后推或半后推术,适用于软腭裂。先在一侧翼下颌韧带稍内侧起,绕过上颌结节的内后方,距牙龈缘的2～5mm处沿牙弓弧度作一弧形切口,至对侧翼下颌韧带稍内侧为止。然后剥离整个黏骨膜瓣。此种切口,腭前神经、腭降血管束不能切断,只宜游离之。如前端的弧形切口在乳牙尖牙部位(成人在前磨牙部位)即弯向对侧,称为半后推切口(图12-20),此种切口,由于腭瓣较小,故将神经、血管束切断并结扎。

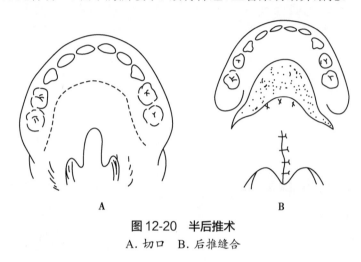

图12-20 半后推术
A. 切口 B. 后推缝合

依上法凿断翼钩,并将腭腱膜或连同鼻侧黏膜剪断,这时整个上腭黏骨膜瓣就可以向后方推移,而达到了增长软腭的目的。最后将腭裂边缘剖开形成创面,分层缝合软腭。再将黏骨膜瓣与腭骨后缘的膜性组织缝合数针,以固定黏骨膜组织瓣。用碘仿纱布填塞两侧切口及腭骨组织暴露创面,敷料可用缝线(或用护板)固定。

(二)咽成形术

为缩小咽腔,增进腭咽闭合之目的,目前最常采用的有咽后壁组织瓣转移术和腭咽肌瓣转移术。

【术后处理】

1. 腭裂手术后,须待患儿清醒后方可拔除气管内插管;拔管后患儿往往有一嗜睡阶段,因此回到病室或复苏室后,应仍按未清醒前护理。严密观察患儿的呼吸、脉搏、体温;体位宜平卧,头侧位或头低位,以便口内血液、唾液流出,并防止呕吐物逆行性吸入。在嗜睡时可能发生舌后坠,妨碍呼吸,可放置口腔通气道;必要时给氧气。如发现患儿哭声嘶哑,说明有喉头水肿,应及时用激素治疗并严密观察呼吸。发现有呼吸困难时应及时行气管切开术,防止窒息。

2. 注意术后出血。手术当天唾液内带有血水而未见有明显渗血或出血点,局部无需特殊处理,全身可给止血药。如口内有血块则应注意检查出血点。少量渗血无明显出血点者,局部用纱布压迫止血。如见有明显的出血点应缝扎止血;量多者应回手术室探查,彻底止血。

3. 患儿完全清醒4个小时后,可喂少量糖水,观察半小时,没有呕吐时可进流质饮食。流质饮食应维持至术后2～3周,半流质1周,1个月后可进普食。

4. 每天应清洗口腔,鼓励患儿饮食后多饮水,保持口腔卫生和创口清洁。严禁患儿大声哭叫和将手指、玩具等物纳入口中,以防创口裂开。术后8～10天可抽除两侧松弛切口内所填塞的碘仿纱布；创面会很快为肉芽和上皮组织所覆盖。腭部创口缝线于术后 2 周切除；如线头感染，可提前拆除；如患儿不配合，缝线可不拆除任其自行脱落。

5. 口腔为污染环境，腭裂术后应常规应用抗生素 3～5 天预防创口感染；如发热不退或已发现创口感染，抗菌药物的应用时间可适当延长。

小 结

通过对本章的学习，应该掌握先天性唇腭裂的发生机理、分类、手术年龄、手术方法及术后注意事项，对该病的预防有所了解，为今后的临床工作打下基础。

思考题

1. 先天性唇腭裂的临床分类？
2. 旋转推进整复术和三角瓣整复术的优缺点？
3. 唇腭裂患者术后的护理。

（房洪波）

第十三章 牙颌面畸形

 学习目标

1. 掌握：牙颌面畸形的发病原因
2. 熟悉：牙颌面畸形的治疗计划、治疗程序。
3. 了解：X线头影测量及分析

牙颌面畸形（dentomaxillofacial deformities）主要是指先天性或后天性因素影响了颌骨的正常发育而出现的颌骨体积、形态结构异常及上下颌骨之间及其与颅面其他骨骼之间位置关系失调，表现为牙𬌗关系错乱及颜面外形异常等。以研究和诊治牙颌面畸形为主要内容的学科称为正颌外科学（orthognathic surgery），它是一门集口腔颌面外科学、口腔正畸学、美学和心理学、解剖生理学、麻醉学等多学科的理论和技术为一体的学科，它虽起步较晚，但随着正颌外科理论、技术和专用手术器械的发展，诊断方法、手术方式日趋完善，在改善面形和功能方面有了很大的提高。

第一节 病因及临床分类

一、发病原因

1. 遗传因素 人的颌骨发育受遗传的影响较大，不同的种族可具有典型的种族面型特征，而个体的面型则具有同一家族所共有的基本特征。临床上常见牙颌面畸形的患者有明显的家族史，如下颌发育过度和长面综合征等均可由遗传因素引起。

2. 胚胎发育异常 主要是胚胎在发育早期，由于各种因素的影响，如母体妊娠期营养不良、内分泌紊乱、损伤、感染、使用致畸药物等，均可导致某些胚突的发育或融合发生障碍，进而引起牙颌面系统的相应畸形，如常见的唇腭裂畸形，常伴有上颌骨的发育障碍和牙颌面畸形。

3. 损伤或感染 在颌面部发育期，局部的损伤、感染和肿瘤均可导致颌面部的生长发育异常，引起牙颌面畸形。

4. 不良习惯 儿童时期的不良习惯，如口呼吸、吐舌、吮指、咬笔杆等会影响颌骨的正常发育,形成牙颌面畸形,如上颌牙前突、开𬌗等。

5. 某些全身性疾病　生长发育期的某些全身急性或慢性疾病,可影响颌骨的发育,造成颌骨的畸形,如佝偻病、某些脑垂体肿瘤等,可造成下颌骨生长不足或过度而发生畸形。

6. 其他因素　如原因不明的进行性偏面萎缩,是出生后主要在个体生长发育期出现的单侧面部软硬组织呈进行性的萎缩和生长发育障碍,最终引起严重而复杂的牙颌面畸形。病变开始出现的年龄越小,牙颌面畸形及功能障碍越严重,其治疗难度亦越大且易复发。

二、牙颌面畸形的分类

目前国际上关于牙颌面畸形没有统一的分类,临床上常用诊疗的分类如下:

1. 上颌畸形　常见有上颌前后向发育过度、上颌前后向发育不足、上颌垂直向发育过度、上颌垂直向发育不足、上颌横向发育不足。

2. 下颌畸形　常见有下颌前后向发育过度、下颌前后向发育不足、下颌颏部畸形、下颌角肥大。

3. 双颌畸形　常见有下颌前突伴上颌发育不足、上颌前突伴下颌发育不足、长面综合征、短面综合征。

4. 不对称性牙颌面畸形　由单侧颌骨的发育异常所致,表现形式同上所述,只是表现在一侧,治疗时难度较大。包括偏颌畸形、半侧下颌肥大、单侧小下颌畸形、半侧颜面短小畸形、半侧颜面萎缩。

5. 继发性牙颌面畸形　指在出生后的生长发育期,因各种疾病、外伤或治疗引起的牙颌面畸形。如唇腭裂、颞下颌关节强直、颌面部骨折错位愈合等继发的颌骨畸形以及因感染、肿瘤等外科手术治疗后引起的颌骨畸形与缺损。

第二节　检查与诊断

牙颌面畸形是颅、颌、𬌗之间的关系异常,表面看上去相似的畸形,可能是由完全不同的骨异常引起的,如深覆盖的患者,可以是上颌前突引起,也可以是下颌后缩引起。如果因为误诊而实行了错误的治疗方案,不但不能改善牙颌面畸形,反而导致畸形更严重。所以正确的诊断是畸形能够得到满意整复的保证,治疗前应仔细地询问病史、做好各种检查,并对所得资料进行科学分析,以确保所作的诊断能正确地指导正颌治疗。

一、病史

除了了解患者的全身健康状况外,还要了解患者的牙颌面畸形有无家族遗传史、是否为颅面发育异常综合征、有无正畸和外科治疗史,了解患者的心理状况、求治目的、审美要求、年龄、职业、家庭及社会活动情况。

二、检查

(一)临床检查

除常规全身体格检查外,应着重检查以下各项:

1. 颌面部正侧位的检查　注意上颌骨与下颌骨，颌骨与颅底的前后、左右、上下等大小比例及位置关系，对面部的外形作出初步的评估。

2. 牙与牙弓的检查　上、下颌第一磨牙的位置关系，牙弓形状，牙列状况，中线是否对齐，前后向牙殆关系及殆曲线是否正常，牙与牙周有无病变等。

3. 颞下颌关节检查　患者的开口度、开口型、开闭口过程中关节有无疼痛、弹响、杂音等。

（二）牙殆模型

检查时应取牙殆模型，包括记录模型、研究模型和工作模型，以便根据 X 线头影测量的结果，在三维牙殆模型上设计手术方案、模拟手术过程、制备手术用殆板。

（三）X 线片检查与测量

1. 包括全口牙位曲面体层片、根尖片、头颅正侧位片等；偏颌畸形应拍颏顶位 X 线片，必要时加拍颞下颌关节侧位片和手腕骨 X 线片，有条件者可拍摄颅颌三维 CT 片。

2. X 线头影测量　X 线头影测量是指通过对头颅定位 X 线片的描绘、测量后，将所得的数据进行比较、分析的过程。通过 X 线头影测量，评估颌面部畸形的性质、类型及程度，为正颌外科的诊断及治疗设计提供可靠的依据。

X 线头影测量的方法和步骤如下：

（1）头影图的描绘：将头颅侧位的骨性和软组织影像准确描绘在一张描图纸或透明胶片上（图 13-1）。

（2）在描绘图上标出与测量相关的标志点：包括骨标志点和软组织标志点（图 13-2）。

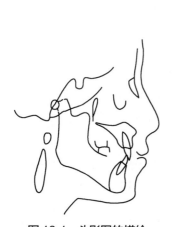

图 13-1　头影图的描绘

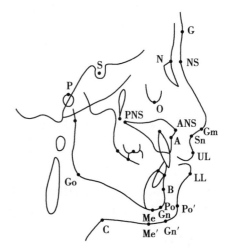

图 13-2　头影测量矢状面常用标志点

骨标志点：

蝶鞍点（S）：蝶鞍中心点。

眶点（O）：眶下缘最低点。

耳点（P）：外耳道最上点。

鼻根点（N）：鼻额缝最前点。

鼻前棘点（ANS）：鼻前棘的最尖处。

上牙槽座点（A）：鼻前棘点之下，上牙槽骨最凹点。

颏前点（Po）：骨颏部最前点。

下牙槽座点（B）：颏前点上，下牙槽骨最凹点。

颏下点（Me）：颏部最低点。

颏顶点（Gn）：颏前点与颏下点之间的中点。

后鼻棘点（PNS）：硬腭后部骨棘之尖。

下颌角点（Go）：下颌角后下点。

软组织标志点：

额前点（G）：额部最前点。

软组织鼻根点（NS）：与鼻根（N）相应的软组织点。

外眦点（Ex）：睑裂最外点。

鼻小柱点（Gm）：鼻小柱上端最前点。

鼻底点（Sn）：鼻小柱与上唇底的交界点。

上唇最突点（UL）：上唇之最凸点。

下唇最突点（LL）：下唇之最凸点。

软组织颏前点（Po′）：软组织颏部最前点。

软组织颏下点（Me′）：软组织颏部最下点。

颈点（C）：软组织颏下与颈前之交点。

（3）头影测量分析：测量分析（图 13-3）中最常用的有：

SNA 角：为 SN 线与 NA 线之间的夹角，即蝶鞍中心、鼻根点及上牙槽座点所构成的角，代表上颌与前颅部的前后向位置关系。成人正常为 82°±1°，SNA 角增大为上颌前突，SNA 角变小则上颌后缩。

SNB 角：为 SN 线与 NB 线之间的夹角，即蝶鞍中心、鼻根点及下牙槽座点所构成的角，代表下颌与前颅部的前后向位置关系。成人正常为 79°±1°，SNB 角增大为下颌前突，SNB 角变小则下颌后缩。

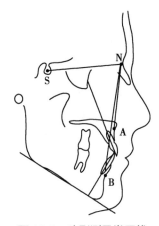

图 13-3　头影测量常用线

ANB 角：为 AN 线与 NB 线之间的夹角，即上牙槽座点、鼻根点与下牙槽座点构成的角，是 SNA 角与 SNB 角之差，代表上颌与下颌的前后向位置关系。一般成人正常为 3°±1°，ANB 角增大为上颌前突或下颌后缩，ANB 角变小则上颌后缩或下颌前突。

Po-NB 距离：为 Po 点至 NB 线的垂直距离，即颏前点至鼻根点和下牙槽座点连线的垂直距离，表明颏部的突度。一般成人正常值为 1mm 左右，此值越大说明颏部前突越严重。

GoGn-SN 角：为下颌下缘线与前颅底平面的交角，代表下颌平面的水平陡度及中下面部的高度。一般成人正常值为 32.5° 左右，角度增大说明下颌平面陡度增加或面中下部高度增加。

除此之外，还可对上下中切牙的倾斜角度和突距等进行测量，通过上述测量基本可确定畸形的性质、部位和程度，为诊断的正确性提供保证。

（4）X线头影软组织测量分析

1）侧面测量分析：主要是将面部从发际至颏下点以鼻根点和鼻底点为标志分为上、中、下三份（图13-4），测量三部分垂直距离的比例关系。正常情况下三份应基本相等。以下唇下缘为界，又将面下1/3等分为两份；或以口裂和颏唇沟为界将面下1/3等分为三份。面下1/3的形态在不同的人表现各异，不同的人对面下1/3的美的要求也不尽相同。面下1/3的形态通过正颌外科进行矫治，与其他部位的比较相对容易，也是正颌外科涉及较多的部位。

2）正面测量分析：正常情况下，以面部中线为分割线，两侧的结构与形态应基本对称，包括两侧的眉、眼、鼻翼、鼻唇沟、口角、下颌角等（图13-5）。

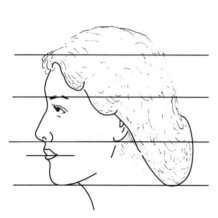

图13-4 头部侧面软组织分析测量

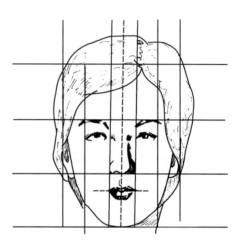

图13-5 头部正面软组织测量分析

三、诊断

根据临床检查和X线头影测量资料，与各项相应正常值进行比较分析，确定畸形的性质、部位与程度。首先应当明确的是畸形为牙源性的还是骨源性的。如为骨源性的要确定畸形的部位，是上颌骨畸形还是下颌骨畸形，是单一的畸形还是多种畸形同时存在；然后再明确畸形的类别，颌骨发育过度还是颌骨发育不足，以及过度和不足的部位及程度。不同的诊断产生不同的治疗设计，有了正确的诊断才能为治疗设计提供可靠的依据，如果诊断错误而选用了不正确的治疗方案，将产生难以挽回的严重后果。

第三节 治 疗 设 计

正颌外科既要整复颌面外形，又要兼顾牙𬌗功能的重建，这样才能获得满意的效果，故要求医师必须根据临床诊断，在术前制订出切实可行的手术设计方案，如在哪个部位以哪种方式截骨及去骨量、骨块的移动方向等的设计，并按设计用不同的手段进行术前模拟演示，预测术后面部外形及牙𬌗关系能达到的整复效果。

一、治疗设计与预测

可以通过下面这几种方法，来做治疗前的设计和预测：

1. VTO 分析，用描图纸或薄胶板描绘出两张同样的描迹投影图，将其中一张的上、下颌及牙分别剪下作为移动骨块的模板，置于另一张图上相应的部位，做上下、前后移动至整复所需的位置，观察牙、上下颌骨及软组织的二维效果图，确定截骨的位置及去骨的量，骨块的移动方向和距离。移动后软组织轮廓的变化可按硬、软组织之间的变化规律推算。这种设计和预测方法称 VTO 分析法（visual treatment objective，VTO）。描图纸剪裁拼对预测的结果，只是二维的效果，不能反映出牙、上下颌骨及软组织的三维立体变化效果。

2. 模型外科分析 将患者的牙𬌗石膏模型固定在𬌗架上，按术前诊断设计在模型上切开形成牙 - 骨复合体的石膏块，并移动石膏块至满意的位置，用蜡将其固定。该方法在三维空间及牙𬌗关系方面获得直观的效果，对手术截骨有着重要的指导作用。此外，通过模型演示，可以发现牙齿排列及牙𬌗关系的问题所在，并据此制订出术前和术后的牙矫治计划。

3. 计算机辅助设计与疗效预测 由于计算机图形与图像处理技术的引入与运用，计算机辅助的设计方法与系统已逐渐取代了传统设计手段。这种先进的设计系统具有快速、准确与简单的特点，而且有利于进行临床教学与培训。

计算机能存储大量的信息，有利于回顾性研究及追踪评价；并可在计算机前进行讨论、设计，易于正颌外科医师、正畸科医师以及患者之间对治疗设计及其效果的交流和理解；可设计出若干治疗方案，依照预测结果进行模拟比较，从中选出最佳方案。

二、治疗程序

正颌外科手术不仅是颌面外形的整复，而且包括牙𬌗功能的创建，这些仅靠外科手术不能完成，需要术前、术后给予序列治疗，方能达到满意的效果。所以在确定治疗方案后，要按照下述的程序进行：

1. 术前正畸 术前正畸的目的不是用正畸手段来矫治牙颌面畸形而是为成功施行正颌手术做好准备，要根据制订的手术方案，排齐牙列、纠正错位牙、矫治异常𬌗曲线、协调上下牙弓宽度及咬合关系，消除牙的代偿性倾斜，以便截骨后骨段能移动到设计的位置，建立良好的𬌗关系，达到预期的效果。某些在术中或术后很容易完成的牙齿移动不作为术前正畸的目标。

2. 正颌手术 术前正畸结束后，应对手术设计再次进行评估预测，适当地调整手术设计。除常规的全麻和输血准备外，还应按手术设计制备好𬌗引导板和骨块固定装置，并向患者说明手术的有关事项，如术后能达到的效果、可能出现的问题等，以取得患者的配合和理解。手术应严格技术前设计进行，术中不得任意改动手术设计。术中避免损伤下牙槽神经血管，术后注意保持呼吸道的通畅，观察牙 - 骨组织块的血供及固定情况，避免骨坏死及错位愈合，预防感染的发生。

目前常用的正颌手术有：①上颌前部骨切开术：适用于上颌前部牙及牙槽前突畸形；②下颌前部根尖下骨切开术：适用于下颌前部牙及牙槽前突畸形；③全上颌骨水平骨切开术：适用于上颌骨发育不足或发育过度；④下颌支矢状骨劈开术：适用于下颌骨发育不足或发育过度；⑤颏成形术：矫治颏部的前伸或后缩、过大或过小；⑥下颌角成形术：矫治下颌角肥大；⑦双颌手术：矫治同时累及上下颌骨的复杂的牙颌面畸形。

3. 术后正畸 虽然术前进行了正畸治疗，且手术按技术前的设计进行，术后还是会存在上下颌牙的尖窝关系不协调、咬合不平衡等问题。术后正畸的目的是进一步完成牙弓的平整工作，矫治术后出现的牙齿的轻度错位，精细地调整殆关系，使上下颌牙列建立完善的咬合关系，避免或减少术后复发，以达到美观和功能的完美结合。术后正畸治疗时间以骨组织基本愈合，颌骨关系处于相对稳定的时期开始。目前，正颌外科手术多采用坚固内固定技术，术后4～5周即可开始正畸治疗，同时行颌周肌及颞下颌关节功能康复治疗。

4. 术后随访观察　术后正颌外科和正畸科应共同对患者进行随访观察，了解术后颌骨、殆关系可能出现的变化，评价效果。骨块在愈合过程中出现轻微的移位，则通过正畸矫治即可，如出现明显的移位，则需作相应的处理。一般术后需随访6个月以上。

对于颌骨缺损引起的颌面部畸形，还可以在患者生长发育稳定后行骨移植的方法改善，也可以应用赝复体修复、种植修复。

 知识拓展

牵张成骨

牵张成骨属于内源性的组织工程学，通过机械牵张力使新骨不断地形成，牵张成骨不仅是骨愈合的过程，而且还是骨再生的过程，新骨生成速率可达儿童期自然生长率的4～6倍。传统的正颌手术有着治疗效果肯定、手术一次完成等优点。然而颌骨的前徙幅度受到一定的限制，而且，颌骨前徙幅度越大，术后复发的倾向越明显。牵张成骨技术应用以来，使过去使用传统手术方法无法治疗的复杂颌面畸形得以成功治疗。

颌骨牵张器的种类：口外牵张器、内置式牵张器和个体化牵张器。

颌骨牵张成骨的适应证：小下颌畸形；半侧颜面发育不全综合征；上下颌牙弓重度狭窄；下颌骨缺损、缺失的牵张重建；垂直牵张成骨；上颌骨发育不全的牵张成骨；颞下颌关节成形术的同期牵张成骨、关节重建等。

 小　结

牙颌面畸形的病因包括遗传因素、胚胎发育异常、颌面部发育时期的感染或损伤、口腔不良习惯、全身急慢性疾病及其他不明原因对颌骨发育的影响等。

检查与诊断时需详细询问病史，除全身体格检查外，要进行颌面部正侧位检查，牙与牙弓的检查，颞下颌关节的检查，取牙殆模型，X线片检查及头影测量分析，最后作出诊断。

治疗设计是重要环节，根据X线片、牙殆模型，利用计算机辅助的方法进行设计与预测术后效果。确定设计方案后，先行术前正畸，再行正颌手术，术后还需配合正畸精细地调整殆关系，行颌周肌肉以及颞下颌关节的功能恢复，术后随访对手术疗效的观察非常必要。

思考题

1. 牙颌面畸形的发病原因有哪些？
2. X 线头影测量和分析。
3. 简述牙颌面畸形的治疗计划、治疗程序。

（吴昌哲）

第十四章 口腔颌面医学影像技术及诊断

 学习目标

1. 掌握：根尖片的投照方法；根尖片的读片。
2. 熟悉：𬌗翼片、𬌗片、埋伏牙定位片的投照方法；曲面体层、锥形束CT的读片。
3. 了解：口腔颌面放射技术特点及常用的X线设备；口外片、曲面体层摄影技术，口腔CT的投照技术。

医学影像诊断学是现代医学的重要组成部分，它包括常规X线诊断、CT、超声成像（ultrasonography，USG）、核素显像（radionuclide imaging RI）和磁共振成像（magnetic resonance image，MRI）及介入放射（interventional radiology）等主要显像技术，常规X线的摄影技术是医学影像诊断的基础。

伦琴1895年宣布发现X射线之后，仅2周的时间，Otto Walkhoff等学者便将X线用于拍摄牙科X线片，至今已有百余年的历史。我们利用X线的穿透性，使人体内部结构在X线胶片或电视荧光屏上显示影像，根据人体结构和器官不同所显示的影像不同，来确定有无病变和病变的性质、程度与范围，从而协助诊断和制订治疗计划。因此，掌握口腔颌面X线应用及投照技术，对口腔颌面疾病诊治，尤为重要。本章重点介绍口腔颌面X线影像技术及诊断，并简介其他口腔颌面影像技术及诊断。

第一节 口腔颌面X线影像技术概论

一、X线影像技术的基本原理

X线之所以能在胶片上或荧光屏上形成影像，是基于X线的特性，它具有穿透性、荧光效应、感光效应和电离效应。X线穿透人体后，形成人体不同密度、不同厚度的内部组织物象，其基本原理为：

（一）具有一定强度和一定硬度的X线

强度是指X线的量。计算方法是以电流和时间的乘积表示，即X线输出的量以时间"秒"为单位，电流以"毫安培"为单位，每秒输出的毫安数，即毫安秒缩写为mAs。

硬度是指 X 线的质。即 X 线穿透力，指 X 线的波长，是由电压来决定的。电压越高所产生的 X 线波长越短，其穿透力越大，电压以千伏峰值来表示，缩写为 pvk，而称 kV。

在 X 线照片过程中，必须根据投照部位的密度和厚度差异选择适当强度的 X 线量和一定硬度的 X 线穿透力，才能获得具有黑白对比满意的 X 线照片。

（二）检查部位要具有组织密度和厚度的差异

物体的密度高、厚度大，吸收的 X 线就多，穿透物质的剩余射线也少。由于不同密度的组织吸收 X 线程度不同，因而荧光屏上形成了有黑白对比或明亮与黑暗差异的图像。如果组织没有差异，就不能形成影像。

人体多数部位具有组织密度的差异，而能形成黑白反差，在 X 线诊断学上称为"对比"。由人体本身密度的差异所形成的对比称为"自然对比"。如口腔颌面部、胸部、四肢等部位有较好的自然对比，一般平片即可形成影像。但人体有些部位和器官缺乏这种天然的对比，而需要人为地在该部位或器官内注入一种高密度或低密度的造影剂，使之产生密度差，从而使某些组织结构得以显示，称为"人工对比"（即造影检查）。

人体组织有以下四类不同密度的差异：

1. 骨骼和牙齿：钙化程度高，在 X 线片上呈白色致密影。而在荧光屏上则呈黑暗昏影。

2. 各种软组织和液体：包括软骨、骨膜、神经、血管、淋巴、内脏、皮肤、黏膜、结缔组织及体液等，在 X 线片上呈软性灰色昏影。

3. 脂肪：如皮下脂肪、肌肉间隙中的脂肪、腹膜外脂肪等。仍为软组织密度，但比肌肉等的密度更低。两者差异并不十分明显，其对比反差也不大，要在质量高的 X 线片上方能见到呈灰白色影。

4. 气体：存在于鼻窦、鼻腔、乳突气房、呼吸道及消化道等处，在 X 线片上呈黑色透明影。在荧光屏上呈白色明亮影。

（三）主要的成像物质

1. X 线胶片　X 线胶片的结构，主要是由醋酸纤维或聚酯，即塑料式尼龙作成很薄的透明片基。再在片基的两面均匀地涂上含溴化银（AgBr）成像乳剂（即双面有药膜），且要与增感屏所发荧光光谱相适应，通常是对紫蓝色光敏感。现代使用的稀土增感屏，有的对绿色光敏感。普通成像胶片为单面药膜，对全色敏感。

2. 荧光屏　是透视检查用的，由屏上涂有硫化锌镉的荧光物质制成，表面覆盖一层铅玻璃，铅玻璃起防护作用。由于 X 线穿透过人体不同组织密度后所剩余的不均匀射线作用于荧光屏上，所以能产生明亮与昏暗的对比影像。

3. 增感屏　增感屏是涂有钨酸钙的纸板，摄片时，将其放于暗盒两面，中间放 X 线胶片，当 X 线投照过程中，增感屏上钨酸钙产生波长较长的紫蓝色荧光，使胶片感光，这样效应更敏感，由此可以大幅度地减少 X 线量，使患者和工作场所的辐射量降低，对其健康有利，也能延长 X 线机寿命。

除了上述常用的成像物质外，还有现代的电视显像、电子计算机扫描成像等。

（四）读片的基本知识

口腔面部各组织结构不同，因此 X 线穿透程度也不相同，而显示 X 线影像的密度各异。阅读 X 线片时，应根据胶片上显示出的不同组织的密度来区分组织种类和判断病变。

X 线不同组织密度影像，可分为以下三种：

1. 白色影像　表示组织密度高,含矿物质多,通过并投射于胶片上的 X 线较少,如牙、骨组织、唾液腺结石(涎石)、金属、造影剂等。

2. 黑色影像　表示组织密度低,通过并投射于胶片上的 X 线较多,如腔洞、鼻窦、下颌管、牙周膜等。

3. 灰白色影像　为界于以上两者之间的影像,如软骨、窦腔内的液体等。

应当指出的是,当某一部位组织显示的 X 线影像密度低于或高于该组织的正常范围时,则表示有病理改变。因此,必须首先熟悉各个部位组织的正常 X 线影像,才能对有病理变化的部分作出正确的诊断。

二、X 线在口腔医学的应用范围

X 线检查技术在颌面部应用广泛,不仅用于了解牙和颌骨在生长发育过程中的正常解剖形态,而且对其病理损害的检查有着重要意义。

(一)生长发育及正常解剖形态

1. 了解乳、恒牙生长发育情况,以帮助制订正畸治疗计划。

2. 了解阻生牙的位置与形态,以供手术时参考。

3. 头部及颌面部摄片,了解骨的发育状况,预测正畸效果及治疗步骤。

4. 义齿修复前,了解基牙的牙周、根尖周情况。根管治疗时,了解根管的形态和数目。

(二)病理损害的检查

1. 检查龋齿的龋坏部位、深度及与髓腔的关系,观察有否邻面龋、继发龋等。

2. 了解牙折的位置及折断线的方向。

3. 了解牙槽骨的吸收程度,牙周膜及牙骨质情况。

4. 判断髓腔的大小,牙髓有无钙化、髓石,以及根管充填前的测量。

5. 确定根尖周病变程度、范围和性质。

6. 了解骨髓炎的损害程度,有无死骨形成。

7. 检查上、下颌骨骨折的部位和骨折线的方向以及骨折愈合情况。

8. 了解软组织内、颌骨内异物(如弹片、断针、残根等)的位置与数目。

9. 了解口腔颌面部肿瘤及囊肿的损害范围,破坏程度和性质。

10. 了解唾液腺结石、上颌窦感染、颞下颌关节强直、脱位等情况。

三、口腔 X 线检查的防护

(一)防护的意义

由于 X 线的电离效应,当照射过量时会产生各种不同程度的反应,导致组织的损伤和生理功能的障碍。轻者称为放射反应,重者称放射线病,因此,对于从事 X 线工作者和受检者都应重视防护问题。尽管诊断用小剂量 X 线对人体的损害并未得到科学证实,但由于其对人体可能引起潜在的损害,所以我们在进行 X 线检查时,应使患者所接受的照射剂量减少到最小。

(二)防护方法与措施

1. 对工作者的防护

(1)摄影机房:X 线机房的面积不应小于 $24m^2$,对拍摄牙片的 X 线机不应置于临床检查诊断室内。机房按照规定设置防护屏障墙,防护的屏障墙可用铅或钢筋混凝土或其他材料砌成,但要求有一定铅当量厚度,以保证屏蔽室内确实安全。

（2）摄片过程：X线工作者必须在屏蔽室内进行曝光,一般的铅屏风、铅围裙用作防护是不安全的。因此,透视检查最好采用隔室操作法。

（3）时间防护：人体接受X线照射剂量与照射时间成正比,照射时间越长,吸收的X线越多。因此,在不影响工作的情况下,尽量减少曝光时间和避免不必要的曝射,减少重照率。

2. 对受检者的防护　尽可能地使用有增感屏的胶片（牙片）,可减少照射剂量。摄片时最有效的防护方法是缩小照射野,尽量地减少摄片的数量和次数,应避免不必要的重复检查。如需要重复摄片或透视,应考虑延长两次检查间隔的时间。由于胎儿、婴幼儿和儿童对X线非常敏感,所以应尽量少做X线检查。进行全口一次多张拍片时,对孕妇和儿童最好穿戴铅橡皮围裙等防护,因为所谓安全照射剂量并不保证对遗传因子也是安全的。

第二节　口腔颌面X线投照技术

口腔颌面部X线投照技术种类较多,并有口腔颌面专用X线机,即口腔科X线机、曲面体层X线机、X线头影测量机、口腔体腔X线机等,其主要投照技术有平片投照技术、曲面体层摄影技术、唾液腺造影技术、口腔体腔摄影技术、体层摄影技术等。本章节主要介绍平片投照技术、曲面体层摄影技术及唾液腺造影技术。

一、X线平片投照技术

X线平片为目前口腔医学临床应用最为普遍的检查方法,包括口内片和口外片两大类。

（一）口内片

是将胶片放置于口腔内,X线自口腔外射向胶片。临床上常用的口内片有根尖片（牙片）、𬌗翼片、𬌗片三种。

1. 根尖片　应用最广,适用于检查牙体、牙周及根尖周病变。成人用胶片规格3cm×4cm,儿童用胶片规格2.5cm×3.5cm。投照方法为：

（1）患者位置：患者应正坐椅上,枕部稳靠在头托上,矢状面与地平面垂直。投照上颌后牙时,听鼻线（外耳道至鼻尖连线）与地面平行；投照下颌后牙时,听口线（外耳道至口角连线）要与地面平行。投照上颌或下颌前牙时,上颌或下颌前牙唇面与地面垂直。

（2）胶片分配：成人1张胶片可拍摄3个相邻牙,下颌前牙可拍摄4个牙。在行全口牙X线检查时,成人需用14张胶片,儿童需用10张胶片,其分配方法如表14-1和表14-2。

（3）胶片放置及固定：胶片置于口内其感光面紧靠受检牙的舌（腭）面,投照前牙时,胶片竖放,边缘要超出切缘7mm左右；投照后牙时,胶片横放,边缘超出𬌗面10mm左右。焦点与胶片距离为20cm,用非金属材料的胶片固定夹或嘱患者用手指固定好胶片,拍摄下牙时要注意胶处防湿。此外,还应注意用手指固定胶片时,应尽量避免使胶片弯曲,特别是按牙长轴方向弯曲会使影像变长或模糊。

（4）X线中心线角度：由于牙根部有牙槽骨和牙龈所遮盖,胶片放入口内时,就不可能与牙长轴平行,如X线垂直于牙或垂直于胶片进行投照时,都不能得到牙的正确长度影像。因此,X线的中心线需倾斜一定的角度,使X线的中心线与牙长轴和胶片之间的假想分角线相垂直,称垂直角度,这样牙和所成的影像大小才能一致（图14-1）。

表 14-1 成人根尖片胶片分配

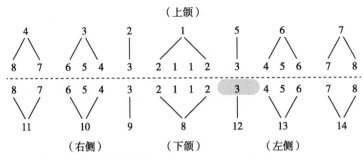

（上颌）

（右侧） （下颌） （左侧）

注：1~14为14张胶片投照顺序

表 14-2 儿童根尖片胶片分配

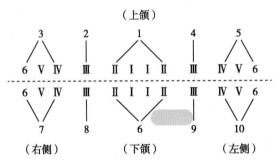

（上颌）

（右侧） （下颌） （左侧）

注：1~10为10张胶片投照顺序

若 X 线中心线与牙长轴和胶片之间假想分角线小于 90°，则影像变长（图 14-2）；若 X 线中心线与牙长轴和胶片之间假想分角线大于 90°，则影像变短（图 14-3）。

另外牙弓为一弧形，X 线中心线必须随患者牙弓形态进行调整，以避免牙影像重叠。X 线中心线与被检查牙的邻面应平行，称水平角度（图 14-4）。

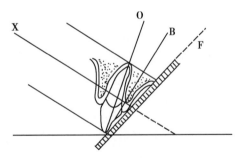

图 14-1 牙片分角线投照技术

O：牙长轴 B：牙长轴与胶片间的分角线
F：X 线胶片

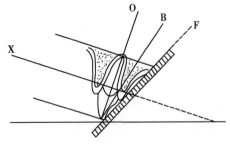

图 14-2 X 线中心线与牙长轴和胶片之间假想分角线小于90°则影像变长

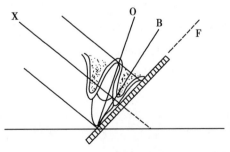

图 14-3 X 线中心线与牙长轴和胶片之间假想分角线大于90°则影像变短

（5）X线中心线在体表的位置：投照根尖片时，X线中心线需通过被检查牙根中部，其在体表的位置关系如下：

投照上颌牙时，以外耳道口上缘至鼻尖连线为假想连线。

投照上颌中切牙通过鼻尖。

投照上颌一侧中切牙及侧切牙时，通过鼻尖与投照侧鼻翼之连线的中点。

投照上颌尖牙时，通过投照侧鼻翼。

投照上颌前磨牙、第一磨牙时，通过投照侧自瞳孔向下的垂直线与外耳道口上缘和鼻尖连线的交点，即颧骨前方。

投照上颌第二磨牙、第三磨牙时，通过投照侧自外眦向下的垂线与外耳道口上缘和鼻尖连线的交点，即颧骨下缘。

投照下颌牙时，X线中心线均在沿下颌骨下缘上1cm的假想线上，然后对准被检查牙的部位射入（图14-5）。

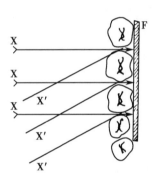

图14-4　X线中心线与被检牙的邻面平行

X：X线水平角度与牙邻面平行　X′：X线水平角度与牙邻面不平行　F：胶片

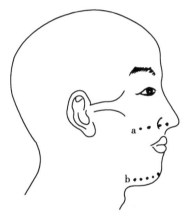

图14-5　X线中心线在体表位置

a. 上颌；b. 下颌。

（6）X线投照角度和曝光时间：患者投照上颌牙时，X线向足侧倾斜，称为"正角度"，以（+）表示。投照下颌牙时，X线向头侧倾斜，称为"负角度"，以（-）表示。上下颌牙各部位的X线投照角度见表14-3。

表 14-3　投照上下颌牙各部位X线倾斜角度投照区

投照区	X线倾斜方向	X线管倾斜角度 /°	曝光时间 /s	
			成人	儿童
21|12	向足侧倾斜	+42	1.0	0.8
3|3	向足侧倾斜	+45	1.2	0.6
54|45	向足侧倾斜	+30	1.5	1.2
876|678	向足侧倾斜	+28	2.0	1.5
21|12	向头侧倾斜	-20	1.0	0.5
3|3	向头侧倾斜	-20	1.2	0.6
54|45	向头侧倾斜	-10	1.2	1.0
876|678	向头侧倾斜	-5	1.5	1.0

2. 殆翼片　用于同时检查上下颌牙的冠部、颈部、邻面龋、髓腔及牙槽嵴的情况。投照方法为：在一般牙片外面利用一较硬的纸片作翼瓣，再在根尖片的长轴中线（投照后牙时用）或短轴中线（投照前牙时用）外套一胶皮圈，将翼瓣放入胶片感光面的胶皮圈内并使翼瓣与胶片垂直（图14-6）。将翼瓣拉紧后胶片置入口腔内，使胶片紧贴于上、下颌牙的腭（舌）侧，翼瓣放在殆面间，并嘱患者轻轻咬住。其投照条件及患者头位与上颌牙片相同。X线球管倾斜+8°～+10°，X线中心线对准胶片中心；曝光时间前牙为1.0秒，后牙1.5秒（图14-7）。

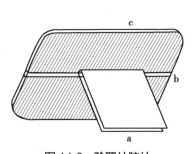

图14-6　殆翼片胶片
a. 翼瓣；b. 乳胶圈；c. 胶片。

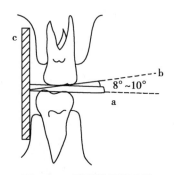

图14-7　殆翼片投照方法
a. 翼瓣；b. X线中心线；c. 胶片。

3. 殆片　适用于检查上、下颌骨区域较大的病变，不仅可以检查牙体及牙周，还可以显示部分颌骨。成人用胶片规格6cm×8cm，儿童用胶片规格5cm×7cm。投照方法为：

（1）上颌前部殆片：常用于观察上颌前部牙及骨质的变化。患者位置与牙片投照相同，将胶片置于口内上下颌之间，嘱患者用牙轻轻咬住固定，X线中心线以+65°角，由鼻骨和鼻软骨交界处射入胶片中心，焦点胶片距离为30cm，曝光时间为2秒（图14-8）。

（2）上颌后部殆片：常用于观察一侧上颌后部牙与骨质的变化。患者位置与牙片投照相同，将胶片放于被检查侧殆面上位置尽量向后，其长轴与腭中缝平行，嘱患者轻轻咬住。X线中心线以+60°角，自被检查侧眶下孔的外侧射入胶片中心，焦点胶片距离为30cm，曝光时间为2秒（图14-9）。

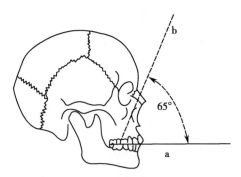

图14-8　上颌前部片投照方法
a. 胶片；b. X线中心线。

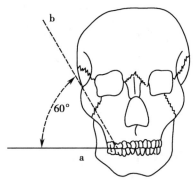

图14-9　上颌后部片投照方法
a. 胶片；b. X线中心线。

（3）下颌前部𬌗片：常用于观察下颌颏部骨折及颏部骨质病变。患者头部后仰，矢状面与地面垂直，胶片放置𬌗面上嘱患者轻轻咬住，胶片与地面成55°角。X线中心线与地面平行从颏部以0°角射入，焦点胶片距离为30cm，曝光时间为2秒（图14-10）。

（4）下颌横断𬌗片：常用于观察下颌骨体部骨质有无颊、舌侧膨胀，下颌下腺导管结石、异物、阻生牙定位等。患者头后仰，𬌗面与地面垂直，胶片置于𬌗面上，嘱患者轻轻咬住，使胶片与地面成90°角，X线中心线与地面平行对准患者矢状面，以0°角从舌骨上方相当于两侧下颌第一磨牙连线中点射入。焦点胶片距离为30cm，曝光时间为2秒（图14-11）。

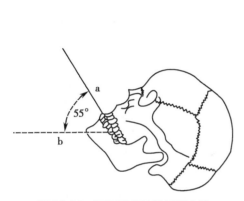

图14-10　下颌颏部𬌗片投照方法
a. 胶片；b. X线中心线。

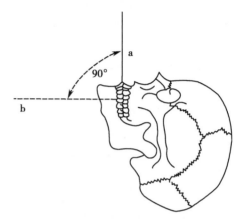

图14-11　下颌横断𬌗片投照方法
a. 胶片；b. X线中心线。

4. 上颌前部埋伏牙定位片　用于检查上颌前部埋伏牙，确定其在颌骨内的位置以及与正常牙的关系，从而决定埋伏牙是否需要拔除及拔除时手术切口的位置及方法。X线胶片仍用根尖片投照。投照方法为：先投照一张通常的根尖片，根据该胶片上埋伏牙的位置选择一个邻近牙作为标记牙，再投照一张改变"水平角度"的定位片，X线中心线向近中或向远中倾斜使其与标记牙的邻面成20°角，向标记牙射入。根据投影学原理物体距X线源近距胶片远的移动距离大，反之物体距X线源远距胶片近的移动距离就小，由此来证明埋伏阻生牙的位置是在标记牙的唇侧或腭侧（图14-12）。

图14-12　上颌前部埋伏牙定位片投照方法
A. 23腭侧阻生定位投照方法。a_1a_2为正常投照，结果23的牙冠投影于21、22之间的根部；确定以21为标记牙，b_1b_2为改变水平角度的投照，结果23的牙冠向远中轻微移动，投影于22、24之间的根部，说明腭侧阻生
B. 23唇侧阻生定位投照方法。a_1a_2为正常投照，结果23的牙冠投影于22的根部；确定以21为标记牙，b_1b_2为改变角度的投照，结果23的牙冠明显向近中移动，投影于21的根部，并且影像放大，说明唇侧阻生

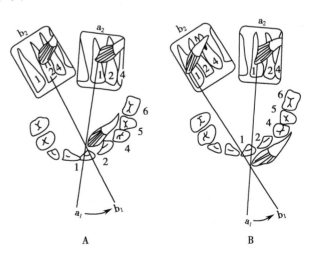

A　　　　　　B

（二）口外片

口外片适用于检查颌面诸骨、颞下颌关节、唾液腺等部位，常用的投照位置有以下几种：

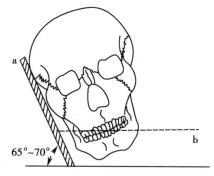

图 14-13 下颌骨侧位片投照方法
a. 胶片；b. X 线中心线。

1. 下颌骨侧斜位片　是临床上常用的检查方法之一。常用于观察下颌骨体、升支及髁突的病变。使用暗盒胶片为 12.5cm×17.5cm（5 英寸 ×7 英寸）。投照方法为：患者侧坐椅上，头后仰颏部尽量前伸，下颌体部紧贴暗盒中心，使暗盒与地面成 65°～70°角。X 线中心线自对侧下颌角下方 1cm 处射入，焦点胶片距离为 40cm，用遮线筒、滤线器（图 14-13）。

2. 下颌骨后前位片　常用于双侧对比观察下颌升支各部病变。使用暗盒胶片为 12.5cm×17.5cm（5 英寸 ×7 英寸）。若用下颌骨开口后前位片，则适用于观察双侧髁突内外径向的病变。使用暗盒胶片 20cm×25cm（8 英寸 ×10 英寸）。投照方法为：患者坐于摄影架前，头矢状面与暗盒垂直，前额和鼻尖紧靠暗盒，上唇置于暗盒中心。X 线中心线对准上唇，与暗盒垂直（图 14-14）。焦点胶片距离为 60cm，用遮线筒和滤线器。若投照下颌开口后前位片时，患者取俯卧位，其他位置同上，嘱患者尽量张大口。X 线中心线向头侧倾斜 25°角，对准枕外隆凸下方，通过鼻根部射入暗盒中心，焦点胶片距离为 100cm，用遮线筒、滤线器（图 14-15）。

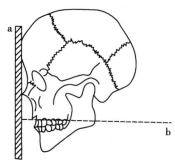

图 14-14 下颌骨后前位投照方法
a. 胶片；b. X 线中心线。

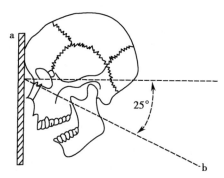

图 14-15 下颌骨开口后前位投照方法
a. 胶片；b. X 线中心线。

3. 下颌骨升支切线位片　常用于观察下颌升支外侧骨密质膨出、增生及破坏的情况。使用 12.5cm×17.5cm（5 英寸 ×7 英寸）胶片的 1/2，置于 12.5cm×17.5cm 暗盒的一端。投照方法为：患者一般取坐位，前额和鼻尖紧靠暗盒，使被检测的下颌升支位于胶片中心，头部矢状面向对侧倾斜与暗盒成 80°角，X 线中心线对准被检查侧下颌升支后缘中部与暗盒垂直片中心，焦点胶片距离为 60cm，用遮线筒和滤线器（图 14-16）。

4. 鼻颏位片（又称华氏位）　主要用来观察鼻窦的情况，特别是上颌窦影像显示最佳。同时也可观察眼眶、颧骨、颧弓和上颌骨的病变。使用暗盒胶片为 12.5cm×17.5cm（5 英寸 ×7 英寸）。投照方法为：患者头矢状面与暗盒垂直。使颏部靠暗盒下缘，头后仰，使外耳道口上缘与外眦之连线（听眦线）与暗盒成 37°角，鼻尖与上唇间的中点放于暗盒中心。X 线中心线对准上唇与鼻尖间的中点，垂直射向暗盒中心，焦点胶片距离为 100cm，用遮线筒和滤线器（图 14-17）。

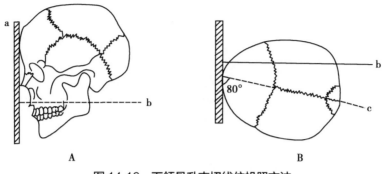

图 14-16　下颌骨升支切线位投照方法

A. 侧面观　B. 顶部观

a. 胶片；b. X 线中心线；c. 头矢状面。

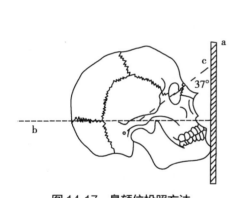

图 14-17　鼻颏位投照方法

a. 胶片；b. X 线中心线；c. 听眦线。

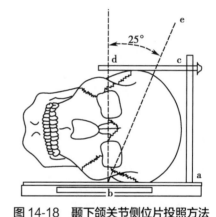

图 14-18　颞下颌关节侧位片投照方法

a. 固定杆；b. 换片器；c. 耳杆；d. 耳塞；e. X 线中心线。

　　5. 颞下颌关节侧斜位片（许勒位）　主要用于检查髁突骨折、脱位、先天性畸形、肿瘤及颞下颌关节疾病等。使用暗盒胶片为 12.5cm×17.5cm（5 英寸×7 英寸）。投照方法为：在同一胶片上拍摄左、右侧，开闭口位共 4 张，以便两侧对比读片。为了使两侧位置角度相同，并节约胶片使其能摄于一张胶片上，应使用颞下颌关节摄片固定架投照；把暗盒放进换片器内，可以前后上下推移，每曝光一次，依一定顺序露出暗盒的 1/4。患者呈俯卧位，头部矢状面与暗盒平行，投照侧靠片盒，X 线中心线向足侧倾斜 25° 角，自对侧外耳道上方射入至投照之关节。焦点胶片距离为 75cm，用遮线筒和滤线器（图 14-18）。

二、曲面体层摄影

　　曲面体层摄影常用于观察上下颌骨的肿瘤、外伤、炎症、畸形等病变及其与周围组织的关系。一次曝光即可显示全口牙齿、颌骨、鼻腔、上颌窦及颞下颌关节等解剖结构的影像，显示范围广，适用于颌骨多发病变、范围较大的颌骨病变、双侧颌骨的对比及对原因不明症状的筛查。曲面体层摄影可分为上颌、下颌及全口牙位三种，但以全口牙位最为常用。

曲面体层摄影系根据人体颌骨和牙列呈弓形,利用体层摄影和狭缝摄影原理而设计的固定三轴连续转换体层摄影机来完成的(图14-19)。通过连续不断地进行各段颌骨的体层摄影,旋转完毕,即获得一张连续不断的颌骨和全口牙位的曲面体层片。

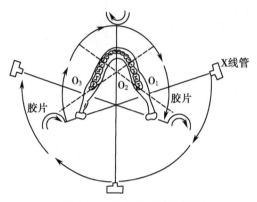

图14-19 曲面体层摄影原理

下颌骨区有三轴,各轴进行各自牙列及颌骨体层摄影。以O_2为圆心的圆周可显示前牙及前磨牙区,O_1、O_3圆心的圆周可显示对侧的外耳道口、颞下颌关节、下颌骨升支、磨牙及部分前磨牙区。摄影时,以上三轴在旋转时同时进行转换。X线管与胶片在同一轴上公转,胶片还按自己的运动轨迹作与公转相反方向的自转。旋转完毕,即完成全部牙列及颌骨的曲面体层摄影。

投照技术为:

1. 全口牙位曲面体层片 投照时患者取立位或坐位,颈椎呈垂直状态或稍向前倾斜,下颌颏部置于颏托正中,用前牙切缘咬在殆板槽内,头矢状面与地面垂直,听眶线与听鼻线的分角线与地面平行,用颏托和头夹将头固定(图14-20)。采用15cm×30cm(5英寸×7英寸)胶片,将装好胶片的暗盒固定在胶片架上。X线管向头侧倾斜5°~7°角。层面选择在颏托标尺零位(图14-21)。

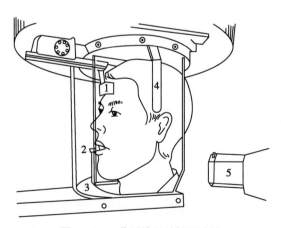

图14-20 曲面体层片投照方法

1. 额托;2. 咬合板;3. 颏托;4. 头夹;5. X线管。

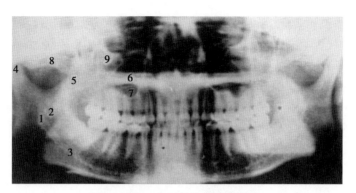

图 14-21　全口牙位曲面体层片

1. 下颌孔；2. 下颌小舌；3. 下颌管；4. 髁突；5. 喙突；6. 硬腭；7. 上颌窦；8. 颧弓；9. 颧骨。

2. 下颌骨位曲面体层片　投照时患者下颌颏部位于颏托正中，上下切牙缘咬在殆板槽内；听鼻线与地面平行，头矢状面与地面垂直。胶片及 X 线管倾斜角度同全口牙位曲面体层摄影片。层面选择在颏托标尺向前 10mm 处。

3. 上颌骨位曲面体层片　嘱患者颏部放在颏托上，听眶线与地面平行，头矢状面与地面垂直。胶片及 X 线管倾斜角度同全口牙位曲面体层片。层面选择在颏托标尺向前 10mm 处。

三、CT 检查

CT（computed tomography）于 1972 年在英国首先应用于临床，目前已成为医学影像检查的重要手段，与传统的 X 线摄影不同，它不是将影像投照在胶片上，而是用 X 线对检查部位进行扫描，能解决以往 X 线摄影中最困难的横断影像。在口腔颌面部，CT 主要用于颞下窝、翼腭窝、鼻窦、唾液腺及颞下颌关节疾病等检查。CT 图像清晰，定位准确，检查方法简单迅速，患者无痛苦，是 X 线检查技术一个重要的、划时代的发展。

由于全身 CT 体积大，设备昂贵，射线辐射量大，不适于口腔颌面部检查使用，1997 年日本学者 Arai 开发了口腔颌面部专用的锥体束 CT 机。与全身 CT 相比，锥体束 CT 具有许多优点：①空间分辨率高，图像质量好；②辐射剂量小。临床应用结果表明，锥体束 CT 适于口腔颌面部硬组织的检查，目前多用于埋伏牙、根尖周病变、牙周疾病、颞下颌关节疾病，特别是对口腔牙种植术及口腔正畸术的检查有重要意义。

四、唾液腺造影

唾液腺是软组织，为了检查唾液腺组织内的病变或唾液腺附近病变是否侵及唾液腺，将吸收 X 线的造影剂注入唾液腺中以显示腺体及导管的方法称唾液腺造影。唾液腺造影一般只限于腮腺及下颌下腺，因为腮腺及下颌下腺有较大的导管开口可供注射造影剂。

1. 适应证和禁忌证

（1）适应证：唾液腺的慢性炎症、肿瘤和确定唾液腺周围组织病变是否已侵及腺体及导管。

（2）禁忌证：碘过敏者，唾液腺为急性炎症期和唾液腺导管结石者禁用唾液腺造影。

2. 造影技术　常用的造影剂为 60% 泛影葡胺（水剂）或 40% 碘化油。注射造影剂时应将腺体导管开口处用 1% 碘酊消毒。腮腺注入量一般为 1.5mL，下颌下腺一般用量为 1mL，但需根据病变性质及患者年龄和反应情况加以调整。如使用油剂造影时,在注射完毕后,用纱卷压住导管口,即可投照。如使用水剂造影时,则注射造影剂后需保留针头投照。临床上诊断为腮腺炎症性疾病者,可只拍侧位片,如临床上诊断占位性病变时,则需拍摄侧位片及后前位片两种,进行对照分析。下颌下腺造影一般只拍侧位片。投照方法见下颌骨侧位片和下颌骨后前位片。

第三节　正常 X 线影像

一、牙体与牙周组织

1. 牙体组织

(1)釉质:是机体钙化程度最高最坚硬的组织,含矿物质多而致密,X 线透过度弱,影像为白色。形状在前牙切缘及后牙的𬌗面部最厚,牙颈部最薄。

(2)牙本质:矿物质含量较釉质少,X 线透过较釉质稍强,呈灰白色影像。

(3)牙骨质:含矿物质量与牙本质相差不大,其 X 线透过度与牙本质相似,故 X 线影像亦呈灰白色,两者不易区别。

(4)牙髓:牙髓为软组织,X 线透过度强,为不透明的黑色影像;髓室与根管形状随年龄的增长,因逐渐形成继发性牙本质,而使髓腔变窄、根管变细。

2. 牙周组织

(1)牙周膜:X 线片上显示为包绕牙根周围连续不断均匀的黑色线条状影像。

(2)牙槽骨:为骨松质,其骨小梁呈交织状,X 线片上显示呈网状结构。

(3)牙槽硬板:即固有牙槽骨,为牙槽内壁致密的骨组织。X 线片上显示为白色连续线条状影像,骨硬板及牙周膜的连续性及均匀宽度,在诊断牙周疾病上有重要意义。

以上组织的 X 线影像如图 14-22。

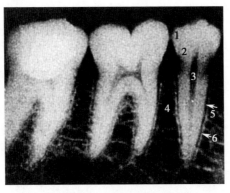

图14-22　牙体及牙周组织
1. 釉质;2. 牙本质;3. 牙髓腔;4. 牙槽骨;5. 牙周膜;6. 骨硬板。

二、牙的发育与萌出

儿童时期颌骨中的牙胚,其 X 线片上的影像随其发育各个时期的不同而有所异同。早期牙囊内釉质及牙本质未钙化前，X线影像显示为边缘清晰锐利的圆形密度减低区，其外周有一致密白色线条状影像，为牙囊周围的骨密质边缘。以后随着牙胚的发育，可见牙囊内很小的白色三角形的影像，此为开始钙化的牙尖。钙质沉积逐渐增多，形成牙冠外形，最后可见部分牙根形成。未发育完全的牙，根管粗大，根尖孔呈喇叭口形的黑色影像，此时切勿误认为根尖周病变。

混合牙列时期，X线片上显示恒牙胚居于乳牙根部以下，随着恒牙的萌出，可见乳牙根有残缺不全的吸收。即将脱落时，则乳牙根完全吸收。

三、颌骨区

1. 上颌骨区

（1）切牙孔：两中切牙之间稍上方或在两个中切牙根尖中间，X线片显示呈圆形或椭圆形黑色影像。有时因投照角度的改变，可在一侧切牙根尖部显示黑色影像，切勿误认为根尖周病变。

（2）鼻中隔：位于鼻腔中央，X线片显示为一白色线条状影像，将鼻腔分为左右两部分。

（3）鼻腔：X线影像呈一较大的黑色区域，在上颌切牙根部上方，由密度高的鼻中隔分成两部分。

（4）上颌窦：X线影像为一较大的黑色区域位于上颌前磨牙和磨牙上方，周围绕以密度增高的白色线条，为上颌窦的致密骨壁，正常情况下，牙根不突入上颌窦中，X线片显示连续不断的牙周膜和骨硬板影像，这一点是区别于牙根是否突入上颌窦的鉴别要点。

（5）腭大孔：X线片显示为圆形黑色影像，在上颌第二磨牙、第三磨牙腭侧根尖上方。

（6）腭中缝：X线片显示在两中切牙之间呈线状的灰色影像，自前向后延伸，两侧是为高密度的灰白色影像，为两侧上颌骨的致密骨层。儿童时期因上颌骨发育未完成，呈现为较宽的黑色条状影像（图14-23）。

（7）上颌结节：X线片呈灰白色影像，位于上颌第三磨牙远中。

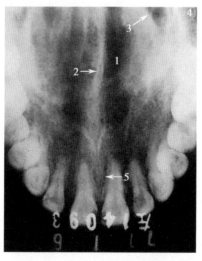

图14-23　正常上颌前部殆片

1. 鼻腔；2. 鼻中隔；3. 鼻泪管；4. 上颌窦；5. 腭中缝。

2. 下颌骨区

（1）营养管：为容纳进入牙槽骨的小血管，常见于下颌中切牙和侧切牙之间的牙槽骨上。X线片显示为牙长轴平行的黑色线条影像。

（2）颏棘：位于下颌骨两中切牙下方的舌侧，下颌正中联合处。X线片显示为小圆形密度高的白色影像，其周围骨小梁稀少，为正常骨松质区。

（3）颏嵴：位于下颌中切牙下方，向后延至前磨牙区之条状白色影像（图14-24）。

（4）外斜线：位于下颌升支前线下部斜向下前方，X线片显示为密度增高的白色带状影像，常重叠在第二、第三磨牙冠部及颈部或根部，此重叠与投照时的垂直角度大小有关。

（5）下颌管：位于下颌磨牙根尖下方。X线片显示为横行带状密度降低的黑色影像，宽约0.3cm，其两侧有密度高的灰白色线条状影像，为下颌管的致密骨层。由于投照垂直角度的影响，下颌管可与磨牙牙根相重叠，为此可观察牙周膜及其骨硬板的连续不中断来判断根尖并非突入下颌管中。

（6）颏孔：位于下颌前磨牙根尖区域下方，X线片显示为一清晰圆形的黑色影像。如位于下颌前磨牙根尖部，应注意与根尖肉芽肿相区别，其要点是观察牙周膜及骨硬板是否连续不断（图14-25）。

（7）下颌骨下缘：骨质致密，X线片显示为密度均匀增高的白色带状影像。

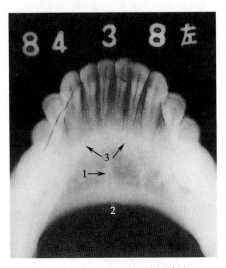

图14-24　正常下颌前部𬌗片

1. 颏棘；2. 下颌颏部下缘；3. 颏嵴。

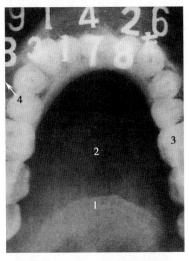

图14-25　正常下颌横断𬌗片

1. 舌骨体；2. 舌；3. 牙列；4. 颏孔。

四、颞下颌关节

颞下颌关节的开闭口侧位片上可显示髁突、关节窝、关节结节、关节间隙、乳突蜂窝及内、外耳道，读片时通过两侧对比观察髁突形态是否对称、有无肿瘤、畸形等。闭口位时，髁突位于关节窝中间，两者间有一半圆形条状黑色影像，为关节间隙，两侧基本对称；开口位时，髁突移向前下方，位于关节结节下方，两侧移动距离相等。X线片显示髁突骨质表面有光滑整齐的边缘，关节窝和关节结节骨质结构完整，表面有均匀整齐密度增高的白色条状影像。

五、唾液腺

1. 正常腮腺影像　X 线片显示可见导管口位于上颌第二磨牙相对的颊黏膜上。主导管长约 5～8cm，直径 0.1～0.3cm，在腺体内呈多级分支如树枝状。腺泡充盈时，腺管细小，分支将不显示（图 14-26）。

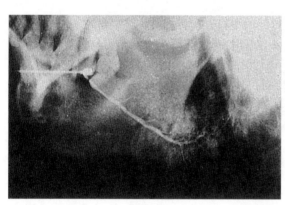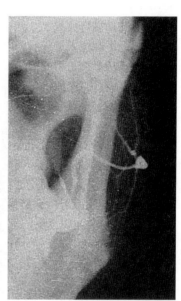

側位片　　　　　　　　　　　　　　　　后前位片

图 14-26　正常腮腺造影图像

2. 正常下颌下腺影像　X 线片显示导管口位于舌下区前部，主导管长约 5～7cm，管径 0.2～0.4cm。腺体位于下颌三角内，主导管分支呈树枝状，腺泡充盈时，细小分支同样不显示（图 14-27）。

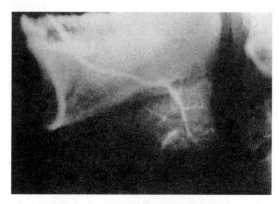

图 14-27　正常下颌下腺造影侧位片

第四节 口腔常见典型病变的 X 线影像

一、牙病变

1. **龋病** X 线影像显示为龋坏区密度减低,为大小、深浅不同的牙体硬组织缺损,形成凹陷性窝洞状破坏,中心密度低,边缘密度逐渐增高,洞缘不清晰(图 14-28)。

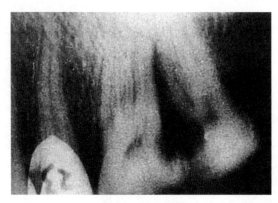

图 14-28 中龋

26 远中和 27 近中邻面中龋

2. **牙折** X 线片显示为不整齐的细线条状密度减低的影像,牙体的连续性中断。陈旧性牙折,两断面吸收变平滑,X 线片显示明显整齐较宽的线状透射影像(图 14-29)。

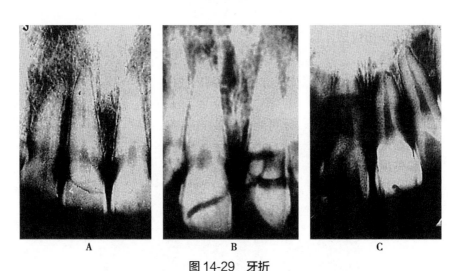

图 14-29 牙折

A. 11 牙冠折断 B. 11 牙冠、21 牙冠及牙颈部均有折断 C. 11 牙根折断

3. **髓石** X 线片显示髓室内有大小不等的圆形或卵圆形致密影像。髓石可游离于髓腔中,也可附于髓腔壁。

4. 牙发育异常

（1）畸形中央尖：常见于前磨牙。X 线片显示髓室高，根管粗大，根尖常有吸收，常合并根尖周病变（图 14-30）。

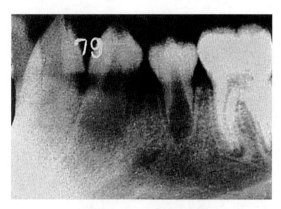

图 14-30　畸形中央尖

45 根尖呈喇叭口状，𬌗面可见突起的小牙尖，根尖没有感染征象

（2）额外牙：临床上多见于上颌切牙及下颌前磨牙区，X 线片显示额外牙比正常牙体积小，如为埋伏的额外牙，还需通过定位摄片法，确定额外牙是位于唇侧或腭侧，以决定手术的进路（图 14-31）。

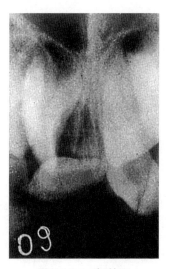

图 14-31　额外牙

11、21 间有一横置的额外牙，11 扭转不能萌出

（3）牙根异常：常见于下颌第一、第二前磨牙和第三磨牙，尤以下颌第三磨牙根的形态和数目多变。X 线片上显示牙根的数目及形态异常。

（4）阻生牙：下颌第三磨牙阻生最常见。通过 X 线检查，可以确定阻生牙的位置、方向、形态、牙根数目与弯曲分叉情况以及与邻牙和周围组织的关系，有利于阻生牙拔除。但应注意，因摄片角度及胶片安放位置不准确，所投照的阻生牙位置可有改变，因此需结合临床检查行全面的分析，以制订正确手术方法（图 14-32）。

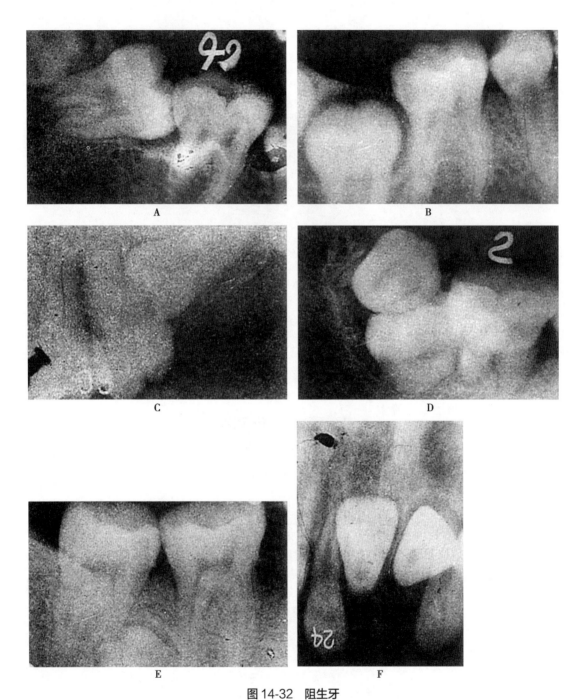

图 14-32 阻生牙

A. 47 前倾水平阻生 B. 47 垂直阻生 C. 28 水平低位阻生 D. 47、48 重叠阻生 E. 48 异位阻生
F. 11、21 倒置阻生

二、根尖周病变

1. 根尖周脓肿 慢性根尖周脓肿在 X 线片上显示根尖的骨组织破坏,根尖周区有边缘不整齐近似圆形密度减低的影像。病变急性期早期,X 线片常不显示根尖周骨质有明显改变(图 14-33)。

2. 根尖周肉芽肿　　患牙根尖周为肉芽肿病变,X 线片显示为圆形或卵圆形的密度减低区,病变形状较规则,周界清晰,无致密线条围绕,但边缘密度较中心稍高。一般范围较小,直径多不超过 1cm(图 14-34)。

3. 根尖周囊肿　　X 线片显示囊腔呈均匀黑色影像,在囊肿周围有密度较高的白色线条包绕,称骨化环。若囊肿合并感染,则囊肿密度增高,呈灰色影像,骨化环可能消失(图 14-35)。

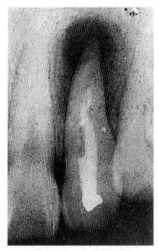 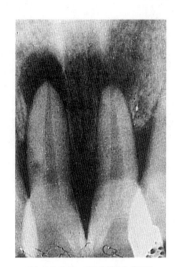 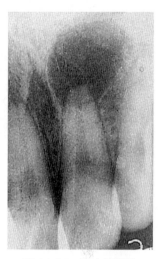

图 14-33　根尖周脓肿	图 14-34　根尖周肉芽肿	图 14-35　根尖周囊肿
22 根管内不规则充填物,根尖区圆形低密度病变,边缘不整齐	11、12 根尖低密度病变区,边界较清楚,病变区密度稍高	21 根尖低密度病变区,密度均匀,边界清楚,可见致密白线

三、牙周疾病

1. 水平型牙槽骨吸收　　常见于成人牙周炎和青少年牙周炎。X 线片显示牙槽嵴顶吸收,牙间隙增宽,硬板消失,骨纹排列紊乱,牙松动移位,特别是上颌前牙,多向前呈扇形突出(图 14-36)。

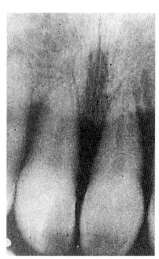

图 14-36　牙槽骨水平吸收
A. 11、12 牙槽骨水平吸收
B. 32、42 牙槽骨水平吸收

2. 垂直型牙槽骨吸收　多见于成人复合性牙周炎。X线片显示患牙一侧之牙槽骨，顺牙体长轴方向，垂直向根尖吸收形成楔形骨质缺损，牙周膜间隙增宽，骨硬板消失或中断，根尖也可见吸收。严重的创伤，牙槽骨吸收成杯状，称杯状吸收（图14-37）。

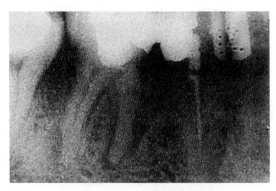

图14-37　牙槽骨垂直吸收

3. 混合型牙槽骨吸收　X线片显示为牙槽嵴广泛水平吸收，同时伴有个别或多数牙槽嵴的垂直吸收。这常是牙周病的晚期表现，因为牙槽嵴水平吸收严重者牙多松动明显，松动的牙会给牙槽骨带来侧方创伤（图14-38）。

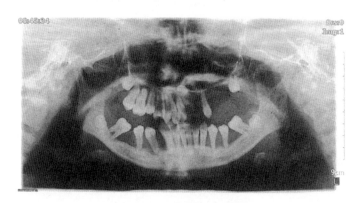

图14-38　牙槽骨混合型吸收

四、颌骨常见疾病

（一）颌骨骨髓炎

1. 中央性颌骨骨髓炎

（1）弥散型：X线片显示为点状阴影，骨小梁破坏增多骨髓腔融合时，则呈现为斑状阴影，这种破坏的特点是以病原牙为中心，逐渐移行于正常骨组织（图14-39）。

（2）局限型：有大量骨质破坏及死骨形成，病灶边缘较整齐。死骨的密度一般较高，这是因为死骨周围的肉芽组织密度较低，两者对比而致（图14-40）。

2. 边缘性颌骨骨髓炎

（1）溶解型：X线片显示为骨膜增厚，骨密质变粗糙，骨小梁稀疏不匀，颌骨有局限的密度减低区，无明显死骨形成。常见于下颌升支部。

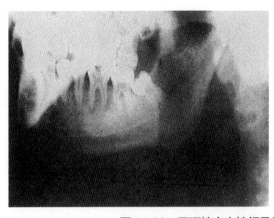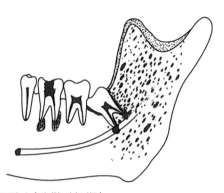

图 14-39　牙源性中央性颌骨骨髓炎(弥散破坏期)

下颌骨侧位片示,48 近中倾斜阻生,升支弥散骨质破坏,乙状切迹及升支前缘有骨膜反应

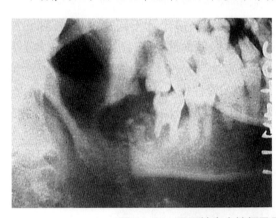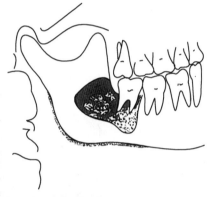

图 14-40　牙源性中央性颌骨骨髓炎(病变局限期)

下颌骨侧位片示,48 缺失,骨质破坏区的边界清楚,内有多数小死骨形成

（2）增生型：常见于青年人,病变特点以骨质增生为主,溶解破坏少。X 线片显示骨密质增生,骨质呈致密影像（图 14-41）。

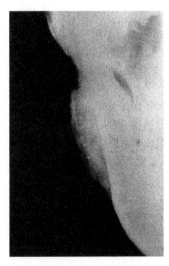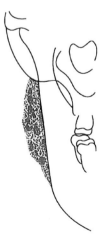

图 14-41　牙源性边缘性颌骨骨髓炎

（二）颌骨骨折

骨折线在 X 线片中主要显示为密度低的裂隙状影像；骨折线宽窄的清晰度与断骨的裂开程度有关；骨折线的边界一般都清晰而锐利，可呈直线状、锯齿状或不规则状影像。

上颌骨骨折易发生于骨缝连接处，故应与正常骨缝区别。

下颌骨骨折好发于颏正中联合、颏孔、下颌角、髁突颈等生理薄弱部位。

（三）颧骨及颧弓骨折

颧骨骨折可以鼻颏位显示，骨折常在骨缝处裂开，使颧骨与相邻的骨缝分离，颧弓骨折以颧弓轴位显示最佳。X 线片显示颧骨或颧弓骨折及移位，还可显示眶、上颌窦等结构有无异常。

（四）颌骨肿瘤

1. 颌骨囊肿　各类颌骨囊肿 X 线片显示它们有相同之处，但又有各自特点，如单囊型者，在颌骨内有圆形或卵圆形，大小不等的黑色影像，周围绕以致密骨化环；多囊型者，形状很不规则，囊腔内可见分隔，边缘清晰，轮廓鲜明，周围有致密完整的骨化环包绕。含牙囊肿，囊内可见牙冠，囊壁多连于冠根交界处，上颌者容易侵及上颌窦及鼻腔，下颌则常使下牙槽神经因受压而移位（图 14-42）。

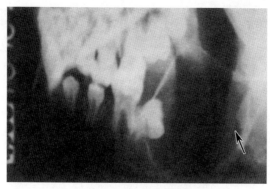

图14-42　颌骨含牙囊肿

下颌骨侧位片示左下颌角和升支区有单囊圆形低密度
病变，内含牙一颗，其牙冠朝向囊腔（箭头示）

2. 颌骨良性肿瘤

（1）成釉细胞瘤：常发生于下颌，而又以下颌骨磨牙及升支区多见。成釉细胞瘤可分为实质性与囊性两种。

1）实质性：X 线片显示影像相互重叠，密集似蜂房状，中心的密度更大。

2）囊性：以多囊型为主，X 线片显示囊状影像大小不等，交错排列，似蜂窝或皂泡状，一般中心部位的囊腔较大，囊腔间相互重叠，形成半月形切迹，腔内常有钙化点，有时可见含牙。病变边缘清楚但不整齐，呈切迹或波浪状。位于囊腔区内的牙有牙根吸收，在临床上有重要的诊断价值（图 14-43）。

3）X 线共同特征：①颌骨膨隆，以向唇颊侧为主；②牙根呈锯齿状吸收；③肿瘤侵入牙槽骨，造成牙根之间的牙槽骨浸润及硬板消失；④肿瘤边缘可有部分增生硬化；⑤肿瘤区累及牙齿可被推移位或脱落；⑥肿瘤内罕见钙化；⑦瘤内可含牙。

（2）牙骨质瘤：X 线片显示与牙根相连续、界限清楚，呈密度增高不均匀的团块状影像，周围可见一窄条密度减低的带状影像，为其包绕的结缔组织（图 14-44）。

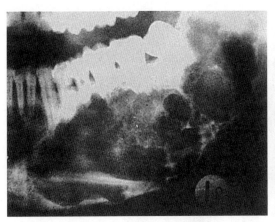

图 14-43　颌骨成釉细胞瘤

下颌曲面体层片（局部）示左下颌骨体部多房病变，分房大小悬殊，牙根呈锯齿状吸收

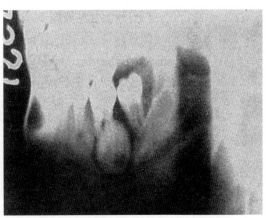

图 14-44　颌骨良性成牙骨质细胞瘤

下颌骨侧位片示左下颌骨体部团状高密度病变，边界清晰，部分与第二磨牙远中根融合

（3）牙瘤：有混合性和组合性牙瘤两种。前者 X 线片显示颌骨骨质膨胀，有相当于牙硬组织密度增高的团块状影像，分不出牙的形状，团块边界清晰，有较规则的透光带，为牙瘤的包膜（图 14-45）。后者 X 线片显示为多数大小不等、形态不定、类似发育不全的小牙堆积在一起的影像。

3. 颌骨恶性肿瘤

（1）下颌骨癌：X 线片显示为自牙槽部向下呈扇形破坏的密度减低影像，病变区无死骨，边缘呈浸润性破坏而参差不齐，如虫蚀状，口大底小。破坏严重时可引起病理性骨折（图 14-46）。

（2）颌骨肉瘤：X 线片显示肿瘤无明显界限，骨结构紊乱，有明显的骨质破坏区，同时也有骨质增生。病变区瘤骨可表现为日光放射状影像，边缘不规则，呈侵蚀性破坏。

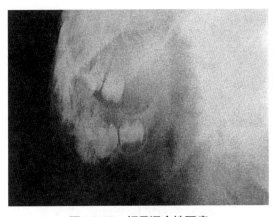

图 14-45　颌骨混合性牙瘤

下颌骨侧位片示左下颌骨体部病变，以高密度牙体组织为主，境界清晰，可见低密度包膜

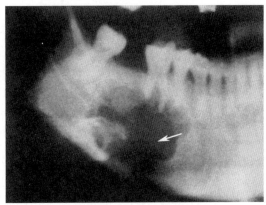

图 14-46　原发性颌骨鳞癌

下颌曲面体层片（局部）示右下颌骨体部低密度溶骨病灶，边界模糊，病变局限于颌骨内（箭头示）

五、颞下颌关节常见疾病

1. **纤维性关节强直** X线片显示关节间隙模糊不清并变窄，解剖结构紊乱，髁突和关节窝的表面呈不规则破坏（图14-47）。

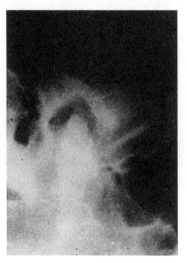

图14-47 纤维性关节强直

2. **骨性关节强直** X线片显示关节间隙完全消失，髁突与关节窝骨质融为一体，为一致密的团块状影像，病变广泛者，髁突及其颈部与颧弓、颅底粘连，冠突与上颌结节粘连，下颌切迹变窄或完全消失。下颌升支变短，可出现角前切迹（图14-48）。

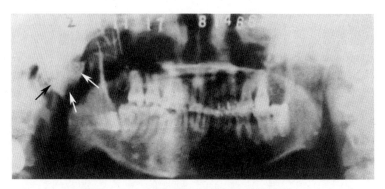

图14-48 右侧关节骨性强直（箭头示）

六、唾液腺常见疾病

1. **唾液腺结石** 最常见于下颌下腺及其导管，可分为单个和多个唾液腺结石，在下颌横断殆片上，显示大小不等的圆形或卵圆形的密度增高影像，钙化不好的结石，在X线片上可不显影。

2. **唾液腺炎** 通过唾液腺造影X线片进行诊断。

（1）慢性复发性腮腺炎：主导管无异常改变或轻度扩张不整，分支导管稀少，末梢导管扩张呈点状、球状，少数可呈腔状。

（2）慢性阻塞性腮腺炎：X线片显示导管边缘不整齐，扩张与狭窄相间，呈腊肠状影像，逐渐波及分支导管，末梢导管扩张。（图14-49）

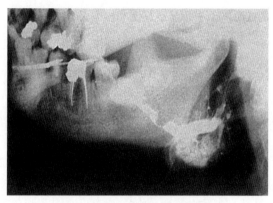

图14-49　慢性阻塞性腮腺炎

右腮腺造影显示主导管内充盈缺损为阴性唾液腺结石影
像，其近、远心端主导管扩张，并可见末梢导管扩张征象

3. 唾液腺肿瘤

（1）良性肿瘤：唾液腺造影X线片显示主导管移位、拉长或被推成屈曲状；分支导管移位而包绕肿瘤，但边缘整齐，无中断现象，呈"抱球状"或被肿瘤压迫至一侧呈"线束状"；腺泡充盈缺损处，系肿瘤所在之位置，即占位性病变。

（2）恶性肿瘤：通过唾液腺造影，X线片显示，导管系统有缺损中断，腺体被破坏时，碘油外溢，出现不规则的阻射区（碘油池）。

第五节　口腔颌面部超声检查

超声检查是利用超声波在人体组织中传播特性进行疾病诊断的一种无创性检查技术。超声检查的优点是无创伤、无痛苦，对软组织分辨率高，可动态观察，且操作简便，费用低廉；其局限性是超声波难以穿透含气器官及骨组织。近年来，临床应用范围不断拓宽，对口腔颌面部疾病的诊断和鉴别诊断能力也不断提高。

一、基本原理

超声波是频率高于20 000Hz的声波，诊断用超声波是由高频电磁波经压电换能器转换而成。因人体各层组织和病变的密度不同，声阻抗也有差异。超声波在人体组织中传播遇不同的声阻抗界面即发生反射。不同的组织和病变对声能的吸收和衰减不同，形成了不同的回声。再由换能器转变成电能，经接收放大及信号处理后，加到显像管上，以光点的亮度表示回声的强弱，用二维的方式形成一幅局部切面结构图像。分析正常和不同病变的回声图表现，与临床及病理结合进行疾病诊断。

二、检查技术

1. 对设备的要求 超声检查对组织分辨率与超声波的频率成正比，即频率越高分辨率越高。但其衰减系数也随频率的提高而增大。口腔颌面部组织结构复杂，位置表浅，使用仪器的探头频率应为 7.5～10Hz，以线阵式为宜。近场盲区要小、分辨力要高，测量功能要精细。彩色多普勒超声显像设备除具备上述条件外，多普勒频率应在 5MHz 以上，高频重复频率在 500～1 000Hz，低频滤波 50～100Hz，脉冲多普勒取样容积能小于 1mm，血流参数的计算功能要完善，最好带有多普勒能量图功能。

2. 检查方法 一般采用直接探查，探头置病变区体表，做纵横或任意切面的扫查，对咽旁、颞下凹、骨深面的病变，可利用骨间隙做切线位扫查。对体表呈结节状者，加水囊采用直接探查，能清晰地显示病变浅部的形状及结构。用体积很小的腔内探头进行口内探查，可更直接地显示舌、腭和牙龈的病变，还可显示部分骨深面的病变。

3. 观察项目 二维切面图观察病变的外形、边界及内部结构的物理性状，病变所占据的组织层次和与周围组织的关系等。测量病变的大小、深度。彩色多普勒血流显像可观察病变区内有无彩色血流显示，血流的多少、形态、性质、方向及彩色的明亮程度等。录取血流速度频谱，测量血流的速度、阻力等指标，计算血流量，全面了解病变区的血供情况。

三、正常图像

（一）皮肤

因始光带盲区约 1mm，直接探测仅显示深层皮肤厚 1～2mm，为无明显光点区。皮下脂肪层的回声为暗淡光点，呈网条样分布，厚 2～10mm 不等。

（二）肌群

回声依厚度及层次多少而异，一般为亮暗不一的粗光点，呈层带分布。较厚的如咬肌、胸锁乳突肌等肌纤维的声像图光点的分布规律而形象，肌肉收缩时厚度增加。

（三）血管

较粗的动脉管壁为稍强的线状回声，静脉管壁的回声弱而细。管腔内的血流为无回声的液性暗区。内径大于 2mm 的血管即可显示二维图像。彩色多普勒血流显像能检出内径小于 1mm 的血管内的血流，并用红、蓝色加以标识，迎向探头的血流为红色，背离探头的血流蓝色。动脉血流呈有节律的闪动，静脉血流多呈持续性，节律不明显。纵切血管血流呈束条状，横切呈点状。

（四）神经

用分辨力甚高的机型，纵切较粗的神经为少许暗淡光点，呈束条状，内无血流显示。

（五）唾液腺

腺体表面覆以被膜，由腺上皮构成的腺实质被结缔组织分为许多小叶。导管、血管和神经走行于结缔组织内。

1. 腮腺 声像图纵切呈梭形，横切呈楔形，升支浅面厚 5～8mm，下颌后凹部厚 21～28mm。腺实质回声为中等密集光点，分布均匀。腮腺的浅筋膜较厚而致密，呈稍强的细线样回声，深筋膜薄而不完整，常显示不清。腮腺的主导管，纵切呈管道样液性暗区，管壁平滑，回声较强，当唾液无存留时，超声测值内径约 0.5mm，分支导管呈条索线样回声。颈外动脉穿过腮腺实质，其浅面尚有下颌后静脉通过，面神经自腮腺后方进入腮腺，于下颌后静脉浅面分支前行（图14-50）。

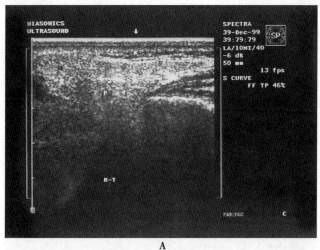

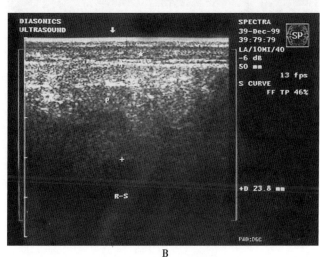

图 14-50　正常腮腺声像图

A. 横切　B. 纵切

2. 下颌下腺　声像图纵切呈长三角形，横切近似等边三角形，厚 20～25mm，腺实质为中等密集光点，浅筋膜完整，线状回声较腮腺弱。深面口内侧与舌下腺相邻处边界不甚清楚，主导管自腺体内侧面自下而上前行，呈细管道样液性暗区，内径与腮腺类似，面动脉及其分支在腺体内的彩色血流充填良好（图14-51）。

3. 舌下腺　声像图纵切横切均为类圆形，纵切前后径稍长略显不规则，厚 9～12mm，腺实质亦为均匀中等密集光点，包膜薄而不规则，边界不如腮腺和下颌下腺清楚。用分辨力甚高的机型观察彩色多普勒血流，可显示舌动脉的分支入腺体内，呈细线状血流束（图14-52）。

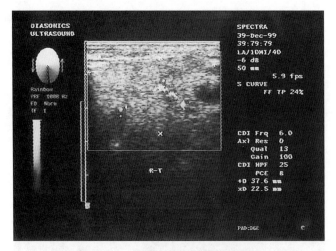

图 14-51　正常下颌下腺横切声像图

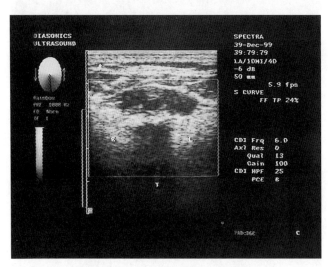

图 14-52　正常舌下腺横切声像图

（六）淋巴结

面颈部正常淋巴结群，直径 1mm 左右，二维声像图难以显示。只有在淋巴结增大，厚度大于 2mm 时易于辨认。淋巴结的被膜回声为较暗淡的线状，与周围的脂肪、肌肉组织有明显的界限，呈扁圆形，内部回声为少许暗淡光点，不能区分皮质与髓质的界限。用多普勒能量图可显示单一的血管束自淋巴门进入淋巴结内。多普勒血流图则难以显示血流。因炎症或肿瘤引起单个或多个淋巴结肿大时，超声辨认淋巴结的图形和分布物点，有利于肿块性质的鉴别。

（七）舌

舌体的声像图用凸阵探头较易完整显示，舌背及周边的边界较清，舌腹侧与颏舌肌的边界不甚清楚。外形纵切呈弓形，横切呈类元宝形。内部回声为暗淡稍粗的光点。彩色血流，横切可见两条对称的舌动脉终末支入舌体内。

四、临床应用价值

1．软组织急慢性炎症　能显示筋膜间隙增厚的程度；测量淋巴结的大小，了解脓腔液化的程度；测量三对大唾液腺的大小，了解内部结构的变化，导管有阻塞时能显示导管扩张的程度，寻找阻塞的部位及原因，能较准确地鉴别唾液腺的慢性炎症及肿瘤。

2．软组织囊肿　根据不同的组织层次及内部回声特点，进行定位定性诊断，准确性高。

3．肿瘤　超声波能检出软组织肿瘤的存在，尤其能较准确地测量出位置较深、临床不易扪及的肿物大小和深度。根据内部回声和彩色血流的特点，结合外形及边界情况，为判断肿瘤的性质提供诊断依据。

4．骨组织病变　当炎症肿瘤累及骨质、造成骨密质变薄、破坏时，超声始能显示其图形。根据内部回声可以分辨肿物的囊、实性及血供情况，骨髓炎及恶性骨肿瘤的回声有一定的特异性，可作为X线检查的补充，对临床有较大的诊断价值。

5．彩色多普勒血流显像的诊断价值　用红、蓝色不同方向的血管内的血流，能更逼真的显现不同血管的内径及形态，检查者容易分辨血管与周围组织的结构关系。能清晰地显示肿物内部血流分布、性质。通过测量血流速度频谱的参数，可了解肿物的血供情况，为鉴别肿物的性质提供了新的方法。颌面部肿瘤，无论良恶性，都需明确与颈部大血管的关系，如血管是否被肿瘤包绕，两者有无粘连或贴近，是否受压变细、移位等；进出瘤腔的血管有无增粗，血流量有无增多等；特别是为鉴别颈动脉三角区的肿瘤提供了简便、准确、无创的方法。

术前利用超声多普勒探测组织瓣供区血管的行径，测量血管的内径及距体表的深度，为肿瘤和创伤所致畸形的修复选择皮瓣、制订正确的手术方案提供依据，并且是判定游离皮瓣吻合的通畅程度及皮瓣成活与否的重要方法。

6．介入性超声　是在超声引导下完成的诊断和治疗方法，它是使用专用的穿刺探头，在二维图像同时显示下做细针穿刺，抽取极少量的组织标本和体液，供组织学、细胞学或细菌性检查，在不手术的情况下能获得明确的诊断。在二维图像引导监视下，也可以进行化学药物注射或微粒植入治疗囊肿、肿瘤等病变，与其他方法比较，有损伤少、痛苦小、操作简便、相对安全等优点。在组织结构复杂的深部术中利用超高频探头，寻找异物或观察病变与周围组织的关系，图像清晰、定位准确，可扩大术野，利于手术的成功。

第六节　口腔颌面部核素显像

放射性核素显像（radionuclide imaging，RI）是一种以脏器和病变聚集放射性显像剂的量为基础的显像方法，将含有放射性核素的药物引入人体，由于这些放射性药物可以发射出穿透组织的核射线，用核医学显像仪器显示其放射性分布、聚集及代谢情况，以达到诊断疾病的目的。其主要优点是：①核素显像是功能依赖性显像，所显示出的功能性改变多为病变的早期表现，有利于一些疾病的早期诊断；②选用特定显影剂显示特定脏器或病变，有较高的特异性；③核素显像可提供数字化信息，便于定量测定各种参数。由于放射性显像剂的聚集量与局部血流、功能及代谢性等功能性因素有关，因此，核素显像主要反映有关脏器及病变的功能状况,而不同于一般的结构性显像。目前常用的显像仪器为 γ 相机和单光子发射计算机体层照相机。

一、显像剂及其临床应用

口腔颌面部常用的显像剂有下列几种:

1. 高锝酸盐离子($^{99m}TcO^{4-}$) 高锝酸盐离子是口腔颌面部常用的显像剂,适用于唾液腺功能的评价,对沃辛瘤具有较高的诊断价值。

2. ^{99m}Tc 标记的磷(膦)酸盐 可用于显示颌面骨肿瘤的骨破坏范围,敏感性较好。

3. 放射性核素标记的博莱霉素(BLM) 以放射性核素 ^{111}In 和 ^{99m}Tc 标记抗肿瘤药物博莱霉素,可用于头颈部肿瘤的诊断。

4. 二巯丁二酸钠 具有亲肿瘤的特性,对于原发性头颈部肿瘤,特别是鳞状上皮癌,具有较高的灵敏度和较强的特异性。

5. 放射性核素 ^{67}Ga、^{201}Tl 利用其金属离子的亲肿瘤特性,直接被相关肿瘤吸收。

二、唾液腺检查

核素显像对唾液腺动态功能定量检查简便、无创、可重复,被认为是目前唾液腺功能检查的首选方法,对唾液腺造影困难者尤为适用。

1. 适应证 唾液腺核素显像适用于:①炎性疾病做动态功能定量检查;②腮腺肿物怀疑为沃辛瘤者;③需要确定先天性唾液腺缺失或变异者;④唾液腺造影困难者。

2. 正常图像 在静态正位像上,正常腮腺位于面部两侧,呈光滑的卵圆形,腺体内放射性分布均匀,两侧大致对称,正常情况下两侧的放射性分布可相差 10%。腮腺的内下方为下颌下腺,呈圆形或多叶形放射性聚集区,两侧对称,较腮腺稍小。颈部可见两侧对称的甲状腺高活性区,另外,鼻腔及头皮也可以看到一定的放射性分布。

在静态侧位像上,面中部偏下可见高放射性聚集区,呈卵圆形,边界较清楚,为腮腺组织,其内部放射活性分布均匀。前下方的高放射活性区为下颌下腺,下方相当于颈部可见甲状腺的高放射活性区。

正常唾液腺功能曲线呈横 S 形,在注射 $^{99m}TcO^{4-}$ 后唾液腺立即开始摄取,并逐渐增多,给予酸刺激后,唾液立即排泄,曲线迅速下降至最低点。约 6 分钟后,腺体开始再摄取,曲线上升。

评价唾液腺功能的指数包括摄取指数、分泌指数、摄取指数率、分泌指数率及功能指数等。

三、颌骨检查

1. 适应证 颌骨核素显像检查适用于:①不明原因的颌骨疼痛,X 线检查阴性或可疑;②口腔颌面部恶性肿瘤疑有颌骨受累,或确定颌骨来源的转移瘤;③颌骨肿瘤病变范围不明确;④颌骨肿瘤治疗后随访。

2. 正常图像 放射性核素对称、均匀分布,鼻咽部及鼻窦区血流量较高,放射性也相对较浓聚。骨松质血供丰富,代谢活跃,放射性聚集较骨密质高。

第七节　口腔颌面部磁共振成像检查

磁共振成像（magnetic resonance image，MRI）是自 20 世纪 80 年代开始应用于临床的一种检查技术。由于其可以相当清晰地显示软组织影像，可以在患者不更换体位的情况下，直接显示与身体长轴成任意角度的断面图像以及对人体无放射损害等优点，已得到了较广泛的应用。在口腔颌面部，主要用于累及范围广泛的肿瘤及颞下颌关节紊乱病的检查。

一、检查技术

在进行口腔颌面部常规检查时，一般用头线圈进行颅面部横断面、冠状面及矢状面检查，可根据需要进行不同层数的连续扫描；必要时也可进行斜位扫描，以从不同角度观察病变范围。自旋回波序列为最常用的扫描技术。进行颞下颌关节检查时，应使用颞下颌关节专用表面线圈，对检查侧关节矢状面或斜矢状面连续扫描。无论在进行矢状位或冠状位扫描时，扫描范围均需包括关节全部结构。

二、正常图像

头横断面、冠状面及矢状面所显示不同断面的解剖结构与 CT 相同，但图像特点不同。在磁共振图像上，骨密质呈黑色无信号影像，而脂肪组织因含有大量可移动的氢离子，因而磁共振信号甚强，呈现高信号影像。骨髓内含有较多的脂肪组织，因而显示的信号亦较高。其他软组织则因其所含成分不同而有不同的信号强度。腮腺和下颌下腺为脂性腺体组织，其信号强度高于周围的肌肉组织。口腔颌面部正常组织磁共振信号表现见表 14-4。

表 14-4　口腔颌面部正常组织磁共振信号表现

	脂肪	肌肉	骨密质	骨髓	腮腺	下颌下腺	淋巴结	血管	关节盘本体部
T_1 加权像	高	中等	低	高	略高	中等	中等	低	低
T_2 加权像	高	中等	低	高	略高	中等	中等	低	低

颞下颌关节矢状面正常图像表现为：闭口位时可见关节盘本体部呈双凹形态，其影像信号强度明显低于周围软组织。关节盘双板区信号相对较高。在关节盘双板区和后带之间可见有明显的分界线（盘分界线），关节盘后带位于髁突顶部，盘分界线与髁突 12 点位垂线形成的夹角（盘分界线角）在 10° 之内。正常开口位图像可见关节盘本体部形态更为清晰，前、中、后三带易于分辨。关节盘双板区轮廓亦更为清楚，并可见其影像明显增宽、拉长。髁突、关节窝及关节结节的骨密质均显示为低信号的线条影像，髁突骨髓及关节结节内的骨髓均显示为高信号影像。在关节中部矢状面上可清楚地显示翼外肌的上下头影像。

颞下颌关节冠状面正常图像表现：以经关节中部冠状面显示关节图像较为满意。可见髁突内外径向的影像，骨髓质信号较高，表面有一层均匀的黑色线条围绕，为髁突表面的骨密质，在髁突顶部可见一信号偏低的窄条状关节盘影像，内外端分别附于髁突内、外极。同时尚可见翼外肌、翼内肌、咬肌及颞肌的影像。

第八节 口腔颌面部介入放射技术

一、概述

介入放射学（interventionao radiology）是由 Margulis 于 1967 年首先提出。其含义包括两个方面：①采用介入放射技术获得病理学、细胞学、生理生化学、细菌学和影像学资料的一系列诊断方法；②采用介入放射的方法和技术，结合临床治疗学原理，治疗各系统性疾病的一系列治疗技术。

介入放射学就诊疗技术而言可分为血管性和非血管性两部分。前者主要包括心脏及血管造影术，动脉药物灌注术，血管成形术，血管内支架放置术，心脏瓣膜成形术和射频消融术等。后者主要包括经皮穿刺活检、造影和内外引流术，经皮穿刺注药术，狭窄腔道的再通、扩张及内支架放置术，积液的静脉转流术，经皮椎间盘切吸术及结石处理技术等。

目前，颌面部的介入放射学主要限于颈外动脉系统的造影、药物灌注和栓塞治疗。大多行股动脉穿刺引入导管后再行颈外动脉及其分支的选择性或超选择性插管，亦可穿刺颈总动脉再插入导管。通过导管注入药物或栓塞剂进行诊断和治疗。

二、血管性介入放射学在口腔颌面部的应用

（一）血管畸形和血管瘤

这类疾病是目前行颈外动脉系统栓塞的主要对象。栓塞前造影可进一步明确诊断，直接显示病变的部位和范围、供血动脉、回流静脉和与周围血管交通，以利于治疗方案的确定。栓塞治疗可分为术前辅助栓塞、根治性栓塞和姑息性栓塞三种，前者多用可吸收材料栓塞，又称为暂时性栓塞，后两者使用不吸收或破坏血管的栓塞剂栓塞，故又称永久性栓塞。①术前辅助性栓塞可大大减少术中出血，保证手术切除的彻底性。②根治性栓塞主要适用于外科手术难以到达部位的病变，或手术范围过大、会造成无法修复又令人难以接受的畸形，或多次手术失败者。栓塞剂可用 PVA、真丝微粒、无水乙醇或医用胶类等。同时可用不锈钢圈、铂圈或可脱球囊栓塞供血动脉，单纯动静脉瘘可直接栓塞瘘口。③姑息性栓塞主要用于因各种原因不能手术切除，而单行栓塞又难以达到根治效果者，栓塞的目的是缓解临床症状。

（二）血管损伤

动脉造影比 CT、MRI、超声等检查更准确地显示血管本身的改变，尤其是在有难以控制的出血又不知道出血的具体部位时，应首选动脉造影。较小的血管出血可通过导管注入血管收缩剂或 GF、PVA 等进行栓塞止血。对有些深部多数细小血管出血，用保守治疗或手术结扎颈外动脉、上颌动脉无效时，进行上颌动脉末梢分支栓塞常可收到满意的效果。

（三）颌面部恶性肿瘤

介入治疗可作为一种姑息疗法或手术前后的辅助治疗。方法可向肿瘤供血动脉灌注抗癌药物进行区域性化疗，也可向供血动脉注入含抗癌药物的微球进行化疗性栓塞。单纯性动脉药物灌注可大大提高肿瘤组织的药物浓度，比静脉给药提高数十倍至上百倍，且抗癌药均直接进入肿瘤供血动脉产生首过效应，抗癌药可不受或少受与血浆蛋白结合和肝脏代

谢的影响,更充分地发挥抗癌效力。此外,还可同时灌注血管紧张素Ⅱ进行升压化疗,此药能选择性地提高肿瘤循环血流灌注压,从而进一步提高化疗效果。化疗性栓塞的微球可用GF和白蛋白等材料制成,内含顺铂、甲氨蝶呤、氟尿嘧啶等化疗药物,含药微球既可栓塞肿瘤的滋养血管切断其血供,又可缓慢释放抗癌药物,不仅提高了肿瘤组织的药物浓度,又大大延长了肿瘤组织与抗癌药物接触的时间,其疗效更优于动脉药物灌注法,而化疗药物的毒性反应却明显减轻。

三、颌面部介入放射治疗的并发症及其防治

颈外动脉系统的介入放射治疗,尤其是栓塞可引起不同程度的颌面部疼痛、肿胀、开口受限、感觉减退、全身发热、恶心呕吐、食欲减退和白细胞降低等反应,除抗癌药物引起的白细胞降低可延续时间较长外,一般均在1周左右缓解消失,栓塞偶然可造成颌面部皮肤坏死和咽旁水肿导致呼吸困难,需做特殊处理。颈外动脉造影和栓塞的严重并发症有广泛的动脉痉挛、面瘫、失明、脑梗死造成失语、偏瘫等,其发生率为0.9%～1.96%。一旦发生,后果严重,可造成永久性神经损害,甚至死亡。因此,在病例选择时要严格掌握适应证,在操作时要认真观察和分析造影图像,选择适当的栓塞剂,规范用药方法,密切观察患者的反应,一旦发生严重并发症,应积极配合临床进行活检和扩血管等治疗。

第九节　口腔颌面部锥形束CT检查

锥形束CT(Cone beam CT),简称CBCT,是锥形束投照计算机重组断层影像设备,CBCT与体层CT(螺旋CT)的最大区别在于体层CT的投影数据是一维的,重建后的图像数据是二维的,重组的三维图像是连续多个二维切片堆积而成的,其图像金属伪影较重。而CBCT的投影数据是二维的,重建后直接得到三维图像。

一、基本原理

CBCT原理是X线发生器以较低的射线量(通常球管电流在10毫安左右)围绕投照体做环形DR(数字式投照)。然后将围绕投照体多次(180次～360次,依产品不同而异)数字投照后交集中所获得的数据在计算机中重组后进而获得三维图像。

二、检查技术

CBCT用三维锥形束X线扫描代替体层CT的二维扇形束扫描;与此相对应,CBCT采用一种二维面状探测器来代替体层CT的线状探测器。CBCT采用锥形束X线扫描可以显著提高X线的利用率,只需旋转360度即可获取重建所需的全部原始数据,而且用面状探测器采集投影数据可以加速数据的采集速度;CBCT所具有的另一个优势就是很高的各向同性空间分辨力。

三、正常图像

CBCT从三维方向观察照射部位,和曲面体层二维图像相比,提高了精确度,更好地指导临床工作。其主要从以下几个方面得到利用。

1. 复杂的根管系统 有些牙齿有根管侧支或副根管,但在牙片和曲面体层片上看不到,治疗效果不佳,可以拍 CBCT 来查找,从而达到治疗效果。

2. 埋伏牙定位及毗邻关系 通过拍 CBCT 可以确定埋伏牙的位置,是偏向唇颊侧还是偏向腭舌侧,观察与邻近牙的位置关系(图 14-53)。拔出下颌阻生牙时,CBCT 可以确定牙根与下牙槽神经管的关系,从而避免损伤下齿槽神经,引起下唇麻木(图 14-54)。

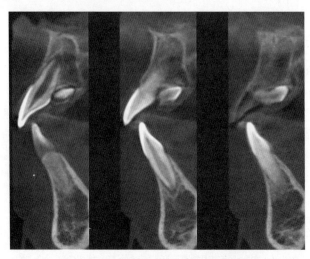

图 14-53 上颌多生牙,位于切牙腭侧

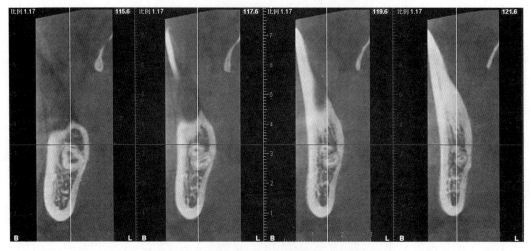

图 14-54 下颌阻生牙牙根与下牙槽神经管关系

3. 上颌后牙与上颌窦位置关系 上颌后牙尤其上颌第一磨牙牙根离上颌窦底很近,有的牙根就在上颌窦内,拍 CBCT 确定牙根与上颌窦位置关系,避免在治疗或拔出时引起上颌窦炎或上颌窦瘘(图 14-55)。

4. 种植牙测量骨量 通过拍 CBCT 可以确定骨量、骨密度、骨的方向,从而更精确的确定种植体直径及长度,提高种植牙的成功率(图 14-56)。

5. 颌骨肿物 拍 CBCT 可以确定骨质各方向破坏范围,更精确制订治疗计划,确定手术范围(图 14-57)。

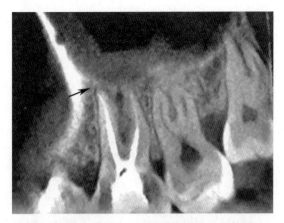

图 14-55 上颌第一磨牙牙根与上颌窦关系

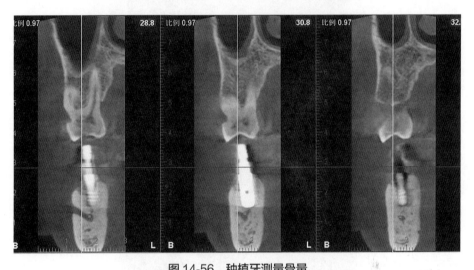

图 14-56 种植牙测量骨量

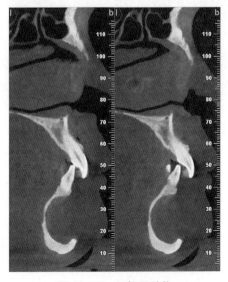

图 14-57 下颌骨肿物

6. 颌骨骨折　CBCT 可以颌骨三维重建，可以清楚看到骨折断端移位情况，为临床治疗提供更准确的数据（图 14-58）。

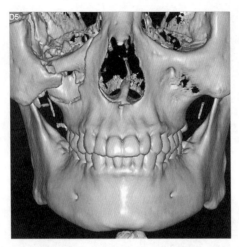

图 14-58　右上颌骨、颧骨骨折

7. 关节疾病　能清楚看到髁突的骨质变化，从而明确诊断，精准治疗（图 14-59）。

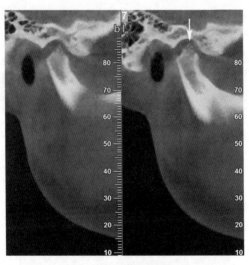

图 14-59　髁突骨质改变

 小　结

　　本章讲述了口腔颌面部 X 线影像技术的基本情况；口腔颌面部 X 线投照技术的各个种类；介绍了口腔 X 线影像、CBCT、口腔颌面部超声检查、核素成像、磁共振成像检查以及介入放射技术。

思考题

1. 简述根尖片的投照方法。
2. 简述牙髓病变的 X 线表现。
3. 简述根尖周病变的 X 线影像。
4. 简述成釉细胞瘤的 X 线表现。

（朱　鹏　安厚鹏）

参 考 文 献

1. 胡砚平,万前程. 口腔颌面外科学. 北京：人民卫生出版社,2015
2. 范珍明,张心明. 口腔颌面外科学. 北京：科学出版社,2014
3. 张志愿. 口腔科学. 北京：人民卫生出版社,2018

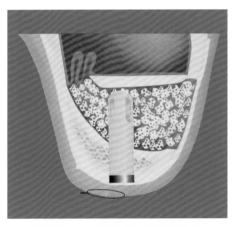

彩图 5-22 开放式上颌窦提升术

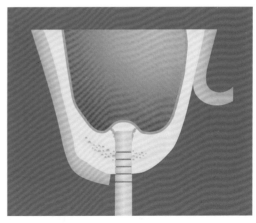

彩图 5-23 冲顶式上颌窦提升术

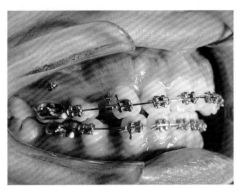

彩图 5-24 磨牙后区种植支抗

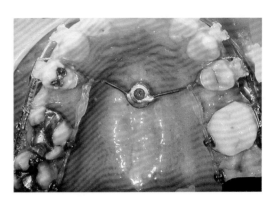

彩图 5-25 腭部种植支抗

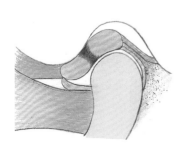
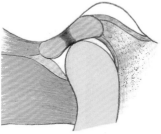

彩图 10-2 正常的颞下颌关节盘

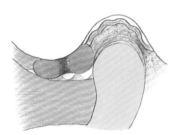
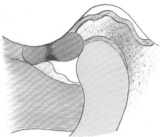
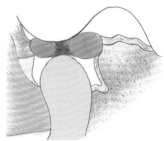

彩图 10-3 可复性关节盘前移位

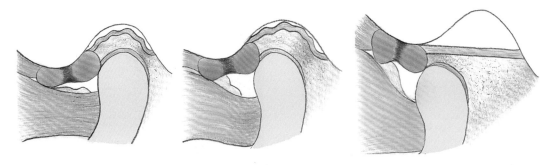

彩图 10-4　不可复性关节盘前移位

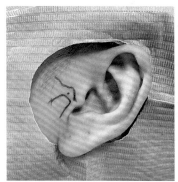
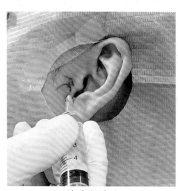
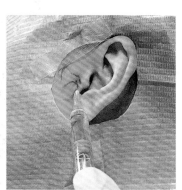

定点　　　　　　　　关节腔冲洗　　　　　　　　关节腔注射 HA

彩图 10-5　关节腔注射 HA

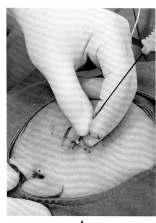

A　　　　　　　　　　　　　　　　　　B

彩图 11-2　射频温控治疗射频针插入三叉神经分支及治疗仪

A. 射频针入针点　B. 射频治疗仪